巴山夜语系列教材

吴述伤寒杂病论研究

吴雄志　著

辽宁科学技术出版社
沈　阳

图书在版编目（CIP）数据

吴述伤寒杂病论研究／吴雄志著．—沈阳：辽宁科学技术出版社，2016.1（2024.5 重印）
ISBN 978-7-5381-9508-8

Ⅰ．①吴…　Ⅱ．①吴…　Ⅲ．①《伤寒杂病论》—研究　Ⅳ．① R222.19

中国版本图书馆 CIP 数据核字（2015）第 278699 号

出版发行：辽宁科学技术出版社
（地址：沈阳市和平区十一纬路 25 号　邮编：110003）
印 刷 者：辽宁新华印务有限公司
经 销 者：各地新华书店
幅面尺寸：145mm × 210mm
印　　张：16.625
插　　页：24
字　　数：430 千字
出版时间：2016 年 1 月第 1 版
印刷时间：2024 年 5 月第 14 次印刷
责任编辑：王　实
封面设计：何慧茹
版式设计：琥珀视觉
责任校对：潘莉秋

书　　号：ISBN 978-7-5381-9508-8
定　　价：60.00 元

联系电话：024-23284370
邮购热线：024-23284502
E-mail:ganluhai@163.com
http://www.lnkj.com.cn

作者简介

吴雄志，男，1975年生于四川眉山，九三学社社员，医学博士，教授，主任医师，博士生导师。

教育部新世纪优秀人才、中国抗癌协会癌症康复部副部长、天津市医药家协会中西医结合专业委员会主任委员、天津市抗癌协会癌症康复与姑息治疗专业委员会副主任委员、中国抗癌协会癌症康复与姑息治疗专业委员会委员、中国医师协会中西医结合分会肿瘤专家委员会常务委员、天津市“131”创新型人才、天津医科大学新世纪优秀人才、天津医科大学附属肿瘤医院新世纪优秀人才、北京中医药大学特聘临床专家、老年医学会肿瘤学分会执行委员。

主持国家自然科学基金3项，教育部新世纪优秀人才基金1项，天津市教委重点课题1项，天津市卫生局中医药专项课题1项，江苏省中医管理局课题2项。申请并授权发明专利3项，发表论文70多篇，SCI收录论文40多篇（38篇为通讯作者/第一作者）。出版中文专著5本，参编英文著作1本。创立英文学术期刊Traditional Medicine Research并担任主编；创立“巴山夜语”中医传承基金；创立“无门医述”中医免费教育平台，带领30 000余名学员研习中医。

推荐序一

从今年2月初开始听课，到6月中旬第一期培训结束，吴老师每周两讲，付出太多心血。非常幸运，吴老师命我作序，这给我再次研读的机会。

首先，吴老师帮我们缕清了方证式学习的脉络，对于我来说这一步包括冯世纶老师所传授的先辨六经，再辨方证的学术体系，包括黄煌老师方证、药证、病证的学术体系，其中包含了理法方药多个层面的内容。吴老师用聚类法、抓独法、用药法为初学者理清了辨证思路和用药细节，与冯老、黄煌老师相互呼应，互为补充。

其次，吴老师为我们打开了学习《伤寒论》的第二道门：气化学派的大门，透过门缝，我们依稀看见了下一进院落的美景，进而产生探索的愿望。他善于应用模型表达复杂的理论，如六经球模型；又善于使用路线图使人一目了然，迅速理解，如聚类法、用药法。

吴老师致力于实现中医理论的自洽性、圆融性、可学习性。在研读过程中，我深感一路珠玉，美不胜收。可以说，吴老师以《伤寒论》为旨归，从六经传变、离合出入的角度去看杂病、温病、中医八大流派的异同，发现其中的规律，并且由此建立了对中医的病的认识，使学者惕然发现中医远不止于辨证论治，识病，知病之前因后果也许对治疗具有更宏观、具体的指导意义。吴老师所强调的截断法就是这种认识的具体实施；而古今一统，寒温一统，内外一统，中西一统则是其最主要的“产品”。

阅读本书，令人非常愉快，但也有吃力之处，例如标本法。就我个人而言：学而未能通。但我直观感受到吴老师在本书中最突出的学术见解即在于此，这也是截断法的理论基础，没有对标本中气理论的深刻认识，就无法辨析学术流派的异同，无法理解中医眼中疾病的传变规律，就无法截断扭转。

平脉法和用药法是吴老师具有独特传承的两个部分。气升水布，火降血下，对应于左右六部18种脉象，吴老师给出17个答案，每一个答案就是一味药，每一味药对应着一系列处方，着实了得。许多人都曾经试图理出清晰的方剂演变线索，但应该说，到目前为止，我所见者中吴老师做得最好。

曾经有医学前辈说：中医将因经方兴起，方证兴盛之后，将是气化学派。三阳传变，三阴递进，三阳在经在腑，三阴寒化热化，可以说这是对方证学派的扼要归纳，读过十卷伤寒论，回头再看这些口诀，恰好把我们所积累的零金碎玉分门别类归纳整齐。收拾好行装，我们就可以继续前进。

方证学派重写实，而气化学派则体现了古人对人与自然、时空变幻的抽象认识。建立在古人的生命模型之上的标本中气，由于其取用资料的宏富，具有天然的理论深度，不用苦功，难以纯熟应用。加以医学历经传承，信息丢失，传讲者往往没有足够的底蕴，因而展现出来的模型存在缺陷，导致标本中气学说未能在临床中有效地促进医者水平的提高。

吴老师着重强调标本中气学说的重要意义在于明理，进而推测疾病表现，最终完成从方证学派向气化学派的飞跃。他返本归元，以具体化的模型展示了阴阳、六经、八卦等的产生

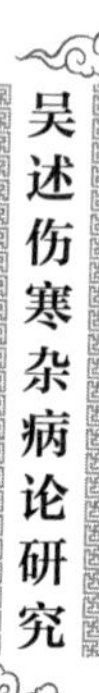

与相互关系，给初学者提供了思考的门径，善莫大焉。

面对如此系统的体系，我们往往会浩叹：吴老师，真天才也。然而我在这里要强调的是：我们更应关注吴老师的传承和努力。从他许多的话语中，我们都能看到历代医家的语句和认识。作为研究肿瘤的中医学者，吴老师清晰地认识到，药物治疗的有效，需要从很多方面评价，许多疗效评估以症状的缓解程度为指标，另一些疗效则以生化指标的改变为指标，还有一些需要以肿瘤的大小有无为指标。吴老师提出的形气神一体同调，深刻地揭示了三者的关系。这样的认识，其实深植于中医文化的传统之中，我们看《神农本草经》每一味药物的功效实际都是按照形、气、神三个层面来进行分解叙述的。

必须指出：吴老师是应时而现的具有开阔心胸，进取心态，积极乐观，担负使命的一代青年中医的代表。正是因为近几十年，几代人对中医事业的共同努力，才有了今天中医复兴的条件和氛围。没有整个中医界共同的努力，吴老师本来不会出现。

时代需要天才，但天才救不了中医，只有整体水平获得提高，中医才有希望。许多次的私下交流中，吴老师谈及自己办中医教育的心愿，我深表赞同，我们都对中医整体提高抱有最浓厚的愿望。吴老师身体并不太好，每每我们在微信语音听课中担忧他气不接续，但吴老师总是表示，能将平生所学，尽付向学之士，死而无憾。我每每为此深为感动。

医学是帮助人的工作，这是我的老师的核心传授。许多时候我们会迷惑于纷繁万象，不明取舍，彼时只有以我们选择医学为职业时的初心来校正方向才成。作为北京中医医院皮肤科的一员，当我们退休的老主任主动来看疑难患者之时，我真切感受到了从赵炳南先生，到张志礼主任，到王萍老师的爱心的传承。而这正是我们选择当医生的初心所在。

我们应该知道：精神传承远比技术传承重要。度尽劫波，有此心在，一切皆可以重建。用中医的话说：这一发心就是真阳，是生命力。从另一种角度看：爱心是开启智慧的钥匙。而所有的有关医学的智慧早已完整地储存在我们的记忆中，包括过去、现在、未来。

我们孤单吗？不，我们是一支绵延几千年，横跨几万里，超越时空阻隔，始终行持善念的队伍中的一员。我常常会感动，我们以何因缘，得以置身于这样一条传承的河流之中？我们以何因缘，得以置身于这么阳光的事业之中？我们以何因缘，能远离纷扰，直道而行？只因为我们都有类似的善良发心：以解民众身心疾苦为职业，以帮助人的方式实践自己的人生。

吴老师就是一位拥有这样发心的人，故乐为之序。

张 苍

2015年8月15日

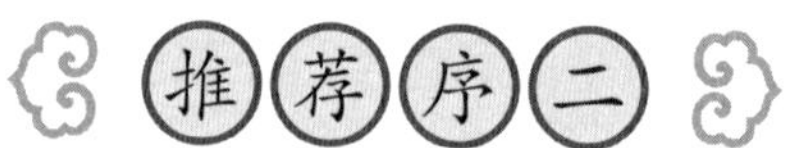

推荐序二

雄志老师，幼承庭训，学贯中西，弱冠之初，始博览群书。不惑之年，即沐秀医林，实为同道楷模，吾辈之榜样。与吴老师相识虽时不逾年，但对其所学所为颇为慨叹！中医经典信手拈来，娴熟如一日三餐；基础研究更是硕果累累，临床实用性、可重复性非同辈同仁所及。

师者，传道、授业、解惑。雄志老师尤为可敬之处，不仅做研究，也重临床。吾更仰慕其完全利用休息时间，兢兢业业，勤勤恳恳，为更多中西医同仁传播医理，交流学术，令千余学子受教，获益多多。

今雄志老师将其讲稿，汇集《吴述伤寒杂病论》与同道见面，吾有幸先睹为快，其内经和伤寒的融合令人耳目一新，聚类法、抓独法的提出让我临证思维跃然，尤其是以药讲法，麻黄、附子、大黄和桂枝等的应用，为我多年临床指点了迷津……

本书出版之日，余乐为雄志老师作序，谨为更好地学习，再学习！今后吾当实事求是，切忌浮夸，努力学习吴老师治学、育人的精神！

医欣　刘宝利

2015年8月27日清晨

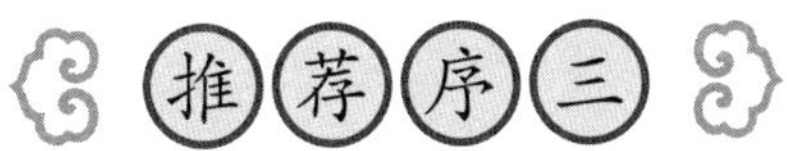

推荐序三

余每闻吴雄志老师巴山吴门医述，未尝不慨然叹其才秀，心有戚戚然。观当今居世之士，有深厚中医经典底蕴与丰富临证经验，又通晓西医科学与肿瘤研究，中西医真正能汇通者，目力所及，罕有人做到。而吴雄志老师，天生聪颖，智慧超常，幼承家学，拜访名师，汇通中西，于不惑之年为中医及中西医莘莘学子，大开方便之门，开巴山十几个群，惠及五千多名中医及中西医学子们。

吴雄志老师以简驭繁，五法六经为其核心学术，将中医的理法方药、病脉证治，一以贯之。标本法论理，聚类法论法，抓独法论方，平脉法论药，截断法论病。将许多秘传之处一一点明，毫无保留，实发许多振聋发聩之妙音。

吴雄志老师以六经气化统一生命观，构建生命模型来阐述生命。内难释伤寒，伤寒证内难，医经与经方一统，伤寒与金匮一统，伤寒与温病一统，外感与内伤一统，各种流派一统，古今中西一统。非大悲大智大愿大行之人，绝不能完成此事。而吴雄志老师默默与天行，默默与天语，千锤百炼取得了丰硕的果实，现愿将此成果公布于世，其功厥伟，非世俗浅陋之辈所能蠡测！

无论是初入中医之门还是中医宿坛老将及中西医汇通者都可以将此书放于案头床边，作为时常精研细读深造之书。

可以预卜，此书一出，洛阳纸贵，必将是个中医划时代的巨著，故乐以为之序。代表广大中医学子们感恩吴雄志老师！

钦佩之际，赋诗一首：

吴门医述人间兴，
五法六经为核心，
古今中西得一统，
以简驭繁医道行。

中国藏学研究中心
北京藏医院　马新童
乙未年七月二十一日
（阳历九月三日 大阅兵之际）

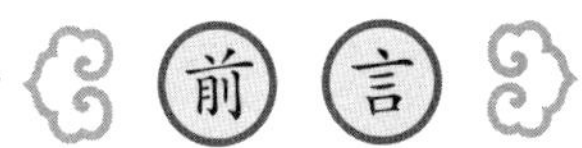

前言

甲午年腊月，余于经方论坛讲聚类法。余本畏艰难，少言中医。群友孙耀，反复劝之，余为其所动，于腊月二十二日开巴山一群，讲述《伤寒杂病论》，据稿作伤寒三书——《伤寒杂病论研究》《伤寒汇通》与《重订伤寒杂病论》。

《伤寒杂病论研究》要在五法六经，详探标本法、聚类法、平脉法、抓独法、截断法在六经辨证中的应用。标本法论理，聚类法论法，平脉法论药，抓独法论方，截断法论病，故五法理、法、方、药，一气贯通。标本法，不厌其烦；聚类法，大道至简；平脉法，以脉定药；抓独法，独处藏奸；截断法，直取其病。

为医者须先识生命。余以六经气化之生命观与标本法，构建生命模型。进而伤寒、金匮，合二为一，以内经解伤寒，融温病于六经，穷究各家之源，故以六经统百家，探索寒温一统、内外一统与古今一统，并汇通中西，以窥求先贤一二。

《伤寒论》辨六经为病，脉证并治，故临证之要，要在病证症结合，形气神同调，法当直取其病，随证化裁，跳出辨证，不离辨证。其应用之法，可详参肿瘤六经辨证法和脾胃病三焦两仪辨证法。

自晚清西学东渐，国医几多磨难。中医之发展，每经

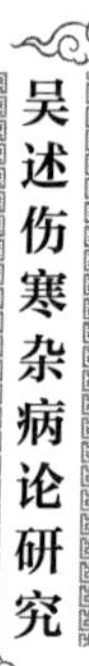

数百年乃有一次学术突破，破茧重生。然当今时代社会高速发展，日新月异，中医岂有固步之理。余不揣敝陋，尽述所学，得百余志愿者维护平台运转，半年之中，传海内外5 000余学子，数十弟子、学员，不辞辛苦，整理成文。唯盼薪火相传，则余与中医之尘缘可了矣。

吴雄志

乙未年六月十八于津门

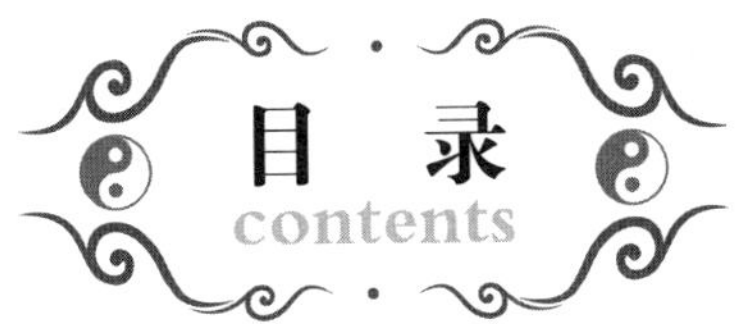
目 录
contents

第三章　标本法/44

第四章　聚类法/72

第五章　平脉法/83

第六章　奇经八脉/114

第七章　抓独法/127

第八章　截断法/142

第九章　医学一统/167

第十章　五法归一/186

第十一章　解热法/204

第十二章　太阳病篇/210

第十三章　少阳病篇/223

第十四章　太阴阳明病篇/237

第十五章　少阴病篇/256

第十六章　厥阴病篇/279

第十七章　三阴死证/302

第十八章　六经在经/312

第十九章　虚劳篇/321

第二十章　七情为病/326

第二十一章　阴阳交、阴阳易、阴阳毒/345

第二十二章　用药法/362

第二十三章　阴阳大论/442

第二十四章　伤寒传心/475

第一章　伤寒概论

一、如何学习中医

从我个人的体会来讲，学习中医需要具备两个重要的条件："骨"和"肉"。"骨"，是指中医的根基，就像人要有骨头。根基在哪里？我认为是四大经典：《黄帝内经》《伤寒论》《金匮要略》和《温病条辨》，甚至包括《神农本草经》《难经》。这六大经典中，我认为最重要的是《伤寒杂病论》，非常值得去深入研究。

除了"骨"、根基之外，还要有更加丰富的内容，也就是中医的"肉"。这个"肉"是什么呢？就是各家学说。我的体会是可把各家的书当小说看！放在枕头旁一有兴趣就翻翻。中医书籍大概有八千种（有的一种是几册），我看过约一千种。

有"骨"、有"肉"之后还要有什么？还要有"血"！就是我们讲的要有灵性。学中医主要是靠悟性，我认为学三年和学三十年的区别不是非常大。"金元四大家"之一的李东垣学医仅三年即成大家，就说明了悟性的重要性。

因此，我总结学中医要有"骨"、有"肉"、有"血"，就是有根基、有知识面，还要有悟性。其中最重要的是根基和悟性。所以我建议大家专心去研究《伤寒杂病论》，结合个人的悟性，在短期之内，就能够抓住中医最精髓的东西。

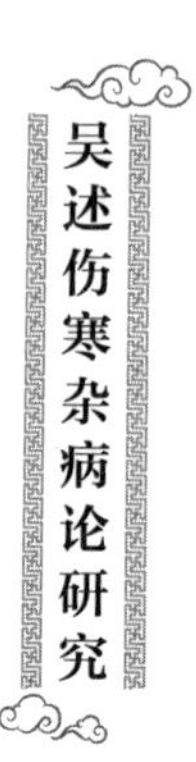

学习《伤寒杂病论》之前，我们首先要讲一下如何看待《伤寒杂病论》。我认为如果要正确地看待《伤寒杂病论》，首先应正确地认识中医，了解中医在过去两千年究竟发生了怎样的演变，中医的研究方法究竟是什么，在这个基础上再去把握和学习《伤寒杂病论》。

二、中医的历史与演变

中医主要经历了三个时期的演变过程。第一个时期是先秦和汉唐，这是中医发展的第一个阶段。先秦和汉唐时期，中医最具代表性的成就是《黄帝内经》《神农本草经》和《伤寒杂病论》，尤其是《伤寒杂病论》，将中医的理、法、方、药有机结合，奠定了中医成为一门完整学科的基础。随着宋明理学的兴起，中医进入了第二个阶段。这一阶段一直延续到元明清各家学说的形成（大家对于各家学说有很多不同的看法，后面我们讲医学一统时再去探讨）。第三个阶段是从民国到现在，中医面临巨大挑战的阶段。中医是否科学，中医能不能生存下去，这些都受到了质疑。因此，只有在这个大背景下，我们才能正确看待《伤寒杂病论》，才能思考它的一些更根本的问题。

如果大家感兴趣，还可以研究一下《伤寒杂病论》的传承，基本上可以说其相关历史能写成一个剧本。我们都知道《伤寒杂病论》是东汉长沙太守张仲景写的书，但是这本书写出来以后很快就遗散了。当时是写在竹简上，用绳子穿起来，流传中容易出现顺序错乱的问题。直到晋代王叔和进行了搜集整理，编撰出了原书的伤寒部分，命名为《伤寒论》共十卷，经王叔和整理后的《伤寒论》得以流传，其余六卷没有被发现和整理，但仍然流散于民间，私相授受。到了唐代，孙思邈晚年撰《千金翼方》时在书里收载了很多内容。到了北宋年间，林亿在皇宫大内发现了《金匮玉函经》，据考证为《伤寒杂病论》中论述杂病的部分，由他把该书整理出来并进行了刊行，就是我们今天看到的《金匮要略》。

三、《伤寒论》的辨证论治体系

《伤寒论》是辨“六经为病脉证并治”，比如“辨太阳病脉证并治”，这句话值得大家深入探讨，它至少说明了两个问题。第一，《伤寒论》是一本辨病的书，出发点是辨病，辨太阳病、少阳病、阳明病、太阴病、少阴病和厥阴病。确切地说，它辨的是病的什么？是病位。如果我们理解了六经，就会发现病位本身反应的是什么？是病机。所以，辨六经为“病”和后世的“病”，内涵是不一样的。《伤寒论》辨病，辨的是病位，例如太阳病、少阳病、厥阴病，而病位和病性密切相关——病性与病位共同决定了病在哪一经。而我们后世辨的病，其实是什么？是症状。你看我们《中医内科学》里讲的哮证、喘证、咳嗽、心悸、胸痹，这些严格来讲是症状。中医对这些症状的研究比较深入，并把它们拿出来作为病专门去研究。第二，《伤寒论》奠定了中医的辨证论治体系。你说它辨病，怎么又奠定了辨证论治的体系呢？其实你看标题“辨……病脉证并治”，这说明了什么？说明它不仅是辨病，还辨证。

那么，《伤寒论》辨的证有哪些？后面六经聚类法的部分会具体讲，比如三阳辨的是在经在腑，太阳病在经有伤寒证与中风证；在腑有蓄水证与蓄血证，这就是“证”。还有阳明在经有白虎汤证，在腑有承气汤证。三阴是寒化热化，少阴寒

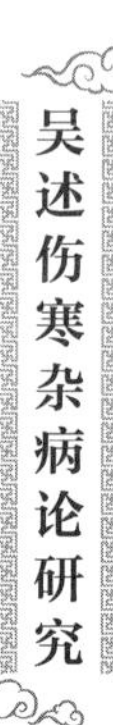

化是附子汤证，少阴热化是黄连阿胶汤证。由此可见《伤寒论》首先是辨病，然后再辨证。

四、证的本质

那么很多人就要问：什么是“证”？也就是说“证”的本质是什么？我们先看看中医讲的“证”包含哪些内容。中医讲的“证”是一些症候群加上体征，就是几个症状并见的同时伴有一些体征。哪些体征？主要是舌苔和脉象的改变。比如说肾阳虚证，有一些症状经常同时出现，如腰疼、手脚发凉等；体征如脉迟或脉沉、舌淡等。可见“证”是经常同时出现的一些症状群和体征，这些症状群是关联出现的，几个症状经常组合在一起。

“证”的本质是什么？“证”的本质是人体对疾病某个阶段的病理生理应答。如肾阳虚证在本质上主要是：由下丘脑-垂体-靶腺轴的功能低下而出现的病理生理变化。中医的辨证论治主要不是针对病因，而是针对机体应答。举例来说，西医治疗细菌感染，用抗生素直接杀灭细菌，中医也有能直接抗病原微生物的药物，比如说清热解毒的药物。可是清热解毒药物最强大的作用，并非体现在杀灭细菌上，而是体现在调整机体对疾病的应答上。这个调整过程包括抗毒（拮抗细菌的内毒素）、抗休克（防治感染性休克）、抗凝（防治感染引起的高凝状态）和提高机体的免疫应答（如白花蛇舌草，实际上是一个免疫增强的药物），等等。这些都是作用在人体上，而不是作用在细菌上，这是中医和西医在治疗疾病方面的一个重要区别，也是中医优于西医的一大特点。当然有时候也可能是缺点，当人体器官功能严重衰竭的时候，中药的作用可能很难奏效，因为它是作用在机体对疾病的反应，而不是直接针对病因的治疗。

五、六经辨证法

我们认为六经辨证法主要包括以下五个方面：

第一，六经标本中气法（即标本法），用的是气化辨证。它是根据六经的气化特点来辨证，已经脱离了症状的束缚。这个方法比较复杂，偏重于理论，是从理论上探寻《伤寒杂病论》的根源。我们如果想深入地研究《伤寒杂病论》，标本之法很重要。因此，我对它的形容是不厌其烦。

第二，六经聚类分析法（即聚类法）。这涉及了《伤寒杂病论》的具体应用问题，属于法的运用范畴。我对它的形容是大道至简，把《伤寒杂病论》给简化了，让大家更好地去实际操作。

第三，六经平脉辨证法（即平脉法）。研究《伤寒杂病论》有个学说是"方证学说"，以方测证，以证定方，也就是抓主证，出现什么样的证就可以用什么样的处方，该学说主要借鉴了汉方医学的优点。而我们提出了"脉证学说"——由脉定药，由药定方，由方定证——构成了方药脉证体系，即六经平脉辨证法。平脉法和方证学说是有区别的，方证学说是用患者的证来对应处方，见什么证决定用什么方证，平脉法是用脉来对应药、方和证。

第四，抓独法，独处捉奸，着眼于患者的特殊临床表现。抓独法可以让我们从纷繁复杂的临床症状与体征中迅速找到病因病机，让我们跳出辨证去辨证。《伤寒杂病论》讲的"但见一证便是"，我们认为就是指抓独，抓住最具特征的表

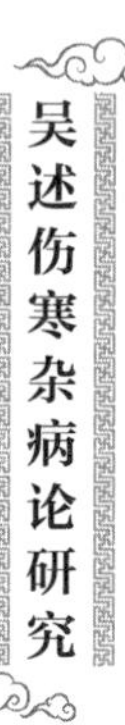

现就可以辨这个病。

第五，截断法，截断疾病的传变。比如说外感病，不管是伤寒还是温病都可以用截断法。糖尿病也有一个传变的过程，由胃火到阴虚到气阴两虚再到阴阳两虚。肿瘤也有一个传变的过程，肿瘤到处转移，也可以用截断法来治疗。

这五法构成了我们主要的理法方药体系。这个理法方药体系可以形象地说是："不厌其烦，大道至简，独处捉奸"。

此外还有肿瘤六经辨证法，这涉及肿瘤科的特殊性。《伤寒杂病论》的处方大部分是调气化、改变人体功能的，对一些功能性的疾病很有效，比如说用来发汗的麻黄汤，有些患者一服药就可以起效。但是肿瘤是一种形质性疾病，是一个新生物，是一个有生命的物体，所以治疗更复杂一些。单纯用《伤寒杂病论》的一些方子来改善患者的症状是有效的，但是用来控制肿瘤还是有困难的。所以要学张仲景的法，用肿瘤科特殊的方，这就是我们将要讲的肿瘤六经辨证法。

六、六经辨证的特点

接下来，我们讨论六经辨证的特点。为什么要采用六经辨证或者六经辨病呢？在回答这一问题前，我们先看看中医是怎么讲人体构成的。首先，人体要有物质基础，就是中医讲的气血精津液，它是生命的原材料。我们的生命拿这些原材料来做什么呢？对它进行物质与能量的转化，就是所谓的气化活动。这个物质与能量的转化通过什么来实现呢？通过我们的脏腑。五脏六腑是实现物质与能量转化的器官，相当于工厂里的机器设备。气血精津液怎样通过脏腑实现物质与能量的转化呢？需要通过特定的通道，这个通道叫作六经，即太阳、少阳、阳明、太阴、少阴、厥阴。有的学生讲应该是十二经啊。是的，有手六经、足六经，加起来就是十二经。我们认为六经作为通道把气血精津液运送到脏腑里面，气血精津液在脏腑里面通过气化完成物质与能量的转换，这是我们生命的基本过程和特点。这就是我们为什么采用六经来辨证、辨病的根本原因。当然六经也与奇经八脉有关系，因为是十二经脉溢出来的东西跑到奇经八脉中去，所以奇经八脉和六经是密切联系的。

使用六经辨证有一个很大的优点：可以使思维变得非常简捷。比如六经分为阳经和阴经，阳经有三条，阴经有三条，三阴三阳各有开、枢、阖的关系，就像一个门，通过枢来打开、阖上。如果搞不清楚门是打开的还是阖上的，就去看看枢轴的状态是什么样的。枢，在阳经是少阳经，在阴经是少阴经，少阳经前面是太阳，后面是阳明；少阴经前面是太阴，后面是厥阴，这就使我们的思维非常清晰。这是六经辨证的一大特点。

六经辨证的另一大特点是二分法，我们首辨阴阳，分一阴一阳为三阴三阳。为什么说六经辨证是二分法？明明应该是三分吗。《素问》中的《阴阳应象大论》《阴阳离合论》和《阴阳别论》专门讲了阴阳。“今三阴三阳，不应阴阳，其故何也”，就是说为什么是三阴三阳而不是二阴二阳呢？它提出了一个开阖枢理论，有开、有阖、有枢。三阳经不光有太阳和阳明，介于太阳、阳明之间还有个少阳。所以你看少阳经的方剂，比如小柴胡汤的用药就很特殊，柴胡是个解表剂，黄芩是个清热剂，治疗经腑同病。那么三阴经呢？除了太阴、厥阴，中间还有个少阴。《黄帝内经》提出的阴阳离合，是指太阳和阳明的离合，中间还有少阳；太阴和厥阴的离合，中间还

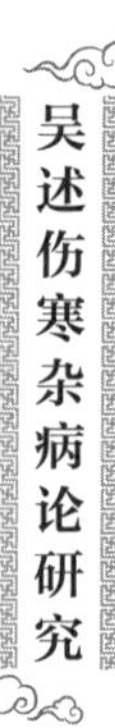

有少阴。所以说，看似三阴三阳，实际上还是两阴两阳，只是由于它的离合关系产生了三阴三阳，所以我们说六经辨证是二分法。中医讲三才理论，讲天讲地中间有个人，上面是阳，下面是阴，交在一起就成了人。实际上还是两分法，只是有个离合理论在里面。

六经辨证讲的是气化，后面谈到的标本法就包括了气化。但是肿瘤是个形质病，与气化病有不同之处。比如说一个肿瘤患者发热，你把发热治好了，不表示肿瘤被控制了。我们有一次查房，有个患者是非常典型的厥阴病，出现消渴、后半夜不能入睡等症状。中药治疗两个星期后，这些症状得到了非常好的缓解，他自己觉得从来没有这么舒服过，可是检查发现肿瘤进展了。所以说，气化和形质有关联，但不完全等同。那么如何通过治疗形质来阻止它的进展？记住一句话："阴阳化生五行，五行内藏阴阳。"如果你把这句话搞明白了，就把形质和气化的关系真正搞明白了，治疗肿瘤就会有显著的进步。一定要把这句话想明白，否则你会把气化和形质对立起来。

为什么说"阴阳化生五行，五行内藏阴阳"？《阴阳应象大论》上说："阴阳者，天地之道也，万物之纲纪，变化之父母，生杀之本始"；说完阴阳又说五行，"天有四时五行，以生长化收藏，以生寒暑燥湿风。人有五藏，化五气，以生喜怒悲忧恐"；最后又说，"余闻上古圣人，论理人形，列别藏府，端络经脉，会通六合，各从其经"，这就是指六经。《阴阳应象大论》上说阴阳应象，应什么象？就是阴阳化生五行，变生六经。

通过六经辨证，我们还可以把气化辨证、脏腑辨证、八纲辨证、卫气营血与三焦辨证都融入其中。所以学习《伤寒杂病论》，我认为有几点需要注意：第一，寒温一统，伤寒和温病是可以统一起来的。第二，内外一统，六经辨证不仅可以用来治疗外感，同时也可以用来治疗内伤。第三，古今一统，经方时方都可以研究使用，只要领悟了张仲景的思想，不见得要完全用经方，你可以使用时方，甚至自己也可以组方。当然，经方的配伍极其精妙，我们很难达到经方的水平，所以我们尊奉张仲景为医圣。第四，如果你对西医认识比较深刻，也可以考虑汇通中西，做到中西一统。

七、《伤寒杂病论》研究的代表学说

研究《伤寒杂病论》的学说众多，我们的研究主要基于以下三点：首先是尊重各种流派，其次是学习其他的流派，最后是阐明我们的特色。

目前，最具代表性的学说，一个是方证学说，再一个是三部六病学说，最后是六经气化学说。其中六经气化学说，也叫六经气化派，就是所谓的气化派。

1. 方证学说

目前在伤寒学派里面流传最广、研习的人最多的是方证派。方证派起源于日本，其特点是以方测证、以证定方。通过处方中药物的组成，来推测证，然后临床时再用证来确定方。方证学说比较简单，入门很快，典型病例用那些处方确实是可以见到疗效的。不足之处是只告诉你具备哪些症状你就可以用哪个处方，在一定程度上抛弃了《伤寒杂病论》的理论。这是方证派的一个特点。

2. 三部六病学说

三部六病学派以各种形式存在，总的来说，它把病分成“表证”、“半表半里”和“里证”三部分。我们也用三部法

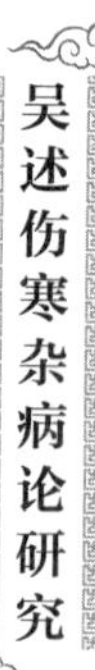

来辨治外感疾病，但是认识和治疗的方法上有所不同。我们认为太阳在表，少阳在半表半里，少阳以后的都属于里证，阳明是里实证，太阴、少阴、厥阴是里虚证。

三部六病派勇于探索和革新，创造了许多不同于传统学说的新观点。比如：他们提出太阳、少阴都在表，太阳有麻黄汤、桂枝汤，少阴有麻黄附子甘草汤，都在表。少阳和厥阴都是半表半里，而太阴和阳明是里证。太阳是表的实证，少阴是表的虚证，少阳是半表半里的实证，厥阴是半表半里的虚证，阳明是里的实证，太阴是里的虚证。这就把“表”、“半表半里”、“里”与“虚”、“实”结合起来。如皮肤，他们认为是表证，包含了虚证和实证，就是太阳病和少阴病；里面的消化器官包括食管、胃、肠，他们认为是“里”，包含了阳明和太阴；剩下的就是半表半里。他们把六经为病，表述成六个病，就是“表”、“半表半里”、“里”，各有虚实共六个病。

但是，我们认为上述观点是值得商榷的。实际上《伤寒杂病论》在讲六经为病的时候，不是指的六个病。这一点讲得很清楚，大家可以去阅读条文，或者等我们讲完《伤寒杂病论》就明白了。比如，如果这个“表证”包含了太阳和少阴的话，那么少阴寒化的真武汤证、少阴热化的黄连阿胶汤证是表证吗？真武汤治哪个表证？黄连阿胶汤又治哪个表证？如果说厥阴是半表半里，治疗厥阴寒化的吴茱萸汤条文里有典型的消化系统症状，“食谷欲呕”吗，既然说肠属“里”，怎么又归到半表半里了呢？如果说阳明、太阴是里，那阳明的白虎汤证也不在肠道，白虎汤证哪有肠道的症状呢？它不是腑实证，那它又怎么会在里呢？这些都是需要解答的问题。

为什么这一学说会把少阴归在表证呢？因为从标本法来

讲，太阳为寒水之经，太阳经的功能就是主膀胱气化、蒸腾水液，特点就是多寒多饮，所以它病了就会多寒或者多饮。多寒，比如伤寒的麻黄汤证；多饮，比如五苓散证。太阳为寒水之经，它如何维持布化津液的正常功能呢？需要借助少阴火化。少阴火化是指少阴的阳气蒸腾膀胱水液的过程，少阴经的阳气打通膀胱经的阳气，所以膀胱经的阳气和蒸腾气化作用根于少阴心、肾。肾与膀胱相表里，如果少阴经的热气太重，那么这种人容易热化而转为温病；如果少阴经的热气不足，那么人得了外感也很难发热，老是不好，这就是太少两感证。为什么太阳病恶寒发热？因为它本寒标阳，中见少阴火化，从本就恶寒，少阴的火热一向上宣散就发热，所以少阴经见到的表证是我们讲的太少两感证。

难道说只有太少两感吗？那阳明和太阴呢？阳明太阴也有两感啊！白虎汤证出现“背恶寒”的要用人参，人参是太阴的药，就是阳明太阴两感。太阴阳明也有两感吗？就是桂枝加大黄汤证，“大实痛者加大黄”，桂枝加芍药汤再加大黄，那桂枝汤为什么属太阴呢？我们结合虚劳病篇讲，虚劳病篇就讲了两个病：一个是脾虚，一个是肾虚。脾虚用桂枝汤和小建中汤的化裁方，建中指建运脾胃的中气。理中大家知道吧？建中、理中是对举的，理中汤中人参、白术、干姜、甘草它们不是温脾的药么？温中焦脾胃。小建中汤是在脾胃，那大建中汤呢？三阴证是递进关系，大建中汤就到厥阴证了，先有中焦脾胃的症状，再见到厥阴证就是大建中汤。小柴胡汤见到阳明证就是大柴胡汤证了，所以大家要知道这里的区别。而少阳和厥阴是什么关系？是一种转出和陷入的关系，厥阴转出少阳，少阳内陷厥阴。太阳、少阴，阳明、太阴，少阳、厥阴这三条经都是对举的。

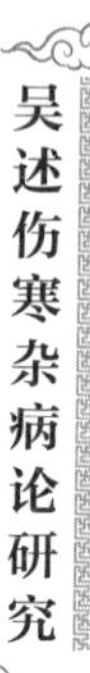

所以少阴在经的太少两感证，是因为阳气不足，导致了太少两感证。阳明太阴两感是白虎加人参汤证；太阴阳明两感是桂枝加大黄汤证；少阳、厥阴是转入、转出的关系，这都是对举的。以此来辨三阴三阳，思路是非常清晰的。如果你说少阴经是在表，就无法理解黄连阿胶汤，也无法理解附子汤、真武汤等，少阴经的很多症状都无法理解。

大家知道三部六病理论从何而来吗？来源于西医的三胚层。我讲了三胚层后，大家就明白这个理论有哪些不足了。三胚层是与两胚层相对应的，在生物的进化过程中，扁体动物以上的全部动物都属于三胚层动物，由内胚层、外胚层、中胚层构成，也就是讲体腔动物中间有根管子，就是从口到肛的这根管子。动物的进化过程是怎样的？最初是原生生物，没有体腔、不分胚层的，然后到了两胚层的时候就是腔肠动物，继而进化到三胚层动物。三胚层有什么特点呢？我们的皮肤是属于外胚层，我们的眼睛、神经、垂体和肾上腺髓质是属于外胚层；中胚层就包含的多了，心血管、肌肉、结缔组织、生殖系统都是中胚层；内胚层包括呼吸道、消化道和尿道。见表1-1。

表1-1　三胚层的分化

外胚层	中胚层	内胚层
表皮及其附属结构、乳腺、口腔、鼻腔及肛门的上皮、角膜上皮、晶状体、视网膜、内耳、神经、垂体、肾上腺髓质	结缔组织、肌组织、胸腺、腹膜、心血管、淋巴管、淋巴器官、肾、输尿管、睾丸、附睾、输精管、精囊、卵巢、输卵管、子宫、阴道穹、肾上腺皮质	咽到直肠、胆囊、肝、胆道、胰、喉、气管、肺、甲状腺、胸腺、中耳鼓室、咽鼓管、膀胱和后尿道、阴道和阴道前庭

大家可以看到了吗？三部学说定义的表、半表半里、里，来自三胚层理论。但是大家看到三胚层理论有什么问题没有？如果外胚层属于表，太阳和少阴在表，那么神经也在外胚层，神经归到太阳还是少阴？

中胚层在半表半里，少阳、厥阴都属于半表半里，那心血管归到哪一经？肌肉也在中胚层，肌肉归少阳还是厥阴？中医讲脾主肌肉，对吧？肾、生殖系统和肾上腺皮质都在中胚层，能属于少阳、厥阴吗？中医讲肾属少阴，生殖系统不属于少阴难道属于厥阴吗？临床研究证实，肾上腺皮质是典型的肾的本质，能属于少阳、厥阴吗？显然心血管和肌肉也不是少阳、厥阴，这些都在中胚层，所以这个划分法有问题。

中间那根管子都是内胚层，如都是阳明和太阴，那么问题是，膀胱属于内胚层，属阳明还是太阴？尿道属阳明还是太阴？阴道属阳明还是太阴？这都有问题。因此说，能不能用三胚层理论简单地概括六经，是值得我们认真思考的。

还有一个更重要的问题，从生物的进化过程来讲，三胚层仅是动物进化的第一步——由原生生物到两胚层，由两胚层到三胚层，分出三个外胚层、中胚层、内胚层，进化为扁形动物。

但是，在三胚层的基础上形成的器官与系统，是到了更高级的动物阶段，构成了高级的耗散结构，这一点大家看生物进化树就可以看到。用低等动物的三胚层来囊括高等动物的生理特点，这是有问题的。因为高等动物的生理特点是由耗散结构构成的，简单的三胚层是不足以完成高级耗散结构功能的。所以低等动物必须进一步进化，形成由八大系统构成的、五个因素建立的耗散系统。那么，我们为何还要返回去用低级动物的结构理论来描述高等生物呢？这又是一个问题。

还有一个重要的问题，人跟其他哺乳动物也不一样。人

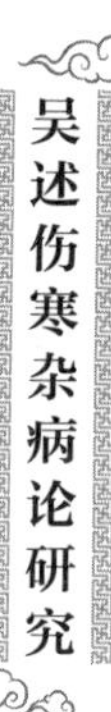

的直立行走彻底改变了我们身上一个重要的经脉——冲脉。首先，直立行走要克服重力作用：由过去的水平生长变为垂直生长，往天上生长了；其次，由于远离心脏，下肢血液的回心变得异常困难；第三，同样由于重力作用，以前是平行的血液供应，现在要往头上供应血液，所以上部的血液供应也比其他哺乳动物困难；第四，内脏器官难以固定，爬行动物的器官都固定在脊柱上，我们的器官立起来，脏器容易下垂；第五，对爬行动物来讲，重力的作用不足以促进消化系统功能，而人类从口到肛是一根立起来的管子，重力的作用就可以在一定程度上促进食物往下运行，这导致我们消化系统的很多功能逐步退化了。所以，人直立行走以后，生理结构发生了很大的变化，我们要深刻地认识人的生理系统变化。

我们要研究人，就要研究这个生命是怎么构成的，是怎么进化的；怎样由单细胞生物进化到两胚层生物，再到三胚层生物，怎样完成一个基本的进化，然后再进化到哺乳动物；我们人跟其他哺乳动物相比有什么区别？先把这些搞清楚了，然后再去研究。

经过以上剖析，再说我们为何要使用六经辨证？因为六经辨证是辨六经为病，而不是辨六病，六经为病和六病是有本质区别的。六病构建的理论体系，是通过简化了《伤寒杂病论》的很多条文和内容，来保持理论体系的完整性和合理性。而六经为病则囊括了六经所发生的病，和六病有很大区别。

中医的基础理论体系由两大部分构成：一是它的哲学思想，就是以阴阳五行为代表的哲学思想；二是人体的生理基础。中医的人体生理基础是什么？是以脏腑为器，以气血精津液为料，以经络为道、为传送带。何谓以脏腑为器？这个容器里面的脏和腑有不一样的用途，脏藏精气而不泻，腑传化物而不藏。脏腑好比是口锅，那么气血精津液就是锅里的原料，以脏腑为器，以气血精津液为原料，通过经络的传送，来实现物质和能量的转换。这个物质和能量的转换过程就是气化。所以，六经气化的意义就在于：通过六经的经络系统把十二经络归到三阴三阳六经之中，一头以三阴经连脏，以三阳经连腑，腑多实证，脏多虚证；另一头联络我们的气血精津液，从而实现我们的气化，这个理论可以完美地把脏腑和气血精津液联系起来，用于描述人体的生理。

由此可见，六经的理论很好地解释了中医的人体生理基础，从而把中医最重要的以阴阳五行为代表的哲学思想，与以藏象津液经络为代表的生理基础联系了起来。大家学中医基础理论的时候，开篇讲阴阳五行，然后是藏象，然后是气血精津液，然后是经络。实际上，只有六经才能很好地把脏腑、气血精津液和经络联系在一起，这是一个非常高明、非常完美的体系。通过六经这个通路把脏腑、气血精津液，也就是器和料联系在一起，来阐释物质与能量的转化过程，就是气化的过程，就是六经气化，就是我们标本法的精神实质。所以说，六经辨证不是辨六病，而是辨六经为病。比如，太阳之为病，就是太阳病，而不是以太阳这个空壳为名字的一种病。

3. 死在太阴吗

如果认为“太阳、少阴是表，少阳、厥阴是半表半里，太阴、阳明是里”，那么就有了“死在太阴”的说法。因为里虚证就是太阴，所以有人说人的生命终结在太阴。可是大家要知道，《伤寒论》的太阴病篇，没有一个字说到死。而实际上《伤寒论》讲的死证，主要集中在少阴病篇和厥阴病篇。我把太阴病篇第一条到最后一条念给大家听，没有一条涉及“死”字。第一条“太阴之为病，腹满而吐，食不下，自利益

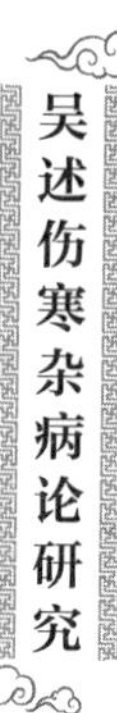

甚，时腹自痛，若下之必胸下结鞕”，这是太阴之为病脉证提纲。脉证提纲在后面有一个补充：“伤寒脉浮而缓，手足自温者，系在太阴”，脉证提纲是对太阴病发病基本情况的概括。第二条“太阴中风，四肢烦疼，阳微阴涩而长者，为欲愈”，讲的是太阴中风，六经都讲中风。第三条是太阴病欲解时，六经病都是这么讲的。第四条“太阴病，脉浮者，可发汗，宜桂枝汤”，讲了太阴病的桂枝汤证。因为太阴病脉浮无力，气虚的人脉浮，后面我们讲太阴病的时候会详细讲。就是说凡是太阴病脉是浮的，可以用桂枝汤发汗。第五条“自利不渴者，属太阴”与“脉浮而缓，手足自温者，系在太阴”这两句都是补充太阴病脉证提纲的。然后又说了一条什么呢？“本太阳病，医反下之，因尔腹满时痛者，属太阴也，桂枝加芍药汤主之；大实痛者，桂枝加大黄汤主之”，就是说如果腹满时痛，里头有大便的，可以用桂枝加芍药汤通便；如果“大实痛者”，再加大黄。最后说：“太阴为病，脉弱，其人续自便利，设当行大黄芍药者，宜减之”，也就是说如果患者胃气弱的话，你要用大黄、芍药通便，量要少。

太阴病篇就讲了一个太阴病脉证提纲，两条补充，再就是太阴中风，太阴病欲解时，这都是写六经病的统一套路。最后说太阴病用什么处方？用桂枝汤。然后说了如果肚子疼有大便的，要用芍药通便；如果大便硬一些，加大黄；如果这个人胃气弱的时候，用芍药、大黄的量要少。太阴病篇总共就讲了这些内容。哪一条跟死亡有关系？

死亡，从西医看有两个原因：心衰和休克。心跳没了、血压没了，这个人就会死。心衰属少阴病的多，休克属厥阴病的多，休克的典型症状就是厥阴病的症状。我们临床见到哪个患者是吃不下去饭饿死的？是腹泻给拉死的？而且太阴病腹泻还不是那么厉害，患者几次太阴病腹泻就能拉死吗？别人吃三两饭他吃一两饭，他就饿死了？而且太阴病篇“手足自温”、“脉浮缓”，“手足自温”的话，患者怎么会死呢？“脉浮缓”，休克的时候、心衰的时候，脉怎么会是浮缓的脉呢？至少是一个脉细欲绝、脉微欲绝啊，少阴、厥阴病里面讲过了的。可能有人会说《伤寒论》讲过“除中”啊？可是别忘了，“除中”是在厥阴病篇。“除中”的机理是厥阴病的患者到了命终，人死之前肾上腺皮质激素和儿茶酚胺大量的分泌，与疾病做最后的抗争，这时候病情突然缓解，然后想进食，老百姓叫“回光返照”。如果进一步治疗病情得到缓解，患者就活过来了；如果皮质激素短暂分泌，机能不能恢复人就死掉了。这就是中医讲的“除中”，发生在病情极危重的时候。没有人一天吃三两饭，有一天他吃一两饭，突然“除中”就死亡了。一个人一天拉一次大便，有一天拉三次大便就突然“除中”死亡了，这也是不可能的。我们见到的都是非常危重的患者，最后皮质激素分泌增多而“除中”，这个西医可以说得很清楚，怎么会是太阴病呢？

4.《伤寒杂病论》与《黄帝内经》无关吗

这里涉及一个重要的学术问题，就是《伤寒杂病论》与《黄帝内经》的关系。有的学者认为《伤寒杂病论》并非来自《黄帝内经》，继而认为《伤寒杂病论》的六经是“假”的，张仲景的《伤寒杂病论》是假六经、真六病，还有的人说六经为五经，无厥阴；还有人以方测证，说死在太阴。

《伤寒杂病论》成书时间为东汉末年，中医在此之前已经有完整的十二经络的概念。那么《伤寒杂病论》的六经是什么？是否指十二正经？如果六经分手经、足经，加起来就是十二条经，这是第一种可能；第二种可能就是张仲景仅仅借

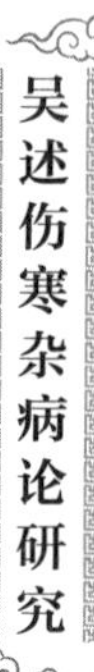

鉴了传统中医的十二正经的名称，创造了六经辨证，也就是说，张仲景讲的六经并不是《黄帝内经》上讲的六经。

但是，如果张仲景创造了新的医学体系，那他为什么还要应用传统的中医名词？这是第一个需要思考的问题。《伤寒杂病论》原序说："乃勤求古训，博采众方，撰用《素问》……"有人考证后说，"撰用《素问》"之前为原文，"撰用《素问》"之后的是衍文，姑且不论其考证结果。张仲景说"勤求古训，博采众方"，说明他这套体系是根据《黄帝内经》等之前的医学书籍整理而来的，既然他继承了前人的经验，他怎么可能完全颠覆以前的理论来创造新的体系？创造一个全新的概念，为何又要应用前人书籍里的体系和名词？

第二个问题，《伤寒杂病论》对很多症状的描述，与经络所属的脏腑和循行的部位有关。比如，少阴经有心和肾，《伤寒杂病论》讲少阴病的症状是心和肾的症状，而且和少阴经的循行部位是一致的，也就是说《伤寒杂病论》的少阴病和少阴经循行的部位以及所络属的脏腑有关。那怎么能说少阴病是一个新生的概念而与少阴经没有关系呢？

再举几个例子，比如在经在腑的问题。太阳在经出现"项背强几几"，能说跟太阳经络循行的部位没有关系吗？阳明病在腑大便燥实，我们知道大便是在大肠内形成的，大便燥实能说和阳明大肠经的功能没有关系吗？太阳在腑的膀胱蓄水五苓散证，能说和足太阳膀胱经没有关系吗？五苓散常用于治疗膀胱不稳定，也就是《黄帝内经》讲的"咳而遗尿"的膀胱咳，打个喷嚏也遗尿。我们抓独法有一条，一旦出现因腹腔压力升高、膀胱不稳定而小便出来的，就是五苓散证，用五苓散治疗相当有效。

第三，《黄帝内经》提出了六经标本中气学说。如果说六经仅仅是张仲景创造出来的六个病的概念，与十二经络没有关系，那么标本中气学说又为何能解释《伤寒杂病论》的内容？比如：太阳为寒水之经，中见少阴热化，少阴热化不足就恶寒，少阴热化太过就发热，素体阳盛之人热化太过则转为温病，热化不足导致水饮泛滥产生蓄水。那么，我们如何能说《伤寒杂病论》的六经与标本中气学说没有关系呢？

所以，如果把六经为病称为六种病，认为与传统中医十二经络没有关系，那么很难用十二经络的循行部位、十二经络配属的脏腑以及标本中气学说等中医理论去解释《伤寒杂病论》。我认为，六病是把《伤寒杂病论》简单化了。我们说大道至简，是在纷繁复杂的现象中寻找本质、直取其病，不是要把《伤寒杂病论》简单化。所以，我本人不同意六经为病仅仅是六个病，仅仅是《伤寒杂病论》创造出了疾病的六个阶段的观点。

那么，六经为病的优点是什么呢？六经内连脏腑，外络肌表，是人体的一个传送带。六经把我们的气血精津液传送到脏腑，在脏腑内进行气化，又通过六经把气血精津的转化输达到全身。如果把人体比作一个工厂，脏腑就是工厂的机器，经络就是工厂的传送带，生命的原材料——气血精津液通过这一套系统发生物质与能量的转化。所以，用六经去解释整个人体，有提纲挈领的作用。这就是我们为什么研究《伤寒杂病论》的原因。如果研究好了《伤寒杂病论》，把《伤寒杂病论》的理论运用到中医的各个学科中去，再结合每个学科自身的特点，会有事半功倍的收获。

《伤寒杂病论》的理论与《黄帝内经》《难经》以及其他中医传统理论是一以贯之的，不存在另搞一套的说法。而且，《伤寒杂病论》的六经能把中医的脏腑、经络、气血，以至于后世的卫气营血、三焦辨证，都包含进去，以实现中医理

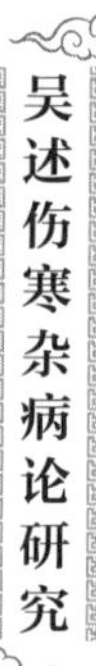

论的大一统。中医理论包罗万象，各家学说纷繁复杂，如果《伤寒杂病论》的六经理论体系能把其他的理论统一起来，实现大一统，我认为这是中医的进步。割裂《黄帝内经》与《伤寒杂病论》的联系，认为中医有《黄帝内经》《伤寒杂病论》两个独立源头，从而提出《黄帝内经》是针灸的理论基础，《伤寒杂病论》是内科的理论基础，本质上严重破坏了中医理论的完整性与连续性。事实上，以《黄帝内经》解《伤寒杂病论》，则《伤寒杂病论》的方药理法自明；以《伤寒杂病论》解《黄帝内经》，则《黄帝内经》之理法均可落于实处。所以，如果把六经归为六病，我是不认同的，因为它解释不了医学理论的整个体系。

5. 三阳次序

三阴的次序为太阴、少阴、厥阴，这在《伤寒论》和《黄帝内经》都是一致的。但是关于三阳的次序问题，《伤寒论》原书的次序是太阳、阳明、少阳，还是太阳、少阳、阳明，到底哪个是正确的？《黄帝内经》上关于三阳次序的记载有三种说法。

第一种是太阳、阳明、少阳，依据为太阳为三阳，阳明为二阳，少阳为一阳，依次阳气渐衰。《伤寒论》原书的三阳次序即是太阳、阳明、少阳。《素问·热论》上说："伤寒一日，巨阳受之，故头项痛，腰脊强。二日阳明受之，阳明主肉，其脉侠鼻络于目，故身热目痛而鼻干，不得卧也。三日少阳受之，少阳主骨，其脉循胁络于耳，故胸胁痛而耳聋。"原因是什么呢？"岐伯曰：两感于寒者，病一日则巨阳与少阴俱病，则头痛口干而烦满；二日则阳明与太阴俱病，则腹满身热，不欲食谵言，三日则少阳与厥阴俱病，则耳聋囊缩而厥，水浆不入，不知人，六日死。"可见三阳的次序对应了三阴的次序。

第二种是少阳、太阳、阳明。《灵枢·终始》有说："人迎一盛，病在足少阳，一盛而躁，病在手少阳。人迎二盛，病在足太阳。二盛而躁，病在手太阳。人迎三盛，病在足阳明，三盛而躁，病在手阳明……脉口一盛，病在足厥阴；一盛而躁，在手心主。脉口二盛，病在足少阴；二盛而躁，在手少阴。脉口三盛，病在足太阴；三盛而躁，在手太阴。"《灵枢·禁服》三阳的次序与此相同。《太素》说："一日外者分为三时：平旦人气始生，为少阳也。日中人气隆盛，为太阳也。日西人气始衰，为虚阳也"，《伤寒杂病论》记载六经为病欲解时的次序也是少阳、太阳、阳明。"少阳病欲解时，从寅至辰上"，为凌晨3点至早晨9点；"太阳病欲解时，从巳至未上"，为早晨9点至下午3点；"阳明病欲解时，从申至戌上"，为下午3点至晚上9点。

第三是太阳、少阳、阳明。《素问·阴阳离合论》中说："是故三阳之离合也，太阳为开，阳明为阖，少阳为枢……是故三阴之离合也，太阴为开，厥阴为阖，少阴为枢。"既然三阴按照开、枢、阖的次序为太阴、少阴、厥阴，三阳按照开、枢、阖的次序就当为太阳、少阳、阳明。

《伤寒论》有说："服柴胡汤已，渴者，属阳明。"患者本不渴，服柴胡汤后渴，说明转入了阳明。阳明病篇又说"伤寒三日，阳明脉大"，又与《素问·热论》"二日阳明受之……三日少阳受之"不同。以表里关系而言，太阳为表，少阳半表半里，阳明主里，与太阳、少阳、阳明次序吻合。我们认为第三种次序更为合理，这从三阴三阳的传变规律上也可以看出来。

太阳病的传变方式主要有两种：第一种是循经传，太阳传少阳，由少阳化热再传入阳明。第二种是越经传，太阳直接传入阳明，多见于素体热盛之人。还有就是太阳病误治，如阳明病篇说的“太阳病，若发汗若下，若利小便，此亡津液，胃中干燥，因转属阳明，不更衣，内实大便难者，此名阳明也”，也有“本太阳，初得病时，发其汗，汗先出不彻，因转属阳明也”。对于越经传，太阳之后就是阳明。

我们在截断法中要讲“三阳传变，三阴递进”。所谓三阳传变是指太阳传少阳，如果少阳证备，则太阳证罢，完全传入少阳则不见太阳证。少阳完全传入阳明，则不见少阳证；所谓三阴递进，指太阴传入少阴，但可以同时具有太阴和少阴的症状；少阴传入厥阴，也可以同时有太阴、少阴、厥阴的症状。阳明病篇说“阳明居中，主土也，万物所归，无所复传”，所以三阳在阳明已无所复传，我们认为三阳的传变次序当是太阳、少阳、阳明。

为什么《伤寒论》原书的次序又是太阳、阳明、少阳呢？因为太阳为开，为感受外邪之地，《伤寒论》用了三卷来阐述；阳明为阖，“万物所归，无所复传”，《伤寒论》用了接近一卷的内容来阐述；而少阳为枢，《伤寒论》少阳病篇仅有十条。可见从外感病的复杂程度与重要程度而言，当是太阳、阳明、少阳。如果出现越经传，太阳之后直接是阳明；从一日内人的阳气由内出外而言，是少阳、太阳、阳明；从疾病自身的传变规律而言，是太阳、少阳、阳明。

八、我们研究《伤寒杂病论》的特点

我们研究《伤寒杂病论》的特点是：标本法、聚类法、平脉法、抓独法、截断法五法合一。标本法是讲理的，聚类法是讲法的，平脉法、抓独法、截断法是讲方和药的。这五法是理、法、方、药一气贯通，不厌其烦、大道至简、直取其病、独处藏奸。其中，标本法是不厌其烦；聚类法、平脉法、截断法，是大道至简；抓独法是独处藏奸，六经辨病，先病后证，法当直取其病，随证化裁。同时，我们强调病、证、症有机结合，形气神一体同调。我们主张以六经气化为基础，融通各家学说，最终实现寒温一统、内外一统、古今一统与中西一统。

1. 标本聚类、平脉辨证、抓独截断，五法合一

标本法，是讲理的，阐释了六经为病的原因和机理，解释了为什么六经为病会出现这些临床表现。我们搞清机理就知道怎么去治疗，这就是标本法的实质。

聚类法是什么呢？聚类法就告诉我们要首辨阴阳。病是发于阳还是发于阴，再把它定在三阳或三阴的某一经。三阳为腑多实，三阴为脏多虚。如“恶寒发热”是太阳，“寒热往来”是少阳，“但热不寒”是阳明。三阳病的脉是什么呢？太阳脉浮、阳明脉大、少阳脉弦。太阴是手足自温，少阴是手足不温，厥阴就是四肢逆冷了。所以辨病在三阳还是三阴，要先辨阴阳；辨完阴阳，再辨六经，辨病发何经，这样就可以很简单地辨出病在何经；然后再辨病属何证，辨病属何证就更简单了，三阳是在经在腑，三阴是寒化热化，此外三阳有经腑同病，三阴有寒热错杂。比如说：太阳在经是伤寒、中风，太阳在腑是蓄水、蓄血。这个病属何证是很好辨的，在经在腑，寒化热化，大不了这个人有体质的异常，存在兼夹证而已。如果还不能确定，结合抓独法，三阳独取少阳，三阴独取少阴。所以聚类法就是首辨阴阳，次辨病发何经，末辨病属何证。

平脉法讲的是什么？是说以脉定药，以药定方。根据寸关尺的脉象，把两只手的脉立起来，分别对应人体的九个穴

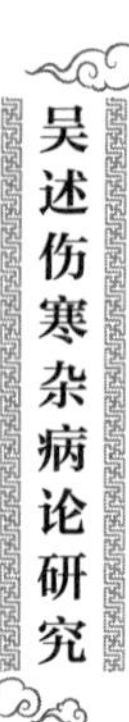

位，然后把十八个部位的药定下来。见到哪个部位的脉就知道应该是哪个药，把药抓出来，药一定下来，方就出来了。比如说左寸细数，药就定在黄连上，这个人是个热化证，如病在少阴经那就是黄连阿胶汤证。这就是我们的脉证学说，由脉定药，由药定方，由方定证，就构成了方药脉证体系。

然后是抓独法。这是告诉大家一些特殊的诊病技巧。我们讲独处藏奸，通过抓独法来直取其病，抓住它，方就出来了。比如说：咳而遗尿就是膀胱咳，因为膀胱不稳定咳而遗尿者，那就是五苓散证，凭这一条就可以把方定在五苓散上，气虚加党参或者人参，即春泽汤。这就是抓独法。

第五个是截断法。截断法的目的是什么呢？病不传经，经尽而愈。只要让病不往下传，经尽自然就好了。后面我们要详细讲截断法，三阴和三阳的截断技巧不同。比如，黄土汤中为什么要加生地？加了大量的生地可以维持血容量，患者就不会出现休克，不会出现厥热胜复，出血止后，在少阴就治好了，就不会传厥阴了。白虎汤为什么要用知母？可以阻止病从阳明传入少阴。截断法的目的就是使病不传经，经尽而愈，尤其是肿瘤，肿瘤的转移是有规律的，如果你把它截断了，转移和复发就少了。

我们用聚类法虽然是大道至简，但是并没有简化《伤寒杂病论》，也不存在把理法抛弃而只保留方药的问题。我们最后的目标是什么呢？就是要让大家忘记条文。怎么忘记条文？通过标本法的六经气化规律把处方推导出来；通过聚类法层层递进，把方给锁定；通过平脉法以脉定药，以药定方，确定主方；通过抓独法把处方直接抓出来。

除五法之外，还有用药法。我们的用药法是要告诉大家：知道用药的特点，就知道方剂的演变；知道方剂的演变，就知道条文的意义；知道条文的意义，就可以融会贯通，从而忘记条文，这就是我们的用药法。例如麻杏石甘汤治疗“汗出而喘，无大热者”，方中有石膏为何说治疗“无大热者”呢？有汗出为什么用麻黄呢？要想搞清楚麻杏石甘汤中麻黄和石膏的用意，先要明白麻黄汤和白虎汤。大热，指阳明经证的白虎汤证，白虎汤用知母配石膏，知母可以增强石膏的解热作用。麻黄汤的解热作用依赖于桂枝，要出汗热退。退烧出汗，出汗退烧，解热和镇痛是连在一起的。麻黄汤里的麻黄可以增强桂枝的解热镇痛作用，但它不增强石膏的解热镇痛作用，麻杏石甘汤里没有桂枝配伍麻黄，所以没有强烈的解热作用。麻杏石甘汤虽然可以治疗发热，比如小儿发热就可以用它来退热，但是它治疗的发热是“无大热”，热是不严重的，如果严重就加知母，这个处方就要化裁。

明白了麻杏石甘汤，就会明白它和越婢汤的条文是一样的，接着我们就明白了麻杏石甘汤和大青龙汤的区别：麻杏石甘汤是麻黄汤去掉了桂枝，也没有用知母，所以治疗汗出无大热，和越婢汤是一个意思。越婢汤把麻杏石甘汤里的杏仁变成了姜枣，它是治风水水肿的，也是汗出无大热，无喘不需要杏仁而用了姜枣。大青龙汤是麻黄汤加石膏，所以治疗无汗发热，我们知道了大青龙汤是麻黄汤加石膏之后，就明白它是怎么治疗恶寒发热的了；我们知道麻黄汤证，就知道了小青龙汤证，不外乎多了个水气，实际上小青龙汤证出现烦躁的症状，就是小青龙加石膏汤证，这与大青龙汤用石膏的机理是一样的。

我们可以用一张图，把麻黄法和整个《伤寒杂病论》中相关的处方全部连起来。短时间内就可以把所有相关条文搞清楚，这样你还背条文干什么呢？还需要以方测证、以证定方

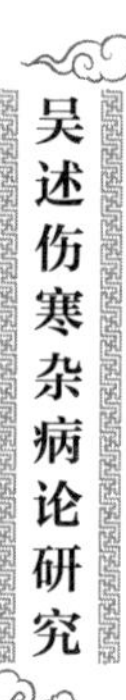

吗？所以我们的特点是忘记条文。这就是我们讲的用药法。

抓独法和截断法是对聚类法、标本法和平脉法的补充。抓独法和抓方证有什么区别？方证是一系列症状和舌脉的组合，而抓独法抓的是特异的症状，甚至可以抛开舌脉。比如说五苓散的咳而遗尿，就可以抛开舌脉，直取特异的症状，把方剂辨认出来。

2. 病、证、症有机结合；形、气、神一体同调

中医传统的治疗方法是辨证论治，随症加减，而我们的治疗是直取其病，随证化裁。比如：口腔溃疡就可以用导赤散，阴虚加地黄、丹皮之类；阳虚合桂枝、附子之属；腑实合凉膈、硝黄等。口腔属上焦，加牛膝、车前子之属引之下行，无论寒热皆可。实际上导赤散中的甘草、竹叶、通草（可代替木通），是口腔溃疡专药，随证化裁即可，这就叫跳出辨证，不离辨证。

什么叫“病、证、症有机结合”？就是把辨证论治和辨病、对症治疗有机结合。我们特别强调要“有机结合”，因为现在的辨病和辨证的结合多是扭曲的，是不科学的，我们要努力达到化境。什么是化境呢？一个处方写出来，应当做到从辨证论治上看一点问题没有，从辨病论治上看一点问题也没有，从对症治疗上看也一点问题都没有！

举个例子：栝蒌瞿麦丸治疗阳虚肾癌。要说辨证，肾阳虚用附片，复其气化，没有问题；要说治肾癌，里面有治肾癌的药，瞿麦和天花粉具有强力的抑制肿瘤作用；要说辨证调气化，里面有附子和茯苓，能够调气化，治疗少阴寒化夹饮证，属于很典型的药物；要说对症治疗，患者小便不利，里面也有利小便的药，瞿麦就是利尿的，天花粉也是利尿的。大家知道吗？一般人认为天花粉止渴，《伤寒论》中张仲景用天花粉来利尿，

天花粉除了止渴还可以利尿。要说对症它有，要说辨证它有，要说辨病它有，但都是无形的，你看不到辨病、辨证、辨症的痕迹，都融为一体了，这才叫作病、证、症有机结合。

什么叫“形、气、神一体同调”？我们还是以栝蒌瞿麦丸为例，既有调气化的药物，哪些药物？附子和茯苓，一个温煦肾阳，一个蒸腾水液；也有复形质的药物，哪些是复形质的药物？瞿麦和天花粉，都是治肿瘤的。气形同治，所以疗效很好。

我们讲了第一条病、证、症相结合，第二条形、气、神同调。做到病、证、症有机结合，形、气、神一体同调，就可以跳出辨证，不离辨证。

3. 寒温一统、内外一统、古今一统、中西一统

我们的特点是以六经气化为基础，融通各家学说。寒温一统，就是要统一伤寒与温病；内外一统，即统一外感与内伤；古今一统，就是把经方与时方有机统一；中西一统就是汇通中医与西医。综合起来，即我们说的“大一统”。

我国是中医、西医、中西医结合三种医学并存。其中的中西医结合有很大的问题。客观地说，自从我们国家提出中西医结合以来，到今天都没有搞得很明白。国外有整合医学，它是基于循证医学的原理，把传统医学的一些知识结合到现代医学里面。我们认为，中西医结合至少应该包含两方面的内容：一方面可以用中医的理论来诠释一些西医的理论，另一方面也可以用西医的理论来诠释一些中医的理论。首先要做好的是中西医学之间的翻译，就像把英文和中文进行翻译的工作。当然，受文化背景的影响，要很好地相互诠释也是不容易的，这是中西医结合的最基本、也是最初级的层次。中西医结合更高级的层次是什么呢？我们认为不光是诠释，更重要的是融通，从理论到临床上熔为一炉，发挥各自的优点，弥补各自的缺

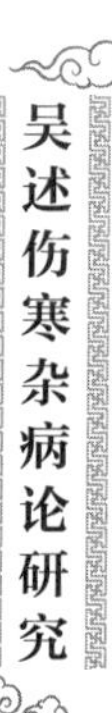

点。把中医和西医的东西熔为一炉，就是我们讲的中西医互补。第三个层次是中西合璧，就是做大一统，把中医和西医最终统一起来，形成一门新医学。我国在几十年前就提到建立新医学的问题，但是过去的实践是失败的。因为当时实现中西医合璧的各方面条件都不具备，而且真正要做到中西医合璧，对中医和西医都要做到极深的理解，这种人才很难找到。

所以我们说中西医结合包含了三个层次，第一个层次是中西互参，相互诠释，用中医诠释西医，用西医诠释中医；第二个层次是中西互补，发挥各自的优点，弥补缺点；第三个层次是中西合璧，把中医西医融合，从而建立一门新医学。

既然要做到中西医合璧，那就首先要做到中西医大一统，要把中医和西医统一起来，我们叫中西医一统。而要做到中西医一统，首先要做到中医一统，就是先要把中医的知识统一起来。

进一步说，要做到中医知识的一统，我们说第一个是内外一统。也就是《伤寒论》《金匮要略》的一统。这个大家好理解，因为不管是《伤寒论》，还是《金匮要略》，都是张仲景写的，本身就是一本书。《伤寒杂病论》分成了两本书，一个偏外感，一个偏内伤。但是外感内伤相互影响，内伤会影响外感疾病的转归，外感最终传入三阴，也会影响机体脏腑功能导致内伤。所以，首先是如何把《伤寒论》和《金匮要略》统一起来。大家看我们的讲课，很多内容都是《伤寒论》和《金匮要略》不分的，是把它们统一起来讲的。

第二个是寒温一统，就是把《伤寒杂病论》与温病学说有机地统一。如果能够做到寒温一统，那么就把六经辨证与卫气营血、三焦辨证这些辨证方法有机统一起来了。实际上做到寒温一统也是可行的，当你对伤寒和温病都有一定研究的时候，会发现它们在本质上就是相互融通的，温病学其实是基于对《伤寒杂病论》的发挥。我们会专门讲寒温一统，就会涉及如何把《伤寒杂病论》与温病学说统一起来的问题。

第三个是古今一统，即经方与时方一统。用《伤寒杂病论》的原理去看待时方，把时方的知识有机地融入《伤寒杂病论》的理论模型之中。

如果我们做到了内外一统、寒温一统和古今一统，那么就能做到中医的大一统。在中医做到大一统的基础上，才有可能做到中西医一统，才谈得上一个真正的中西医结合或新医学的问题。

那么为什么要在《伤寒杂病论》的基础上做中医的大一统呢？因为《伤寒杂病论》的六经辨证是我们最早确立的中医临床模型。中医作为一个完整的学科，是从《伤寒杂病论》开始的。《黄帝内经》《难经》等还仅仅是理法的层面，而《伤寒杂病论》是理法方药合一的。关于理法，张仲景在序言里讲了，因为当时具体的原因，传承的不易等，所以以方药为主，理法讲得少。从《伤寒杂病论》开始，中医形成了完整的理法方药体系，实现了理论和实践相结合。所以我们以《伤寒杂病论》为基础，这是第一个原因。

第二个原因，后世的各种治法、各种方法大多是从《伤寒杂病论》中脱化而来的。如脏腑辨证、卫气营血辨证和三焦辨证，都是从《伤寒杂病论》中脱化而来的，本源都在《伤寒杂病论》里，都是对《伤寒杂病论》的发挥和发扬，所以都可以融入《伤寒杂病论》中去，这是第二个原因。

第三个原因是六经的模型，我们讲了标本法之后大家就会明白，六经的模型能够很好地解释中医的生理、病理现象和背后的病机，所以我们应用这个模型就可以做到内外一统、寒

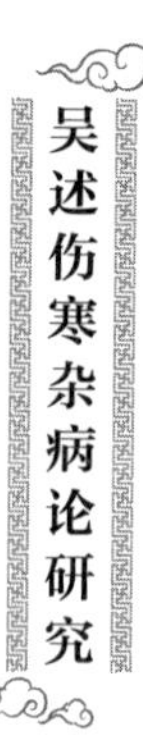

温一统和古今一统。

大家要记住我们的特点和目标，是实现寒温一统、内外一统、古今一统和中西一统。我们讲《伤寒杂病论》的时候，会把《金匮要略》的方子融入进来，把后世李东垣的东西融入进来，把张元素的东西融入进来，把刘完素的东西融入进来，把金元四大家的东西融入进来，古方时方都在一起，还有温病的东西也在里面。讲截断法的时候会讲很多温病的内容，实际上我们不分内外、寒温和古今。同时，我们也把很多西医的知识内容融入进来。我们希望在大一统上做一点工作，哪怕做得很不完善，我们也要做开拓者。

最后我说明一点：伤寒的流派众多，其实没有高低之分。今天我们列举了一些流派的特点，并将我们的特色跟他们相比较，这不是去比较高低的。各种流派都是很优秀的，他们都在《伤寒杂病论》的研究上做出了巨大的贡献，都是我们的前辈、老师，都是中医的瑰宝，我们钦佩他们，敬仰他们，要向他们学习和借鉴。我们从众多流派那里学到了很多东西，比如方证派，它很简单，容易上手，比六经气化入门快。我们想要了解伤寒，从方证派那里可以很快地学到东西。三部六病学说有助于我们理解《伤寒杂病论》，是认识《伤寒杂病论》的一个重要方法。所以，我们很钦佩方证派的各位大家和传人，很钦佩三部六病学说的各位专家、各位前辈，他们都是我们的老师、我们的前辈。只是我们有自己的一些特色需要说明，我觉得这些问题必须要对大家说清楚，不然大家会迷惑。

第二章　认识生命

前一章我们讲了《黄帝内经》与《伤寒杂病论》是一脉贯通的。《黄帝内经》讲理法，《伤寒杂病论》讲方药，用《伤寒杂病论》的方药去理解《黄帝内经》的理法，这样理法就能落到实处，就不是纸上谈兵；用《黄帝内经》的理法去指导《伤寒杂病论》的方药，就能够着眼于人的本质，从方药中跳出来，接近“神用无方”的境界。所以我们以《黄帝内经》解《伤寒杂病论》，以《伤寒杂病论》解《黄帝内经》。

一、生命本源

1. 中医对生命本源的认识

人是怎么来的呢？按照《黄帝内经》的说法，“生之来谓之精，两精相搏谓之神”。“生之来谓之精”，“精”就是人诞生时就有的东西，即精子和卵子。精子和卵子实际上是人的阴阳分开了。我们讲不论男性、女性，都是阴阳同体，只是女性偏阴，男性偏阳，所以雌激素、雄激素男女都有，男性是雄激素占主导，女性是雌激素占主导。只有精子和卵子，它们的阴阳已经分开了，继而两精相搏，男女交合，大量的精子竞争一个卵子，一旦这个精子胜出，进入卵子，这个卵子就再也不能受精了，哪怕同卵双生，它也是一个受精卵。这就是“两

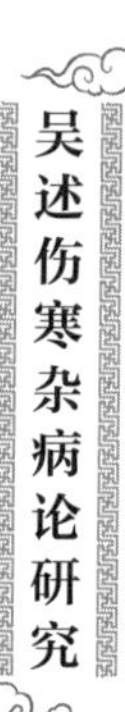

精相搏谓之神”，这个时候人体的神机就已经确立了。神的特点是出入，出入就是沟通天地。为什么呢？神入，我们睡觉、闭眼、休息；神出，我们睁开眼睛看世界，与人沟通，融入社会，融入自然，所以神的特点是出入。有了神以后阴阳交媾，两套染色体合二为一，形成一套完整的染色体，然后开始细胞分裂，气机就已经确立了。气的特点是升降浮沉。

神机、气立一经确立，受精卵就开始细胞分裂，在分裂中分化，形成器官系统，这就是发育的过程，我们叫作“阴阳化生五行”。五行在《黄帝内经》上讲是“器”，属于形质的范畴，《黄帝内经》用器来指形质。

五行是标，六气为本，这就是五运六气。五行为什么会运化六气？因为火有二端，所以有六气。那么五运六气是怎么实现从形质到功能的转化呢？我们已经讲过，五运六气是以脏腑为器，以六经为道，以脏腑为容器、为工具，以六经为通路、传送带，以气血精津液为物质基础，运化出了风寒火热燥湿六气。六气为本，是气化活动，五行为标，是形质基础。这个过程西医叫作新陈代谢。新陈代谢指什么？就是指物质、能量与信息的转化。

五行运化六气是为了生化，就是为了生命的运动变化。生化体现在哪里？体现在生长化收藏，也就是《黄帝内经》讲的材力。帝曰：“人年老而无子者，材力尽邪？将天数然也？”，就是说人年老而无子，是材力尽了、物质基础没有了吗？“将天数然也”，还是天数决定了吗？生化，生长化收藏就是材力，就是物质基础。

什么是生命？生指生物，命指命数。命数体现为生长壮老已，就是从诞生到死亡。《素问·上古天真论》中叫作天数，所以帝曰：“人年老而无子者，材力尽邪？将天数然也？”生长壮老已的最终阶段是“阴阳离决，精气乃绝”。

讲到这里，我给大家梳理一下生命的基本过程。首先，阴阳同体的两个人，一男一女，一个阳偏重，一个阴偏重，能分别产生精子和卵子，然后男女交合，两精相搏，精卵结合，神机确立，阴阳交媾，气立形成；受精卵开始分裂成不同的细胞，并不断地分化迁移，化生五行，就是形质；五行运化六气，气化就产生了，先有神，再有形，后有气。五行运化六气的过程，本质上是以脏腑为器，以六经为通道，以气血精津液为原料，运化产生风寒火热燥湿的过程，我们叫五行运化六气。六气产生了生化，体现为生长化收藏，也就是《黄帝内经》讲的材力，就是生命的物质基础。生化推动了生命，《黄帝内经》叫天数，是指生长壮老已，由出生到强壮到衰老到死亡，最终“阴阳离决，精气乃绝”。因为人生在地球上，要适应环境的改变，所以天人相应，这就是生命的基本过程。

总的来讲，中医对生命的认识是“两精相搏”而有神，神机确立，阴阳交媾，气立形成。阴阳化生五行，形质就有了，五行运化六气，气化就有了，六气发生生化，即生长化收藏，推动生命周期，即生长壮老已，最后“阴阳离决，精气乃绝”。在这个过程中，人体适应自然的节律就是天人感应，这就是中医思维认识的生命（如图2-1）。

2. 现代医学对生命的认识

西医怎么看待生命呢？西医说首先是男女性交，精卵相受，然后受精卵开始发育，产生器官、系统，由器官、系统完成新陈代谢。新陈代谢是物质、能量与信息的转化，同时伴随生物节律与生物周期。生物节律是在生命适应自然环境变化中产生的，比如说月经是月节律；白天活动，晚上睡觉，是皮质激素的昼夜节律。无论是月节律，还是日节律，都是天人感应

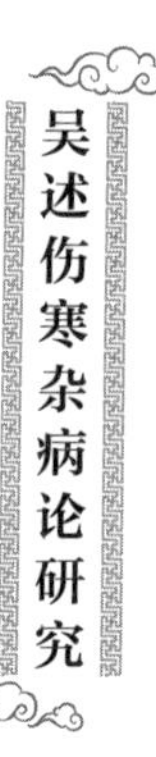

产生的。生物周期指什么呢？人有两个周期，一个是生命周期，从诞生到死亡，即生长壮老已；第二个是生殖周期，从生殖系统发育成熟到生殖功能丧失。所以人的一生要完成两件事，第一是由生到死，第二是繁衍后代。由生到死是完成生命周期，繁衍后代是完成生殖周期。

西医讲的新陈代谢，类似于中医讲的气化。新陈代谢是物质、能量与信息的转化。物质主要是糖、脂肪、蛋白质三大物质，此外还有水、电解质、酸碱平衡、维生素、微量元素这五类小分子物质，这是新陈代谢的物质基础。在此基础上发生物质转化为能量的过程，能量以ATP的形式储存起来，如果不能够储存，就会被消耗掉了，用来维持体温，等等。能量以ATP的方式储存起来，供生命活动中使用，需要能量的时候ATP就释放能量。

新陈代谢的第三个方面是信息，信息的传递首先是细胞外信号，细胞外信号包括神经、内分泌、免疫系统。神经递质、激素和细胞因子是这三大系统各自的细胞外信号分子。细胞外信号分子传递信息到细胞内，完成信息传递的第一阶段。然后再通过细胞内信号分子，把信息一直传递到细胞核。由此可见，细胞内的信息传递主要是通过细胞内信号分子和DNA，我们细胞外信息的传递主要是通过神经递质、激素和细胞因子。举个例子，比如我们看到一个东西很喜欢，通过视觉刺激神经系统，导致激素分泌，让自己产生各种感受和下一步的行为，这就是信号传导过程。

生命周期和生殖周期可以统称为生物周期。生物周期是由什么决定的呢？DNA。我们说“两精相搏”时，DNA就已经决定了我们的生物周期。人的生命周期总体上的时间是有限的，大概现在的人的寿命也就是一百多岁，人的自然寿命按照哺乳动物的规律来推算也就200到300岁。生命之所以有限，是由DNA决定的，包括它的端粒，决定了人只能活到这个岁数。对于生殖周期而言，DNA的表达，导致了激素分泌与生殖系统的发育与萎缩。所以生命周期和生殖周期都是由DNA决定的。

DNA来自哪里？DNA是可以复制的。“两精相搏”的DNA就是受精卵的那一套完整的DNA，不断地被复制到我们的细胞中。所以DNA实际上来源于“两精相搏”。那么“两精相搏”的那套DNA是怎么来的？是从物种进化的过程中来的。物种的进化过程可以在发育的时候重演，所以说DNA包含了生命的整个信息。从一个受精卵到形成胚，从最初的像鱼，然后像猴子，到最后成人，这个发育的过程重演了单细胞生物到高等生物的过程，所以说物种进化的信息被完整地保留在“两精相搏”的DNA中。DNA不断地拷贝构成整个人体的细胞，并决定了生物周期。

这里还需要补充一点医学之外的知识。宇宙大爆炸大概在一百五十亿年以前。那时候有个“极点”，体积极小，密度极高，突然发生大爆炸。大爆炸三四十万年以后，温度急剧降低，从十万亿度降低到只有三千度，开始冷却，原子开始形成。那时候宇宙是气体，但由于原子的形成，就有了引力，在引力作用下气体凝结，形成块状物质，再进一步冷却，形成恒星系统。这个过程一直持续到六十六亿年前银河系内部发生大爆炸，爆炸产物经过凝结，四十六亿年前形成了太阳系和地球。地球在三十五亿年前出现微生物，这个时候开始生物进化，大概三百万年前左右，南方古猿进化成为人。而人类在每一个个体胚胎发育的过程之中，都会重演从单细胞生物到高等生物的过程。

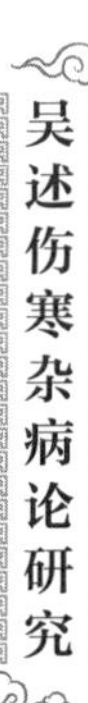

二、六经化生

1. 生命周期与生殖周期

接下来，我们通过六经为大家解读《上古天真论》。《上古天真论》云："帝曰：人年老而无子者，材力尽邪，将天数然也？""材力尽邪"是因为生长化收藏的物质基础没有了吗？"将天数然也"还是由天数决定的吗？有定数吗？答案很显然是有定数的，因为生命是有周期限制的。

"岐伯曰：'女子七岁肾气盛，齿更发长。二七而天癸至，任脉通，太冲脉盛，月事以时下，故有子。三七，肾气平均，故真牙生而长极。四七，筋骨坚，发长极，身体盛壮。五七，阳明脉衰，面始焦，发始堕。六七，三阳脉衰于上，面皆焦，发始白。七七，任脉虚，太冲脉衰少，天癸竭，地道不通，故形坏而无子也。丈夫八岁，肾气实，发长齿更。二八，肾气盛，天癸至，精气溢泻，阴阳和，故能有子。三八，肾气平均，筋骨劲强，故真牙生而长极。四八，筋骨隆盛，肌肉满壮。五八，肾气衰，发堕齿槁。六八，阳气衰竭于上，面焦发鬓颁白。七八，肝气衰，筋不能动。八八，天癸竭，精少，肾脏衰，形体皆极，则齿发去。'"（如图2-2）

1.1 三阳

女数七，男数八，从出生到二七、二八天癸至之前，是太阳经所主，此时容易发生呼吸道感染。小儿容易得感冒、支气管炎、肺炎等疾病，就是因为此阶段是太阳经所主。从"天癸至"到女子四七（二十八岁）、男子四八（三十二岁），人体强壮至极，女子称盛壮，男子称满壮，这期间是人的青年期，为少阳经所主，此时男女相火易动。女子四七到六七，“三阳脉衰于上，面皆焦，发始白”，也就是女性到了六七（四十二岁）的时候三阳脉衰，面皆焦，头发开始发白。什么是“面皆焦”？就是女性到此时脸上长黄褐斑。男子四八到六八，“阳气衰竭于上，面焦发鬓颁白”，男性到六八（四十八岁）的时候开始长斑，两鬓、发鬓颁白。这期间都是阳明经所主，气血旺盛，容易发生急性热病。

女子五七，阳明脉衰；六七，三阳脉衰于上，所以五七（三十五岁）对于女性来说是很重要的一个年龄段。比如说青年乳腺癌患者，小于三十五岁和大于三十五岁的预后不同；再比如说大于三十五岁是高龄产妇，容易发生畸胎、死胎、流产。

总的来说，女子二七、男子二八之前为太阳经所主；女子二七至四七、男子二八至四八为少阳经所主；女子四七至六七、男子四八至六八之前为阳明经所主。

1.2 三阴

女子七七天癸竭，男子八八天癸竭。可见，女子的生殖周期衰老比男子快，女子从六七三阳脉衰，到三阴衰退，再到天癸竭，之间只经过七年；男子从六八阳气衰竭于上，到八八天癸竭，之间经过了十六年，所以男性的生殖周期比女性长。

女子四十九岁、男子六十四岁以后天癸竭，地道坏。什么是“地道坏”？人出生以后，囟门未闭，随着生长发育，囟门逐渐闭合，此所谓天门闭。进入青春期后，地道开，可以完成性生活与生殖活动。女子四十九岁之后，地道坏，月经闭止。男子六十四岁之后精子少，阳器不易勃起。道家称地道坏为“斩赤龙、断白虎”，“斩赤龙、断白虎”本是道家修炼时发生的，如不修炼随着人体衰老，自然也会发生。当然，二者的意义不一样。

由太阴经到少阴经衰老的特点是“阳不入阴”，此时的

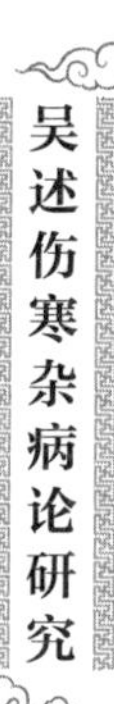

症状是难以入寐；由少阴经到厥阴经衰老的特点是“阴不恋阳”，即早醒，越睡越少。阴不恋阳的结果是什么？最终结果是阴阳离决，直至死亡。人的生命周期的长短，取决于厥阴经维持时间的长短。因为衰老以后都是厥阴经在延续人的生命，其中男子衰老的表现为：七八时，肝气衰，筋不能动，即七八（五十六岁）之后，肢体活动欠佳，不宜再做重体力劳动。

2. 天癸分男女

一般人认为天癸只有女子有，其实男子也有天癸，如男女都有雌、雄激素。天癸相当于西医学的雌激素、孕激素和雄激素。其中，雌激素维持女性的第二性征，若雌激素水平低，则女性性征不明显；反之则性征明显，如出现乳腺大、皮肤白等体征。孕激素保持生殖功能，若孕激素水平低，容易流产。雄激素高低与性欲有关，如果女子雄激素水平低则性欲低。因为男女均有胆固醇，而胆固醇能合成雌、雄激素（二者都属于甾体激素），所以男女都有雌激素和雄激素，只是女子以雌激素占主导，男子以雄激素占主导。因此说，天癸男女都有。

3. 先天之本

我们的口诀是：“生生之气，以肾为体，以肝为用。”大家不要去纠结肾是先天还是肝是先天，先天是以肾为体，以肝为用。为什么以肾为体，以肝为用？因为人的气化活动，依赖于火，水生木，木生火，肾和肝一个是水，一个是木。天癸是肾水所生，肾水化肝木，通过肝作用于生殖系统。比如肝经有寒，天癸不能正常作用于生殖系统，会导致不孕，这种不孕症用温经汤就可以治疗。治疗不孕的方法，可以补肾水，也可以散肝寒。五子衍宗丸补肾水，温经汤散肝寒，乌梅丸清上温下，都可以治疗不孕。再举个例子，肾阳虚、肝气郁结、肝寒均能导致四逆证。所以，不要去纠结谁是先天，记住“生生之气，以肾为体，以肝为用”。说到底，肾是先天，为体；肝参与先天，为用。

4. 衰老伊始

我们的衰老最早从何时开始？女子五七（三十五岁）开始衰老，男子五八（四十岁）开始衰老。女子六七、男子六八，三阳完全衰于上。可见，衰老的规律是从上开始，上为三阳，下为三阴。女子四七盛极，男子四八盛极，男女分别从五七、五八开始衰老，盛极而衰。那么女子从哪条经开始衰老？从阳明经开始。男子从哪里开始衰老？从肾气开始。为什么男子从肾气开始衰老？因为“肾者主水，受五脏六腑之精而藏之，故五脏盛，乃能泻”。女子又为什么从阳明经开始衰老？《素问·血气形志篇》说“阳明常多气多血”，女子因为有月经，以气血为本，而阳明经是人体唯一多气多血之经，其他经都是多气少血或多血少气，所以女子从阳明经开始衰老。

5. 两精相搏，男女有别

六经化生说明了人是怎么形成的，揭示了人的生命周期与生殖周期的基本规律。但是六经化生讲的是人类的共同规律，没有详细区别男子和女子。下面，我们讲男女的区别。女子的生殖周期是怎么完成的？这涉及三阴的关系，太阴是后天，少阴是先天，那么厥阴是什么？“生生之气，以肾为本，以肝为用”，就是讲天癸是少阴肾分泌的，但是天癸作用于生殖系统需要肝的参与。《黄帝内经》说：“（女子）二七而天癸至，任脉通，太冲脉盛，月事以时下，故有子。”由此可知，女子二七首先是天癸至，天癸至导致任脉通，太冲脉盛。太冲脉在哪里？在脚上第一、二脚趾之间，趾跖关节动脉搏动处，穴名太冲穴，属于足厥阴肝经。所以女性有子需要有三个条件：一是天癸至，二是任脉通，三是太冲脉盛。女子的

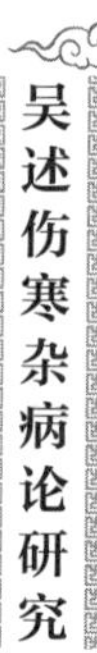

生殖周期什么时候结束呢？女子七七（四十九岁）生殖周期结束，此时“任脉虚，太冲脉衰少，天癸竭”，导致“地道不通，故形坏而无子也”。

男子的生殖周期与女子有什么异同呢？男子“二八，肾气盛，天癸至”，天癸至的前提是少阴肾气盛。男女天癸至的前提是一样的，都是从肾气盛到天癸至。男子天癸至之后，“精气溢泻，阴阳和，故能有子”，这里为什么没有提到肝？因为男子能有子的前提是射精，而男性射精取决于两个条件：第一，天癸至，精气溢泻，就是西医讲的雄激素导致精液分泌，产生精子；第二，阴阳和。什么叫阴阳和？阳加于阴是男性勃起的基本条件，阳指阳气发动，阴指生殖器。阴茎勃起的根本原理是通过NANC系统使阴茎海绵体充血，这就是阳加于阴。男子能有子要阴阳和，勃起射精，这是男子与女子的不同之处。同样，男子到七八，肝气衰，这和女子七七的太冲脉衰少是相似的。男子到八八，女子到七七天癸绝以后，都由厥阴经所主。虽然讲“生生之气，以肾为本，以肝为用”，但是肝对女子更重要，因为厥阴经（太冲脉盛衰）对女子的作用更强，女子每月都受天癸作用，有一个准备受孕的过程。“肝经络阴器”，女子的生殖系统每月都要完成受孕准备，而男子只要精气溢泻、阴阳和，完成射精就可以。

正因为男女的生殖活动有区别，所以治疗男性和女性疾病就有所不同。比如不孕症，《金匮要略》讲温经汤能够治疗女性不孕，这是治疗因厥阴寒化而导致的不孕。如果治疗男性阳痿，就要从阴阳和上去考虑，要么从少阴经论治，最常用的办法是补肾填精；要么从少阳经论治，用四逆散或小柴胡汤治疗阳痿。但是，小柴胡汤在临床应用时有个问题：小柴胡汤证在中焦，而阳痿病在下焦，所以可合用四妙散，即柴胡四妙饮。除了治疗阳痿，其他肝经湿热下注的病症，都可用柴胡四妙饮加减治疗。还有一种阳痿，是由于高脂血症，血管硬化，导致血不能够充溢阴茎海绵体，不能阳加于阴。此时，可以用活血的药方，比如桂枝茯苓丸，等等。大家明白这个道理，治疗疾病时就可以跳出条文、跳出方证。

男子完成生殖活动必须取决于阴阳和，阴阳和就是少阳相火发动，然后阳加于阴，导致阴茎海绵体充血勃起，这是个主动的过程。所以男子的阴阳和，阳加于阴，取决于少阳和少阴。而女子不一样，只要月事以时下，就能够完成生殖活动，这取决于少阴和厥阴，这就是男女的差别。妇科说“女子以肝为先天”，女性生殖系统疾病治少阴经不效时可以治厥阴经，明明是阳虚，如用少阴的方药不效，可以去从厥阴经治疗，可以用温经汤，等等。同理，男子生殖系统疾病如治少阴经不效，可以从少阳经治疗。

6. 材力与天数

天数指生命节律（见图2-3），人类物种进化之后，把从整个单细胞生物到人的进化过程保留在DNA里，因此确定了人类的生命周期——人的自然寿命是200～300岁，平常人大约是100岁，这就是天数。从六经化生可知，人从诞生到死亡的过程中，每隔二七或二八就发生一次重大变化，这也是天数，即生命节律。

所谓“材力尽”，主要指的是“衰”。比如男子“八八，天癸竭，精少，肾脏衰，形体皆极，则齿发去”，这是指脏腑经络功能衰退，就是指“衰”，这里的“衰”指的是功能。八八指的是天数，也就是指“老”——生长壮老已的“老”。“老”指年龄，是天数使然。因为DNA决定了人类

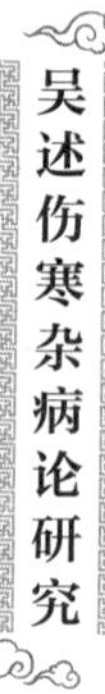

的基本生存年龄，有总体规律，这就是老。“衰”指功能，“老”指年龄，所以“人年老而无子者，材力尽邪，将天数然也”，天数到了就不能有子，男子八八、女子七七以后就不能生育。当然有例外，“夫道者，年皆百岁”，老而有子，这是特殊的人，因为这种人“天寿过度，气脉常通，而肾气有余也”，这种情况是由天数决定的，但也有材力的原因。“衰”和“老”之间是材力和天数的关系，我们如果提前“衰”叫未老先衰，而得道者是老而不衰。什么叫未老先衰？按照天数的规律，在没到天数时就出现了三阴、三阳各条经的衰败症状，就是未老先衰。老而不衰是指什么？天数已经到了，但是没有出现相应“衰”的症状，就是老而不衰。老而不衰的人我们叫“天寿过度，气脉常通，而肾气有余”，这种人容易活过百岁。

三、答疑篇

问：为什么有人七八十岁还能生孩子？

答：《黄帝内经》说“此其天寿过度，气脉常通，而肾气有余也”，所以能生子。“男不过八八，女不过七七，而天地之精气皆竭矣”。天是什么？天是天癸。天癸为什么叫天癸？因为丘脑决定天癸的分泌（下丘脑–垂体–靶腺轴），脑居上部，为天。还有个说法是由天数决定的，女数七，男数八，就是天数。还有地，地是什么？地是地户。地在下半身，所以上边脑决定性激素（天癸）的分泌，作用到下半身地户，就是阴阳气交，然后就能生子。天癸从哪里来？从天上来，从天门来。地户在地下，相当于西医学的生殖系统。天癸即天上之精作用于地户，天地相交，阴阳气交，生命发作。

问：绝经之后为何还会有白带？

答：绝经之后，雌激素减少，白带相应也应当减少。但是绝经之后出现白带增多，甚至五色带下，就是《金匮要略》讲的妇人病 “此皆带下，非有鬼神”，这是带脉的问题，多为老年阴道炎，甚至肿瘤。

问：为什么女性的生殖周期短却活得长，而男性的生殖周期长却活得短？

答：我们讲衰老，《黄帝内经》只提到天癸竭，女子七七，男子八八，讲完生殖周期，往后就没再说。人体有两个周期，一个是生命周期，一个是生殖周期。男性的生殖周期长，但是他的生命周期短；女性的生殖周期短，但是她的生命周期长。女子七七、男子八八以后，生命周期的长短，主要取决于厥阴经维持时间的长短。所以妇科说，女子以肝为先天。虽然女性天癸早竭，但厥阴经维持长久，故生命周期长。从西医学来讲，女性在她的生殖周期中由雌激素占主导，而雌激素是免疫活化剂；男性由雄激素占主导，而雄激素是免疫抑制剂。雌激素属阴，阴成形；雄激素属阳，阳化气。所以女性虽然很多生理功能（气化）不如男性，但是生命周期（形质）却长于男性。

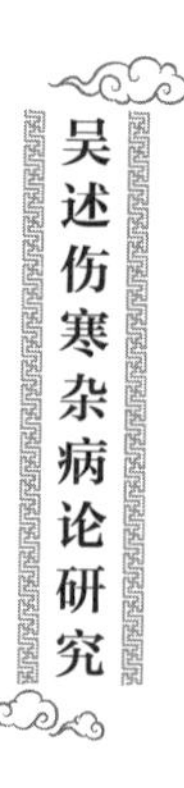

第三章　标本法

第一章《伤寒概论》中，我们介绍了伤寒源流和当代主要的伤寒学派；第二章《认识生命》，我们用《黄帝内经》的理论阐释了生命本源、六经化生等内容。前面这两章是我们对《伤寒杂病论》的概述，这一章我们将进入到一个内容很重要的学习阶段——标本中气，也就是标本法。

我们的标本法学习将分为两篇：上篇讲标本源流，下篇讲标本论治。标本源流讲标本法的道理；标本论治讲如何用标本法的道理去认识疾病，去重新理解《伤寒论》、重新发现《伤寒论》里面隐藏着的含义。简单来说也就是上篇讲道理，下篇讲运用。

上篇　标本源流

一、为何研究标本中气

首先回答一个问题：标本中气是非常复杂的内容，为什么要研究它，不研究行不行？我们研究《伤寒杂病论》共分了“五法”：标本法、聚类法、平脉法、抓独法和截断法。这“五法”的总体特点是什么？是理、法、方、药一气贯通。理，主要是指标本法；法，聚类法讲具体的法；方，通过抓独法和截断法，可以直接把方定出来；药，平脉法以脉定药，以药定方。其中，理和法是战略问题，方和药是战术问题，前者是道的层面，后者是术的层面。

“五法”的具体特点是什么？一是不厌其烦。因为标本法非常复杂，所以我们要反复地讲，从道理上把它讲明白。二是大道至简。聚类法和平脉法是非常简洁明了、非常实用的。三是独处藏奸。通过抓独法把独证抓出来，抓独与抓主证是有区别的，在后面“抓独法”章节我们会详细讲二者的区别。四是直取截断。直取其病，截断传变。“五法”的特点，简单地说，就是“不厌其烦、大道至简、独处藏奸、直取截断”。

“五法”中的标本法讲的是道理，在理、法、方、药里是“理”的层面。通过标本法，可以明白六经为病的病机，根据病机推出症状，由此而脱离方证，做到张仲景在《伤寒杂病论》中写的疾病我们会治，书上没有写的疾病我们也会治。比如，如果明白了标本法，就可以很好地区别麻杏石甘汤和桂枝加厚朴杏仁汤。麻杏石甘汤证是“汗出而喘无大热”，桂枝加厚朴杏仁汤证也是汗出、喘、发热且没有大热，如果用方证分析两者的症状区别，就不容易理解，但是用标本法却可以推出这些症状的区别来。

二、五运六气

在讲标本法之前，我们先讲一个概念——五运六气，即中医的运气学说。《黄帝内经》中的七篇大论，主要讲的就是运气学说。

1. 五运

简单地概括五运六气的核心内容：五运指五行的运动

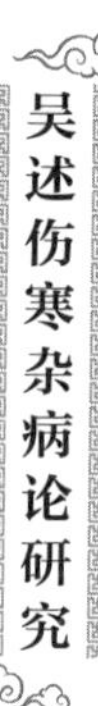

变化，通过木、火、土、金、水五行的运动变化来化生六气——风寒火热燥湿，这就是五运六气。五行运动变化的基本方式是五行的生克制化，即五行相生相克、亢害承制。五行在人体上指五脏（肝、心、脾、肺、肾），中医引入阴阳五行的概念来解释人的基本结构和生理功能。

2. 六气

六气指的是风寒火热燥湿，在天为六气，伤人为六淫，即外感六淫；在人为六气，发病为六邪，即内生五邪。为什么名为内生五邪，却有六邪呢？因为运有五，气有六，火有两端，分为君相，即火与热，所以有六邪。火为君火，热为相火，前者在少阴，后者在少阳。人之六气与天之六气相互交感，是为天人感应。

大家明白五运六气的基本道理了吗？非常简单，五运指五行的运动变化。什么运动变化？生克制化。五运化生了六气——风寒火热燥湿。六气在外，伤人就为六淫——外感六淫；在内，发病就为六邪——内生五邪，因为火有君相二端，故内生五邪，实为六邪，这就叫五运六气。

3. 五运六气的特点

3.1 阴阳化生五行

阴阳化生五行，五行内藏阴阳。阴阳化生五行，是指通过阴阳的运动变化，化生出五行——木、火、土、金、水。五行内藏阴阳，比如土有阳明阳土和太阴阴土之分。阴阳是怎么化生五行的呢？举个例子，一男一女，龙雷一战，通过特殊的身体与精神活动，精卵相受，阴阳气交。阴阳气交后形成三胚层，进而形成人体的八大系统（功能系统和调节系统），而人体的八大系统又可归在五行之中。

3.2 五行运化六气

五行的生克制化，叫作五运。五行运化六气，产生风寒火热燥湿。木风、火热、金燥、土湿、水寒，火有火和热两端，分为君相二火，所以四行为一，唯火有二，故曰六气。

3.3 同气相求，内外感召

风寒火热燥湿在天为六气，为病则外感六淫；在内为五气，为病则内生五邪，因火有二端，也叫六邪。体内的六气和天的六气相互感召，我们叫同气相求，内外感召。

3.4 时空往返

五运六气引入了天干地支的概念，把干支同五行相配。干支表示的是时间关系，五行表示的是空间关系，把干支同五行相配，就使时间和空间配合了起来，所以五运六气本质上是以时空关系来实现天人互参的。但是在这里要强调一点，我们讲五运六气时不讲时间，只讲空间。既然它是以时空关系来实现天人互参，为什么不讲时间？因为中国的传统哲学思想包含了四大内容——理、气、象、数，我们只研究理与气，不研究象与数，而时间主要属于数的范畴，所以我们不涉及时间。为什么我们只研究理与气？这是因为我们研究五运六气的原则是法于阴阳，合于五行，远离术数，不问鬼神。法于阴阳——阴阳化生五行，合于五行——五行运化六气，这已经构成了五运六气。如果再配上时间就包含了术数的问题，作为医者，我们远离术数，不问鬼神。各家引入天干地支、引入术数的目的，一是用来预测自然界的变化，推测自然界变化对人的生理功能的影响，以此预知疾病发生和确定治疗手段；二是交通鬼神。因为我们是医生，讲世间法，天地不测，鬼神莫知，所以不讲不可测、不可知、不可谈之事。

运气学说的核心思想，是研究阴阳五行的运动变化规

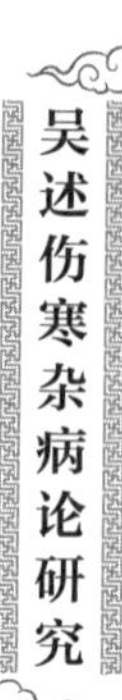

律，以及这个运动变化规律与人体的相互关系。也就是说，自然界阴阳五行的运动变化规律，以及与人体生理病理的关系，就是运气学说。核心思想有四点：阴阳化生五行，五行运化六气，同气相求、内外感召，时空往返——引入干支的概念、构建时空关系、实现天人互参。我们不谈第四点，只谈阴阳化生五行，五行运化六气，同气相求，内外感召。

三、标本源流

标本中气是运气学说的重要内容，见于《黄帝内经》七篇大论。《黄帝内经》七篇大论中，《至真要大论》《六微旨大论》《五常政大论》都谈到标本中气的问题，所以标本中气的理论源自《黄帝内经》。

张仲景在《伤寒论》序里写到，“天布五行，以运万类”，实际上就是在讲五运。“经络府俞，阴阳会通”，他就把阴阳与五行进行了有机结合。张仲景提出的五行（运）概念，是承接《黄帝内经》的。标本中气学说是在什么时候繁荣起来的呢？在清代，主要是张隐庵、陈修园等人，尤其以陈修园为代表。从《黄帝内经》到张仲景再到清代，标本中气学说经历了一个相当长的发展过程。

当然也有人批判标本中气学说，比如陆渊雷先生。陆渊雷先生非常聪明，学贯中西，他学标本法的时候，就把标本法痛批一顿。为什么呢？因为他不懂运气的本质。中医的五运六气学说是以时空关系来实现天人互参，空间是立体的，时间是流动的，因此认识标本法要有立体思维。研究标本法，要用立体的思维去思考、去研究阴阳五行的运动变化与人体的生理规律，要把《黄帝内经》中的相关内容看成是一个以人为小宇宙的立体模型。这样看的话标本法其实很简单，捅破了就是一层窗户纸，陆渊雷先生用平面的思维去思考的时候就有困难，导致他看标本法越看越生气。此外，他还提到一个很有趣的现象，认为不是六经辨证，没有厥阴经，只有五经，应该是五经辨证。我觉得陆渊雷先生的这种结论是比较独特的，大家学完标本法后再去看六经，一定不会得出这种结论。

四、标本中气的时空模型

1. 时空模型

接下来我们讲标本法的时空模型，讲它是怎样以时空关系实现天人互参，实现阴阳化生五行、五行运化六气的。大家记住这个口诀："阴阳化生五行，五行运化六气"，这就叫五运六气。标本法的本质是以时空关系实现天人互参，具体是怎样从阴阳到五行，到六经再到八卦的呢？其中阴阳是理的范畴，五行和六经是气的范畴，八卦是象的范畴，我们不讨论八卦，更不讨论后面数的范畴。

中医有一个很重要的特点是引入了阴阳五行的概念，用阴阳来解释功能，用五行来解释结构，而将阴阳与五行完美结合的，就是运气学说的标本法。标是什么？标是阴阳之象。本是什么？本是五行所化。中是什么？中是化气之本，即化本的五行。六气为本，在上可见，阴阳为标，藏于其下，而中气又在标本之间。这就是《素问·六微旨大论》说的"所谓本也，本之下中之见也，见之下气之标也"，明白了吗？肯定是不明白的，为什么呢？因为我还没讲标本中气模型，讲完标本中气模型大家就明白了。

大家先找一个乒乓球，在乒乓球上画六个外切的圆，三

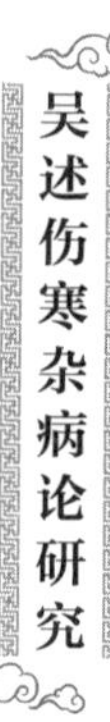

个圆在球的上半部，为三阳——太阳、少阳、阳明；三个圆在下半部，为三阴——太阴、少阴、厥阴，这样就在乒乓球上分出了三阴和三阳。这六个外切的圆，就把乒乓球切为一个内接的正六方体。

2. 六经次序

三阴和三阳是怎样连接的呢？《素问·六微旨大论》里讲："少阳之右，阳明治之；阳明之右，太阳治之；太阳之右，厥阴治之；厥阴之右，少阴治之；少阴之右，太阴治之；太阴之右，少阳治之"，讲的就是球上的六个圆怎么接。大家知道三阳在上，三阴在下，那代表三阳的三个圆怎么接，代表三阴的三个圆又怎么接？按照《素问·六微旨大论》说的"少阳之右，阳明治之……"的次序，先把三阳接起来，再把三阴接起来，转化在球上，就是三阴三阳相互交接的次序。具体参见图3-1～图3-4。

3. 标本中气，一脉贯通

标本中气把表里两经相互联系，我给它取了个名字叫机窍，也就是太阳和少阴经，阳明和太阴经，少阳和厥阴经。六经的表里两经各自相连就构成了三条通道，其中太阳、少阴主寒热，阳明、太阴主燥湿，少阳、厥阴主升降。这三条通道通过球心、圆心联系起来。具体地讲，乒乓球上的六个圆，每个圆都有圆心，表里两经两个圆的圆心相连，会经过乒乓球的球心，就像宇宙虫洞学说讲的那个虫洞一样。人体的气化活动，就是通过这三条主要的通道来完成的。

4. 六经颠倒，即是阴阳

如果把这个球摆在一个合适的位置（如图3-5），以少阳、厥阴这条通道为轴，往上旋转45°，就是一个立体的太极图，而且这个太极图的球心是相通的。我们平时所见的太极图是平面的，实际上它是立体事物在平面上的投影，太极图本身可以是立体的。立体太极图的正圆是我们讲的四象，而阴阳又有老和嫩的区别，老的就是图上的正圆（大头），嫩的就是边上的小尾。阴和阳里面都有一个点，阴里头有白点，阳里头有黑点，这两个点其实就是外接圆的圆心，表里经各自把对应的圆心连接就形成了三条通道，这三条通道都经过球心、相互交叉。人体的气化活动——寒热、润燥、升降，都在三条通道里面完成。

5. 六经气交，八卦始生

六经气交是怎么构成八卦的呢？这个问题涉及象，我简单地提一下，不详讲象的问题。

实际上这个模型球上画得非常清楚：三阴是阴的范畴，三阳是阳的范畴，阴的就是阴爻，阳的就是阳爻，大家看图3-6就会明白它和先天八卦之间的关系。

我们看这四个卦（图3-6）和先天八卦（图3-7）之间是什么关系呢？它完全是符合先天八卦的次序的。它是从哪个角度展开去构成先天八卦的呢？是从与横轴30°的夹角处展开的，也就是从离卦和坎卦的位置把它展开，把坎卦留在上面，把离卦留在下面，坎卦以上的四卦列在一起，离卦以下的四卦列在一起。为什么呢？因为六经气交，生八卦，有个三阴和三阳气交的过程。正因为有三阴和三阳气交的过程，所以它就有了一个旋转的过程。三阳里头有两个阳卦、两个阴卦，由坎卦往上走，上面四个卦有两个是阴卦，两个是阳卦。三阴里面也是两个阳卦、两个阴卦，由离卦往下走，下面四个卦有两个是阳卦，两个是阴卦。

由此可见，它就是六经气交形成的、有旋转的卦图，你从这个角度去看图上的四个卦与先天八卦是完全吻合的，而且

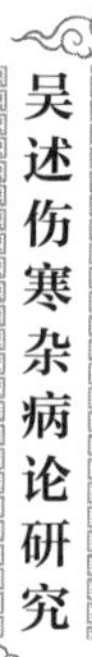

所有的卦象都和先天八卦吻合。（如图3-8）

6. 六经传变，知常达变

六经表里两经可以传变，太阳和少阴相互影响，少阳和厥阴相互影响，阳明和太阴相互影响。三阳经之间、三阴经之间也可以传变，因为三阴、三阳有开阖枢的关系。三阴太阴为开，厥阴为阖，少阴为枢；三阳太阳为开，阳明为阖，少阳为枢。开阖枢的关系就决定了三阴和三阳之间的关系——三阴是递进关系、三阳是传变关系。所以，它不只是上下三条通道互相影响，即太阳-少阴，阳明-太阴，少阳-厥阴，这三条通路相互影响，表里传变；还有三阳、三阴之间各自的开阖枢关系。

由此可见，影响六经传变最主要的两个原因，是表里两经的传变和三阳三阴各自的开阖枢关系。比如说太阳、太阴都主开，太阳主开大家容易明白，我们外感的六邪，多从太阳开始；但也可以是从太阴开始的，因为从口到肛属于太阴，如果寒邪直中三阴，首先就是太阴。我们感受外邪导致的疾病主要有两个渠道，一个是太阳，一个是太阴，所以它们为开。我们在此不过多讨论开阖枢的理论和传变的关系，后面有一课讲截断法，会详细讲它们的关系，这里只是先提一下。

前面我把标本中气的模型给大家讲了一遍，由于这个模型很重要，再跟大家重复一下。运气学说的本质是以时空关系来实现天人互参。标本中气的空间关系是用阴阳化生五行，五行运化六气来构建的，就是五行的生克制化。这种运动变化化生六气——风寒火热湿燥，由于火有两端，分为君相二火，所以生出了火与热，就变成六气。中医引入五行解释人体的结构，它是一个耗散结构，并不完全基于解剖结构；引入阴阳探讨人体的功能，而将阴阳与五行完美结合的，就是运气学说的标本法。

五、标本配属

标指什么呢？标指的是三阴和三阳，比如太阳，它的标就是阳；少阴，它的标就是阴。太阳既指太阳经，又指太阳经连接的脏腑，即三阴连脏标阴，三阳连腑标阳，所以标是有形的，是我们的躯体。

本指什么呢？本指的是六气风寒火热燥湿。六气是怎么配的呢？《素问·六微旨大论》说："少阳之上，火气治之，中见厥阴；阳明之上，燥气治之，中见太阴；太阳之上，寒气治之，中见少阴；厥阴之上，风气治之，中见少阳；少阴之上，热气治之，中见太阳；太阴之上，湿气治之，中见阳明。"火属少阳，燥属阳明，寒属太阳，风属厥阴，热属少阴，湿属太阴。六气再配六经，就是厥阴本风，少阴本热，太阴本湿，少阳本火，阳明本燥，太阳本寒。

中指什么呢？中指的是化生六气的那条经。举个例子，太阳本寒而标阳，中见少阴热化。太阳为什么是本寒呢？因为它配的是六气的寒；太阳为什么是标阳呢？它属三阳经，标就是阳；它的中是什么？中见少阴。那大家就明白了，本指六气；标指形质，阴为脏，阳为腑，三阳标阳，三阴标阴；中指气化，具体地说是指表里两经。

由上述可知，三阴三阳的标是确定的，然后把每条经对应的六气配上去，就构成了标本。与本经表里对应的那条经就是中，就是它的中气，因为本经病的症状很大程度上由互为表里的那条经决定。因此，中气既是标和本相互联系的枢纽，又与标互为表里。

六气的生化和运行，由两个基本矛盾决定：一是标本统一，二是表里统一。还举太阳经为例，太阳本寒而标阳，中见少阴热化，因为标本统一，所以太阳病的特点是恶寒发热，从其本就恶寒，从其标就发热。它为什么会见恶寒发热呢？因为中见少阴的热化，少阴阳气不足就恶寒，少阴阳气充足就发热。如果少阴的阳气虚了，热化不够，就表现恶寒不发热，即所谓的太少两感证，用麻黄附子甘草汤。如果热化太过，转为温病就但热不寒。大家清楚了没有？我们讲太阳本寒标阳，症状恶寒发热，这是标本统一；恶寒发热的原因是中见少阴热化，这就是表里统一。

天的六气影响人的六经，就出现病理、生理的改变。风寒火热燥湿，天之六气为本，而少阳、太阳、阳明、少阴、太阴、厥阴，人之六经为标，在标本之间的就是中气，沟通人与自然。气化的疾病，总是与六气运化有关系，在外感受天之六气，在自身感受人的六气。比如人感受天的寒邪，就哆嗦、怕冷，恶寒发热。太阳病的恶寒就是感受的外界寒邪，与人体的寒气相互感召。再比如说，在40℃的室外运动，受热后身体大热大渴，感受的外界热气，到了人体成为自身的热气，这就是内外感召。所以标本中气理论是在阴阳学说的指导下，把人体的脏腑经络分为三阴三阳，然后联系六气胜复。它取象于天地，在天为本，在人为标，标本之间是中见之气。

标本中气的本质是什么？本质是在阴阳五行有机结合的基础上，天人互参的病理、生理模型，而且这个病理、生理模型是立体的。为什么是立体的？因为运气学说研究的是时空关系，空间就是立体的，只是我们回避了时间的问题。因为我们的原则是远离术数，不问鬼神，不做预测，不改运程。

六、标本位纪

《黄帝内经》说“上下有位，左右有纪”。我们先讲位：“所谓本也，本之下，中之见也；见之下，气之标也”。请看下面的立体图（见图3-9），六气在空中，是在三阴三阳以外的，代表天，所以它是本。“本之下，中之见”，中气决定它的变化，是相互感召的。“见之下，气之标也”，这个用立体图是很容易理解的。所以，位就是标本中的位置。

纪是什么呢？《黄帝内经》上讲“气之标，谓之纪”。纪就是气之标的左右关系，包括天道和地理。

先讲天道盛衰。《素问·六微旨大论》有言：“帝曰：‘愿闻天道六六之节盛衰何也？’”黄帝问：“天道怎么会有盛衰呢？”岐伯就说：“上下有位，左右有纪”。“上下有位”就是说：“所谓本也，本之下，中之见也；见之下，气之标也。”“左右有纪”指的是什么呢？“少阳之右，阳明治之；阳明之右，太阳治之；太阳之右，厥阴治之；厥阴之右，少阴治之；少阴之右，太阴治之；太阴之右，少阳治之”。这段话前面讲过，它说的是三阴三阳在球体模型上怎么排，按照这段话去排，三阴三阳在球体模型上的排列顺序就没有问题，后面推敲的所有的结论都是对的，包括模型上的立体八卦图，与先天八卦都是吻合的。大家明白了吗？实际上“纪”，就是告诉大家怎么去排三阴三阳。

至于地理气位，黄帝说：“善。愿闻地理之应六节气位，何如？”我们知道在天为六气，在地为五行，这段主要讲木、火、土、金、水是怎样相生相克的，以及它们的位置。大家学中医基础理论时候都学过五行，这部分内容应该都知道，这里就不再多讲。五运六气的“五运”讲的是空间结构，即所谓的地理；“六气”讲的是天道，是时间。风寒火热燥湿是有时间的，配上干支就构成了时空关系，是一个立体的时空关系。但是那些内容与我们所要探讨的内容没有关系，所以我不讲。之所以在这里提到它，是因为我想告诉大家时空关系是怎么来的、标本中气的模型是怎么做出来的。通过前面的描述，我们已经了解了标本中气的模型。这个模型重不重要呢？非常重要！它可以使我们深刻地认识六经为病的机理。以往讲六经病时解释不了的内容，用标本中气去分析，都能给大家一个合理的解释。

下篇　标本论治

下面，我们接着上篇的内容继续讲标本法。

七、形气一体

我们知道标本中气属于运气学说，运气学说的核心实质是东方的时空观，所以要理解标本中气，首先必须具有空间观。用我们做的这个模型去理解《黄帝内经》中标本中气的原理就非常容易，否则就会觉得很难明白。

这是形气一体图（见图3-10），我们通过这张图来告诉大家形质和气化的关系。我们讲认识中医的时候，就讲了中医对人体生理的基本认识由三个要素组成：第一个是器、容器，就是我们讲的脏腑。五脏六腑就像我们的饭锅，是工具。第二个是道、通路，是十二经络，也就是我们讲的六经，这是传送带。第三个是料，是物质基础——气血精津液。气血精津液是怎样完成生理过程的呢？是以经络为通道，以脏腑为容器，在其中发生物质、能量与信息的运动变化，这个过程叫作气化。气化的最终产物是物质、能量和信息，这个理论类似于西医学的结构学派、功能学派和信息学派。所以我们看图3-10，最里面是五脏六腑，脏腑的特点是五脏为阴，六腑为阳。联系五脏六腑的是三阴、三阳和十二经络，通过三阴三阳的联系，气血精津液在五脏六腑里面发生物质与能量的转化，产生六气——风寒火热燥湿，这就是气化的过程。

形质是我们的五脏六腑、十二经络和气血精津液。人体的六气和自然界的六气相互感召，我们叫作同气相求，内外感召。通过同气相求、内外感召，把人的风寒火热燥湿与自然界的风寒火热燥湿相互联系。如果形质损伤会影响气化，气化不及或太过又会影响形质，所以我们叫作形气一体。形质与气化是如何互相影响的呢？是通过五运六气——阴阳化生五行，五行运化六气。

八、标本从化

《素问·至真要大论》中说："是故百病之起，有生于本者，有生于标者，有生于中气者，有取本而得者，有取标而得者，有取中气而得者……"就是说疾病的发生，有的生于本，有的生于标，有的生于中气，我们分别简称为从本、从标、从中气。《素问·至真要大论》指出："少阳太阴从本，少阴太阳从本从标，阳明厥阴不从标本从乎中也，故从本者化生于本，从标本者有标本之化，从中者以中气为化也。"

这段话看似复杂，实则非常简单，其实是讲了三个原则：

第一，标本同气，从本。少阳、太阴为什么从本？因

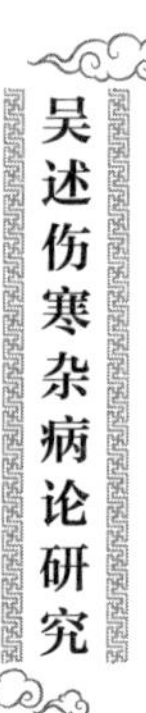

为少阳本火标阳，火跟阳是同气的，所以从本。太阴本湿标阴，湿和阴也是同气的，所以从本。

第二，标本异气，从本从标。比如说少阴本热标阴，标本异气，所以少阴从本从标。太阳本寒标阳，标本异气，所以太阳从本从标。由于少阴和太阳从本从标，所以少阴病和太阳病最典型的症状是寒化和热化。太阳病从本则恶寒，从标则发热，热化太过就成了温病；少阴病从本从标，症状有寒化、热化，黄连阿胶汤证和四逆汤证分别是典型的少阴热化证和寒化证。

第三，阳明厥阴，从乎中气。阳明和厥阴不从标本而从中气，因为阳明是两阳合明，厥阴是两阴交尽，分别是阳和阴到了极致，此时影响疾病转归的是中气。具体地讲，阳明为两阳合明，热到极致，所以影响阳明病转归的是太阴湿化，也就是我们讲的“存阴液”。叶天士讲的“救阴不在血，而在津与汗”，就是说热病的时候，存阴液是关键。厥阴的特点是两阴交尽，发生厥热胜复，而阳气来复与否取决于少阳的火化，所以从中气。如果阳气不来复，这个人最后就由于厥证死亡了，这是极端严重的情况。

六经标本从化，就这三个规律。首先讲标本同气，皆从本化。因为少阳和太阴的标和本的性质是一样的，因此少阳、太阴皆从本化。由于皆从本化，少阳、太阴就出现了一证论治的特点。为什么是一证论治？因为少阳本火标阳，从本，所以少阳无寒证，有寒皆是厥阴。四逆散证是阳气郁闭所致，不是真正的寒证。太阴本湿标阴，从本，所以太阴无阳证，有阳皆是虚火，即李东垣讲的阴火。即使太阴出现手足自温等看似阳证的症状，也是阳气虚弱导致的阴火。即，太阴既无实火，也无阴虚的虚火，太阴之火是阳气虚弱导致的“气虚生大热”，也就是李东垣所讲的阴火。

所以，少阳无寒证，少阳见寒证，必是厥阴；太阴无阳证，太阴见阳证，都是阴火。但是有一种情况需要注意，少阳与太阴合病的柴胡桂枝干姜汤证，是见肝之病，知肝传脾，那是太阴之寒，而不是少阳之寒，少阳本身是没有寒证的。因为少阳是相火，如果相火没有了，生命也就终止了。

其次讲标本异气，从本从标。少阴和太阳是标本异气，两经的特点是从本从标，出现寒化和热化。所以辨太阳病、少阴病，最关键的是要识别寒化和热化。

至于阳明、厥阴从乎中气，因为阳明、厥阴分别是两阳合明和两阴交尽，所以阳明病最关键的是太阴湿化，是存阴液；厥阴病最关键的是少阳相火，相火不来复，患者最后是会死亡的。

假设太阴不表现为从本、而从中气——阳明燥化，那么脾虚的临床表现就不是自利不渴了，而是“口干、消瘦、少苔”等一派阴虚的症状，这是不对的，也与我们的临床实际不吻合。为什么不对？因为脾的生理功能就是太阴从本，所以太阴病都是湿化的症状。大家见过脾阴虚吗？教科书上有个脾阴虚证，用参苓白术散。但是我们临床上见过典型的、真正的脾阴虚吗？太阴是从本的，所以对于脾阴虚这个证，首先就要打一个问号。脾阴虚是否存在，治疗方法是什么，参苓白术散是养阴的药物吗？

再假设阳明病不从中气、太阴湿化不决定阳明病转归的话，那么热病就不需要存阴液。既然道理上是从太阴湿化，就说明热病关键要存阴液，临床治疗阳明病也确实是存得一分阴液，就得一分生机。西医治疗发烧常常输液，对于大热、大渴、大汗、脉洪大的症状，输液补充水分，在一定程度上相当于中医讲的存阴液。

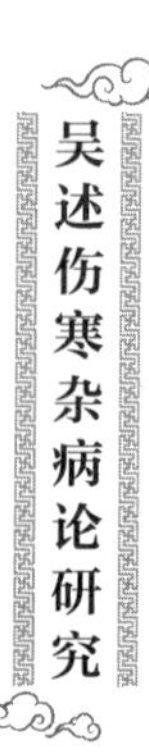

九、六经气化

关于六经气化的问题，我们看图3-11。图3-11告诉我们六经表里互见，发生三个轴的变化：一个轴是少阳和厥阴，调节人体气机的升降；第二个轴是太阴和阳明，调节人体的燥湿；第三个轴是太阳和少阴，调节人体的寒热。

1. 少阳厥阴，调其升降

厥阴肝和少阳胆共聚于中焦，肝气升即清阳升，胆气降即浊阴降，肝胆的升降决定了人体全身气血的升降，保证了人体气机的调畅、水液的通畅和阳气的升降。比如说，脾胃的升降受肝胆升降的影响，金水的升降也受肝胆升降的影响。因为肝木要上升，才能木生火，滋生心火；胆气要下降，浊阴才能下降。我们看慢性胆囊炎的患者，胆气下降受影响，就常常出现肚子饱胀、食物不往下走的症状。

这两条经的证和症都非常相似（见图3-12），从症状上看少阳病口苦咽干，厥阴病消渴；少阳病心烦，厥阴病心中疼热；少阳病嘿嘿不欲饮食，厥阴病饥而不欲食；少阳病喜呕，厥阴病吐蛔。从证型上看厥阴病多见寒热错杂，少阳病多见经腑同病。少阳病有经证、腑证和经腑同病，经证用四逆散、腑证用黄芩汤、经腑同病用小柴胡汤。另外，二经在病机上也有一定的关系，少阳病是正邪相争，厥阴病是厥热胜复，而厥热胜复的本质正是由于正邪相争导致的；少阳病“上焦得通，津液得下，胃气因和”，而厥阴病“气上冲胸”，讲的都是冲逆。

这里要强调两点：第一，由于厥阴病表现为厥热胜复，所以托毒外出时都从厥阴去治，可用升麻鳖甲汤等治疗厥阴病的处方。第二，少阳病表现为正邪相争，如果要打破免疫耐受，打破机体正气不与邪气相争的状态，就要从少阳去治。比如病毒性肝炎患者正邪不争，要促使其正邪相争，就要考虑从少阳去治疗，可选用柴胡、黄芩、人参等药物促使邪正相争。如果要托邪外出，就要考虑从厥阴去治疗，典型的处方是《金匮要略》中的升麻鳖甲汤。把邪气托出来以后怎么办？让它去正邪相争，还是要考虑从少阳去治疗。

正邪相争，是少阳寒热往来的原因。《伤寒论》中讲“正邪分争，往来寒热，休作有时，嘿嘿不欲饮食，藏府相连，其痛必下”，“藏府相连”指的是肝胆相连，胆道疾病的疼痛在胁下，上面是肝。所以，“邪高痛下”很常见，比如慢性肝炎导致的慢性胆囊炎疼痛。

很多疾病正邪不争是难以治愈的，尤其是伏邪为病，它的转归就依赖于正邪相争。外感、内伤疾病皆可见伏邪为病，比如病毒性肝炎虽然有肝炎病毒，但是可以没有症状，机体不攻击它，就可以潜伏。再比如类风湿性关节炎，也可以潜伏。凡是缓解、发作交替出现的疾病，都可以是伏邪为病。伏邪为病治疗的关键就是促使其正邪相争——托邪外出之后正邪相争。比如“蒸蒸而振，却发热汗出而解”，就是通过正邪相争来清除邪气。邪气可以潜伏在至阴之地，比如厥阴，所以我们治疗厥阴的某些疾病经常采用托的办法，把邪从厥阴托出来，转到少阳促使它正邪相争，不过要注意用药控制病情，因为正邪相争，患者很难受，适当用药控制，可以使症状减轻并治愈一些疑难疾病。

2. 太阴阳明，调其润燥

太阴和阳明调节人体的燥湿，“太阴之上，湿气治之……阳明之上，燥气治之”，我们以燥湿的观念去看太阴病

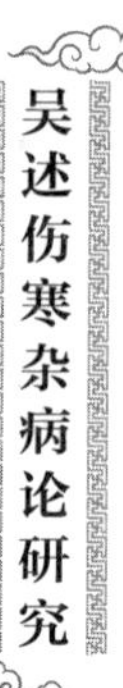

和阳明病的症状，就会很清晰。

第一，从脉上讲。阳明腑证是脉沉而有力，而太阴是浮缓无力。阳明经证脉大，证见大汗、大热、大渴、脉洪大。我们说脉的长宽高可以辨三阳，脉浮（高）病在太阳，脉弦（长）病在少阳，脉大（宽）病在阳明。然而太阴病也是脉大，两者的区别在于阳明病的脉是大而有力，太阴病的脉是大而无力。所以《金匮要略》讲“脉大为劳，极虚亦为劳”，其中“脉大为劳”说的是太阴虚证，用小建中汤；“极虚”是少阴虚证，用金匮肾气丸。

第二，从开阖上讲。太阴主开，太阴病的临床表现是自利、腹泻或者便溏；阳明主阖，阳明病的特点是便秘。太阴主开从病理上表现为两点：其一为太阴不开，患者就出现腹满而吐、食不下、恶心、呕吐等，这是表现在上消化道的症状。其二在下消化道表现为便溏，或者腹泻。太阴的开和阳明的阖形成鲜明的对比，一为腹泻，一为便秘。从气化方面讲，因为太阴本湿标阴，所以太阴从湿化，而自利就是湿的一种表现，有湿的人大便就溏，自利不渴。如果自利而渴那是少阴，无论阴虚阳虚，凡少阴病，若患者出现腹泻，必有口渴。阳明病有什么特点呢？阳明经证：大热、大渴、大汗、脉洪大；阳明腑证：痞、满、燥、实、坚，大便是燥屎，都表现出燥的特点。

我们看两经的症状形成鲜明的对比：太阴主开大便溏，阳明主阖大便干；太阴湿化大便溏、不渴，阳明燥化便秘、口渴，其中口渴是经证，便秘是腑证。明白了太阴湿化，再鉴别太阴和少阴就很简单了，《伤寒论》说得很清楚：太阴为病自利不渴，少阴为病自利而渴。阳明、太阴两经的脉象也是相反的：阳明脉大而有力，太阴脉大而无力；阳明腑证脉沉而有力，太阴脉浮缓无力。

3. 太阳少阴，调其寒热

太阳和少阴调节人体的寒热，太阳是本寒标阳，少阴是本热标阴，标本异气，所以太阳和少阴的特点是从标又从本。正因为从标又从本，所以两经的病就表现为寒化和热化。太阳寒化不外乎伤寒、中风，热化就成了温病。少阴热化为黄连阿胶汤证，寒化为四逆汤证。

太阳病为什么会恶寒发热？因为太阳本寒标阳，中见少阴热化，从其本就恶寒，但是经过少阴热化就又发热。这样用标本法去分析，可以了解到太阳病的转归。如果是热性体质的人，少阴热化太过，得了太阳病会迅速化热，第一天鼻塞流清涕，第二天咽喉痛，第三天就开始大热、大渴、大汗、脉洪大。如果是阳虚体质的人，少阴热化不足，得了感冒只恶寒，不发热，这时候就用麻黄附子甘草汤。从脉象上看太阳病脉浮，紧则为寒，缓则为风，太阳伤寒脉浮紧，太阳中风脉浮缓。少阴病脉沉，“少阴之为病，脉微细”，微为阳虚，细为阴虚，少阴寒化证脉沉而无力，少阴阴虚热化证脉沉细，既沉又细，细是脉的宽度不够。少阴阴虚为什么脉细呢？因为阴虚血管里血容量不充足。阳虚也可以脉细，因为寒邪内盛，寒性收引，血管收缩，导致脉细，厥阴病当归四逆汤证的脉细欲绝，就是因为阳虚有寒，寒性收引导致的。

太阳寒化、热化，少阴寒化、热化，太阳蓄水，少阴夹饮。少阴热化用黄连阿胶汤，夹饮用猪苓汤；少阴寒化用四逆汤，夹饮用真武汤。太阳病讲蓄血，少阴病讲动血。“少阴病，八九日，一身手足尽热者，以热在膀胱，必便血也”，“少阴病，但厥无汗，而强发之，必动其血，未知从何道出，或从口鼻，或从目出者，是名下厥上竭，为难治”，从这些条文可知，少阴病的特点是容易动血。

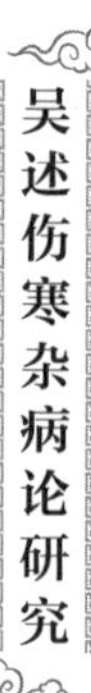

4. 太阳经病

太阳为寒水之经，本寒而标阳，中见少阴热化。太阳经病，因为本寒，所以见恶寒；因为中见少阴热化，所以见发热。如果少阴热化太过就转温病，热化不及就是太少两感证。由于太阳是寒水之经，因此不只见恶寒，还可见小便不利——口渴而小便不利。这种饮邪导致的小便不利，可以采取发汗的方法来治疗。饮邪也会阻碍太阳经的气化，导致头项强痛、无汗发热的情况，这时就要通过利小便来解表。比如桂枝去桂加茯苓白术汤，桂枝汤去桂以后不发汗，加了茯苓、白术却能够利小便，这是通过利小便达到解表的目的，可以治疗饮邪阻碍太阳气化导致的头痛项强、翕翕发热。五苓散证是饮邪阻碍了太阳经经气和津液的运行，可以见到类似于表证的热象，如脉浮、微热（低热或者患者自己觉得热）、小便不利、口干，这种情况下利尿能够解表，解表也能利尿。《伤寒论》中用五苓散治疗霍乱，不只是治疗恶心、呕吐等症状，还治疗头痛、发热、身疼痛等症状。

我和唐容川有一个不同的认识，唐容川认为五苓散发汗以利尿，桂枝去桂加茯苓白术汤利尿以发汗。我认为五苓散是用来利尿的，不是用来发汗的。之所以五苓散治疗表证，是因为饮邪阻碍了经络，通过利尿的方法使表证解除，这和桂枝去桂加茯苓白术汤是一个机理，都是利尿以发汗。而真正发汗以利尿的是麻黄法，凡是需要用汗法去解的饮邪，都配伍麻黄，比如说小青龙汤。所以我觉得五苓散这类的处方是利尿以发汗，跟麻黄汤类方是不同的。

膀胱蓄水证小便不利、微热、消渴，为什么消渴？因为饮邪阻碍津液的正常输布，即我们在后面水火大论要讲的客水不去、真水不生。 客水指痰饮，真水指津液，如果客水不去，真水就不能够输布，所以消渴。

这里我们讲了太阳为寒水之经，本寒而标阳，中见少阴热化。如果太阳为病从本而化，就会出现“太阳病或已发热，或未发热，必恶寒……”。所以说“但有一分恶寒，便有一分表证”，抓独就抓它，不管有没有发热，只要有恶寒，表证就没有解。

5. 阳明经病

阳明本燥而标阳，中见太阴湿化，从乎中见之化。如果燥屎已成，要用芒硝；如果燥屎没成，不用芒硝，后面讲承气法时我们会详细讲。燥屎在哪里形成？乙状结肠。大便在乙状结肠停留太久，水分被吸收，就形成燥屎。芒硝是一味具有渗透性作用的药物，用了芒硝以后肠道内的渗透压升高，促使肠道分泌大量的液体，大便就软化排出来了。芒硝软坚散结，软的就是大便这个坚。

阳明经的热证多表现为燥病，遣方用药大多要配知母。知母是一味既清热又养阴的药物，“救阴不在血，而在津与汗”，白虎汤用知母来存阴液，而不选其他药物，就是因为知母的这个特点。我们看《伤寒论》原文：“问曰：何缘得阳明病？答曰：太阳病，若发汗，若下，若利小便，此亡津液，胃中干燥，因转属阳明，不更衣，内实，大便难者，此名阳明也。”原文说得很清楚，太阳病，汗法、下法、利小便都会亡津液。亡津液则胃中干燥，转属阳明，由此可见阳明的特点是本燥标阳。“服柴胡汤已，渴者，属阳明”，喝了柴胡汤，口干属阳明，这种情况就是阳明燥病。

6. 少阳经病

少阳本火而标阳，中见厥阴风木，标本同气，从本。因此少阳无寒，寒在厥阴，少阳的手足冷，不是寒，而是阳气的

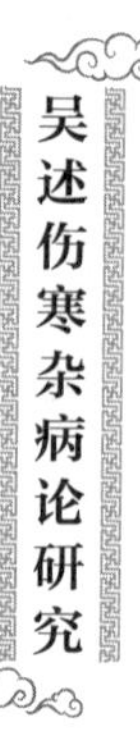

郁闭。“少阳之为病，口苦、咽干、目眩也”，其中头晕、目眩等症就是中见厥阴风木所化。

7. 太阴经病

太阴本湿而标阴，中见阳明燥化，从本而统其标。因为标本同气，所以太阴无阳证，见阳为阴火。此处的阴火不是阴虚的火，是由于气虚生大热，阳气虚导致的火。

李东垣是标本法用得最好的人，这里举两个例子，我们一起去领会。升阳散火汤升什么阳？升肝阳，比如会阴潮湿、早泄、阳痿的患者就可以用。升阳散火汤明明是从少阳经去治，但同时又用了疏风的药。另外，对于太阴无阳证，他使用补中益气汤以甘温除大热。

8. 少阴经病

少阴本热标阴，中见太阳寒化，标本异气，所以从本从标，寒化热化，或兼饮邪。

9. 厥阴经病

厥阴本风标阴，中见少阳火化。它与阳明的特点都是从中气，因为两条经都主阖，阳明是两阳合明，厥阴是两阴交尽，阴阳都到了极点，所以叫阳明和厥阴。阴到了极点，要阴极阳生，阳从哪里来？从中见少阳少火来，阳气来复出现厥热胜复的变化，这就叫由阴变阳。由阴变阳，阴阳才能够相续，如果不能由阴变阳，阴阳就不能相续，就会导致厥逆。厥阴的特点表现为寒热错杂、阴中有阳，阴是至阴、两阴交尽，阳是少阳、一点少火，所以厥阴病虽然表现为寒热错杂，但是往往寒象多、热象少。大家看乌梅丸治疗厥阴的寒热错杂时，清热药只有黄连、黄柏，而温阳药则三阴经同用，包括干姜、附子、细辛、花椒。

总体而言，厥阴病的特点：一是寒热错杂，二是厥热胜复，三是冲逆——龙雷火动导致的冲逆。厥热胜复，阳气来复则生，阳气不复则亡，阳气奔脱也亡。如果阳气来复，厥逆得缓，就有活路；阳气不复，厥逆不得缓，一厥到底就死了；阳气奔脱也死亡，比如服用白通加猪胆汁汤后，“脉暴出者死，微续者生”。白通加猪胆汁汤是治疗厥阴病的处方，是在少阴病白通汤的基础上，又加了厥阴的药物“猪胆汁”用来治无脉。脉微细摸不着了，用了白通加猪胆汁汤后，脉“暴出者死，微续者生”，也就是说如果脉是慢慢出来的，这个人就能活下来；如果脉突然之间变得很大，那是阴阳要离决。由此，大家可以看到厥阴病厥热胜复的特点是：阳气来复则生，阳气不复则亡，阳气奔脱也亡。

我们需要注意一点，扰动相火则促进生长，所以治厥阴的时候切莫妄动少阳相火。我举一个例子：乌梅丸在肿瘤科用得很多，很多患者尤其是晚期肿瘤患者多表现为乌梅丸证。如果想在短时间内缓解症状，可用乌梅丸，不过症状一缓解就要马上停。或者说，如果是非常晚期的患者，控制肿瘤已经没有太大意义，主要是缓解症状的时候，可以考虑用乌梅丸。否则就要慎用，因为有的患者用了乌梅丸后肿瘤容易生长。我们在肿瘤科常会见到症状缓解、肿瘤反长的现象，这就是因为扰动了少阳相火，所以要特别注意。《黄帝内经》说得很清楚：“阴静阳燥，阳生阴长，阳杀阴藏，阳化气，阴成形……壮火之气衰，少火之气壮。壮火食气，气食少火。壮火散气，少火生气。”“阴静阳躁”，所以温阳药可以促进肿瘤转移；“阳生阴长”，肿瘤生长得多，肿瘤基因复制得就多了；“阳杀阴藏”，可以通过苦寒药把肿瘤阻滞在G0/G1期，但是肿瘤仍潜伏在那里。大家可以慢慢去体会《黄帝内经》讲的话。

今后我们讲水火大论时，要讲“水生木，木生火”这条

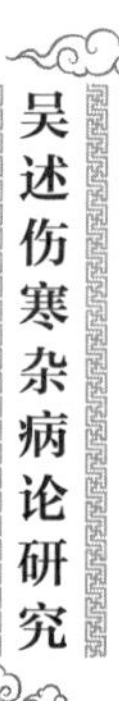

轴。把左手的脉竖起来就是冲脉，心肾相交，依赖于中间的少阳相火。如扰动相火，对肿瘤患者常常是不利的，会促进肿瘤的生长。但是对于其他的一些疾病，有时也需要扰动一下相火，比如说治疗阳痿。

小柴胡汤如加附子，有时也会出现扰动少阳相火的情况，服药后患者会烦闷异常。李贵明老师的柴胡四逆汤，配伍了其他药物，比如有石膏除阳明实热的烦，还有用知母除虚烦。用了这些药物配伍以后，就能够解决扰动相火之后，患者烦闷异常的问题，但是部分患者可能症状缓解而肿瘤生长。

十、生化气交

《素问·六微旨大论》中说："帝曰：有期乎？岐伯曰：不生不化，静之期也。帝曰：不生化乎？岐伯曰：出入废则神机化灭；升降息则气立孤危。故非出入，则无以生长壮老已；非升降，则无以生长化收藏。""故器者，生化之宇，器散则分之，生化息矣。故无不出入，无不升降。化有小大，期有近远，四者之有而贵常守，反常则灾害至矣。故曰无形无患，此之谓也。"《素问·五常政大论》上说："岐伯曰：根于中者，命曰神机，神去则机息。根于外者，命曰气立，气止则化绝。故各有制、各有胜、各有生、各有成。故曰：不知年之所加，气之同异，不足以言生化，此之谓也。帝曰：气始而生化，气散而有形，气布而蕃育，气终而象变，其致一也。"

《黄帝内经》中讲的"生化"，指的是生长化收藏的过程，也就是气化。《黄帝内经》讲了气化过程中几个很重要的概念。第一，"根于中者，命曰神机"，提出了神机的概念。第二，"根于外者，命曰气立"，提出了气立的概念。“神去则机息，气止则化绝”。第三，“故器者，生化之宇，器散则分之，生化息矣……故曰无形无患，此之谓也”，提出了形器的概念。形是形体，器是器物，就是形质的概念。《黄帝内经》的这段话阐述了形、气、神三者的关系，第一个“神去则机息”，是说如果神没有了，气化也就没有了。第二个讲器，“无形无患”，是讲如果形质没有了，那气化也没有了，也就是“故器者，生化之宇，器散则分之，生化息矣”。气化的过程，在人的机体上表现为生长化收藏，而形质的生化是由气化导致的，所以这个过程中有神机、有形质、有气化。由此可见，六经气化与形气神是一体的。

《黄帝内经》上说：“寒伤形，热伤气，气伤痛，形伤肿。故先痛而后肿者，气伤形也；先肿而后痛者，形伤气也”。比如乳腺增生就是先痛而后肿，月经期乳房疼痛，局部有片状肿物，月经期过后乳房疼痛消失，肿物缓解，这就是“先痛而后肿者，气伤形也”。如伤了形质之后，反而不痛了，形成了一个固定的肿物，然后侵犯到神经，再次出现疼痛，这种多是肿瘤的癌性疼痛。癌性疼痛往往是在肿瘤发生一段时间后才出现疼痛，这就是“先肿而后痛者，形伤气也”。再比如炎症，先痛而后肿，也是气伤形。“寒伤形，热伤气，气伤痛，形伤肿”，为什么说“寒伤形”？因为阳化气，阴成形。为什么我们既讲六经气化，又讲形气神一体？ 因为六经气化讲的是气化，而气化的过程要依赖于我们的形体、形质。也就是说五运六气，是五行的运动变化，产生风寒火热燥湿六气。但是光有形质也是不行的，还要有神机在里面，“神去则机息”，神机没有了，人就要死亡。所以，我们既讲六经气化，又讲形气神一体，而且我们的治疗也要形气神一体。

《伤寒论》中的处方，有的调形质，有的调气化。如果不

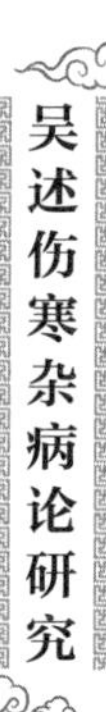

明白这一点，当遇到肾癌表现为少阴寒化夹饮证的患者，很多人会开真武汤，实际上应该开栝蒌瞿麦丸。为什么要开栝蒌瞿麦丸？因为栝蒌瞿麦丸是一个调形质的处方，是形气结合的处方。方中栝蒌、瞿麦和山药调形；茯苓、附子调气。而真武汤纯粹是一个调六经气化的方，下部癌症表现为少阴寒化夹饮证时用它也有效，这里的有效往往是指症状缓解很快，但是不等于肿瘤得到了控制。如果要控制肿瘤，就要开栝蒌瞿麦丸。

十一、六经气位

《素问·六微旨大论》中提出气交的概念："岐伯曰：言天者求之本，言地者求之位，言人者求之气交。帝曰：何谓气交？岐伯曰：上下之位，气交之中，人之居也。""言天者求之本"，标本学说就是在讲本。气交是什么呢？"上下之位，气交之中，人之居也"，天地二气交在一起就形成了人。交在哪里？交在人的天枢穴，在肚脐的两旁。天枢之上天气主之，天枢之下地气主之，也就是说肚脐把人体分成了上下两部分，这是五运六气的气位学说。《伤寒论》中讲"太阳之为病，脉浮头项强痛而恶寒"，"少阳之为病，口苦，咽干，目眩也"，"阳明之为病，胃家实是也"。大家看天枢穴的意义重大，太阳病在头，少阳病在喉，阳明病在胃，三阳经都在天枢穴以上；厥阴在少腹、生殖器周围，少阴在脐下、脐下悸，太阴在肚脐周围，三阴经都在天枢穴以下。三阳经在天枢穴（肚脐）以上，三阴经在天枢穴（肚脐）以下，这就叫作六经气位。以冲逆为例子，吴茱萸汤证的冲逆是从下腹冲上去的，真武汤证阳虚饮邪上攻的冲逆是脐下冲上去的，苓桂术甘汤证则是心下悸。我们要注意，少阴要上升，所以少阴心就在天枢穴以上；三阳要下降，阳明大肠就在天枢穴以下。

十二、小结

总结一下标本法下篇的内容，我们首先讲了标本从化：标本同气，皆从其本，少阳太阴从本；标本异气，从标从本，少阴太阳从标从本；阳明厥阴，从乎中气。因为少阳、太阴从本，所以少阳无寒证，太阴无阳证；因为太阳、少阴从本从标，所以太阳、少阴的特点是寒化、热化；阳明是两阳合明，厥阴是两阴交尽，所以阳明重在存阴液，厥阴重在少阳相火来复。其次讲了六经气化，厥阴少阳是调节升降的枢纽。两经为病症状上很相似；病机上少阳经腑同病，厥阴寒热错杂；少阳正邪相争，厥阴厥热胜复，而厥热胜复的本质是正邪相争。太阴阳明是调节燥湿的枢纽。阳明脉大有力，太阴脉大无力；阳明脉沉有力，太阴浮缓无力；太阴主开，所以腹泻；阳明主阖，所以便秘；太阴湿化，自利不渴，渴者属少阴；阳明燥化，大热、大渴、大汗、脉洪大，闭满燥实坚，都表现为燥化。少阴太阳是调节寒热的枢纽。因此少阴太阳多寒化热化；太阳有膀胱蓄水、蓄血，少阴有夹饮、动血。然后讲了生化气交，就是讲形、气、神的关系。形质没有了就完不成气化；气化没有了就没有生化，人就要死亡；神机没有了人也要死亡。最后讲了六经气位，即六经是怎么分布的。

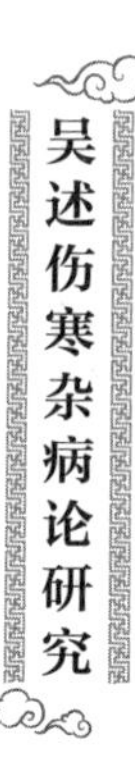

第四章　聚类法

现在我们讲六经聚类分析法（如图4-1），聚类法可归纳为三大步骤：第一步辨阴阳总纲，即病发于阴，还是发于阳。先确定病是在阴经还是阳经，这样大方向就出来了，因为阳经和阴经的区别非常大。第二步辨病发何经。如果把病发于阴、发于阳辨出来了，辨病发何经就相对简单了。因为阳经只有三条经，阴经也只有三条经，这样就由辨六经变成了辨三经。第三步辨证用方。辨证用方就简单了，为什么说简单了呢？因为三阳经主证在经在腑，三阴经主证寒化热化。所以第一步辨阴阳；第二步辨病，病发于阳辨三阳，病发于阴辨三阴；第三步辨证，三阳辨在经在腑，三阴辨寒化热化。

一、辨阴阳总纲

第一步是辨阴阳总纲。为什么要辨阴阳总纲呢？因为《素问·阴阳应象大论》上说："善诊者，察色按脉，先别阴阳。"什么叫"察色按脉，先别阴阳"，具体怎样治？"审其阴阳，以别柔刚。阳病治阴，阴病治阳"。由这些内容可以看出，治病首辨阴阳很重要。辨病的阴阳主要有以下三个方法，第一个方法，《伤寒论》在太阳病篇讲"病有发热恶寒者发于阳也，无热恶寒者发于阴也"，这句话是辨阴阳的总纲。当然这是总的原则，具体上还有很多要区分的，但是总的原则就是“发热恶寒发于阳，无热恶寒发于阴”。第二个方法，三阳为腑，腑多实证；三阴为脏，脏多虚证。所以三阳经的疾病以实证为主，虚证是兼夹证；三阴经的疾病以虚证为主，实证是兼夹证。第三个方法，火神派和温补学派拓展出了很多辨别病发于阳、病发于阴的方法，大家可以参照他们的经验。总的来讲，辨病发于阴还是发于阳，实际上更大的意义在于辨明这个病是虚证还是实证，实证发于三阳、虚证发于三阴，当然可以有兼夹证。掌握这个基本的原则，就可以很简单地定出病的阴阳。

二、辨病发何经

辨完阴阳总纲，再辨病发何经。这时候只需辨三条经，病发于阳就是三阳病——太阳病、少阳病、阳明病，病发于阴就是三阴病——太阴病、少阴病、厥阴病。这三条经的辨证方法较为简单，如果熟悉《伤寒论》可以直接去辨。难以辨别的时候，可以采取下面的三个方法。我给大家详细讲解一下，实际上我们临床的时候，是非常简单的。

1. 纳入法

第一个是纳入法，就是正常的辨证方法。纳入法包括五种：第一，六经为病的脉证提纲。每一条经都有一个脉证提纲，是哪条经的病就把它定在哪条经。如“太阳之为病，脉浮，头项强痛而恶寒”。第二，六经和脏腑的关联。脏腑的配属和六经有关系，如阳明经和胃、大肠有关，少阴经和心、肾有关，脏腑的病往往可以归属到它相络属的那一条经。第三，经络。经络循行部位的疾病，可以归属到它络属的那一

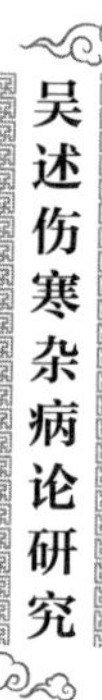

条经。第四，标本中气，即标本法。标本法根据六经的生理属性，也能简单地提示在哪一条经。比如太阳为寒水之经，中见少阴火化，太阳经出问题多见蓄水，少阴经兼夹证也多见蓄水。第五，五运六气。外在的六淫之气影响体内六经的气化。比如时间，一年四季发病的倾向都不一样；一天不同时辰发病的倾向也不一样，我们后面会讲怎么运用六经为病欲解时。再比如地域和体质，不同地方的人得病常常不同；不同体质的人得病也多不相同。

三阳病具体怎么辨呢？前面已经辨明阴阳总纲了，如果病发于阳就发于三阳经——太阳、少阳、阳明。还要怎么样去辨呢？辨六经为病脉证提纲，这句话已经说明了四个内容，第一是辨六经，第二是辨病，《伤寒论》是辨病的，是在辨病的基础上再去辨证。那么怎么辨病呢？通过脉证提纲，用脉和证来辨病。因此，第三是辨脉，第四是辨证，例如太阳病，分为伤寒证和中风证。

辨三阳病发何经首先要辨脉。太阳之为病脉浮；伤寒脉弦细，头痛发热者，属少阳；伤寒三日，阳明脉大。大家可以看出来，太阳病脉浮、少阳病脉弦、阳明病脉大。脉浮就是脉位高，脉弦就是脉的长度长，脉大就是脉的宽度大。实际上太阳、少阳、阳明，用脉的长、宽、高很容易摸出来。根据这一点就可以很简单地辨出病在三阳的哪条经。摸脉可以从外面去摸脉的形态，从里面去摸脉流，而三阳病的脉反应的是脉形——脉的长（弦）、宽（大）、高（浮）。

其次要辨证。“太阳发热恶寒，少阳寒热往来，阳明但热不寒”，这是基本的原则。一般来讲，我们根据脉象就能确定疾病在哪一条经，如果不能确定，就问一下患者的症状，如果还不能确定就用抓独法。

三阴病具体怎么辨呢？我们讲几条主要的辨别方法：第一条，从症状来讲，“渴”是三阴证的一个特点。“自利不渴者，属太阴”；“少阴病，自利而渴”；“厥阴之为病，消渴”，不管大便如何都渴，大便正常也渴，不正常也渴。所以，太阴病自利不渴，少阴病自利而渴，厥阴病消渴。太阴病的下利是不渴的，大便利而渴的病不在太阴。第二条，太阴病手足自温，少阴病四逆，厥阴病厥逆。所以手足冷的，一定不在太阴，而在少阴或者厥阴。所以，可以从渴与冷去辨别三阴经病。这里需要注意几点：第一，要辨别寒热真假。《伤寒论·太阳病篇》中讲“病人身大热，反欲得衣者，热在皮肤，寒在骨髓也；身大寒，反不欲近衣者，寒在皮肤，热在骨髓也”，这里是讲寒热真假的辨别方法。有时候患者不告诉热不热，你看患者穿得多少，一下就能看出来寒热。第二，冷要排除四逆散证。四逆散在《伤寒论》的少阴篇。我个人认为四逆散证是少阳病，列在少阴篇是为了跟少阴病的四逆汤证相区别，类似的写法在《伤寒论》中很多见。我们看四逆散的处方：柴胡、枳实、芍药、甘草，用的基本是疏肝的药。它的病机是什么呢？是肝气郁结，肝阳不达于四末，气闭所致。

辨别患者的手冷与不冷，还有一个简单的方法：脉诊的时候要过手，既过手背又过手心。手背为阳，是太阳经经过的地方；手心为阴，是用来辨太阴病的。我详细地跟大家讲一下，脉诊为什么要过手。脉诊过手，过手心就可知道患者的手心润不润，也就是有没有汗。如果一摸手润，可以不问就认为是桂枝汤的汗出症，这就是自汗，可以予桂枝汤类的处方，当然也可以再看看舌脉进一步确认。手背凉，就不是手足自温，就可以从少阴病或厥阴病去辨证。但是，摸手有个问题：摸手易受环境的影响，如果患者在室外冷的空间

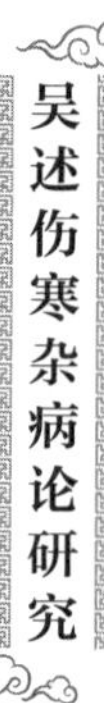

待久了，进来的时候手就是凉的；阳虚的人如果在热的空间久了，患者的手也不冷。这样的话有个方法更直观、更准确——摸脚，因为脚受环境温度的影响比手要小得多。还可以问患者："你洗完脚，是不是马上睡？"对方说："看会儿电视。"我们再问："看会儿电视，脚冷不冷？"有的人烫完脚，再看会儿电视，脚又冷了，这就是手足冷。我们在临床上一般不这么复杂，直接门诊过手，住院过脚。住院患者不容易辨阴阳时，就去摸脚。

通过上面讲的方法，我们就能够辨出来病在哪一条经，然后再去辨证。

2. 排除法

第二个是排除法。因为不管三阴三阳都只有三条经，排除一条经就只剩两条经，排除两条经只剩一条经，这个比较简单。

临床上也有无法以一经概括的疾病，多两经、三经同病，属于合病，辨病方法可以使用上一条讲的方法。

3. 抓独法

第三个就是抓独法。抓独法是六经开阖，独取枢机，三阳独取少阳，三阴独取少阴。后面有一章我们专门要讲怎么样去抓独。抓取法是很独特的，也很容易把病定在哪一条经。

三阳独取少阳，是我根据段光周老师的经验总结的。它的中心思想是什么呢？我们如果辨病在三阳的哪条经有困难的话，首先辨在不在少阳经。因为少阳经的上面是太阳经，下面是阳明经。少阳经从哪里辨？从咽喉辨。《伤寒论》有说："少阳之为病，口苦，咽干，目眩也。"《针灸甲乙经》上说："胆者中精之府……咽为之使。"所以，外感病，但见咽喉痛，即在少阳；咽喉往上可辨有没有表证，如有口鼻部的卡他症状，如鼻塞、头痛等，这就是太阳病；从咽喉往下传到气管、支气管，如果兼有里热的症状，病就到了阳明经。辨三阳为病的关键就是咽喉，从鼻、咽、气管、支气管一直到肺，是一脉贯通的。咽喉往上就是鼻塞、流涕等卡他症状，这是太阳病；往下传到气管、支气管，肺泡里面的炎症就是阳明病。为什么这么说？从西医上讲，外感疾病如果没有咽喉肿痛，仅仅是鼻咽部的卡他症状，这只是病毒感染，可以用解热镇痛药，通常不需要服用抗生素药物。如果伴有咽喉肿痛，出现发烧、白细胞升高等症状时，说明患者继发细菌感染，这个时候就是中医讲的病在少阳经。如病再往下传引起气管、支气管的炎症，它就更多的是入了阳明经。当然疾病未完全传入阳明经的时候，可以存在少阳病的症状；同样疾病在少阳经时，也可以存在太阳病的症状。这个时候一个比较简单的办法，就是单治咽喉肿痛用小柴胡汤；如果兼有鼻部卡他症状就要根据寒热，加上太阳经的方药，如加荆芥、防风，或者再加银花、连翘；如果病往里传，到了阳明经，可以加竹叶、石膏，挟湿的加滑石、甘草；如果还有不舒服的症状可以用薄荷透一下。这么一来，就把三阳病都给治了，所以根据少阳经用药前后加减一下，治疗大部分不挟虚证、不挟湿证的感冒，都有很好的疗效。何绍奇老师有个四合汤，就是以小柴胡汤为核心进行加减的。

温气上受，有顺传逆传，顺传就是传入阳明，逆传就是叶天士说的“逆传心包”。抓独少阳的时候，有一个很大好处就是可以知道是否逆传。一是对于风湿热、细菌性心内膜炎、病毒性心肌炎等疾病，可使用清暑益气汤、葛根芩连汤等处方。二是对肾小球肾炎，可使用越婢汤等方治疗。这些疾病，都是由于咽部的细菌感染入血，导致了风湿性疾病、细菌性心内膜炎、肾小球肾炎。还有病毒感染的病毒性心肌炎，也是通过咽部往里传。所以咽部是邪气潜伏之所，西医遇到这种

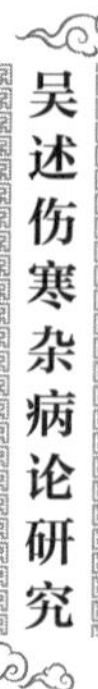

情况，会要求切除扁桃体。我们通过独取少阳，既治外面的太阳，又治里面的阳明；既可治顺传阳明，又可治逆传“心包”。

当然，咽喉肿痛不只见于少阳病。《素问·阴阳别论》上说：“一阴一阳结，谓之喉痹”，一阴指少阴、一阳指少阳。所以在《伤寒论·少阴病篇》中，有很多论述咽喉与少阴病的关系。从经络上讲，心手少阴之脉“从心系，上挟咽”；足少阴肾之脉也“循咽喉”，所以说少阴病也有很多咽喉的症状。病传少阴，从哪里传？就从咽喉传。感染从咽喉进去，会得病毒性心肌炎、细菌性心内膜炎、肾小球肾炎，等等。实际上从《伤寒论》来讲，它是逆传少阴，温病学派讲是“逆传心包”，是逆传厥阴。“温邪上受，首先犯肺，逆传心包”，对叶天士“逆传心包”的讲法，要打个问号，对与不对我不知道，我只打个问号。实际上病毒性心肌炎、细菌性心内膜炎、风湿热、肾小球肾炎等疾病，是病在少阴心和肾，是从少阳经的咽喉传进去的。是不是逆传少阴呢？这个问题留给大家去思考。

三阴经的枢机在哪里呢？在少阴，从少阴去抓独。怎样从少阴抓独？如果摸到手足不温的患者，一定是在少阴或厥阴，因为太阴是手足自温。如果首先把疾病定在少阴经，前面是太阴经，后面是厥阴经，治疗就会很简单。举个例子，如果一位胃病患者怕凉，不能吃冷东西，手足是温的，此属病在太阴，用理中丸就可以。如果手足不温，就要加附子，用附子理中丸从少阴去治。如果吃了附子理中丸，还不见效，摸他的脉弦细，就再加丁香、沉香之类走厥阴经的药，可用丁附理中丸。这就是根据少阴经来取独，前面的太阴病用干姜，后面的厥阴病用花椒，中间的少阴病用附子。所以，我们太阴病用理中汤，少阴病用附子理中汤，厥阴病用丁附理中汤，也可以加吴茱萸、川椒之类的厥阴药物。

三、辨证用方药

1. 辨主证定方

证有三种：主证、兼证和杂证。六经为病各有主证，三阳在经在腑，三阴寒化热化。

太阳病在经有伤寒、中风、温病；在腑有蓄水、蓄血。太阳伤寒，脉紧，无汗，用麻黄汤。麻黄汤由麻黄、甘草、桂枝、杏仁四味药组成。第一味药麻黄，主要有效成分是麻黄碱，类似于肾上腺素。西医常用麻黄碱来治疗外感疾病，很多感冒药中都有类似的成分。脉紧，多见于实寒证，所以用麻黄解表、发汗、散寒。第二味药桂枝，能够扩张血管。若皮肤血管扩张，有利于汗出。桂枝配麻黄，能增强麻黄发汗的作用，而桂枝本身发汗的作用并不强。服用桂枝汤，患者需进食热稀粥一碗，以助药力，还要盖棉被以发汗，可见桂枝本身发汗的作用不强，仅仅是扩张皮肤血管，辅助麻黄发汗。第三味药甘草，类似于西药激素，其有效成分甘草酸的作用，与西药肾上腺皮质激素的作用基本相同。很多民间的大夫都用激素缓解感冒症状。第四味药杏仁，化痰平喘。太阳中风，脉缓，有汗，桂枝汤主之。是否有汗，摸手心可知。桂枝为何能治疗脉缓？因为桂枝能够提高心率，是一个提高心率、治疗心动过缓的药物。太阳在腑蓄水、蓄血，用五苓散、桃核承气汤类方。

少阳在经有四逆散证，在腑有黄芩汤证，经腑同病有小柴胡汤证。小柴胡汤中既有黄芩又有柴胡，柴胡在经，黄芩在腑，所以小柴胡汤证是经腑同病，类似于厥阴病的寒热错杂证。

阳明病在经有栀子豉汤证、白虎汤证；在腑有承气汤证。

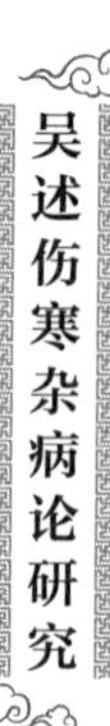

太阴病寒化有理中丸证，热化有麦门冬汤证。虚劳病篇讲脉大为劳，用小建中汤，即桂枝汤重用芍药，加饴糖。脉大是什么？脉大就是脉管扩张。如果三阳经的脉大，那是阳明病，而小建中汤证脉大无力，是三阴病。之所以加芍药，因为芍药有收敛作用，能够拮抗血管扩张。

少阴病寒化有四逆汤证，热化有黄连阿胶汤证，夹饮有猪苓汤证、真武汤证等。

厥阴寒化有当归四逆汤证、吴茱萸汤证；热化有白头翁汤证。厥阴病的特点是寒热错杂证，如乌梅丸、温经汤、麻黄升麻汤都治疗寒热错杂证。

2. 辨兼证用药

兼证是在主证的前提下，依附于主证存在的证候。为什么会出现兼证呢？因为兼证与经络的脏腑配属、经络的循行和经络的标本中气密切相关。治疗方法是以本经的主证主方进行加减化裁。比如说既有桂枝汤证，又出现“项背强几几”，即太阳经气不舒，就用桂枝汤加葛根治疗。这里的“项背强几几”，就是一个兼证。它的发病原理是太阳经从项背循行时，经气不利所致。

3. 辨杂证用药

杂证是什么？杂证是因为人的体质不同，使疾病出现虚实夹杂、新老交叉的复杂变化。也就是说六淫之邪伤人，受人自身体质的影响，治疗也是在主证主方的基础上加减化裁。例如慢性胆囊炎、胆结石的患者，发生了太阳中风，选的处方通常是柴胡桂枝汤。为什么？因为他本有胆囊炎、胆结石，有少阳证，然后又有太阳桂枝证。为什么多用桂枝汤而不是麻黄汤？因为桂枝汤里的芍药入肝经，配甘草有强力的利胆作用，能够增强小柴胡汤的利胆作用，所以柴胡桂枝汤治疗胆囊炎、胆结石患者的外感效果显著。再比如说阳虚的人，多太少两感麻黄细辛附子汤证；痰饮之人，新感引动伏饮，多小青龙汤证。这些例子说明疾病有杂证，受体质的影响。

四、三阳传变，三阴递进

有人看乌梅丸，感觉处方很乱。如果明白了三阴病的特点，就会理解乌梅丸的组方特点，从而觉得并不乱。三阴病的特点是什么？三阴病的特点是递进关系。三阴病是在太阴病的基础上进一步发展成少阴病，在少阴病的基础上进一步发展成厥阴病。所以少阴病的处方是太阴经的药加少阴经的药。比如四逆汤由附子、干姜、甘草组成，是在太阴药干姜的基础上加附子。干姜为什么是太阴病的药？因为干姜甘草汤是治疗太阴肺痿的，在干姜甘草汤的基础上加附子便成少阴经的方；在附子的基础上再加川椒，就成了厥阴经的方，这便是乌梅丸的架构了。乌梅丸用于治疗厥阴寒热错杂证，其中温阳用附子、干姜、川椒。之所以有人认为乌梅丸处方杂乱，太阴、少阴、厥阴的药都有，其实是因为不了解三阴是递进关系。

三阳病的特点是什么？三阳病的特点是传变关系，即太阳传少阳，少阳传阳明。太阳如果完全传入少阳，则太阳证罢；少阳如果完全传入阳明，则少阳证罢。

五、六经为病欲解时

六经欲解时（图4-2），三阴经在夜间，三阳经在白天。三阴经是从晚上9点到早上7点。三阳经是从凌晨3点到晚上9点。太阴欲解时，从晚上9点到凌晨3点，所以太阴之

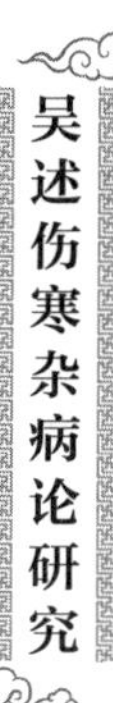

为病，时腹自痛，消化道溃疡的疼痛多发于这个时间段。少阴病欲解时，从晚上11点到凌晨5点。厥阴病欲解时，从凌晨1点到早上7点。

如果腰痛患者，每晚睡到后半夜就疼痛难忍、难以入睡，用厥阴病的乌梅丸就有效；失眠、入睡困难的患者，从少阴经去治，用黄连阿胶汤等处方；早醒的患者，从厥阴经去治。为什么？因为入睡多是在晚上11点到次日凌晨1点，入睡困难是阳不入阴，多属少阴病；早醒多在早上6点以前，是阴不恋阳，多属厥阴病。三阴的欲解时有什么特点？就是重叠。一条经往后推一个时辰，太阴晚上9点到凌晨3点、少阴晚上11点到凌晨5点、厥阴凌晨1点到早上7点，是一个递进关系。而三阳病是什么关系？传变关系。少阳从凌晨3点到早上9点，少阳春生之气，肝气舒达，鸟儿叫，眼睛睁开，这是少阳经的表现；太阳是从早上9点到下午3点，此时人体阳气最旺；阳明经，从下午3点到晚上9点，故日晡时发潮热，即下午发热的疾病，多在阳明经。

可见，六经欲解时也体现了三阳传变，三阴递进的规律。根据患者症状出现的时间，结合六经为病欲解时的规律，就可以判断患者病属何经。

总之，六经辨证可以采取聚类法，即根据疾病病性的不同，首先将疾病分为阴阳两大类。然后根据病位的不同，采取纳入法、排除法或抓独法，将疾病分为三类（三阴或三阳）。再根据阳经在经在腑，阴经寒化热化的不同，进一步确定主证主方。最后根据兼证、杂证的有无加减用药。这样，六经辨证就分为三步：一辨阴阳总纲，二辨病发何经，三辨辨证用方。第一步辨病性，第二步辨病位，第三步辨证。

第五章　平脉法

讲平脉法前我们再复习一下标本法、聚类法、抓独法、平脉法和截断法，这五法是理、法、方、药一脉贯通的。标本法属于理，聚类法属于法，抓独法、平脉法和截断法是方和药。抓独法直接把方抓出来，即先证后诊——用抓独法直接把方确定，再用四诊去证实，而不是根据四诊的资料来辨证。平脉法就更奇特了，以脉定药，以药定方。把脉定在人身上的几个穴位，进一步确定药物；药物一旦确定，方就可以确定。我这五法的特点，标本法和聚类法是由理法到方药，抓独法和平脉法是由方药到理法，所以理法方药可以顺着来，也可以倒着来，非常有趣。因为抓独法先出来的就是方，先证后诊。而平脉法先出来的是药，以药定方，是反着来的。还有一个截断法，直取其病。平脉法的下一章是奇经八脉，其中的奇经八脉图（图6-1）是对平脉法图（图5-1）的补充，两图合起来就是一个完整的平脉辨证图。

接下来，我们继续讲平脉法。

上篇　平脉法总论

《伤寒论》原序讲：“勤求古训，博采众方，撰用《素问》《九卷》《八十一难》《阴阳大论》《胎胪药录》，并平

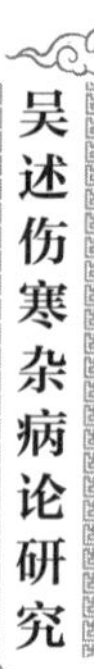

脉辨证，为《伤寒杂病论》，合十六卷”，可见张仲景的主要诊病方法是平脉辨证。又讲：“观今之医……按寸不及尺，握手不及足；人迎趺阳，三部不参；动数发息，不满五十；短期未知决诊，九候曾无仿佛；明堂阙庭，尽不见察，所谓窥管而已。”这段讲的是当时大夫诊脉的一些陋习。“按寸不及尺”，没有去比较寸与尺，这是阴阳脉法的问题；“握手不及足”，我们不只是要握手，还要摸足，来判断疾病是不是在少阴、厥阴，这一点我们在讲三阴直取少阴的时候已经讲过；“人迎趺阳，三部不参”，这是遍诊法；“动数发息，不满五十”，为什么要满五十呢？因为有的脉要候，比如肿瘤的脉，要等它来。

我们先讲《伤寒论·平脉法》总论。第一，“脉有三部，阴阳相乘，荣卫血气，在人体躬”，说的是阴阳脉法。阴阳脉法有两种方法来定阴阳，一种是脉位，另一种是脉性。“呼吸出入，上下于中，因息游布，津液流通”，“呼吸出入”指的是出入脉法，如“呼吸者，脉之头也。初持脉，来疾去迟，此出疾入迟……来迟去疾，此出迟入疾”，这就是讲出入脉法。“上下于中”指的是阴阳脉法，就是寸脉与尺脉的比较，如《伤寒论·平脉法》说“寸脉下不至关为阳绝，尺脉上不至关为阴绝”，这属于阴阳脉法的范畴。“随时动作，效象形容。春弦秋浮，冬沉夏洪”，这是四时脉。后面还有五脏脉，“肾沉心洪，肺浮肝弦，此自经常，不失铢分”，合起来就是四时五脏脉，是常象。“察色观脉，大小不同，一时之间，变无经常。尺寸参差，或短或长”，“尺寸参差，或短或长”指的是气运脉法，把寸脉和尺脉的长短来进行比较。“出入升降，漏刻周旋”，这也是气运脉法，讲脉的升降出入。“变化相乘，阴阳相干”，“变化相乘”指五行的生克乘侮，这是讲五行脉法；“阴阳相干”是阴阳脉法。“太过可怪，不及亦然”，这是平脉的总纲，辨脉的太过与不及。“审察表里，三焦别焉”，表里是出入，三焦是升降，表里三焦就是气运脉法讲的升降出入。

“知其所舍，消息诊看，料度腑脏，独见若神，为子条记，传与贤人”。我们说阴阳化生五行，五行运化六气，而平脉总论包含了我们脉法里的阴阳脉法、五行脉法和气运脉法，下面我们一一详述（见图5-2）。

一、遍诊法

《伤寒论》中记载了很多遍诊法的原理。原序讲：“人迎趺阳，三部不参。”人迎是位于喉结旁的颈总动脉，寸口位于桡动脉，趺阳是足背的胫前动脉。张景岳对此是怎样认识的呢？“取三部九候以诊通身之脉”。怎么诊通身之脉？一取太阴阳明以诊阴阳之本，一取左右气口以诊脏腑之气。《四圣心源》的解释是“太阴行气于三阴，故寸口可候五脏，阳明行气于三阳，故人迎可候六腑”。

1. 人迎脉

《灵枢经》上讲：“寸口主中，人迎主外”，这是因为寸口脉候的是三阴，人迎脉候的是三阳。这里要注意一点，《脉经》里说：“左为人迎，右为寸口”，很多医家都批驳《脉经》的说法。张介宾《类经·三卷·藏象类·十一气口独为五藏主》有说：“而王叔和未详经旨，突谓‘左为人迎，右为寸口；左手寸口人迎以前，右手寸口气口以前’等说，自晋及今，以讹传讹，莫可解救。人迎气口之脉，本皆经训，但人迎为足阳明之脉，不可以言于手，气口总手太阴而言，不可以

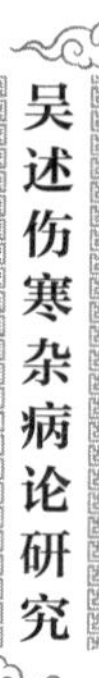

分左右，如《动输》《经脉》等篇，明指人迎为结喉旁胃经动脉……盖上古诊法有三：一取三部九候以诊通身之脉，一取太阴阳明以诊阴阳之本，一取左右气口以诊藏府之气。然则人迎自有其位，《脉经》则扯人迎于左手，而分气口于右手，不知何据何见而云然？愚初惑之，未敢遽辨，及见《纲目》之释人迎气口者，亦云人迎在结喉两旁，足阳明之脉也。又见庞安常论脉曰：何谓人迎？喉旁取之。”《四圣心源》亦云：“气口者，手太阴经之动脉，在鱼际之下。人迎者，足阳明经之动脉，在结喉之旁。太阴行气于三阴，故寸口可以候五藏；阳明行气于三阳，故人迎可以候六府。以太阴为五藏之首，阳明为六府之长也。”

那么人迎脉怎么去和寸口脉比较，来断三阴三阳呢？因为“寸口主中，人迎主外”，所以人迎主三阳，寸口主三阴。《灵枢经·禁服》曰：“人迎大一倍于寸口，病在足少阳，一倍而躁，在手少阳。”人迎两倍在太阳，三倍在阳明。如果大于四倍，叫溢阳，阳气外格，死不治，就是阴阳即将离绝。同理，寸口大于人迎，一倍在厥阴，两倍在少阴，三倍在太阴。如果四倍是溢阴，也叫内关，也是阴阳离决，是因寒极而阴阳离绝。可见，我们可以通过比较桡动脉和颈总动脉，来判断三阴和三阳。

2. 趺阳脉

趺阳脉在足阳明经。《伤寒论》原序有讲：“按寸不及尺，握手不及足；人迎趺阳，三部不参。”握足，实际上趺阳脉、少阴脉和太冲脉都在足。阳明经的趺阳脉可以候胃气。《伤寒论·平脉法》讲趺阳脉的异常，都与脾胃有关。

3. 少阴脉

少阴脉在太溪穴，候的是足少阴肾经。《素问·三部九候》讲："下部地，足少阴也"，讲的就是少阴脉。第一，少阴脉细，"少阴脉细，男子则小便不利，妇人则经水不通"。第二，少阴脉涩，"少阴脉弱而涩，弱者微烦，涩者厥逆"，这与寸口脉讲的"少阴之为病，脉微细"是一个道理。第三，少阴脉沉紧，"少阴脉紧而沉，紧则为痛，沉则为水，小便即难"。第四，少阴脉滑数，"少阴脉滑而数者，阴中即生疮，阴中蚀疮烂者，狼牙汤洗之"，就是摸到足少阴脉滑数者，阴中生疮。实际上诊寸口脉也能知道，后面我们会讲怎样通过诊寸口脉来确定阴中生疮。由此可见，足少阴的脉与寸口脉的尺脉是同理的，大家有兴趣可以自己去研究。至于手少阴的神门穴是候心的，这里不再赘述。

4. 太冲脉

我们讲六经化生时已经讲过太冲脉。太冲脉在哪里？太冲脉在足的第一、二跖骨结合部之前凹陷处，那里有条动脉，就是太冲脉。《素问·上古天真论》有云："二七而天癸至，任脉通，太冲脉盛，月事以时下，故有子，……七七，任脉虚，太冲脉衰少，天癸竭，地道不通，故形坏而无子也"，所以说太冲脉是候厥阴经的。"生生之气，少阴为本，厥阴为用"，这也是我们的口诀，因此，如果你想要了解生殖系统，可以诊太冲脉来判断有无异常。

遍诊法还有其他的脉法，将来再给大家介绍几种，因《伤寒论》和《黄帝内经》中已经讲了一些，所以我不再详细讲，也不讲得太复杂了。

二、阴阳脉法

接下来我们讲《伤寒论》的阴阳脉法、五行脉法和气运

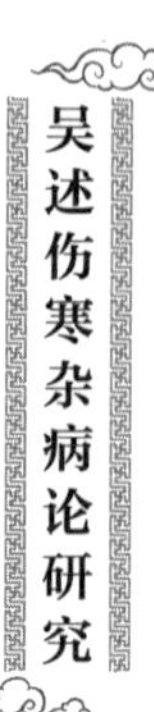

脉法。《伤寒论·平脉法》中讲到"当复寸口，虚实见焉。变化相乘，阴阳相干"。阴阳是怎么定的？在《伤寒论》里，第一用脉位来定，寸是阳脉，尺是阴脉。第二用脉性来定，《伤寒论·辨脉法》里讲："凡脉大、浮、数、动、滑，此名阳也。脉沉、涩、弱、弦、微，此名阴也。凡阴病见阳脉者生，阳病见阴脉者死。"《伤寒论·平脉法》有言："何以知乘腑？何以知乘脏？师曰：诸阳浮数为乘腑，诸阴迟涩为乘脏也。"这是在用脉性来定阴阳，主要有三种状况：第一是阴阳虚，第二是阴阳结，第三是阴阳搏。

1. 阴阳虚

1.1 以脉位定阴阳虚

先看怎样用脉位去定阴阳虚。寸为阳脉，尺为阴脉。《伤寒论·辨脉法》中讲："阴脉不足，阳往从之；阳脉不足，阴往乘之。"何谓阳不足？"假令寸口脉微，名曰阳不足"，即寸脉微，阳气不足。"阴气上入阳中，则洒淅恶寒"，阳不足，阴气从尺脉上入阳，发生恶寒。何谓阴不足？"假令尺脉弱，名曰阴不足"，这是讲阴不足。"阳气下陷入阴中"，阴不足就发热。阳不足是阳虚，阴不足是阴虚，阳虚则恶寒，阴虚则内热。这就是聚类法辨病发于阴、病发于阳的脉理。

《伤寒论·平脉法》中讲："寸脉下不至关，为阳绝，尺脉上不至关，为阴绝"，就是说如果只能摸到寸脉、关脉，关脉以下摸不着了，或者只能摸到尺脉、关脉以上摸不着了。前者是阳绝，后者是阴绝，都死不治。

"寸口脉浮而大，浮为虚，大为实，在尺为关，在寸为格。关则不得小便，格则吐逆。"在寸为格，吐逆，不能进食；尺脉浮大为关，小便不利。例如泌尿系统感染：患者来治脱发、失眠，如平脉尺脉浮大，就可知不只是脱发、失眠，患者更需要治疗的是小便不利。这种患者初为早泄，久为阳痿，且导致输精管道炎症，也可能不育。目前男性卫生做得较好，大部分泌尿系统感染都是性病。很多人来找我看病，说有失眠、脱发、疲乏等，实际上他是下身潮湿，阴囊汗出如油，臭气难闻，早泄，性功能异常，这种人以前有过泌尿系统感染。

《金匮要略·脏腑经络先后病脉证第一》中讲："师曰：病人脉浮者在前，其病在表；浮者在后，其病在里。"浮者在前就是寸脉浮的在表，尺脉浮的在里。尺脉浮的怎么样？"腰痛背强不能行，必短气而极也"。穴位定在哪里？腰痛的穴位是腰阳关穴。

《伤寒论·平脉法》中讲："问曰：翕奄沉，名曰滑，何谓也？师曰：沉为纯阴，翕为正阳"，翕就是我们讲的浮。忽然之间浮，忽然之间沉，名为滑。沉是阴脉，浮是阳脉，阴阳和合，故令脉滑。浮和沉搅在一起，就像一个球在转动。"少阴脉微滑，滑者，紧之浮名也，此为阴实，其人必股内汗出，阴下湿也"，即阴囊潮湿，汗出臭垢。

《伤寒论·平脉法》说："寸口脉微，尺脉紧，其人虚损多汗，知阴常在，绝不见阳也。"因尺脉是阴脉，而寸脉是阳脉，寸脉微故虚损多汗。

1.2 以脉性定阴阳虚

我们再讲怎样以脉性定阴阳。《伤寒论·辨脉法》上说："问曰：脉有阴阳者，何谓也？答曰：凡脉大、浮、数、动、滑，此名阳也；脉沉、涩、弱、弦、微，此名阴也。"前者在三阳，后者在三阴。弦指弦而无力的脉，病在厥阴经。

"凡阴病见阳脉者生，阳病见阴脉者死。"为什么呢？阳病见阴脉的人，就是正虚。如果在三阳经见到细脉，都是正虚，不见得是死脉。比如说太阳病，脉当浮，如果脉沉，叫脉

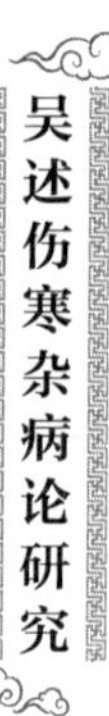

反沉，麻黄附子甘草汤主之，此即太少两感证。

《伤寒论·辨脉法》也讲了阳气微与阴气微的特点。“脉瞥瞥如羹上肥者，阳气微也”，就是摸着像肥肉一样无力，书中认为这是阳虚。“脉萦萦如蜘蛛丝者”，这是细脉，书中认为这是阴气衰。所以“少阴之为病，脉微细，但欲寐也”，微是阳微，“脉瞥瞥如羹上肥者”；细是阴细，“脉萦萦如蜘蛛丝者”，阴气衰也。

2. 阴阳结

《伤寒论·辨脉法》上说：“脉有阳结阴结者，何以别之？答曰：其脉浮而数，能食，不大便者，此为实，名曰阳结也，期十七日当剧。其脉沉而迟，不能食，身体重，大便反硬，名曰阴结也。期十四日当剧。”阳结是阳明阳结，大承气汤主之；阴结是少阴阴结，大黄附子汤主之。所以大承气汤证脉浮大数，能食，不大便。而少阴阴结，脉沉迟，不能食，大便反硬。《伤寒论·辨脉法》中讲：“脉蔼蔼如车盖者，名曰阳结也。脉累累如循长竿者，名曰阴结也。”所以我们可以看出阴阳结脉象的区别：阳结的脉是大脉，“脉蔼蔼如车盖”，“伤寒三日，阳明脉大”；阴结的脉是细脉，“脉累累如循长竿”，即“少阴之为病，脉微细”，是沉细脉。如果伴有疼痛，就可以出现弦脉或紧脉，这就是大黄附子汤有细辛的原因。

最后简单谈一下促脉和结脉。“脉来缓，时一止复来者，名曰结。脉来数，时一止复来者，名曰促。脉阳盛则促，阴盛则结，此皆病脉。”

3. 阴阳搏

《伤寒论·辨脉法》中讲：“阴阳相搏，名曰动。阳动则汗出，阴动则发热，形冷恶寒者，此三焦伤也。若数脉见于关上，上下无头尾，如豆大，厥厥动摇者，名曰动也。”关脉在指下晃来晃去，如一个豆子，或者说像有头一样，这就是动脉，叫阴阳搏，实际上这是肿瘤的独特脉象。

综上所述，阴阳脉主要是辨阴阳虚、阴阳结、阴阳搏。第一是阴阳虚，阳微阴细，寸微尺弱。在脉位上是寸微尺弱，寸是阳脉，尺是阴脉。在脉性上阳微阴细，微是阳虚，细是阴虚。“少阴之为病，脉微细”，微是阳微，细是阴细，阳微阴细，寸微尺弱。但是细脉有时也主阳虚，寒性收引，如当归四逆汤证的脉细欲绝。欲绝之脉在厥阴经，除此之外就是阳微阴细。第二是阴阳结，浮大数脉，是大承气汤证的脉；沉细弦脉，是大黄附子汤证的脉。最后一个是阴阳搏——动脉，形冷恶寒，“阳动则汗出，阴动则发热”，这是肿瘤的独特脉象。

三、五行脉法

阴阳化生五行，五行运化六气。右手的寸、关、尺，指肺、脾、肾，五行是土生金，金生水。左手寸、关、尺，指心、肝、肾，五行是水生木，木生火，代表冲脉。火有三，君火是左寸脉，相火是左关脉，命火是左尺脉。把五行定在左右手上，右手、左手的寸、关、尺，分别是肺、脾、命门，心、肝、肾。右手主气、主水，土生金，金生水，“气升水布”；左手主火、主血，水生木，木生火，“火降血下”。气、血、水、火，实际上就是阴阳。

《伤寒论·平脉法》中讲：“问曰：脉有相乘，有纵有横，有逆有顺，何谓也？师曰：水行乘火，金行乘木，名曰纵；火行乘水，木行乘金，名曰横；水行乘金，火行乘木，名曰逆；金行乘水，木行乘火，名曰顺也。”这是什么意思？这是讲脉的相克关系。纵，指骄纵，乘其所胜；横，指横逆，反

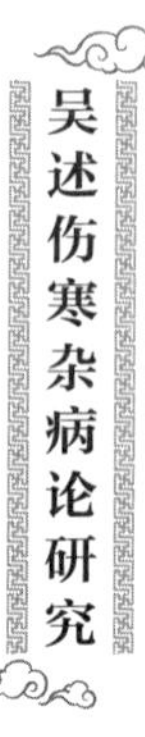

乘其所不胜；逆，子乘母。顺，母乘子。

脉的生克乘侮包含了以下几点：第一，四时乘侮。四时脉为春弦、夏洪、秋浮、冬沉。夏天应见洪脉，脉反沉，是水来克火。因洪脉是心脉、火脉，沉脉是肾脉、水脉，所以夏天脉反沉，就是水来克火，叫作“纵”。第二，脏腑乘侮。比如右手关脉候脾胃，如见弦脉，就是木来克土。第三，脉证乘侮。如咳嗽因肺病，见脉弦，就是木火刑金。五行脉的生克乘侮，可见于四时乘侮，可见于五脏乘侮，也可见于脉证乘侮。

四时五脏脉法见于《伤寒论·平脉法》《素问·藏气法时论》。其中，“春弦秋浮，冬沉夏洪”，是四时脉法；“肾沉心洪，肺浮肝弦”，是五脏脉法。

《伤寒论·平脉法》中讲：“东方肝脉，其形何似？师曰：肝者木也，名厥阴，其脉微弦，濡弱而长，是肝脉也”，由此可知，弦而无力是肝脉。如果是“纯弦脉”，弦如刀刃“此是肝脏伤，故知死也”，这是真脏脉。其他脏器的脉法，可以类推。《素问·藏气法时论》上讲：“夫邪气之客于身也，以胜相加，至其所生而愈，至其所不胜而甚，至于所生而持，自得其位而起；必先定五脏之脉，乃可言间甚之时，死生之期也。”这段是在强调五行脉生克乘侮的重要性。

四、气运脉法

第三个脉法是气运脉法。气运脉法主要讲脉的升降出入和升降浮沉。升降出入，是《伤寒论·平脉法》中讲的“出入升降，漏刻周旋”；升降浮沉，是《伤寒论·平脉法》里讲的“审察表里，三焦别焉”。表里是浮沉的问题，三焦是升降的问题。用脉的浮沉、长短、来去，定升降出入。

第一是出入法，用脉的来去定出入。《伤寒论·平脉法》上讲："师曰：呼吸者，脉之头也。初持脉，来疾去迟，此出疾入迟，名曰内虚外实也。初持脉，来迟去疾，此出迟入疾，名曰内实外虚也。"摸脉时，脉搏冲击手，如果来得很快，去得缓，这就叫"出疾入迟"。来是出、去是入，"名曰内虚外实也"。"来迟去疾，此出迟入急"，这句话是什么意思？就是说脉搏跳动冲击手的时候，如果缓缓地跳上来，很快又掉下去了，这叫"出迟入疾，名曰内实外虚"。简言之，出入法是根据脉搏冲击手的来与去，判断表里的虚实问题。这种脉法可反映人体气机的出入，脉搏来冲击手代表气机的出，与表证有关系；脉搏掉下去代表气机的入，与里证有关系。

"假令脉来微去大，故名反，病在里也。"如果脉搏冲击手，来的时候力气不够，去的时候很大，就是里证。以脉搏来去的速度与力量辨别表里，这是出入法。表里是一个什么问题？表里就是出入。

第二是脉位法，用脉位辨浮沉。《伤寒论·平脉法》上讲："问曰：经说脉有三菽，六菽重者。"菽就是豆，一个豆就是一个菽。"师曰：脉人以指按之，如三菽之重者，肺气也；如六菽之重者，心气也；如九菽之重者，脾气也；如十二菽之重者，肝气也；按之至骨者，肾气也。"这是根据脉力的浮、中、沉三部，把脉分了十二菽，可以辨别心、肺、脾、肝、肾。心肺，轻轻地按，其中最轻的是肺，重一点是心；脾脉在中间，再重是肝，最后重到骨头是肾。由脉位的浮沉来辨我们的五脏，这是脉位法。

第三是脉形法，用脉形辨长短。右手的寸、关、尺，分别代表肺、脾、肾。气升则水布，肺为水之上源，脾主治水，肾为水之根。气机上升，肺则宣发全身之水，所以气升则

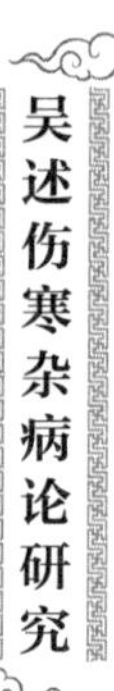

水布。左手的寸是火、关是木、尺是水，水生木，木生火，分别代表心、肝、肾。人身的火，君火是心、相火是肝、命火是肾。心主血脉，肝藏血，肾精血互化，所以火降则血下。举个例子，女性排除少阴证的心烦失眠，如果舌尖红，那她就要来月经。如果舌尖红而月经不下的，是任脉不通，用牛膝一味60g，服药后月经就能下。月经一下，舌尖的红色就褪去了。这就是所谓的火降血下。

怎么来判断升降呢？寸脉过寸，气机上升；尺脉过尺，气机下陷。所以用脉的长短来定升降。

用脉位来定浮沉，就是以按脉的力量来定病性的浮和沉。用脉的长短来定升和降，就是比较寸脉和尺脉的长短，来定气机的升降。气机是该往上升，还是该往下降？该用升麻、黄芪，还是该用牛膝、黄柏、泽泻？可用脉的长短来定升降。用脉的来去定出入，脉的来去是脉冲击手指的力量和速度，定出入就是定表里，出入就是表里的问题。人体气血的升降浮沉、升降出入，根据脉位、脉形和脉的来去，都可以判断出来。

寸关尺的脉象，可对应人迎脉、寸口脉、少阴脉和浮、中、沉。其中，寸脉与人迎脉和浮取脉的关系最密切，反应的病机相似；关脉与寸口脉和中取脉的病机相似；尺脉与少阴脉和沉取脉反应的病机相似。

五、十二脉法

十二脉诀

浮沉定表里（脉位），大细定虚实（脉形）；
长短定升降（脉体），弦软定阴阳（脉力）；
滑涩定气血（脉流），迟数定寒热（脉率）。

十二脉法讲十二个重要的脉。《伤寒论》中有残贼脉，贼就是邪气的意思。《伤寒论·平脉法》中讲："问曰：脉有残贼，何谓也？师曰：脉有弦、紧、浮、滑、沉、涩，此六脉名曰残贼，能为诸脉作病也。"《伤寒论·辨脉法》上讲："寸口脉浮为在表，沉为在里，数为在腑，迟为在脏"，这里讲了一些最基本的脉，由此来判断疾病的性质。

第一，脉位。浮沉定表里。第二，脉形。大细定虚实。第三，脉体。长短定升降，比较寸脉和尺脉长短，定气机升降。第四，脉管。弦软定阴阳，脉弦在少阳，脉软在厥阴。第五，脉流。滑涩定气血。脉流指脉管里的血液的流动是滑还是涩，是瘀血还是痰湿。第六，脉率。迟数定寒热。所谓十二脉，分别反映了脉位、脉形、脉体、脉管、脉流和脉率，就是脉的位置、形状、脉体长短、脉管张力、血流情况和跳动速率。

六、伏气脉法

《伤寒论·平脉法》中讲："师曰：伏气之病，以意候之。今月之内，欲有伏气，假令旧有伏气，当须脉之。若脉微弱者，当喉中痛，似伤，非喉痹也。病人云：实咽中痛。虽尔，今欲复下利。"这里说脉微，是在少阴，"少阴之为病，脉微细"，处方是麻黄细辛附子汤。但是经过少阳就会化热，所以我们讲"冬伤于寒，春必病温"。为什么春天病温？因为邪气伏于少阳以后，欲下利。《伤寒论·辨脉法》上说："今复欲下利"，欲下利还没有下利，如果邪气发出来了，就下利。下利脉促，那是葛根芩连汤证，用于治疗细菌性心内膜炎，或者病毒性心肌炎。这就是我们讲的伏气温病。

七、血证脉诀

平脉辨证，以诀生死
吐血之脉，数大阳亢
弦数肝旺，细数阴伤
芤为失血，涩多血瘀，微细气虚
左脉弦数，肝胆火实
右脉洪数，阳明火炽
平缓为应，浮大堪忧
上实下虚，出血不止
左寸脉盛，吐血频仍
吐血之脉，上循鱼际
左关脉弦紧，吐血频不止
沉小缓为应，浮洪数堪忧
弦细数防其失音，沉细弱防其泄泻
脉弦苔净，风动人眩

“平缓为应，浮大堪忧”：吐血见浮大脉，是阳不恋阴，易转厥阴，甚者阴阳离决者死。“上实下虚，出血不止”：何谓上实下虚？就是寸脉大于尺脉，患者出血是不止的，这时要用平冲的药。“左寸脉盛，吐血频仍”：左寸脉盛，吐血不止，一定要把寸脉降下来。“吐血之脉，上循鱼际”：冲脉是水、木、火的关系，泻火必先清肝，故泻心汤用黄芩、黄连，黄土汤用黄芩、生地。“左关脉弦紧，吐血频不止”：如果左关脉是弦紧脉，会继续出血，因为肝藏血。“沉小缓为应”：脉沉小缓，出血易停。“浮洪数堪忧”：脉浮洪数，要么继续出血，要么阳不恋阴。“脉弦苔净，风动人眩”：脉弦，舌上无苔，易动厥阴肝风，比如肝昏迷。

八、肿瘤脉法

阴阳化生五行，五行化生不全的人，面部有特殊表现。这种人携带肿瘤易感基因，不一定此刻已经得癌症，但通过脉诊可摸出有没有得癌症，或者肿瘤是否复发。西医说，由肿瘤细胞的形成到影像发现肿瘤病灶，平均需要两年。中医的脉诊有一个优势，往往可在肿瘤发现前两三年，就能摸出脉的改变。我给大家举个例子：一个患者乳腺癌根治术后，让我平脉，我说可能还有肿瘤，她很不高兴，因为刚做了CT没有发现。大概两三年之后发现胆管上皮癌。

肿瘤的脉法，第一个是阴阳相搏名曰动，这是肿瘤的脉。还有诸积大法，《金匮要略》上讲：“诸积大法，脉来细附骨者乃积也。寸口积在胸中，微出寸口积在喉中，关上积在脐旁，上关上积在心下，微下关积在少腹，尺中积在气冲，脉出左积在左，脉在右积在右，脉两出，积在中央，各以其部处之。”将来在肿瘤六经辨证法里，我们会详细讲肿瘤的面诊、脉诊和舌诊。所以，这里不细讲肿瘤脉法。

九、真脏脉诀

肝绝之脉，如循刀刃，多动风动血。动风，多见于肝昏迷；动血，多上消化道大出血。特点是“脉软者生，脉刃者死”。

心绝之脉，其脉躁疾而豆。心衰与休克早期，心率都是增快的，如果不能纠正就进入休克晚期。特点是“脉缓者

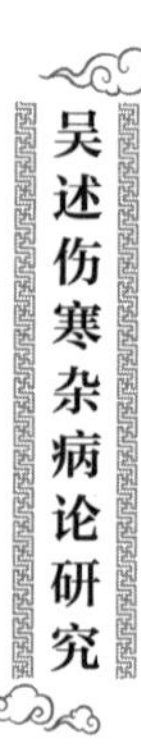

生，脉躁者死”。

脾绝之脉，软弱无神，胃气已败，不能受药。多见于胃肠功能衰竭，肿瘤恶病质。特点是“受药者生，拒药者死”。还有一种情况是“除中”，也是死证。后面在三阴死证章节中我们再讲怎样辨别“除中”。

肺绝之脉，浮散无根，多见于呼吸衰竭。心衰的早期，其脉躁疾而豆，到了晚期，浮散无根。呼吸衰竭的患者常常伴心衰，心肺衰竭。早期躁疾而豆，晚期浮散无根，这个时候心脏要停跳了，它的特点是“力回者生，力散者死”。如果脉力能够回来，就有生机；脉力不回来，就死亡。

肾绝之脉，从尺脉断，不沉反浮，浮不一定绝，浮而劲是绝脉。它的特点是“尿出者生，无尿者死”。治疗(包括中西医的治疗)后，无尿者死。

还有命脉将绝，瞳孔渐大。这就是我们讲的形神分离。

记住真脏脉的特点：肝刃（如循刀刃），心躁（转豆躁疾），肺散（浮散无根），脾漏（软弱无力），肾弹（譬如弹指），都是败象。

下篇　平脉用药法

一、脉学原理

脉学有两个基本原理：一是生物原理，一是物理原理。我们先讲生物原理，再讲物理原理，用生物原理来揭示脉象的生物学意义，用物理原理分析脉象是怎么形成的。此外，我们的平脉法，还体现了《黄帝内经》中讲的九九制会学说。

1. 生物原理

脉学的生物原理主要是中医讲的“察外知内”，即通过体表的观察推测内在的病机，属于“象”的范畴。“象”的根本原理是“全息对应”原理，用脉来对应人体的不同部位和病理生理现象。

《伤寒论》中主要讲人迎脉、寸口脉和少阴脉，其他的还有趺阳脉等。寸、关、尺是寸口脉，其中人迎脉候寸脉，寸口脉候关脉，少阴脉候尺脉。三部脉又与脉象的浮、中、沉相对应，寸脉对应浮脉，关脉对应中脉，尺脉对应沉脉。比如尺脉候肾，《伤寒论》上又说沉脉候肾——讲十二菽的时候说沉脉对应的是肝肾，实际上浮中沉和寸关尺也是对应的，无论从哪个方面评估脉，得出来的结果都是一致的。

还有脉的来去，脉搏来冲击手对应寸脉，脉搏离开手对应尺脉，这都是全息对应的观念。来与去实际上代表出和入的问题，也就是前面所讲的表与里。来对应浮，对应寸，对应表，对应出；去对应沉，对应尺，对应里，对应入。而且寸脉对应升，尺脉对应降，寸脉过寸，这是气机上升太过，寸脉不及寸，就是气机不升；尺脉不降，那是虚阳在外越，尺脉太长，那是湿热在下注。所以，升降浮沉、升降出入都可以跟脉相对应。这是《伤寒论》中讲的阴阳脉法，以寸脉和浮脉为阳脉，以尺脉和沉脉为阴脉。

我们讲升降出入、升降浮沉，这是气运脉法。气运脉法与阴阳脉法，可完全对应在一起。然后我们讲五行脉法，左右手的寸关尺，分别对应心肝肾和肺脾肾，即火木水和金土水。

三焦和卫气营血也可反应在脉里。卫在寸，气在关，尺是营血。寸脉是上焦，关脉是中焦，尺脉是下焦。

寸脉候太阳病，关脉候阳明病和少阳病，尺脉也候阳明

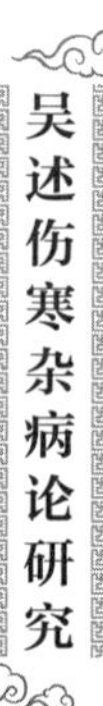

病。为什么尺脉也候阳明病？因为阳明腑实证候在尺脉，是沉脉。阳明病的经证在关脉上，中取是大脉。大家记不记得我们所讲过的气交？太阳在头，少阳在喉，阳明在胃，阳明大肠下到腹部，这就是阳交于阴。太阴、少阴、厥阴在腹，少阴又升到胸中。阴阳气交形如太极图。少阴心在寸，太阴和厥阴在关，少阴肾在尺。

比如脉沉，沉而无力是附子证。沉而有力，中医讲是压迫脉道。什么是压迫脉道？一个是大便，腑实证；一个是肿瘤，肿瘤就是一个沉而有力的脉，推筋着骨。再比如脉结，脉应该正常地跳出来，但是患者的脉跳得慢，时有一止，这也是肿瘤的脉。我们讲肿瘤有七种脉，结脉的人一部分有肿瘤（当然不能看见结脉就说都有肿瘤），我们说这种脉跟肿瘤有关系。这些都是“象”的问题。再比如说：“厥阴病，脉微续者生，暴出者死”，摸不着脉了，如果脉不是慢慢出来，而是暴出，这是阴阳离决。暴出者死，这也是“象”的问题。我们这个脉象图（图5-2）把中医脉的“象”，基本上都概括进去了。

2. 物理原理

物理原理是指脉的血流动力学基础，属于“理”的范畴。就是血流动力学原理。脉的形成有以下几方面的因素。

第一是血管的张力。血管的张力受肾素-血管紧张素系统等体液因子的控制，张力太高就容易得高血压，高血压早期就是血管张力增加引起的，表现为中医的弦脉。如果脉软，张力就比较弱；如果脉弦，张力就强；紧脉也是张力比较强，是寒性收引导致血管张力增加所致。

第二是血管的充盈。就像水管，水多就充盈，水少则充盈不足。充盈多的如大脉，血管变宽。比如炎症的时候高动力循环，血液搏出来多，血管扩张，所以摸到大脉。细为阴细，所以阴虚的人血管充盈不够，脉就细。当然寒性收引，寒凝的时候脉也细。芤是血容量不足，一压脉就没有了。

第三是血流的畅通。比如滑脉，高脂血症时血液脂溶性增加，形成边流，油在水里，脉就很滑。而涩脉如轻刀刮竹，就是西医讲的高凝状态，血液运行不畅，大多与中医讲的瘀血有关系。但是涩脉不一定都是瘀血，虚损也可以是涩脉。为什么呢？因为虚损导致血液浓缩，阻力增加，表现为涩脉，所以有虚有实，但是万变不离其宗，道理很简单。

第四是脉搏的强度。脉搏强的是洪脉，脉搏弱的是微脉。脉搏的强度由心输出量决定。心输出量是脉搏的动力，它的高低首先取决于阳和气，气虚的人脉搏强度就变弱，阳虚的人脉搏强度在气虚的基础上，进一步变弱。参附汤用来强心，就是这个原理，它能够增加心输出量，使一个微弱的脉变成一个洪大的脉。所以《金匮要略》上讲："脉沉、小、迟，名脱气。其人疾行则喘喝，手足逆寒，腹满，甚则溏泄，食不消化也"，其中脉沉、小、迟都是心输出量不够；腹满，甚则溏泄，食不消化，是在太阴，这就是气虚；手足逆寒，病到了少阴，阳也虚了。血管的充盈反应虚实，重在形质；脉搏的强度定虚实，重在气化。

脉浮、大、芤怎么治疗呢？浮、大、芤都是没有力气的脉，都是阳气外越，要用收敛的药。《金匮要略》中治疗虚劳病的小建中汤，就重用了收敛药——芍药。《伤寒论》中治疗少阴热化证的黄连阿胶汤，也含有芍药，两方是一样的道理。芤脉也需要收敛的药，因为缺血之后血管床增加，但是血容量又不足，所以要加芍药。

再比如说，阳气虚的人，基础代谢低，心输出量低，表

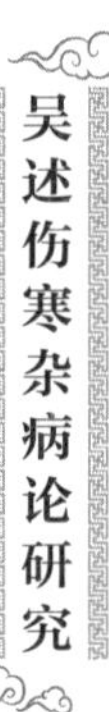

现为微脉。因为脉力不够，血管就收缩，来保持它的容量。输出量低了，如果血管再不收缩，那血管充盈量是不够的，所以为了保持血管充盈量，血管收缩，这就是一个细脉。“少阴之为病，脉微细”，少阴病的脉，有微有细，有迟有沉。《伤寒论》上说：“凡脉大、浮、数、动、滑，此名阳也；脉沉、涩、弱、弦、微，此名阴也。”少阳病脉就弦，为什么说弦为阴呢？这里的弦脉是指弦微，是厥阴病的脉。

第五是脉搏的次数。迟与数定寒热。有炎症时发热，体温升高，脉搏就增加。从脉形的大细定形质虚实，就是血管的充盈程度。从脉管的弦软定阴阳，就是血管的张力。弦而无力的是弦微脉，病在厥阴；弦而有力的是少阳病。从脉流的滑涩定气血，以血流的通畅度，判断是有瘀血还是有痰湿。从脉搏的迟数定寒热，最后是从脉力的洪微定气化虚实。既然从脉的大与细定虚实，为什么又要从脉的洪与微定虚实？因为脉的大与细，定的虚实是形，看形质有没有亏损；而脉力的洪与微定虚实，定的是气，是气化问题，以此判断阳气够不够。

关于脉学的综合运用，我们可总结为三句话：阴阳定病性，五行定病位，气运定病机。怎么定阴阳？从脉位和脉性上定阴阳。五行定病位，木、火、土、金、水对应肝、心、脾、肺、肾。气运定病机，以升降出入、升降浮沉来定病机。

3. 九九制会

我们的平脉法如何能把穴位定到脉，定到寸、关、尺，再定到几个药呢？这里涉及“九九制会”学说。《素问·六节藏象论》上说：“天以六六之节，以成一岁，人以九九制会，计人亦有三百六十五节，以为天地久矣”，这里提出“天以六六为节，人以九九制会。”

“天以六六之节”，就是天数六；“地以五行运化”，地数五；“人以九九制会”，人数九。天数六，即风寒火热燥湿六气；地数五，五行运化即五运——木火土金水，故天重气，地重形。人以九九制会，即人分为三段，每段分三节。躯体是三段：头、胸、腹；上肢分三节：手、肘、肩；下肢也有三节：脚、腿、股。“其气九州九窍，皆通乎天气，故其生五，其气三。三而成天，三而成地，三而成人。三而三之，合则为九，九分为九野，九野为九藏”。所以，脉分三部九候，以应人身之三节九窍。三节，为上、中、下三焦。九窍，为人身上的九大重要穴位，即印堂、膻中、关元、风府、至阳、腰阳关、祖窍、阴维、龙宫九穴。

二、左手脉法

左脉寸、关、尺对应火、木、水，水生木、木生火，对应心、肝、肾。右脉寸、关、尺对应金、土、水，土生金、金生水，对应肺、脾、命门。左脉火降血下，右脉气升水布。

左寸定膻中穴，左尺定关元穴。后面讲奇经八脉时会详细讲，为什么左右手的脉定位在人身前后的部位不一样，这涉及任脉和督脉的问题。

左脉阳虚脉，寸脉心阳虚是桂枝证，关脉肝阳虚是吴茱萸证，尺脉肾阳虚是附子证；左脉阴（血）虚脉，寸脉是阿胶证，关脉是白芍证，尺脉是地黄证；左脉火热脉，寸脉是黄连证，关脉是黄芩证，尺脉是黄柏证。

1. 阳虚脉

左寸脉，阳虚是桂枝证。桂枝证见三个脉：浮、缓、大。另外，桂枝证的抓独法是抓汗，手心有汗是桂枝的独证。浮脉第一主表证，表证用桂枝。表证不解，麻黄汤都要用桂枝，更不要说桂枝汤了。第二主虚证，治疗太阴脾虚的处方是桂枝汤，或者小建中汤。在后面讲六经在经时会讲：为什么桂枝汤是太阴病的方。

为什么浮脉主虚？《金匮要略》上讲："男子面色薄者，主渴及亡血，猝喘悸。脉浮者，里虚也"，"劳之为病，其脉浮大"，"男子脉浮弱而涩，为无子，精气清冷"，从这些条文可知，浮脉可以是表证，也可以是虚证。虚证脉浮是阳气外越，所以小建中汤要重加芍药，甚者加龙骨、牡蛎，桂枝加龙骨牡蛎汤用收敛药、潜阳药，就是这个道理。所以浮脉是桂枝汤证、小建中汤证、麻黄汤证，方中都有桂枝。如果是沉脉呢？沉脉是附子证，用麻黄附子甘草汤，发热去甘草加细辛。

桂枝证还有一个脉是大脉，《金匮要略》上说："人年五六十……其病脉大者，皆为劳得之。"大脉也是劳证，处方还是用桂枝汤、桂枝加龙骨牡蛎汤，或者小建中汤。当然单用桂枝汤的疗效就差点儿了，因为脉大，虚阳外浮，要重加芍药成小建中汤，或者加龙骨牡蛎。桂枝证的脉大需与白虎汤证鉴别，"伤寒三日，阳明脉大"，一个有力，一个无力。

桂枝独证是浮、缓、大、汗。缓，是心动过缓，桂枝可以增加心率，所以可治脉缓。我们对比两个方：防己地黄汤和桂枝去芍药加蜀漆龙骨牡蛎救逆汤。两方的共同点是都治疗精神症状，如狂、发狂，都有脉浮，即都有桂枝证。怎么加以区别呢？脉浮就是桂枝证，如果患者发狂，就用桂枝去芍药加蜀漆龙骨牡蛎救逆汤。发狂不能用芍药，因为这种发狂是亡阳发狂，亡阳故去芍药。这里的亡阳是伤阳的意思，不是阳气真的亡了。那么防己地黄汤呢？要看尺脉，尺脉如掉下去就用防己地黄汤，因为肾不足。两方从脉象上区别，就很简单：尺脉沉用防己地黄汤，尺脉没有问题用桂枝去芍药加蜀漆龙骨牡蛎救逆汤。

左关阳虚，是吴茱萸证。吴茱萸在厥阴，是弦而无力的脉，一定是没有力气的脉。《金匮要略》上说："寸口脉沉而弱，沉即主骨，弱即主筋，沉即为肾，弱即为肝"，这就是指弦而无力的脉，绝脉或者是弦虚欲绝的脉，都是吴茱萸证。

左尺沉迟是附子证，定在关元穴。"脐下悸"，脐下三指就是关元穴，是附子证，可用真武汤治疗。"心下悸"，指的是膻中穴，是桂枝证，可用苓桂术甘汤治疗。"少阴之为病，脉微细"，说的就是尺脉。

如何定桂枝加附子汤证？从手心（劳宫）去定桂枝证，当摸到手心潮，就是桂枝证；手背凉是附子证；如患者发热怕冷，或者手脚冰凉，就是桂枝加附子汤证。或者可再摸尺脉有力还是无力，或者再问患者有无腰疼，因为附子证定在腰阳关穴。桂枝加附子汤证可以有脚抽筋，因为里面有芍药甘草汤。桂枝汤证怎么没有抽筋呢？因为患者没有经过发汗，如发汗多了，伤阳又伤阴，"阳加于阴谓之汗"，所以发汗以后抽筋很正常。

只要我们明白了这些内容，即使不去背条文，所有的症状也能推出来。我们看病很简单，一摸患者的手，手心潮，桂枝证；手背凉，附子证，就是一个桂枝加附子汤证。可再摸脉浮不浮，尺脉是不是无力，问问腰疼不疼。要区别什么呢？手背凉要区别厥阴病和少阳四逆证的问题。因为厥阴病也可以冷，但脉细欲绝；少阳是弦而有力的脉，很好区别。

最近，有一个卵巢癌患者，摸手心潮，桂枝证，摸手背凉，附子证。学生说是桂枝加附子汤证，但一看口唇干裂，是温经汤证才对。手背凉，三阴独取少阴，要么在少阴，要么在厥阴。这个手背凉在厥阴经，患者是生殖系统肿瘤，就是温经汤证。但是吴茱萸性燥，担心温阳的药燥，影响肿瘤，用60g

麦冬，把燥性镇住。大家注意看温经汤里麦冬的剂量。《金匮要略》中讲："问曰：妇人年五十所，病下利数十日不止，暮即发热，少腹里急，腹满，手掌烦热，唇口干燥，何也？师曰：此病属带下。何以故？曾经半产，瘀血在少腹不去。何以知之？其证唇口干燥，故知之。当以温经汤主之。"手心潮，桂枝证；手背凉，附子证，或者在厥阴经；口唇干裂，那就是温经汤。温经汤证的脉要么是弦而无力，要么是弦细欲绝。

左手脉法，一定要比较寸脉与尺脉。前面讲的防己地黄汤，就是比较了寸脉和尺脉。阴阳脉法以部位定阴阳。定阴阳，定浮沉，定升降，都要比较寸脉与尺脉。

另外，左寸是汗，尺脉是精，我们要把汗与精的问题想清楚。

2. 阴（血）虚脉

左寸脉芤是阿胶证，《伤寒杂病论》中含阿胶的处方有白头翁加甘草阿胶、当归建中加地黄阿胶汤、黄连阿胶汤、猪苓汤、大黄甘遂汤、黄土汤。其中，白头翁加甘草阿胶证，是厥阴病，其脉弦而无力，除了阿胶证的寸脉芤，还有个弦而无力脉；当归建中加地黄阿胶汤证，其脉大，含有桂枝证；黄连阿胶汤证，其脉细，"少阴之为病，脉微细，但欲寐也"；猪苓汤证，其脉长，尺脉长；大黄甘遂汤证，其脉沉，阳明腑实大黄证；黄土汤证，其脉微，阳虚出血。弦、大、细、长、沉、微，六个脉，就把这六个处方给确定了，而左寸脉都是芤脉。

平脉法的特点是以脉定药，以药定方。再结合抓独法，看病就很简单了。近似于《黄帝内经》中所说的："知其要者，一言而终，不知其要者，流散无穷。"

左关脉大是白芍证。白芍可以见弦脉，弦脉是兼脉，不是决定脉。决定脉是在左关的大脉，用芍药去收敛脉气。

左尺脉细是地黄证，“少阴之为病，脉微细”，微为阳微，细为阴细，细脉就是地黄证。《金匮要略》虚劳篇中讲：“男子平人，脉虚弱细微者，善盗汗也。”虚脉的特点为善盗汗，用地黄。左尺阴与阳，肾精化阴阳，一个附子证，一个地黄证。

3. 火热脉

阴虚脉讲血下，火热脉讲火降。怎么降火？左寸数是黄连证，考虑黄连相关的处方。如果左寸数，但是有停顿（促脉），就是西医讲的快速性心律失常，还是黄连证，如葛根黄芩黄连汤证。把黄连阿胶汤的阿胶和芍药，换成葛根和甘草，就成了葛根黄芩黄连汤，还是用黄芩配黄连。黄芩配黄连是清心火的标准配伍。为什么？因为木生火。

左关脉弦是黄芩证。比如血证用黄连阿胶汤或者黄土汤，都有黄芩。清心用黄芩配黄连；清肾，如下部的出血，用黄芩配地黄，因为水生木，木生火。比如三物黄芩汤，治疗妇人产后感染，最具代表性的是治疗产后子宫感染。当然三物黄芩汤还治其他证，不一定就是感染，很多病都可以使用，不要局限在这里。失血证只要见到尺脉细，关脉弦，那就是三物黄芩汤证，不管各种原因的出血，如手术、外伤、生产、流产，等等。三物黄芩汤的演变是当归贝母苦参丸，男子加滑石。当归贝母苦参丸是个细长脉。细脉是因为有地黄；长脉是因为病位在下焦，所以要加滑石。

左尺脉长是黄柏证。滑石定在右脉，这里讲左脉。黄柏是长脉，代表方是四妙散或者白头翁汤。小便不好，可用四妙散；大便不好，可用白头翁汤。

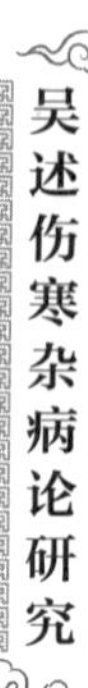

三、右手脉法

右手的寸、关、尺，分别定在三个穴位：风府、至阳和腰阳关。左右手的区别在于什么？因为督脉长、任脉短，在下一章奇经八脉中我们会详细讲。所以左手的寸关尺和右手的寸关尺定的位不一样，左手的寸脉和右手的关脉前后对应，前胸和后背。右手脉多一个风府穴，把寸脉提上去了。

1. 气升

气升水布，火降血下，首先讲气升。长短定气运，气机的升降用脉的长短来定。右寸短，是黄芪证，不管血压高还是低，只要右寸短就可用补中益气汤来提气。右关脉软是人参证，还有个独证——其背恶寒。真武汤变附子汤，因为“其背恶寒”，故去生姜加人参；白虎加人参汤因为“其背恶寒”；四逆加人参汤也是因为“其背恶寒”。我们把人参定在至阳穴，使用人参的指征是在至阳穴周围不舒服。右尺脉短，用山药，剂量要大，可用30～90g。

2. 水布

肺为水之上源，脾主治水，肾为水之根。肺为水之上源，用麻黄，病位在风府穴，脉浮紧。麻黄证患者的特点是怕风，喜欢戴帽子，风吹头疼。右寸主人，因肺主呼吸，所以麻黄能够行水，发表利水。服麻黄不发表就利水，要么出汗，不出汗的人就利尿。《素问·疟论》上说“卫气每至于风府，腠理乃发”，《素问·热论》中说“巨阳者，诸阳之属也，其脉连于风府”，故《伤寒论》的太阳病脉证提纲讲“头项强痛”，即属风府受寒。

第二个药是白术，特点是濡脉，在中部。中部候脾，与大便有关系，60g生白术也能通便。第三个药是附子，特点是尺脉沉微，主出，候肾，主小便。左手脉是沉迟，右手脉以沉微为特点。需要区别的是，尺脉沉而有力是大黄证。附子有一个独证：腰疼。腰不疼也可以用附子，用了附子以后可能会疼，继续服药就不疼了。附子走行十二经，追风除湿，用了之后，可以出现病变部位的疼痛。

右手定气升水布的关键是什么？定气升的关键是长与短，定水布的关键是浮与沉，“脉得诸沉，当责有水”。长短定升降，浮沉定出入。

举个例子：右寸脉紧定麻黄，如尺脉沉，那就加附子，麻黄配附子，“少阴病，始得之，反发热，脉沉者，麻黄细辛附子汤主之”。如果关脉是濡脉，加白术，麻黄加术汤、越婢加术汤都可以。

3. 热化证

右手热化证的脉：右寸数是寒水石证，右关大是石膏证，右尺长是滑石证。右尺脉长，用滑石，这种人小便不好。举个例子，右脉尺长，用滑石，《伤寒杂病论》中的处方有当归贝母苦参丸加滑石、猪苓汤、百合滑石散。其中，当归贝母苦参丸加滑石治小便不利，猪苓汤配阿胶是芤脉，百合滑石散其脉微数，情志有问题。用平脉法可以很简单地把这些方剂区别开来。

四、小结

学习脉学首先要抓住十二脉，脉位的浮沉定表里，脉形的大细定虚实，脉体的长短定升降，脉管的弦软定阴阳，脉流的滑涩定气血，脉率的迟数定寒热。通过十二脉法，把脉象图

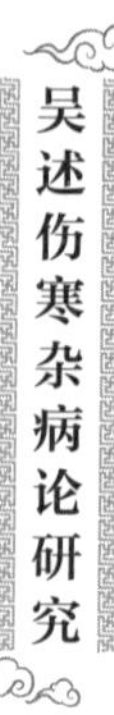

学透彻，脉象图已经把张仲景的阴阳脉法、五行脉法和气运脉法都融通了进去。

阴阳定病性，五行定病位，气运定病机。把寸、关、尺，人迎、寸口、少阴和浮、中、沉，来、至、去相互对应。阴阳是根据脉性和脉位来确定的。脉位还可以确定五脏——肝、心、脾、肺、肾，然后五行——木、火、土、金、水，五行就确定了。再根据脉定升降出入、表里浮沉。

三焦与卫气营血都可反应在脉里。当然，六经的脉还有一个阴阳气交的问题。阳明脉掉下去，少阴脉升起来。太阳在寸，太阴和厥阴在关，阳明和少阳也在关。区别在于左右手的定位以及虚实不同，少阴心脉在寸，而少阴肾脉在尺。

血管的张力决定脉的弦软，可以确定是肝的问题，仅是虚实不同而已。血管的充盈程度决定脉是大脉、细脉还是芤脉。血流的畅通程度就决定了滑脉、涩脉，决定了是痰湿还是瘀血，其中虚的是血液浓缩。脉搏的强度，强的洪脉，弱的微脉，这是由心输出量决定的，要么气虚、要么阳虚，如参附汤。基础代谢低的脉搏都表现为微细迟合在一起。为什么？心输出量低，血管收缩，心率减慢。从脉形上辨大脉、细脉，可以辨虚实，反应血容量，这是形的问题。从脉力上辨洪脉、微脉，也可以辨虚实，这是气的问题。

再定左手和右手的脉。左手的脉火降血下，寸关尺对应的是火、木、水。寒化证：左寸浮、缓、大脉是桂枝证，左关欲绝脉、无力脉是吴茱萸证，左尺沉、迟脉是附子证。热化证：火降对应的脉是黄连证左寸数，黄芩证左关弦，黄柏证左尺长；血下对应的脉是阿胶证左寸芤，白芍证左关大，地黄证左尺细。对应人体的穴位：左寸定膻中穴，左尺定关元穴，所以脐下悸用真武汤，心下悸用苓桂术甘汤。

右手的脉，气升水布。水布：右寸浮紧是麻黄证，右关濡是白术证，右尺沉微是附子证。气升：右寸脉短是黄芪证，右尺脉短是山药证，右关脉没有力量的脉是人参证。对应的人体穴位：右寸定风府穴，怕风吹，用麻黄；右关定至阳穴，其背恶寒，用人参；右尺定腰阳关穴，腰疼，用附子。热化证：右寸数是寒水石证，右关大是石膏证，右尺长是滑石证，还是肺脾肾的问题。

我们讲了平脉法图，根据这张图把脉定穴位上，可直接把药抓出来，对比《伤寒杂病论》就能出方。比如左尺脉沉迟无力，定附子，穴位定在腰阳关，此属少阴寒化证，用四逆汤；如果有饮邪，用真武汤；如果兼背寒，用附子汤；如果是肿瘤，有形质的问题，用栝蒌瞿麦丸。根据平脉法治病，就这么简单。

五、答疑篇

学生问：脉的三部会不同吗，如果脉影响三部怎么办？

吴师答：按照张仲景的阴阳脉法，以脉位、脉性定阴阳。脉位怎么定？寸脉微是阳不足，尺脉弱是阴不足，阳不足则恶寒，阴不足则发热。如果寸脉下不至关者为阳绝，尺脉上不至关者为阴绝。如果寸脉比尺脉明显的是阴不足的脉；阴不足的脉如果摸不着，是阴绝脉，是死证，是阴阳离决，就是阳气要从上面脱了，张仲景认为这种情况是死证。这个脉法反应在很多的条文上，如“诸阳浮数为乘腑，诸阴迟涩为乘脏”；“在尺为关，在寸为格”。这些条文都是以脉位来定阴阳。

先是阴阳脉法，然后是五行脉法，最后是气运脉法。阴阳一定要平衡，三部要平衡。脉浮，就可用桂枝，但是尺部没有

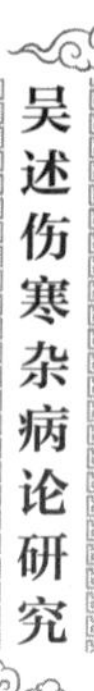

脉，就要用潜阳的药，可用桂枝甘草龙骨牡蛎汤这类处方。

脉有时候会影响三部，没有关系，辨证的时候，我们只要抓住一部就可以。比如血管收缩导致紧脉，你会发现寸关尺都紧，但是寸脉冲击力最强，抓住一部就可以。

赵文景问：吴老师，您讲得非常好！但在临床上有很多因素影响脉象，比如降压药可以扩张血管，动脉硬化严重的脉弦紧，怎么能识别出这些影响因素，而号出真实的脉象呢？而且脉象确实挺主观的，不好掌握。

吴师答：脉象比较主观，影响因素也多，有即时性。所以我跟大家讲的都是最简单的一些脉学知识和临床应用，一般要再配合抓独法、标本法使用。脉学不能不讲，因为平脉法是个很重要的办法。我们告诉大家的平脉法是一个基本思路和基本方法，你再用抓独法来印证，以脉定药的这个思路就可用了。

关于平脉法，我们讲的是脉学的精髓、实质以及如何在临床上最简便、最简洁地去使用它。如果想再进一步提高，可以看《濒湖脉学》。如要再深一步可以很玄的，摸脉可以摸一小时，《伤寒论》说五十动，有人摸五万动。但是我告诉大家的脉法是最精华、最简洁的东西。

标本法、聚类法、平脉法、抓独法、截断法，如能把这五个办法合起来灵活运用，看病就会非常快。不仅仅是快的问题，而且可做到直取其病。就像我们讲的温经汤的例子，一个卵巢癌的患者，涉及先天的问题，手心潮，手背凉，然后口唇干，就可定温经汤！看病就可以这么简单。如果你非要从四诊，按照《十问歌》从头问到底，摸一个小时的脉，再给他诊断两小时，也可以。但是，我们不这么看病，医生各有各的风格。

张可睿问：人参品系历史流变复杂，请教老师右关人参用哪种？红参，生晒参，党参？

吴师答：一般来讲补气最强的是红参。比如癌性乏力，我们反复体会如果用党参，很多患者都没什么效果，但是用红参可以看到明显的效果。当然癌性乏力的原因很多，我单纯指气虚引起的。其次是晒参，最后是党参，有时会用大剂量的太子参。因为肿瘤很复杂，有时怕党参影响消化，有时怕红参、晒参动元气，就用大剂量的太子参，可用60～90g。还有一种就是沙参与太子参一起，阴阳并补，很平。

高峰问：阴阳为何以弦软为代表？

吴师答：在这里阴阳指的是少阳和厥阴。弦而有力是在少阳，无力而弦是厥阴。为什么大家很难理解厥阴病篇脉证提纲没有讲脉？其实《伤寒论·平脉法》里讲了厥阴脉。为什么把弦脉归在阴脉里？因为这里的弦脉是指厥阴病的弦微脉。

夏时炎问：吴老师，左尺和右尺都主水，可有的书上说左尺为肾阴、右尺为肾阳，如何理解？

吴师答：左脉主火，火降血下，讲的是阳气反应在左手上的脉。君火、相火、命火的脉，都在左手的脉上，所以说左手的尺脉候肾阴，右手的尺脉候肾阳，可以这样去判断它，也可以去体会有没有必要分这么细。左手脉在火降血下里有地黄，就是这个原因，两个还是有不同的。

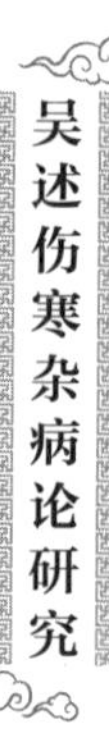

第六章　奇经八脉

奇经八脉，指的是冲脉、任脉、督脉、带脉、阴维脉、阳维脉、阴跷脉、阳跷脉，这属于我们平脉法的内容。道教内丹术讲奇经八脉，武术界也讲大小周天，中医学也讲奇经八脉。有的书把奇经八脉写得非常复杂，但是我们讲的是极简之术。比如我们的奇经八脉图（图6-1）非常简单，学完后会觉得一点也不复杂。

在奇经八脉学说的发展史上，有几个很重要的人物：一个是道教的紫阳真人，修道之人能返观内视；一个是李时珍，写了《奇经八脉考》；还有一个是叶天士，他对奇经八脉的治法有很多的发挥。

下面，我们看李时珍是怎么描述奇经八脉的："阳维起于诸阳之会，由外踝而上行于卫分"，这是说阳维起于脚，从外踝往上走，管卫分。"阴维起于诸阴之交，由内踝而上行于营分"，阴维由内踝上行，管营分，"所以为一身之纲维也"，"维"是"纲维"的意思。

"阳跷起于跟中"，跟中就是脚后跟，"循外踝上行于身之左右"。"阴跷起于跟中，循内踝上行于身之左右"。阴跷脉、阳跷脉为什么叫跷呢？跷，"机关之跷捷也"。

阴维脉、阳维脉，都起于脚，一个在外踝上行卫分，一个在内踝上行营分。阴跷脉、阳跷脉都起于跟中，一个是往内行于身之左右，一个是往外行于身之左右。

“督脉起于会阴，循背而行于身之后，为阳脉之总督，故曰阳脉之海。任脉起于会阴，循腹而行于身之前，为阴脉之承任，故曰阴脉之海。”

“冲脉起于会阴，夹脐而行，直冲于上，为诸脉之冲要，故曰十二经脉之海。带脉则横围于腰，状如束带，所以总约诸脉者也。”

“阳维主一身之表，阴维主一身之里，以乾坤言也”，阳维脉主一身之表、主卫，阴维脉主一身之里、主营，两脉象乾坤天地。“阳跷主一身左右之阳，阴跷主一身左右之阴，以东西言也”，“督脉主身后之阳，任、冲主身前之阴，以南北言也”，“带脉横束诸脉，以六合言也。”

起于脚，由外踝走卫分的是阳维脉；起于脚，由内踝走营分的是阴维脉；起于脚后跟，由外踝走身之左右的是阳跷脉；起于脚后跟，由内踝走身之左右的是阴跷脉；背上的是督脉；前正中线是任脉；冲脉是在身体正中，还有一支分布到身体前面；带脉横束诸脉，围着身，如腰带一样。这就是奇经八脉。

一、阴维与阳维

阴维脉、阳维脉，起于脚。阴维脉，发于足少阴的筑宾穴；阳维脉，发于足太阳的金门穴。《素问·腰痛论》中说：“阳维之脉令人腰痛”，腰痛是附子证。阳维病“苦寒热”，附子证也有寒热，但它是“反发热”。“反发热”是麻黄细辛附子汤，就是太少两感证。少阴阳虚的人，容易发生迁延不愈的感染，反复感冒，这种人一年四五个月都在感冒。这

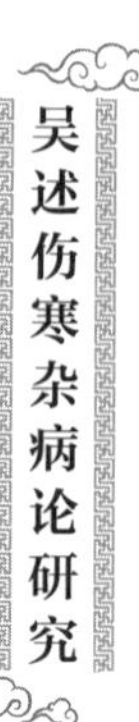

种情况就是我们讲的“阳维为病苦寒热”，“阳维之脉令人腰痛”，所以阳维病用麻黄细辛附子汤。“阴维为病苦心痛”，“怅然失志，溶溶不能自收持”，这种阴维病用枳实薤白桂枝汤——《金匮要略》治胸痹的处方。

阳维脉起于诸阳之会，阴维脉起于诸阴之交，所以阳维维于阳，阴维维于阴，共同维系阴阳。阴维脉、阳维脉和哪条经有关系？阴维脉、阳维脉主要和少阴经有密切的关系。阴维脉通少阴心，阳维脉通少阴肾，治疗少阴心的代表处方是枳实薤白桂枝汤，治疗少阴肾的代表处方是麻黄细辛附子汤。

二、阴跷与阳跷

阴跷脉起于跟中，在足少阴然谷穴之后，同少阴循内踝下照海，然后上内踝。阳跷脉，也是起于跟中，出外踝下足太阳申脉穴。《难经》上讲：“阴跷为病，阳缓而阴急；阳跷为病，阴缓而阳急。”《脉经》的注解说：“阴跷脉急，当从内踝以上急，外踝以上缓；阳跷脉急，当从外踝以上急，内踝以上缓。”抽筋、腿抽搐或者痉证、癫痫等症状，都属于跷脉病的范畴。还有瘫痪，因为阴跷、阳跷主运动。

《妇人大全良方》里的木瓜煎，用木瓜、吴萸、生姜，治疗腿抽搐很有效果。这种病症多见于绝经期女性，要重用木瓜，剂量可用到30～60g。用木瓜煎时，需问患者有没有反酸，因木瓜吃多了会反酸。为何用木瓜煎治疗有效？因木瓜含有植物雌激素，绝经后女性的腿抽筋与雌激素低有关系。人体雌激素低会导致血钙低，容易发生抽筋，所以需重用木瓜。绝经后女性的六经化生，属厥阴经所主，故阴跷脉在厥阴经。

阳跷病多是青春期的生长痛。生长期的年轻人，晚上睡眠时腿抽筋，可用芍药甘草汤。《伤寒论》中说“更作芍药甘草汤与之，其脚即伸”。青春期在六经化生中属少阳经，故阳跷脉在少阳经。

阴跷脉、阳跷脉两经交于目中。我们一身的经络运动，都与眼有关系。因阴跷脉、阳跷脉与少阴肾经相通，通于眼。《黄帝内经》中讲阴跷脉、阳跷脉管眼的开合。比如《灵枢经·邪客》上讲，卫气“昼日行于阳，夜行于阴”，“独卫其外，行于阳不得入于阴，行于阳则阳气盛，阳气盛则阳跷满”，“不得入于阴，阴虚故目不瞑”，书中用半夏秫米汤治疗目不瞑。此处的阴虚指阳不入阴，是阴分阳气不足，与后世所说的阴虚内热不同。半夏不只是一个阳明经的药，还是个少阴经的药。

如果阳跷脉病，会导致眼睛打不开、困顿，白天老是闭眼，似睡非睡。治疗白天困顿的患者，处方可用麻黄附子甘草汤合半夏秫米汤。

如果阴跷脉病，会导致眼睛合不上，晚上不睡觉，心烦失眠，处方用黄连阿胶汤。方中用黄芩、黄连泻心，阿胶养血，鸡子黄养肾，芍药作用于跷脉。为什么芍药作用于跷脉呢？阴跷脉的目不瞑是因为阳气盛，“阳气不得入于阴，阴虚故目不瞑”，而芍药可收敛阳气，故芍药可作用于跷脉。

治疗眼睛开合的两个处方，一个是少阴热化证的黄连阿胶汤；一个是少阴寒化证的麻黄附子甘草汤，还可加半夏秫米汤。阳跷病患者，可以白天服麻黄附子甘草汤，晚上再服半夏秫米汤。因为这类患者，白天兴奋了，晚上就能睡好了。

有学者认为上半身是阳跷脉，下半身是阴跷脉。这个说法是不科学的。因为阴跷脉、阳跷脉都往上行通于目，都通行全身。还有一种说法是分男女，说男性发的癫痫属阳跷脉

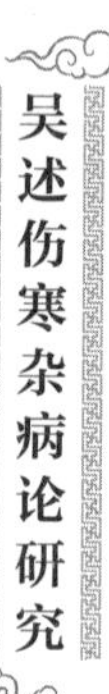

病，女性发的癫痫属阴跷脉病。还有的说阴跷脉、阳跷脉是分表、里的，表病属阳跷脉，里病属阴跷脉。还有的认为阴跷脉、阳跷脉分寒热，热病是阴跷脉，阴病则热；寒病是阳跷脉，阳病则寒。还有的认为是分昼夜，白天发的病属阳跷脉，晚上发的病属阴跷脉。由此可见，奇经八脉学说的分歧非常大。

我们采用两种学说：第一个，通厥阴经的是阴跷脉，处方用木瓜煎，用大剂量木瓜补充雌激素，可治疗绝经期的腿抽筋。通少阳经的是阳跷脉，处方用芍药甘草汤，治疗青春期的腿抽搐。第二个，阴跷脉、阳跷脉上行于目。故与眼睛的开关有关，处方分别用黄连阿胶汤、麻黄附子甘草汤。按照《黄帝内经》上的内容，麻黄附子甘草汤可合半夏秫米汤。对于阴跷脉、阳跷脉分上下、分男女、分表里、分寒热、分昼夜等其他学说，我们在这里不去深入研究。

三、冲脉

冲、任、督一源三歧，都起于少腹胞中。其中，冲为血海，冲脉的循行有一支出于体表，还有一支循行在身体正中。其特点是：下面是水、中间是木、上面是火，这样就把心、肝、肾连接了起来。冲脉的脉象体现在哪里？左手的寸、关、尺，可以反映冲脉。冲气上冲，脉过于寸；冲气下陷，脉过于尺；还有寸不及寸，为冲气下陷；尺不及尺，为冲气上冲。

《素问·上古天真论》中讲："太冲脉盛，月事以时下。"太冲脉盛是因为"少阴肾脉与冲脉并下行，循足，合而盛大，故曰太冲"，这是王启玄的说法。什么意思呢？按《脉经》上的说法，冲脉有一支分到第一个、第二个脚趾头之间跖骨关节处，这有一根动脉叫太冲脉。太冲脉在厥阴经上，我们讲生生之气，以肾为本，以肝为用，所以叫作太冲，这是冲脉往下循行的分支。《黄帝内经》中说："前曰广明，后曰太冲"，即前面是心脏，心脏之前的前胸叫广明，在身体之中心脏的位置就是太冲。《黄帝内经》中有很多东西值得去研究，我们这里不详细去讲。

《黄帝内经》上说："冲脉为病，逆气而里急"。逆气是气机上冲，这里讲两个代表性的处方。第一个方是苓桂术甘汤，治心下悸，气机从少阴心上冲。"伤寒若吐若下后，心下逆满，气上冲胸，起则头眩，脉沉紧，发汗则动经，身为振振摇者，茯苓桂枝白术甘草汤主之"。第二个方是真武汤，治疗气机从少阴肾上冲。"太阳病发汗，汗出不解，其人仍发热，心下悸，头眩，身瞤动，振振欲擗（一作僻）地者，真武汤主之"。这两个方都治疗心下悸，但是起于心下往上冲的用苓桂术甘汤，以桂枝为主；起于脐下三寸（关元穴）往上冲的用真武汤，以附子为主。真武汤证患者多消瘦，能感知腹主动脉的搏动，甚至有腹主动脉瘤。

为什么冲脉很重要？因为人之前不是直立行走的，是爬行的，器官固定在脊柱上。人直立行走之后，身体结构变了，下肢回血困难，上部的血液供应也困难，下面的血需要倒着流上去。然后器官不好固定，器官受重力作用容易下垂。消化系统受重力作用食物容易下行，消化东西更简单了，导致消化功能退化了。所以冲脉非常重要，很多疾病都和冲脉有关系。

四、任脉

《奇经八脉考》有言："任为阴脉之海，其脉起于中极

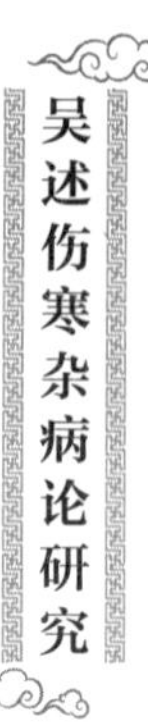

之下，少腹之内，会阴之分。”冲、任、督一源三歧。“任脉为病，男子内结七疝，女子带下瘕聚”。任脉的穴位定在哪里？定在膻中穴，对应的处方是桂枝甘草汤。《金匮要略·妇人产后病篇》上讲：“妇人乳中虚，烦乱呕逆，安中益气，竹皮大丸主之。”竹皮大丸由竹茹、石膏、桂枝、甘草、白薇组成，方中为什么用桂枝、甘草？因为是治妇人产后乳中虚，乃任脉为病，所以用桂枝甘草汤。膻中穴是管乳房的，穴位定在膻中穴，那就要用桂枝，我们说桂枝的一个特点就是通任脉。呕逆可以用竹茹；烦闷用石膏除烦，阳明经除烦就用石膏；发热用桂枝、白薇。

再举个例子，桂枝定在膻中穴，如果乳腺增生可用阳和汤。阳和汤用肉桂，实际上《伤寒杂病论》里桂枝和肉桂是没有分开的。大家清楚没有？你若知道是任脉为病，你就能知道为什么用桂枝。

五、督脉

督乃阳脉之海，也起于胞中。《灵枢经》上讲：“颈中央之脉，督脉也，名曰风府”，所以麻黄定位在督脉的风府穴。麻黄证的人后脑勺怕风，必须戴帽子，代表方是葛根汤。张洁古说：“督者，都也，为阳脉之都纲。任者，妊也，为阴脉之妊养。”所以有人把任督比喻成“人有任督，犹天地之有子母，可分可合”。

《伤寒论》原序中讲：“明堂阙庭，尽不见察，所谓窥管而已。”就是说不看明堂、阙庭，看病就如窥管，视野很狭窄。但是我们诊病时看明堂、阙庭吗？基本不看，但是我们认为这个方法很简单、很直接。

比如《伤寒论·辨太阳病脉证并治中第六》中讲："衄家，不可发汗，汗出必额上陷，脉急紧，直视不能眴，不得眠。"好多古人注额上陷，来回考证，千奇百怪，我觉得好奇怪，他们没有临床是怎么把这些考证出来的？你们见过额上陷的吗？印堂穴下陷的人很多，印堂穴下陷、干燥、掉毛，反映了太阳经病变。大家去观察，太阳经病变可以看到很多额上陷的，一旦见到额上陷，你就知道太阳经有问题。如果额上皮紧、掉毛、发亮，这是阴虚，也在太阳，但是容易化热转温病。还有阳虚的额上陷，是麻黄细辛附子汤、麻黄附子甘草汤证。"衄家，不可发汗，汗出必额上陷"，《伤寒论》中反复讲汗出伤阳气，所以额上陷，也可用桂枝加附子汤这类处方。

阳明病反应在鼻头，太阳病反应在印堂，少阳病反应在鼻根（两侧）。鼻尖红的人，阳明有热证，要考虑是经证还是腑证，脉大在经，脉沉在腑。这里有个问题我回避了，就是"庭者，颜也"，实际上，庭是拿来诊断三阴经的，但我不讲，因为三阴更复杂。

六、带脉

"带脉起于季胁足厥阴之章门穴，同足少阳循带脉穴"，然后"围身一周，如束带然"。《难经》上说："带脉之为病，腹满，腰溶溶如坐水中"，因为带脉围腰一圈，所以腹满，大腹便便的人是带脉病。冲、任、督脉，一源三歧都连着带脉。

《伤寒论》上讲："大病瘥后，从腰以下有水气者，牡蛎泽泻散主之。"腰以下有水气，如果用牡蛎泽泻散不见效，灸章门穴，也可以用苍牛防己汤。

“腰溶溶如坐水中”、“腹重如带五千钱”，可用肾着汤，即甘姜苓术汤。带脉通太阴经，带脉的引经药是白术。

关于白带的问题，《黄帝内经》中说：“思想无穷，所愿不得，意淫于外，入房太甚，宗筋弛纵，发为筋痿，及为白淫。”所愿不得，愿是什么？就是男女之事。“意淫于外，入房太甚，宗筋弛纵，发为筋痿”，筋痿就是阳痿。“白淫者，白物淫衍，如精之状，男子因溲而下，女子绵绵而下也”，看到没有？白淫男女都有。“皆从湿热治之，与治痢同法。”“白者属气，赤者属血”，白淫如果是见红色的话，多数是宫颈癌，阴道癌，生殖系统肿瘤。男子也有白带，都是从生殖系统出来，女子是从阴道出来，绵绵而下，男子因溲而下，就是男子小便之后的那一点分泌物。

此外，带脉穴和阴阳交有关系，这里我就不深入讲了。

七、八脉用药法

督脉，在人背后的正中线，定在三个大穴：腰阳关穴，用附子，比如金匮肾气丸的独证是腰痛；至阳穴，用人参，“背恶寒者，加人参”，如白虎加人参汤、附子汤、四逆加人参汤等皆因背（至阳穴）恶寒；风府穴，用麻黄。督脉对应右手的寸、关、尺，对应肺、脾、肾。何为气升水布？元气上升，蒸腾气化，水液才能代谢。所以“太阳为寒水之经，中见少阴热化”，如少阴热化不够就不能够蒸腾太阳寒水，导致水液停滞，所以太阳病的一个特点是蓄水，少阴病的特点是夹饮，都是水液代谢异常。麻黄发表可利尿，吃了麻黄不出汗者就利尿。附子可帮助麻黄发汗，用附子也可利尿，两药合用的代表处方是麻黄附子甘草汤。

任脉的第一个穴位定在膻中穴，用桂枝。桂枝通任脉，故乳腺病或心悸用桂枝，西医说是心脏受雌激素影响。第二个是关元穴，用黄柏。左手的寸、关、尺，对应心、肝、肾。寸是心，尺是肾，一个对应膻中穴，一个对应关元穴，肝没有定在任脉。我们会发现一个问题：为什么任脉比督脉短，督脉对应的右寸定位在风府，因为实际上任脉就比督脉短，任脉和督脉交于口中，所以有重阳气这个学说。头部也有对应于风府的是印堂穴，前面我们已讲了印堂穴和太阳经的关系。

冲脉也对应在左手的寸、关、尺，即心、肝、肾，水生木、木生火。冲脉非常重要，我们讲五行时讲了人体要有“涨跌”，就是起伏。举个例子，生命如果没有“涨”的话，就没有新陈代谢，这是一个死人；如果生命只“涨”不“落”的话，还是会死掉，所以生命是起起伏伏的过程，这个起伏就在于冲脉。心火下降，肾水上升，心肾交泰的过程就在于冲脉。中间有木，水生木、木生火，有一个转换，所以冲脉上连少阴心，下连少阴肾，中间连着厥阴肝和阳明胃。《黄帝内经》中讲：“冲脉隶于阳明。”

病在少阴心用桂枝甘草汤，可加龙骨、牡蛎潜阳；沿心上冲的有苓桂术甘汤证；沿肾上冲的有真武汤证。冲脉隶于阳明，故赭石、半夏能够平冲，可用旋覆代赭石汤。水生木、木生火，所以冲脉受肝脏影响。气机要降，用紫石英、降香、龙骨牡蛎从上而降；阳明上冲，用赭石、半夏；引冲下行，用牛膝、沉香；月经不来而舌尖红的，用60g牛膝引血下行，也可以用沉香。

冲脉下陷，气机不升的用什么呢？阳明经用升麻、黄芪、人参；少阳经用柴胡升阳，往上用桔梗；往上到心，寒的用桂枝，热的用黄连。

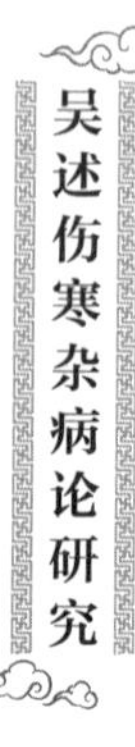

心连阴维，阴维脉维系胸腹腔。心为君火，为五脏六腑之大主，所以“阴维为病苦心痛”，用枳实薤白桂枝汤。“阳维为病苦寒热”，阳维维持人身体的阳气，卫气出于体表维持体温，所以人体是一个热场，沿着体表不断在往外散热。这个散热就取决于阳维，如果阳维不够的话，散热就不够，我们会怕冷，一有寒邪，就感冒发烧。“阳维为病苦寒热”，治外邪引起的发烧用麻黄，里寒用附子，两药合用的代表处方是麻黄细辛附子汤。可见，阳维决定了体表温度和体表几个毫米之内的散热程度。

冲脉往上，上面是心，与任脉膻中相通，所以桂枝既能平冲又通任脉。左寸管冲任，因为冲脉上面的心通于任脉的膻中。冲脉下面的肾，通于腰阳关，所以附子既作用于冲脉又能作用在督脉上。冲脉起于胞中，女子是胞宫穴，男子是龙宫穴，就是冲、任、督的起源。

带脉从背部的至阳穴到前面的关元穴，斜着的一个平面就是带脉。带脉主要和太阴经相通，所以主带下，可用甘姜苓术汤。阳跷是少阳经，用芍药甘草汤；阴跷是厥阴经，用木瓜煎。

任脉和督脉上连于百会穴，下系于会阴穴。百会我们叫天门，会阴穴叫地户。填地户的药有熟地、地骨皮、地榆、生地等；强天门的药有天南星、天葵子、天麻、天冬、百合、天花粉等。为什么叫百合病，为什么用百合地黄汤？这就是天门、地户的问题，如小便（地户）时就头疼（天门），小便不利用地黄，头疼用百合。举例说，如脑肿瘤，常用天南星、天麻、天葵子。

八、小结

“阳维为病苦寒热”，阳维与太阳经相通；“阴维为病苦心痛”，阴维与少阴经相通。冲脉上面是少阴心，与阴维相通；下面是少阴肾，与督脉相通。冲脉上面的心，不只通阴维脉、维护胸腔以内的脏腑，又通任脉。冲脉又隶于阳明。阴跷和厥阴经相通，阳跷和少阳经相通。

此外，奇经八脉还有三个特点：首先是六经的病变，由于六经长期亏损，日久伤及形质，久病入奇经八脉，导致奇经八脉亏虚。由于每条经亏损的程度不同，相应的奇经八脉的亏虚程度也不一样，这是六经和奇经八脉的关系。第二是奇经八脉每一个经，有特殊的疾病表现。第三是奇经八脉有特殊的治疗药物，最大的特点是每一经都有引经的药物，比如带脉以白术为引经药；督脉以鹿角、鹿茸为引经药；任脉以龟板为引经药；冲脉，平冲的如桂枝、紫石英、降香、龙骨、牡蛎、牛膝、沉香；阴跷用木瓜，阳跷用芍药。

九、答疑篇

孙耀问：老师，脚后跟疼怎么抓独？

吴师答：脚后跟疼是少阴肾虚独证，补肾削骨，补肾可以用熟地之类，也可用补骨脂、续断等，用牛膝引药下行。削骨用威灵仙30g和皂角刺30g。

方金问：老师，图中有“祖窍”一穴，如何理解？

吴师答：中医没有祖窍穴，道家才有祖窍穴，祖窍穴指的是印堂进去三寸，它的位置大致是脑垂体的位置，进去多少

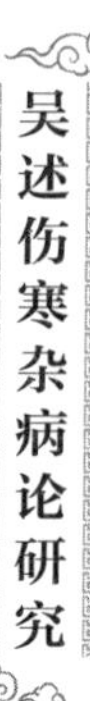

寸和人年龄大小有关系。道家讲祖窍穴是元神待的地方，冲脉从那里过。《西游记》里孙悟空学艺的地方是在灵台方寸山上的斜月三星洞，大概就是隐喻的祖窍穴。

莫艳芳问：带脉循行的部位怕冷用什么药?

吴师答：带脉部位的冷，《金匮要略》中用甘姜苓术汤。带脉的专药是白术，带脉通太阴，甘姜苓术汤其实就是太阴的处方。带脉的阴阳交，可以用桂枝加龙骨牡蛎汤，也是太阴经的方。当然阴阳交很复杂，桂枝加龙骨牡蛎汤仅仅是治疗阴阳交引起的症状。什么原因容易引起阴阳交，究竟该怎么处理，很复杂。如果不见效，取阳明经，芳香辟秽，我就说到这里。

学生问：今晚是学习以来个人觉得较难的一课，似乎都懂，似乎还不会用奇经八脉指导处方。

吴师答：刚才听大家说学了不会用，其实每一条经，都有很多的办法给你用。比如治腰疼，其实腰疼有时候用附子不见效的，那就用麻黄打通督脉，这样也能缓解腰疼，比单用附子效果好，如葛根汤加附子就能治腰疼，这里有很多的知识，我没有给大家展开。

第七章　抓独法

一、抓独法的特点

1. 源流

我们研究《伤寒杂病论》有五法：标本法、聚类法、平脉法、截断法，还有抓独法。《伤寒论·平脉法》讲“邪不空见，终必有奸”，即得了疾病以后，一定是有它特殊的表现，所以“料度脏腑，独见若神”。如要会了抓独法，看病就会“独见若神”。“伤寒中风，有柴胡证，但见一证便是，不必悉具”，这就是指柴胡证的主证，只要见一证就可以，“不必悉具”。我们知道柴胡证有主证、有或然证，主证但见一证便是，不必悉具。张景岳也讲“独处藏奸”，因此说，抓独法是有历史源流的。

2. 抓独与抓主证的区别

证是由主证加次证组成，主证往往是2～5个证候，而证候是症状加体征，体征主要是指舌苔、脉象；次证是《伤寒论》中讲的或然证，或然证有多有少，少的两三个，多的七八个。我们都知道用经方需要抓主证。为什么需要抓主证？因为主证反映了处方所代表的病机，次证（或然证），是根据患者体质或疾病当时的情况出现的一些或然证。抓主证与我们的抓独不一样。因为抓独，抓的是反应基本病机的特殊证候，这些特殊证候往往是“但见一证便是，不必悉具”，这是独证与主

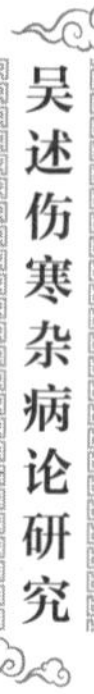

证的区别。抓独是去看这些特殊证候的基本病机，所以叫独证。抓独法抓的是独证不是主证。

还是以柴胡证为例，“柴胡证，但见一证便是，不必悉具”，“少阳之为病，口苦咽干，目眩也”。其中口苦最常见的原因有两个，第一个是反流，由于什么呢？小肠的食物往胃反流，再往食道反流，最后刺激舌根引起口苦，也就是胆汁反流，我们叫碱性反流。这种反流用乌梅丸也可以治，乌梅丸证可以见到口苦，原因还是由反流的胆汁引起的。第二个是胆红素升高，黄疸的患者基本都口苦，不黄的也可以口苦，隐性黄疸就可以口苦，胆红素正常的也可以口苦。我们观察发现，基础胆红素升高就会引起口苦，还没升高到异常值就可以口苦。所以只要看到患者伴有口苦，从少阳、厥阴去治，问题不大。

我们讲咽干，“一阴一阳结，谓之喉痹”，患者只要觉得咽喉肿痛，就可以从少阳去治。举个例子，小柴胡汤加细辛，是从少阳去治；如果患者是一个少阴病，也可看到咽喉肿痛，可用麻黄细辛附子汤加黄芩。配伍方面，用麻黄细辛附子汤时，常常加黄芩；用小柴胡汤时常常加细辛。小柴胡汤为什么不加附子呢？因为少阴病的解热镇痛药就是细辛。少阴病得之二三日，无证，脉沉者，用麻黄附子甘草汤，如果发热，就叫“反发热”，“反发热者，麻黄细辛附子汤主之”。可见，细辛是少阴病的解热镇痛药，既走少阴又解表，所以用小柴胡汤加细辛。这是从少阳治疗，如果从少阴去治疗，用麻黄细辛附子汤时常常要加黄芩。

有人讲目眩不一定在少阳，还可能是在少阴，杞菊地黄丸里不是有菊花吗？枸杞也是个养肝阴的药，为什么不能从少阳去治呢？可以从少阳去治的。

简而言之，独证就是反应基本病机的特殊证候，一针见血，这就是我们抓独法和抓主证的区别。抓独抓的是独证，抓主证抓的是主证，而主证由2～5个证候构成。

3. 先证后诊，以诊测证

先证后诊，以诊测证，这是我们治疗疾病的特点之一。我们是证先出来，然后再诊断，由诊断来检测证准确不准确。有人或许有疑问，如果不诊断哪有证啊？应该是先诊后证，先望闻问切，诊断后再辨证，怎么可能证先出来再去诊断？其实先证后诊，以诊测证，是可以的。《伤寒论》序言里讲“省疾问病，务在口给”，就是说患者说了什么，就考虑治什么。《伤寒论·平脉法》中讲“上工望而知之，中工切而知之，下工问而知之”。对于“望而知之”，后面我再举例子说明。中工的“切而知之”，比如承气汤证，通过叩诊就能叩出来大便在哪里，就可以根据大便所在的部位，区别选用大承气、小承气、调胃承气来治疗。诊病先是望而知之，然后再是切而知之，然后问而知之。

我们知道问诊的弊端在哪里吗？这里举一个例子，有个男性患者（这种患者我治过很多，基本上都是这个模式），他来治失眠、疲乏。一看他就是木形人的体质，木形人鼻梁附近发青，再加上皮肤油腻，就知道是肝经湿热。上手一搭脉，尺脉弦数，那就出问题了，为什么呢？肝经湿热下注。尺脉弦数，弦则为泄，数则为热，这个患者是早泄，他有泌尿系统感染。因为我们现在卫生条件很好了，即便有包茎的人，也很少发生泌尿系统的感染，所以首先考虑什么？性病，而且是慢性性病的急性发作导致早泄。所以他说治失眠困顿或者治脱发，实际上他是泌尿系统感染，尿频、尿急、尿痛、早泄，伴有会阴部的潮湿，汗出如油、味臭，还常伴有腰酸，这是个综合征。但是患者不告诉你这些，他只告诉你失眠、困顿、脱

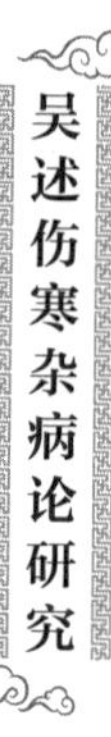

发，你去问诊，能问出来吗？我治过的这种患者，基本都是通过抓独抓出来的。尺脉弦数，脉弦是小柴胡汤证；在尺即病在中下焦，可用四妙散，其实一搭脉就可知用柴胡四妙散加蒲公英、白花蛇舌草。这个处方已经定了，还需要诊断吗？诊断是来验证处方结果的，是来验证这些证的，然后再调整药物。

再举个例子，如十二指肠球炎、十二指肠球部溃疡，我们看过检查单，就可以先确定小建中汤，处方就已经出来了。然后我开始辨证，一看患者是个白面书生，这是个桂枝证，也就是《金匮要略》上讲的“面色薄，形体酸削”；如果患者告诉你胃口不好，消化不好，首先就要考虑十二指肠炎、十二指肠球部溃疡。先一搭手，手心潮热，他就是个桂枝证，那小建中汤证就具备了。再看脉，脉浮缓，或者浮大无力，就是一个典型的小建中汤证，这在《伤寒杂病论》中讲得很清楚。或者你再去触诊，去按压腹部看哪里疼，十二指肠球部溃疡疼痛的部位很好确定。如果有出血，加阿胶，《金匮要略》上说出血的人加阿胶，用当归建中汤加阿胶。

由举例可知，所有的四诊，仅仅是用来证实证和方而已。所以，我们是先证后诊，以诊测证，来验证你的证。这样看病非常快，这与常规的看病方式是相反的。

五法有标本法、聚类法、平脉法、抓独法、截断法。五法本质上是反映了理法方药的各个层面，标本法是理，聚类法是法，抓独法直接出方，平脉法、截断法定药，实际上五法是理法方药贯通的。

的确，由于门诊患者太多，我们看病确实没有时间采取四诊合参的方法。那么，四诊是用来干什么呢？第一，用四诊来证实我们的辨证。比如一个患者来了，我的方子已经出来了，证已经出来了，四诊就是用来证实我的辨证是不是对的。比如说方中有栝蒌，我会问患者大便好不好，因为如果他大便稀，用了栝蒌会导致腹泻；如果大便干燥，用栝蒌正好通便。为什么大便干燥的效果好呢？因为如果患者的证跟这个药物的性味功效吻合得越多，药物对他的效果就越好，并不是为了通大便才用栝蒌，而是要通过问大便情况来证实需不需要用栝蒌。神效栝蒌散是我用来治疗乳腺增生的小方之一，我问患者便秘不便秘，不是因为要用栝蒌来治便秘，而是因为要用患者是否便秘来证实我该不该用神效栝蒌散。这个和常规的治病思路是相反的，四诊是用来证实我们的辨证和用方的。第二，通过四诊来调整我们的处方，使我们辨证用方做到细化。第三，通过四诊来与患者交流。

二、抓独的方法

接下来具体讲抓独法的内容。第一个抓证，抓反应病机的独特证状，不是抓主证，这是有区别的。第二个抓枢，三阳独取少阳，三阴独取少阴，具体内容我们在今后的截断法中详细讲解。第三个抓病，抓病有七条，我们先把抓病的七条规律讲出来。

1. 抓病法

1.1 先经后病调其经，先病后经治其病

如果月经紊乱在先，出现的很多症状在后，那么去调月经就行了。像多囊卵巢综合征会出现好多的症状，先把月经恢复，这些症状就恢复了。如果由于其他疾病导致的月经紊乱，治其他病就可以了，病治好了，月经也就恢复了。

1.2 先血后水治其血，先水后血治其水

先血后水是病在血分，要治其血；先水后血是病在气分，

要治其水。比如腹水，有肝硬化腹水和肝癌腹水，肝癌腹水属于是先血后水，要治血分，要去控制肿瘤；肝硬化腹水是肝功能失代偿导致低蛋白、门静脉高压、腹腔积液，要去治肝硬化，恢复肝功就行，这是从气分治疗。肝硬化的患者容易出血，治其水，水消后门静脉高压也就缓解了，出血也能停止。当然肝癌腹水也是低蛋白导致的，因为有肝硬化。不过前者是血性腹水，红色的、比较黏稠，甚者有絮状坏死的组织，后者是澄清的腹水，两者比较好鉴别。

1.3 因实致虚治其实，因虚致实治其虚

这个看上去也很难理解，什么叫因实致虚，什么叫因虚致实？举个例子，三阳的肿瘤就是“因实致虚治其实”，比如可用下瘀血汤、桃核承气汤，如果是子宫肌瘤可用桂枝茯苓丸等；三阴的肿瘤，比如说太阴的肿瘤，先是萎缩性胃炎、肠上皮化生，然后转为胃癌，这是因虚致实。要治其虚。胃癌为什么不用半夏泻心汤，而用四君子之类的处方呢？因为胃阳受脾阳的影响，久病脾阳亏乏，所以半夏泻心汤治急病可以，治久病乏效。可以通过脾阳来恢复胃阳，但是总的原则是治虚，通过治虚来治实。

曾有人问：为什么子宫肌瘤用桂枝茯苓丸治疗没有效果？我说子宫肌瘤是肿瘤，是痰瘀互结，其背后是脏腑阴阳气血逆乱，一定要去恢复其脏腑阴阳气血。怎么去恢复呢？这个属于后面阴阳易章节中讲的重阴，雌激素水平高了，就需要对抗她的雌激素。重阴纠正后，子宫肌瘤就小了，这与西医用三苯氧胺治疗子宫肌瘤的原理是一样的。但是我们的办法和西医还不一样，我们通过内源性阻断，治疗的办法很多，不仅仅是桂枝茯苓丸、桃核承气汤。

1.4 痼病卒疾，先治卒疾，从痼病化

本来有慢性疾病，然后又得了急性疾病，要先治急性疾

病，但慢性疾病影响急性疾病的转归，所以痼病卒疾，先治卒疾，从痼病化。比如胆结石患者感冒了，这是少阳与太阳同病，首先想到《伤寒论》中的处方是柴胡桂枝汤，先治感冒，不能先治胆结石，所以说痼病加卒疾，先治卒疾。怎么先治卒疾呢？从痼病化。考虑本有胆结石用小柴胡汤，感冒合上桂枝汤，这就是治疗太阳少阳同病的处方：柴胡桂枝汤。

1.5 表里同病，先表后里，急则救里

同时有表证和里证，先治表证，后治里证，如果病情危急、里虚太甚，先救其里。这方面的内容，《伤寒论》中讲了很多，这里不再多说。

1.6 形气同病，调气为先；神气同病，调神为先

形气同病，调气为先，就是说急则调气，缓则调形。比如说一个癌症患者，他饮食不好，吃不下饭，那你首先要调整他的饮食，改善他的全身状况，治疗一两周等身体恢复过来了，再治肿瘤。形气同病可以先单独调气，不一定同时调形，我们可以先不控制肿瘤，先改善症状，然后再来调形，这就是急则调气，缓则调形。神气同病，调神为先，如是神气同病，单纯调气是没有效的。这主要见于官能症状，如胃肠神经官能症，欲吐不能吐，欲食不能食。比如百合病是一个精神症状，百合病的欲吐不能吐，吃止吐药是没有效果的，只处理那些症状是没有效的。

1.7 直取其病，随证化裁

举个例子，比如治疗口疮，可以用导赤散加减，所有的口疮都可以用导赤散加减。崇尚温补学说的可能会质疑，所有口疮都可以用导赤散加减吗？阳虚的口疮也可以吗？可以，阳虚可加细辛、附子、砂仁，加砂仁可以合封髓丹；加附子，可以合全真一气汤。滋阴学派也可能会质疑，导赤散是治实证

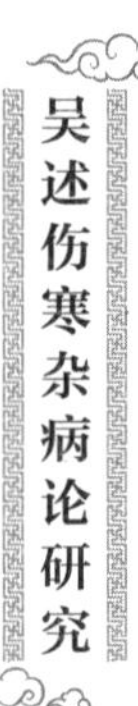

的，阴虚的口疮怎么办？阴虚养阴嘛，加牛膝，加生地，这就是导赤散加减，随证化裁，直取其病。为什么要用导赤散？因为导赤散是针对口疮的一个特异性处方，里面有竹叶、木通、甘草，木通可以换成通草。这便是直取其病、随证化裁的具体运用。为什么我经常反复举同一个例子？因为大家可以反复学习，反复学习才能印象深刻。

2. 抓证法

2.1 抓证总纲

无热恶寒发于阴，发热恶寒发于阳。

太阳恶寒并发热，少阳寒热来复往。

阳明但热不见寒，背寒即合太阴脏。

第一句“无热恶寒发于阴，发热恶寒发于阳”，这是阴阳总纲。第二句“太阳恶寒并发热，少阳寒热来复往”，是指太阳病恶寒发热，少阳病寒热往来。第三句“阳明但热不见寒，背寒即合太阴脏”，是说阳明病是但热不寒，如果其背恶寒者加人参，即白虎加参汤。

太阳脉浮少阳弦，阳明在经大脉现。

沉而有力是腑实，无力而沉附子见。

“太阳脉浮少阳弦，阳明在经大脉现”，这是讲脉的长宽高，脉位高的是浮脉，是太阳病，“太阳之为病，脉浮”；少阳病是脉长，长度增加，摸着是弦脉，如循长竿；阳明脉大，摸着脉很宽。这里脉的长、宽、高，分别指弦脉、大脉、浮脉，就分别代表了少阳病、阳明病、太阳病。

“沉而有力是腑实，无力而沉附子见”，阳明病可见到沉脉，如果沉脉有力的多是腑实。摸到沉而有力的脉，首先看有没有便秘，有便秘的要通大便，没有便秘的那是肿瘤。无力而沉附子见，这是少阴寒化附子证。无力而沉是因为少阴阳虚，不能托脉以外出。

太阴浮大缓无力，少阴沉迟并微细。

微细欲绝是厥阴，弦而无力即肝虚。

“太阴浮大缓无力”，太阴病的脉可以是浮脉，可以是大脉，可以是缓脉，总的特点是应指无力。太阴病的脉——浮、大、缓，见于《伤寒杂病论》的太阴病篇和虚劳病篇。桂枝汤证和建中汤证，主要就是这三种脉象。

“少阴沉迟并微细”，说的是“少阴之为病，脉微细，但欲寐也”，微为阳微，细是阴细，微是阳虚，细是阴虚。有人疑问细脉有阳虚吗？厥阴病篇的细脉就是阳虚，当归四逆汤证的脉细欲绝，那不是有寒吗？寒性收引，脉可以细。微为阳微，细是阴细，这是大的原则，临床要灵活。同时少阴病还可见沉迟脉，沉迟无力是少阴寒化证。

“微细欲绝是厥阴”，不管是微脉、细脉，只要摸不清楚，有欲绝之象（《伤寒论》讲的脉不出，无脉），就是厥阴病。“弦而无力即肝虚”是什么意思呢？《伤寒论》六经为病的脉证提纲中有五经给了脉，“太阳之为病，脉浮，头项强痛而恶寒”，“伤寒三日，阳明脉大”，“伤寒脉弦细，头痛发热者，属少阳”，“伤寒脉浮而缓，手足自温者，系在太阴”，“少阴之为病，脉微细，但欲寐也”，此五经都讲了脉。为何厥阴没有脉？厥阴有脉啊，当归四逆汤和厥阴死证，都讲了微细欲绝，欲绝之脉就是厥阴病，这是第一条。第二条是什么呢？《伤寒论·平脉法》中讲：“东方肝脉，其形何似？师曰：肝者，木也，名厥阴，其脉微弦，濡弱而长，是肝脉也”，我们这里讲的“微细欲绝是厥阴，弦而无力即肝虚”，就是说厥阴病的脉含有两个，一个是欲绝之脉，一个是弦而无力之脉。那么弦而有力是哪条经病？有力是少阳，无力是厥阴。

太阴手足自温之，少阴厥阴四逆始。

若有少阳阳气闭，疏肝泻火皆可治。

前面第一条是总的原则，第二、三条是讲脉，从此条开始讲证，这就是脉证并治。“太阴手足自温之”，太阴病是手足自温的，是不会出现手足冷的。如果出现四肢冰冷，首先就要考虑病至少到了少阴经，所以“少阴厥阴四逆始”，四逆证始自少阴经。为什么呢？《伤寒论》条文有“伤寒脉浮而缓，手足自温者，系在太阴”，所以太阴病是不见四逆的。我反复举这个例子，如果一个患者，不能吃凉东西，就用理中丸；如果一搭脉，发现他的手背是凉的，那就用附子理中丸；用了附子理中丸，再不见效，兼见弦而无力脉，那就应该是丁附理中丸。前者在太阴，后者在少阴，最后在厥阴。

“若有少阳阳气闭，疏肝泻火皆可治”，这是讲少阳阳气郁闭不达于四末，就是四逆散证。疏肝泻火可用龙胆泻肝汤，治疗少阳夹湿证。少阳病有夹湿和不夹湿，不夹湿的用四逆散，夹湿的用龙胆泻肝汤。曾经有个患者怕冷，夏天穿棉袄，用附片怎么治都不见效，用了龙胆泻肝汤，怕冷很快就缓解了。患者不是我治的，那时我还是学生，这个患者是我的恩师段光周老师治疗的，他非常擅长治疗这方面的疾病。

自利不渴属太阴，渴是少阴不化津。

厥阴消渴兼久利，龙雷火升夜半饮。

太阴病的特点是“自利不渴者，属太阴”，自利不渴，就是说患者大便稀溏，不口渴。“渴是少阴不化津”，因为少阴肾主蒸腾气化，渴是因为肾不能蒸腾气化，不能运化津液。如果渴，病就到少阴经。厥阴的消渴，可以久利，也可以不利，但是有一个特点：半夜渴醒。

腹满而吐是太阴，欲吐不吐少阴经。

吐而冲逆属厥阴，痛烦胸满吐涎清。

“太阴之为病，腹满而吐，食不下，自利益甚，时腹自痛”，这是讲什么？消化不良。但是在少阴病就不一样了，“少阴病，欲吐不吐，心烦，但欲寐，五六日自利而渴者，属少阴也。”少阴是欲吐不吐，就是恶心。这种患者常常用手按在心口作呕，多心烦不舒服，所以叫恶心，多形象。一般来讲恶心跟呕吐是并见的，先恶心后呕吐，但是有的患者只恶心，不呕吐。这在肿瘤科很常见，做完化疗以后，患者老恶心，但看不见他吐，这种患者就是属于少阴。

“吐而冲逆属厥阴”，厥阴呕吐伴有冲逆的症状，比如头痛、烦躁、胸满，或者呕吐涎沫，这些症状是呕吐时寒气上逆所致。半夏干姜散治干呕、吐涎沫，吴茱萸汤也治干呕、吐涎沫，但是两个处方的治证是不一样的，吴茱萸汤证伴有头痛、胸满和烦躁。我这样分析，这两个处方就很好理解了。干姜是一个抑制分泌的药物，吃了干姜会口渴，所以半夏干姜散抑制分泌，口水就少了。吴茱萸也是抑制分泌的，所以这两个处方都治干呕吐涎沫的。但是有一个区别，吴茱萸汤证伴有冲逆，半夏干姜散证没有冲逆，两个处方不在同一条经上。

劳宫汗出为桂枝，反此阳明腑气实。

手心为桂手背附，表里浮沉虚实知。

劳宫汗出就是手心劳宫穴的位置汗出，那就是桂枝证，最典型的就是什么呢？桂枝汤证、小建中汤证，这在《伤寒论》的太阴病篇和虚劳病篇都讲了很多。所谓劳宫，就是治虚劳。如果劳宫汗出不是虚证，那就是阳明腑实证，大便燥屎已成，就是“手足濈濈汗出者”，燥屎已成。阳明病的特点是，日晡潮热在气分，伴手足濈濈然汗出的，已经从经证转为

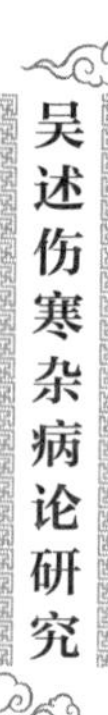

腑证了。

“手心为桂手背附”，是讲我们平脉的时候，要摸一下患者的手，摸到手心潮热多是桂枝证，摸手背寒凉多是附子证，一个用桂枝，一个用附子。

什么叫“表里浮沉虚实知”呢？太阳病、太阴病只要用桂枝都可见到浮脉，用附子见到的是沉脉。这是表证或者里证，表证可以用桂枝汤，里证用建中汤或者四逆汤等。太阳中风表虚证用桂枝汤，太阴病里虚证用建中汤，都是用桂枝，这是浮脉。里实证——阳明腑实用承气汤，里虚证——少阴寒化用四逆汤，这是沉脉。

三阳抓独取少阳，三阴独取少阴经。

前者为开后者阖，咽喉便是截断形。

这条的内容在聚类法中已经讲过，后面截断法章节中还要详细讲解，这里不再重复。

2.2 抓六经脉证

浮为太阳多恶寒，缓风紧寒无力虚。

咳而遗尿是蓄水，色黑反易为血蓄。

时热时汗皆桂枝，时腹自痛是里虚。

“浮为太阳多恶寒”，是说有一分恶寒，便有一分表证。只要恶寒没解，就是太阳证没解，所以把恶寒当作太阳病的一个独证。“缓风紧寒无力虚”，浮缓是中风，浮紧是伤寒，脉没有力气是太阴脾虚，《伤寒论》太阴病篇讲了“伤寒脉浮而缓，手足自温者，系在太阴”。

“咳而遗尿是蓄水”，因为膀胱稳定性差，腹压增高而遗尿，打个喷嚏都遗尿，所以叫膀胱蓄水。蓄血证有膀胱蓄血、阳明蓄血、有血室蓄血。为什么“色黑反易为蓄血”呢？《伤寒论》写得非常严谨，“屎虽硬，大便反易，其色必黑，宜抵当汤下之。”如果大便不成形，颜色黑如柏油的，是消化道有活动性出血。如有活动性出血，就不见得适合用抵当汤，不适合用水蛭、虻虫、大黄、桃仁。如果“屎虽硬，其色必黑”，就不是由于活动性出血引起的，大便也不是溏便。需要与蓄血证相区别的是，大便在肠道停留太久了，也可导致大便颜色变黑，但是这种患者的大便不好解，这是大承气汤证。如果色黑、大便反易，大便容易解的就不是大承气证。大家看这三句话：“屎虽硬，大便反易，其色必黑”，就把活动性出血、大承气汤证和阳明蓄血证区别开了。

“时热时汗皆桂枝”，桂枝汤证的特点是一会儿发热，一会儿出汗，一会儿烘热面红等。“时腹自痛是里虚”，指的是“太阴之为病，腹满而吐，食不下，自利益甚，时腹自痛”，这是小建中汤证。

脉弦少阳半表里，口苦咽干一证备。
弦而有力属少阳，无力而弦厥阴具。

脉弦是少阳半表半里，“口苦咽干一证备”。有力的是少阳，无力的是厥阴。

大脉即是阳明病，日晡潮热是在经。
大而无力是虚劳，细涩夜热与失精。
手心汗出燥屎成，噫气胸痹是阳明。

“大脉即是阳明病，日晡潮热是在经”，是讲“伤寒三日，阳明脉大”，日晡潮热还是在经，大热、大渴、脉洪大，是阳明经证。“大而无力是虚劳”，如果脉大而没有力气是虚劳，是小建中汤证。“细涩夜热与失精”，细涩的脉见于晚上热，细脉容易夜间发热、盗汗，涩脉多见失精。细涩脉是与大而无力的小建中汤证对举，一个是脾虚发热，一个是肾虚发热；一个在白天发热，一个在晚上发热；一个是自汗，一个

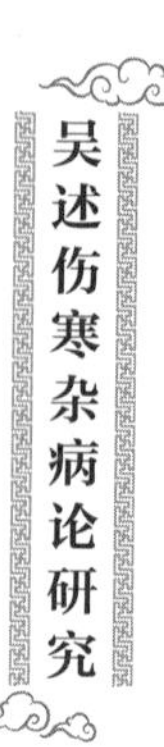

是盗汗。“手心汗出燥屎成”，就是如摸到患者手心汗出，阳明腑实证就已经出来了。“噫气胸痹是阳明”，有一种胸痹证（就是冠心病心绞痛发作的人），患者先觉得胃不舒服，还噫气，然后就开始发作心绞痛，如果在白天发作，这种人是阳明病（夜间多厥阴）。胃络通于心，要用半夏，可用栝蒌薤白半夏汤，还可以合枳陈姜汤。

少阴阳微与阴细，咽痛干呕但欲寐。

附子但向腰间求，人参还是背中虚。

浮缓即是桂枝证，沉迟附子温阳气。

“少阴之为病，脉微细，但欲寐也”，微是指阳微，细是指阴细。咽痛大家都知道，“一阴一阳结谓之喉痹”，具体在后面的截断法一课中详讲。干呕就是欲吐不吐，恶心是少阴病的一个特殊表现。“但欲寐”，就是睡不着或者睡不醒、困顿。“附子但向腰间求”，前面我们讲了附子定在腰阳关穴。“人参还是背中虚”，就是“其背恶寒者，加人参”，穴位定在至阳穴。白虎加人参汤与白虎汤区别，或者附子汤与真武汤的区别，其实都是“其背恶寒者，加人参”。“浮缓即是桂枝证”，桂枝可增加心率。“沉迟附子温阳气”，少阴肾阳虚用附子，托脉外出。

表脉反沉麻附甘，阳气虚弱多两感。

反热即向细辛求，但寒不热病缠绵。

表证本应脉浮，脉反而是个沉脉，那就用麻黄附子甘草汤。这种人阳气虚弱，多发生太少两感，反反复复地感冒好不了。这种人本不应该发热，如果发热就叫“反发热”，用少阴特有的“解热镇痛药”——细辛。太少两感的患者大多恶寒不发热，这种感冒病势缠绵难愈，一两个月都还有感冒的症状。

阳不入阴是少阴，早醒渴痒入厥阴。

错杂冲逆与胜复，宁失其方勿失经。

入睡困难的是“阳不入阴”在少阴。早醒（后半夜醒）的是阴不恋阳，在厥阴。醒了之后可以渴，可以痒，这就是入了厥阴。厥阴病的特点是错杂、冲逆与胜复，最后一句是“宁失其方勿失经”。如失经，大方向都错了；如失方，那大方向对，还会有些效果，只是疗效的快慢、强弱不同而已。“阳不入阴是少阴”，可用黄连阿胶汤治疗。黄连阿胶汤方中的黄芩、黄连，已跟大家讲过这是泻心法，阿胶也跟大家讲了是以皮治皮，芍药也已讲过，唯独没有讲鸡子黄。这里跟大家简单地提一下，就是引“一轮红日沉入海底”。鸡子黄里含得最多的就是胆固醇，胆固醇是合成甾体激素的，是合成我们雌激素的基本物质。雌激素在体内更多地代表阴，雄激素和孕激素更多地代表阳。宗教界的人士不吃肉，也就是减少了胆固醇的摄入，他们的激素水平可能会偏低一些。鸡子黄含胆固醇，可合成雌激素滋养肾水。雌激素撤退的人，烘热汗出，心烦失眠，这个是更年期综合征。雌激素那个甾环是人类不能合成的，只能从食物中去摄取，而鸡子黄中就含有很多。但是我们知道鸡子黄吃多了有什么副作用吗？胆固醇吃多了生痰，得高胆固醇血症。为什么呢？水泛为痰。

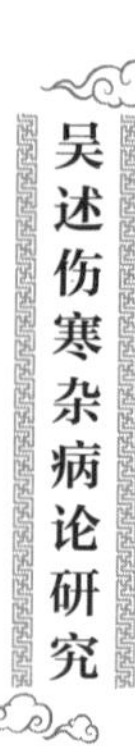

第八章　截断法

一、六经传变

1. 五大方式

六经的传变规律有三种，或者说有五种（见图8-1），为什么说有三种呢？因为第一种是循经传，第二种是越经传，第三种是枢机传。为什么又说有五种呢？因为越经传里面还有两种独特的传变方式，即表里传和开阖传，加上循经传和枢机传共计五种。

第一种循经传。循经传是指外感疾病按照三阴三阳的规律，由“太阳-少阳-阳明-太阴-少阴-厥阴”的次序逐条经往下传，当然会有细的区别，这里我们只说大的方向。总的规律是三阳传变，三阴递进。所谓三阳传变，指的是如果太阳传少阳，少阳证备，则太阳证罢，完全传入少阳则不见太阳证；少阳完全传入阳明，则不见少阳证。而三阴是递进关系，太阴传入少阴，同时具有太阴和少阴的症状；少阴传入厥阴，同时有太阴、少阴、厥阴的症状。

第二种越经传。越经传就是不按照“太阳-少阳-阳明-太阴-少阴-厥阴”的规律去传。越经传是隔一条经，比如太阳传入阳明，阳明传入少阴，少阳传入太阴，都是中间隔了一条经，我们称之为越经传。越经传又有两种特殊的方式，第一种是表里传，第二种是开阖传。大家可能比较清楚表里两经相传，包含了两种方式，其中阳明传太阴是循经传，我们看图8-1就能明白；而少阳传厥阴与太阳传少阴都是越经传，都隔了一条经——少阳传厥阴隔着太阳经，太阳传少阴隔着厥阴经。所以，少阳厥阴、太阳少阴的表里传是越经传，而太阴阳明的表里传是循经传。还有一种特殊的传变方式是开阖传，因为太阳、太阴为开，阳明、厥阴为阖，所以阳明传太阴就属于开阖传。这就有了四种传经方式。

第五种传变方式我们叫枢机传，是指少阳、少阴之间的相互传变。

2. 四大规律

这五种传变方式决定了外感疾病有四种基本的传变规律。现归纳如下：

第一种是寒体人，由太阳传少阳，少阳传阳明，传入阳明以后寒化传入太阴，太阴传少阴，少阴传厥阴，按照“太阳-少阳-阳明-太阴-少阴-厥阴”的次序传经。这是正常的六经传变的渠道，最后从厥阴转出少阳。这种寒性体质的人，传入太阴以后，是寒化的。

第二种是热体人，由太阳传少阳，少阳传阳明，传入阳明以后热化传入少阴，少阴传厥阴，按照“太阳-少阳-阳明-少阴-厥阴”的次序传经，最后还是转出少阳。我们可以发现：热性体质的人不传太阴。为什么不传太阴？在标本法一章中已讲得很清楚：太阴本湿而标阴，标本同气，从其本，所以太阴无热证。太阴热证是气虚生大热，本质是寒。因为患者是一个热性体质人，所以不传太阴，从阳明直接传入少阴，这就是我们讲的越经传。这种热体人发生温病的时候，其基本的传变方式是“太阳-阳明-少阴-厥阴”。

第三种是郁体人，郁即肝气郁结，是少阳体。上面讲的

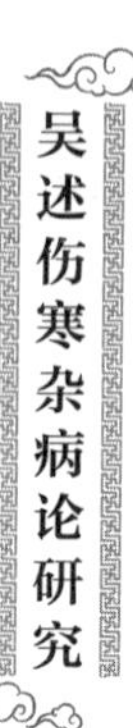

第一种寒体人是太阴体，第二种热体人是少阴体，第三种郁体人是少阳体。郁体人先是得太阳病，从太阳病传少阳，传少阳以后——“见肝之病，知肝传脾”，传入太阴经，这是越经传。然后由太阴经传入少阴经，再由少阴经传入厥阴经，按照“太阳-少阳-太阴-少阴-厥阴”的次序传经，转出还是少阳经。这是第三种传变方式。

第四种传变方式是伏邪温病。由太阳传入少阳，少阳内陷少阴，然后又由少阴转出少阳，按“太阳-少阳-少阴-少阳”的次序传经。

下面，我们来分析这四种传变规律，即所谓的“寒、热、郁、伏”。

第一种传变方式——寒体人。体质偏寒的人感受寒邪，伤在太阳，太阳不解，传入少阳。在太阳传少阳的时候，非常适合用柴胡桂枝汤截断。少阳之后又传入阳明，在少阳传阳明的时候，首先考虑用大柴胡汤截断。寒体人从阳明经以后，就直接寒化转入太阴。为什么会寒化转入太阴呢？是因为太阴从本无热证，所以寒化证直入太阴。众所周知，治疗阳明证都要用一些寒凉的药，对那种体质偏寒的人，尤其容易转入太阴经，所以在出现白虎汤证的时候，要用白虎加人参汤截断。体质偏寒的人如见白虎汤证，即所谓的“其背恶寒”，我们使用的处方是白虎加人参汤，以防止用白虎汤热退以后，患者出现一派寒象，出现理中丸证的情况。

太阴不解进一步传入少阴，如理中丸证不解，就成了附子理中丸证或者四逆汤证。寒化由太阴传入少阴，后天累及先天。如果少阴寒邪非常重，会由少阴传入厥阴，我们讲“救阴不在血，而在津与汗”，这就是四逆加人参汤的意义所在。厥阴最后厥热胜复，如果热气来复，转出少阳，这时候该用白通加猪胆汁汤。猪胆汁即少阳胆分泌的胆汁，只不过使用的是猪的胆汁而已，也可以用其他的中药代替猪胆汁，比如牛黄、熊胆，等等。这是阳虚的人感受寒邪后的传变方式，也是《伤寒论》中最经典的传变方式。

第二种传变方式——阴虚人。少阴阴虚的人得了伤寒后是怎么传变的呢？阴虚之人发生伤寒以后，是太阳转少阳，少阳转阳明，阳明热化传入少阴，不传太阴。标本法中讲过，太阴无热证，所以从阳明直接传入少阴，这就是我们讲的越经传。传入少阴热化以后，少阴传入厥阴，厥阴最后转出少阳。这是阴虚内热之人得了伤寒之后，完全热化的传变过程。

如果阴虚人发生温病的时候，其基本的传变方式就是太阳转阳明，阳明传入少阴，少阴传入厥阴，厥阴最后转出少阳。相当于热性体质的人感受温邪后，不存在通过走半表半里化热的过程。上面说的第一种传变途径是太阳伤寒麻黄汤证、太阳中风桂枝汤证，经过小柴胡汤证最后传为白虎汤证和承气汤证；而第二种传变途径是银翘散和桑菊饮证，不经过小柴胡汤证，直接传入阳明病，这也是一种传入渠道。其实详细划分这两条渠道：一个是伤寒，一个是温病；伤寒要经过少阳半表半里传入阳明热化，而温病可以直接从太阳传入阳明经；最终热化的转归，都是从阳明越经传入少阴、从少阴传入厥阴，都从少阳转出。

第三种传变方式——郁体人，即我们讲的少阳体人。这种人得了疾病怎么传呢？第一，先发太阳病，前面讲过，可用柴胡桂枝汤截断。这种人在发生太阳病的时候，我们就应该使用柴胡桂枝汤，而不是使用桂枝汤。第二，从太阳传少阳，传少阳以后发生越经传，没有传入阳明，而直接传入太阴，就是柴胡桂枝干姜汤证。第三，从太阴传少阴，传入少阴以后出现

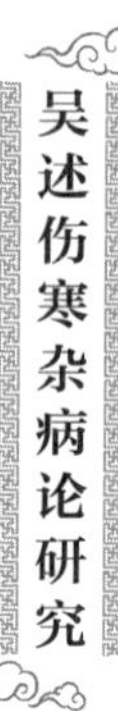

动血（如上消化道出血），也可以传入厥阴，出现动风（如肝昏迷），最终还是从少阳转出。

所以患肝炎、肝硬化、胆囊炎或胆结石的患者，如果发生外感，我们首选的处方是柴胡桂枝汤而不是桂枝汤，把病截断在太阳经，不传少阳经。如传入少阳经，小柴胡汤中有人参、生姜、大枣、甘草，此即“见肝之病，知肝传脾，当先实脾”之意。如果有脾阳虚，可用柴胡桂枝干姜汤。柴胡桂枝干姜汤里的牡蛎、天花粉起什么作用?《伤寒论》上很多处方中都有牡蛎，用来治肝胆疾病的胁下痞硬。天花粉有保肝作用，治疗肝炎时，一味天花粉就可以保肝降酶，复元活血汤用天花粉就是此意。后世发挥出用天花粉来保肝降酶，就是从柴胡桂枝干姜汤里发展而来的。我们看《伤寒论》里的处方，天花粉不只是一个养阴的药物，天花粉既养阴又利尿。小柴胡汤里也可加天花粉，如“若渴，去半夏，加人参合前成四两半、栝蒌根四两”。

如果太阴不解就传少阴，为什么传入少阴呢？肝硬化的患者，雌激素灭活障碍导致高雌激素水平，导致男性患者的阳痿，导致蜘蛛痣与毛细血管扩张，这就是太阴传少阴的征象。肝硬化的患者出现生殖器的萎缩，阳痿不能同房，这在临床上很多见。传入少阴动血，即上消化道出血，传入厥阴动风，即肝昏迷，最终仍然从少阳经转出。因为患慢性肝炎、肝硬化的患者，经常出现肝炎活动，肝炎一活动就有少阳经的症状，肝炎没活动就是厥阴病。如果病毒复制，肝炎活动，出现黄疸，这是病又转出少阳经；如果患者的DNA是阴性的，肝功能是阴性的，所谓处于免疫耐受期，即病停在厥阴经。病毒性肝炎患者的炎症活动，西医认为是机体免疫应答，中医认为是少阳病的正邪相争。

第四种传变方式——伏邪温病的传变。伏邪温病首先病在太阳，如果太阳不解传入少阳，邪气就潜伏在少阳经，比如咽喉。随时可以内陷少阴，然后转出少阳，这是我们从咽喉截断的思路。

大家看图8-1就会明白，伏邪伏于哪里？伏于少阳、厥阴两条经。一条经是伏于厥阴经，伏于厥阴转出少阳，可用青蒿鳖甲汤和蒿芩清胆汤（慢性肝炎和肝硬化就很典型）治疗；还有一个就是伏邪伏于少阳经，内陷少阴，然后由少阴转出少阳。

3. 传经必缺

观察一下六经传变图（见图8-1），外面是一个大圆，里面是六角形。但是大圆有缺陷，六角形有缺陷。为什么？因为厥阴经转出的不是太阳经，而是少阳经，这在临床上我们可以看到很多。厥阴转出少阳，而不转出太阳，就导致外面的这个圈差一环。然后里面也差一环，差在太阴不传厥阴，因为三阴传变是递进关系，太阴病传经首先是出现少阴病的症状，最后再出现厥阴症状，所以里面又差一环。由此可见，“传经必缺”，即传变是有缺经的。

叶天士说“温邪上受，首先犯肺，逆传心包”，那不就是太阳传入厥阴经吗？但是典型的太阳证有传入厥阴的吗？临床上有从太阳病直接传入厥阴的吗？叶天士的这句话对还是不对？叶天士指的是什么？“温邪上受，首先犯肺”，温病发于太阳，传入阳明经，阳明不解，随后出现少阴病、厥阴病的症状，其实还是讲的这个传变规律，并没有直接传入厥阴经，这个值得深思。

二、截断法

这五种传变渠道产生了五种截断方法，分别是循经截、

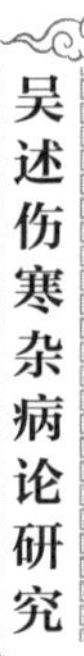

越经截、咽喉截、开阖截、表里截。可是通常只说后三个，为什么？因为大家都知道循经截和越经截是如何传的，很多人就认为这不是特殊的，所以会更多地关注咽喉截、表里截和开阖截。比如讲循经截，如果一个典型少阳体的人得了外感，应该用柴胡桂枝汤，而不应该只使用桂枝汤。用柴胡桂枝汤就可以迅速把疾病截断在太阳经，这多见于肝炎、肝硬化、胆囊炎、胆结石患者，这些患者一开始的病症其实都是柴胡桂枝汤证。三阳合病大多是因为患者有自己的体质特征，比如说太阳、少阳合病用柴胡桂枝汤，这是一个少阳体；太阳、阳明合病用葛根汤，这是一个阳明体；少阳、阳明合病用黄芩加半夏生姜汤，也是受患者的体质特点影响，由于是阳明体，与少阳合病，所以用黄芩加半夏生姜汤。也有太阴体，比如当归建中汤证，如果妇人产后失血过多加地黄、阿胶，后面我们讲地黄、阿胶在截断法的意义时再详细分析。

1. 枢机截

枢机截的重点是咽喉截，这是一个特殊的理论。我们说“治温之要，贵在自咽截断”，这是我们提出来的。为什么要自咽截断呢？因为咽喉很特殊，咽喉上面是鼻，下面是肺；上面是口，下面是胃。呼吸出入鼻与肺的枢机在咽喉，水谷由口入胃的窍道在咽喉，所以人体与外界沟通，不论是呼吸还是水谷，咽喉都是很关键的一个部位。咽喉属于少阳半表半里，为什么说属于少阳半表半里？《伤寒论》有一条“咽喉干燥者不可发汗”，这是在太阳病篇讲的；在少阳病篇又讲了忌汗：“少阳不可汗”。所以，咽喉属于少阳半表半里，少阳证“口苦，咽干，目眩也”，其中的“咽干”也可佐证。三阳在外，卫外者也：太阳在头，“太阳之为病，脉浮，头项强痛而恶寒”；少阳在咽，“少阳之为病，口苦，咽干，目眩也”；阳明在胃，“阳明之为病，胃家实是也”。不仅是阳明腑实证是胃家实，阳明经证也是胃家实。因为阳明经证消谷善饥，受胃功能的影响，所以治疗阳明经证的处方，常常可用来治疗糖尿病。

1.1 转出少阳、内陷少阴

第一种伏邪的传变渠道是转出少阳、内陷少阴。温邪上受，从口鼻而入，初起在表，传至咽喉即半表半里。如在咽喉不解，邪即入里。此即太阳传少阳，少阳传阳明，甚者内陷少阴。内陷少阴就会发生细菌性心内膜炎、肾小球肾炎或者风湿性心脏病等疾病。而伏邪温病也多发于半表半里。何以外出，何以内陷？外出即转出少阳，内陷即陷入少阴。故疾病早期迅速有效地控制咽喉病情，可以阻断其引发或者加重急慢性肾小球肾炎发作、肾病综合征、狼疮性肾病，还有细菌性心内膜炎、病毒性心肌炎等。这些疾病，都是由咽喉引起的。

西医怎么解释？西医认为咽部扁桃体链球菌感染，迁延不愈，反复发作，导致急性肾小球肾炎、肾病综合征、慢性肾小球肾炎、细菌性心内膜炎、病毒性心肌炎的急性发作。我们讲病毒性心肌炎时，提到一个经典的处方葛根黄芩黄连汤。还有狼疮性肾炎，为什么狼疮性肾炎没有链球菌感染？因为咽喉肿痛的人免疫活化。咽部的淋巴环，每次咽部肿痛人的免疫系统就发生活化，狼疮每次发作和活跃，常常有咽部的红肿疼痛。狼疮本质是Ⅲ型变态反应，是小血管炎症导致血管出血与渗出，中医认为其本质是少阴动血证。

所以说“治温之要，贵在自咽截断”。那么如何解释自咽截断呢？《黄帝内经》讲 “一阴一阳结，谓之喉痹”，一阴指的是少阴，一阳指的是少阳。下面讨论这个表里的问题：我们认为太阳在表，少阳是半表半里，少阳以后全是在

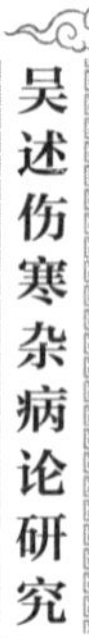

里；少阳以后阳明是里实证，太阴、少阴、厥阴是里虚证。这是关于表里的问题。

“冬伤于寒，春病必温”，怎么治疗少阴阳虚导致的“冬伤于寒”？可用麻黄细辛附子汤或者合半夏散及汤。如未得微汗而解，至春发为温病，这个是自身免疫病。大家注意去观察，“冬伤于寒，春必病温”，春天发的温病属于自身免疫病，所以要用麻黄细辛附子汤合半夏散及汤。麻黄细辛附子汤可抑制体液免疫，而半夏散及汤可清除咽部淋巴环的活化。麻黄细辛附子汤用麻黄的麻黄碱来抑制免疫应答，用附子内生性的皮质激素来抑制免疫应答，而细辛是一个非常经典的中药免疫抑制剂，还可以合上甘草，甘草具有外源性皮质激素作用。而半夏散及汤是抑制咽部淋巴环的活化，抑制咽部淋巴滤泡增生的。那么为何“冬伤于寒，春必病温”而不说“冬伤于热，春必病温”？因为温邪不需少阳火化，越经而传，不能伏于少阳。

这是“冬伤于寒，春必病温”，还有“冬不藏精，春必病温”。冬不藏精是指少阴阴虚的患者，至春发为温病。发自何处？发自少阳。为什么发自少阳？因为“春必病温”，至春病温就是发自少阳，多伴咽痛，还是在咽喉。如部分肾小球肾炎、心内膜炎、风湿热，都有提前一段时间的感染。这个时间有多少？两周到两个月不等，所以说“冬不藏精，春必病温”。又比如，众所周知尤其是在北方地区，一部分肾小球肾炎就好发于春季，之前有链球菌的感染。这在西医的流行病学是有明确的说法的，在开春的时候，这种人发生急性肾小球肾炎，还有细菌性心内膜炎、风湿热，等等。后世治疗这些疾病有很多的发挥，如蒿芩清胆汤这些处方。

所以无论辨“冬伤于寒”还是“冬不藏精”，都属于少阴；至春病温，都转出少阳，伏邪转出少阳，所以说少阴、少阳枢机传要自咽截断。“冬不藏精”肾阴亏虚者，到春季、冬春交替之际，容易外感，自咽喉化热内陷，陷入少阴，发生心内膜炎、肾小球肾炎，等等。这些患者链球菌潜伏咽喉，到每年冬春季节交替之际，细菌容易活动，导致肾炎、心内膜炎反复发作。西医的治疗就是摘除扁桃体，以根除链球菌；而中医的治疗，我们可用咽喉截，从少阳、少阴治之。

《伤寒论·平脉法》指出了伏气的脉法：“师曰：伏气之病，以意候之，今月之内，欲有伏气。假令旧有伏气，当须脉之。若脉微弱者，当喉中痛，似伤，非喉痹也。病人云：实咽中痛。虽尔，今复欲下利。”脉微弱是在少阴（少阴之为病，脉微细也），咽中痛是邪伏少阳，欲下利而未下利，发则下利，乃心内膜炎之脉促下利，当与葛根黄芩黄连汤。

1.2 邪伏厥阴、转出少阳

第二种伏邪的渠道是邪伏厥阴，也多转出少阳。为什么达原饮用黄芩、芍药、甘草？这是黄芩汤的结构，夹湿去大枣，就是为了使伏邪转出少阳。邪气为什么要潜伏下来呢？第一，“邪之所凑，其气必虚”，首先有阴虚或者阳虚；第二，一定有实邪阻滞、痰瘀阻滞，这个我们在后面寒温一统章节的时候再详细去探讨。

咽喉属少阳我们都明白，咽喉属少阴有人就不一定认同了。《伤寒论》中有很多条文可证明咽喉属少阴：“病人脉阴阳俱紧，反汗出者，亡阳也。此属少阴，法当咽痛，而复吐利”，“少阴病，下利，咽痛，胸满，心烦，猪肤汤主之”，“少阴病二三日，咽痛者，可与甘草汤；不差者，与桔梗汤”，“少阴病，咽中伤，生疮，不能语言，声不出者，苦酒汤主之”，“少阴病，咽中痛，半夏散及汤主之”，等等。

以上条文讲得非常清楚，少阴病在上用半夏散及汤，在下用四逆汤。四逆汤与半夏散及汤，都有炙甘草，区别是半夏换干姜，桂枝换附子。桂枝是温上，温心阳的；附子是温下，温肾阳的；半夏是温胃，温阳明土的；干姜是温脾，温太阴阴土的。今后太阴阳明论中要讲少火生土，有君相之别，就是说阳明胃和少阴心的关系，太阴脾土和少阴肾的关系。如果与太阴阳明论结合来理解，就会更深入地理解这两个处方。为什么一个是半夏，一个是干姜？因为一个是胃，一个是脾。为什么一个用桂枝，一个用附子？因为一个在心，一个在肾。为什么都用甘草？因为甘草是免疫抑制剂。所以半夏散及汤，治在少阴心，治在上之咽喉；治在少阴肾，则用四逆汤。

乙肝相关性肾病的治疗也跟枢机截断有关系。乙肝相关性肾病的一个特点是形成免疫复合物，而免疫复合物病归入西医的Ⅲ型变态反应，本质是血管炎。中医认为是在少阴血分，此病动血，在少阴。那么这个免疫复合物从哪里来的呢？它是乙肝病毒的抗原跟抗体相结合，形成的免疫复合物病，所以乙肝相关性肾病典型的特点就是在少阳和少阴。至于由免疫复合物引起的肾脏损伤、出现肾脏病的表现，在这里是标；本质是Ⅲ型变态反应，是免疫复合物导致的血管炎，导致血管炎的是由于乙肝抗原的持续释放，这才是本，本在少阳。所以要治疗这个疾病就从少阳和少阴经去截断它。把水肿、蛋白尿这些症状作为标，只要能从少阳、少阴的这个本上去治，那么这些问题就都解决了。少阳、少阴哪一个是治本的？少阳为本，乙肝相关性肾病要从少阳经去治。既然少阳为本，跟少阴又有什么关系呢？因为没有少阴热化，就不会发生这个病，之所以会出现由少阳传入少阴的血管炎，是因为这种人本身是一个少阴阴虚的人，所以容易由少阳陷入少阴，不断地释放抗原而出现Ⅲ型变态反应。治疗应该是从少阳经去治，但是要兼顾少阴经。

从少阳经去治那就很简单了，治疗免疫复合物病的一个最基本处方是小柴胡汤。小柴胡汤里的黄芩是一个典型的免疫抑制剂，甘草也是一个典型的免疫抑制剂。小柴胡汤中要加入郁金，郁金也是一个典型的免疫抑制剂。还要兼顾清热需解毒，半枝莲是一种典型的解毒药物，也是一个免疫抑制剂。而白花蛇舌草是一个免疫增强剂，白花蛇舌草在小剂量的时候活化免疫，在大剂量的时候抑制免疫，它的作用主要与剂量有关系，因此方中也可加入白花蛇舌草。既然是在少阴血分，少阴血分的特点是什么呢？阴虚才会动血，少阴有养阴的地黄，凉血的如丹皮等。原则上治疗此病的药物，一定是选择既入少阴又入少阳的药物。我们知道少阴和少阳有一个特点是肝藏血。我们分析，化肝煎中用丹皮就体现了这个特点。所以，治疗这个病最基本的原则：第一，就是抑制蛋白尿和水肿，还要抑制其Ⅲ型变态反应。第二，Ⅲ型变态反应的特点就是血管炎，血管炎可以通过血分去治，包括其补体的消耗等症状都可以缓解。第三，其实最关键的不是Ⅲ型变态反应，最关键的是乙肝抗原的持续释放，那是病在少阳经。这实际上是一步比一步更深入的治疗方法，大的治疗原则就在这里。

少阳、少阴两经是很有特点的。我们前面讲冲脉的时候，讲过左手的寸、关、尺，分别对应心、肝、肾，水生木，木生火。水是少阴肾，火是少阴心。把这个问题想清楚了再去看少阳和少阴的传变，再去确定治法，就会变得简单。少阳经抗原持续地释放，其实就跟少阴肾水不足、水不涵木、木旺生火有关系，治疗上要把这一个环节给它打断。我们讲五行有三行就形成一个闭环，这就是一个非常典型的闭环。乙肝相

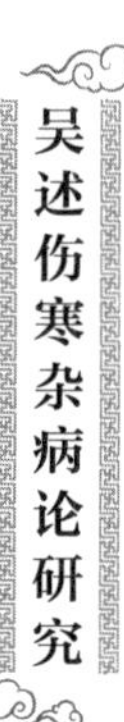

关性肾病、心内膜炎等疾病，都是在这个闭环里，把这点想清楚，治疗这类疾病就比较简单了。

2. 开阖截

六经有一个开、枢、阖的关系，太阳为开、少阳为枢、阳明为阖，太阴为开、少阴为枢、厥阴为阖。

2.1 开

太阳、太阴为开，是指因为与外界接触的关系，从这两条经容易受邪。太阳经与呼吸相关，上呼吸道感染从太阳走；太阴经和消化相关，消化道的感染从太阴经走。大家看太阳经首先是感受外界寒温，太阴经是感受外界湿邪，寒邪受之于太阳，湿邪受之于太阴。机体有管腔的地方就容易发生感染，呼吸系统跟外界沟通，消化道要进食，所以容易发生太阳和太阴的感染。最早受邪的，一个从太阳开始，一个从太阴开始。比如感冒有两种：一种是普通感冒，一种是胃肠型感冒，从太阴开始的，多见胃肠型感冒。

如何理解太阳、太阴为开的问题？举个例子：九味羌活汤为什么要用黄芩和地黄？因为“一阴一阳结谓之喉痹”，九味羌活汤证在太阳经，所以要用黄芩去清少阳，地黄去截少阴，使疾病从太阳经截断，既不传少阳，又不传少阴。太阳伤寒的一个传变途径是往少阳传，一个途径是往少阴传。怎么往少阴传？举一个例子，如果给患者发汗以后，汗出太过，用桂枝加附子汤治疗。为什么要用桂枝加附子汤？因为“漏汗”就是传入了少阴经。麻黄细辛附子汤、麻黄附子甘草汤，也都是太阳与少阴经的关系。九味羌活汤的特点是同时有少阳经和少阴经的药物。少阴经的特点不外乎是寒化、热化，因为少阴为枢，标本两从，我们从标本法看九味羌活汤，就会发现这个处方不乱啊！要不然就会觉得它乱，乱在哪里？又用细辛，又用地黄，是治寒还是治温？因为病邪要往少阴经传，其转归不是寒化就是热化。伤寒的传变规律，要么传入少阳，要么陷入少阴，所以方中用黄芩、细辛和生地来截断。那么为什么少阳经只用黄芩？因为少阳本火标阳，标本同气，少阳从本，没有寒证，少阳见寒证是厥阴病，或者是脾虚，所以方中就用一味黄芩来清少阳，用两味药截断少阴，细辛和地黄分别针对少阴寒化、热化。为什么选用细辛？因为细辛是麻黄细辛附子汤的配伍法则，是少阴经独特的解热镇痛药。很多人认为九味羌活汤的用药很乱：用细辛，阳虚？用地黄，阴虚？用黄芩，有热？用羌活、防风，有寒？也有人说这个方子治疗寒热错杂、虚实错杂、表里错杂、燥湿错杂，如此理解，九味羌活汤就没法用了，因为找不到适合用九味羌活汤的患者。谈那么多寒热、阴阳，太复杂，说完之后这个处方就没法用了。实际上九味羌活汤治疗感冒早期的效果很好，有寒、有热、阴虚、阳虚其实使用都无妨，如果稍微觉得受寒，一剂九味羌活汤表邪就解了，这就是截断法的思路。注意，此方在表证早期刚刚受寒的时候使用，如果已经传变入里就不行了。

下面接着讲太阳阳明合病。太阳阳明合病用葛根汤，前面讲过葛根黄芩黄连汤与病毒性心肌炎的关系。太阳与阳明合病为什么用葛根汤？如果不用葛根汤去解的话，邪气传入少阴，热化后就是一个葛根黄芩黄连汤证，就是病毒性心肌炎。还有“桂枝汤下之后，脉促，胸满者，桂枝去芍药汤主之，若微恶寒者，桂枝去芍药加附子汤主之”，桂枝去芍药加附子汤可治疗阳虚型病毒性心肌炎。而促脉，脉来数而时一止，是快速性心律失常。这体现了太阳经的截断思路。

少阳经和太阴经的截断也是开阖截，因为太阴为开，少阳越经传直接传到太阴。“见肝之病，知肝传脾，当先实

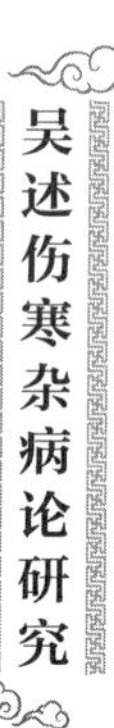

脾”，就是这个原因。邪气到了少阳经，不外乎有几个传变的路子：要么传入阳明，这是一个典型的热化证；要么陷入少阴，这是个逆证；要么传入太阴。所以，有肝病的人容易传入太阴经，就是慢性肝炎、肝硬化、胆囊炎、胆结石患者合并感染时，比如说病毒感染时，就是按这条渠道传变的。“见肝之病，知肝传脾，当先实脾”，应当使用柴胡桂姜汤。为什么传脾呢？因为三阴经，太阴为开，所以三阴寒证的第一个受邪之地，就是太阴经。热化证传阳明或者陷入少阴，那是有阴虚的。

为什么阳明传太阴？因为太阴为开，所以阳明容易传入太阴，即寒化。所以说白虎汤证“大热、大汗、大渴、脉洪大”，传入太阴就寒化。白虎汤证“其背恶寒者”，急加人参，如不加人参，白虎汤证去了以后，就会出现典型的脾虚症状，先伤气、后伤阳，先伤脾气、脾阳，后伤心阳、肾阳。

2.2 阖

然后讲阖，阖怎么传变呢？三阳之阖为阳明，三阴之阖为厥阴。阳明之阖，第一个处方是白虎汤。白虎汤证气分就需要防止伤阴，所以白虎汤加知母。知母是一个少阴肾经的药物，白虎汤为什么要石膏配知母？因为热化证的特点是越过太阴直传少阴，所以白虎汤要加知母。白虎汤证还在经，不解往往就转入腑证，即承气汤证。发烧刚刚开始“大热、大渴、大汗、脉洪大”，随后大便就不解，如果一两天大便不解就转入承气汤证，这是治疗外感病常见的情况。为什么把白虎汤和承气汤都列在阳明病篇，阳明病“大热、大汗、大渴、脉洪大”与胃有什么关系呢？因为如果是阳明病单纯的白虎汤证，这个人是能吃的，这是判别阳明病的一个特点，一个典型病就是糖尿病。白虎汤证过几天大便就不容易解，大便难解病就不容易好。因为大便不解导致毒素停留在肠道，加重感染中毒症状，而且大便不解，肠道的细菌可以进一步入血，出现肠道菌群的异位，出现菌血症。所以热病首先是用白虎汤清热，然后用承气汤去通腑。

这里我们讲的白虎汤证，首先注意两点：一是气分防伤阴。病在气分的时候一定要防止伤阴，一旦伤阴就会传入少阴经，越过太阴直传少阴热化。如出现少阴热化证就比较麻烦了，所以白虎汤要加知母。二是清热需解毒。白虎汤有一个缺点是什么呢？白虎汤擅长清热，不擅长解毒。中医与西医治疗感染有一个很大的区别：西医针对病原菌的治疗是优于中医的，有很强力的抗生素；但是中医解毒的功能是优于西医的。因为感染之后会导致毒血症，而毒血症造成我们机体多个脏器功能的紊乱，而中医解毒、控制重度感染是有优势的。所以说当用白虎汤清热时，同时需解毒，比如可以合五味消毒饮，这就是解毒的药物。“气分防伤阴，清热需解毒”，这是我们对白虎汤特点的认识。

第二个处方是承气汤。使用承气汤时需防其入营，大家知道外感热病如果大便不通，邪气很快就会入营，出现典型的热化证，即传入少阴动血，传入厥阴动风。阳明经证的白虎汤证，热退之后主要出现什么症状呢？热退了以后出现寒化证。白虎汤证大便通，热退之后出现寒化证——传太阴、少阴、厥阴；阳明承气汤证大便不通，很容易传入少阴、厥阴。这是常识，所以外感热病通腑为第一要义，通腑一直要到整个大肠都通了为止。那么如何才能知道需不需要通腑？后面我们要讲阳明病的叩诊法，通过叩诊法能够叩出大便的位置和数量。如遇着一个外感热病，首先就要考虑叩诊法，如果白虎汤证两三天不大便，那大便肯定是干的，经过腹部一叩诊，就

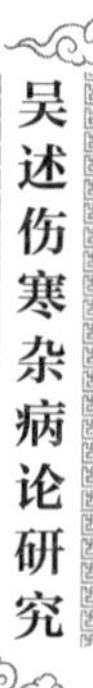

可以确定用承气汤了！

传入三阴以后怎么判断呢？如果是太阴病，一旦畏寒肢冷就传入少阴，这句话很重要！怎么判断畏寒肢冷？有很多方法，比如患者说冷，或者患者说不冷但他穿得多，或者你摸他的手，摸他的手背，再不行摸他的脚，也可问晚上睡觉时的情况，等等。“少阴之为病，脉微细”，脉一旦微细欲绝，就传入厥阴，不管是微脉还是细脉，如果摸着不清楚，就是微细欲绝，就传入了厥阴，就凭这一点我们就可以定出来！少阴热化证主要是防止伤阴动血，主要的治疗方法是凉血和补阴。传入厥阴，厥阴死证，后面我们在三阴死证章节中详讲。厥阴转出少阳，谓之厥热胜复，热是什么呢？是少阳相火来复，所以转出少阳，用白通加猪胆汁汤。

3. 表里截

表里截就是表里同病的问题。这个问题已经讲过很多，如太阳与少阴同病的麻黄细辛附子汤证、桂枝加附子汤证；阳明与太阴同病的白虎加人参汤证、桂枝加大黄汤证。少阳内陷厥阴，例如病毒性肝炎、重症肝炎导致肝昏迷；厥阴转出少阳，例如病毒活跃即是邪气又转出少阳。寒和热都可以转出少阳，其中热由厥阴转出少阳，可用蒿芩清胆汤、青蒿鳖甲汤类方；寒由厥阴转出少阳，可用白通加猪胆汁汤。

关于少阴经的用药，主要讲黄土汤，为何用黄芩和地黄大家都已经知道了。然后讲了四逆加参汤，是防止休克转入厥阴。对于血证，我们有口诀：“黄苔速转光净，水亏先行截断。”肝硬化、肝癌的患者，或者重症肝炎的患者，本身是个黄苔，如果突然间转为镜面苔，这个人要出现肝昏迷。西医讲是电解质紊乱（低钾），西医有西医的办法，中医有中医的办法。“水亏先行截断”，否则这个患者很快就会转入肝昏迷。肝病的特点是容易出现动风，首先出血然后动风，即由少阴传入厥阴。因为少阴的特点之一是动血，肝病患者少阴动血以后会出现什么特点？由于血液瘀积在消化道导致血氨升高，血液里红细胞在消化道分解以后，导致血氨吸收入血，血氨升高，然后导致肝昏迷，我们就称为由少阴出血引起的厥阴动风。还有一个原因是少阴阴虚，“黄苔速转光净”，这个是电解质紊乱诱发的肝昏迷，这都是少阴转厥阴。所以我们在厥阴出现之前，就可以迅速地予以截断，不一定等肝昏迷发生之后再做治疗。

关于厥阴转出少阳的处方，我们讲过有升麻鳖甲汤、白通加猪胆汁汤。升麻鳖甲汤中升麻、鳖甲托邪的力量够，但是转出少阳的力量不够，升麻、鳖甲加黄芩和大青叶，这是我们独特的配伍，能治疗很多疑难疾病。以后我们讲阴阳交、阴阳易、阴阳毒的时候要再讲。

按照叶天士的说法，治病是不可以截断的，因为“卫之后方言气，营之后方言血，在卫汗之可也，到气才可清气，入营犹可透热转气，入血就恐耗血动血，直须凉血散血”，所以他认为不应该截断。当然我们认为治疗外感热病，截断是一个非常重要的办法。前面已经讲了截断的办法，这里面还要强调几点：第一，清热需要解毒；第二，热病需要通腑；第三，凉血需要散血。为什么热性病需要凉血散血？因为热性疾病容易造成DIC，所以急需要凉血散血。

这里讲一些寒温一统的知识，大家会更好地理解为什么要凉血散血。我们讲卫气营血——卫在太阳，气在阳明，营血在少阴。我们看截断法图（见图8-1），温病的传变往上越过了少阳，往下越过了太阴。为什么往上越过少阳？因为温病不经过少阳，可以从太阳直接传到阳明。为什么可以不经过少阳？因为伤寒热化要经过少阳热化的过程，标本法讲少阳之上，火气治之，伤寒要经过少阳热化才传入阳明；而温病一开始就是热病，可以不经过少阳热化，这是伤寒与温病的区别，所以卫在太阳，气在阳明。然后营血直入少阴，为什么呢？我们讲热病传三阴，不经过太阴，标本法讲了太阴无热证，所以就看到温病是越经传。这就是我们讲的温病里的卫气营血。

至于伤寒热化的过程，我们谈一点西医的知识：如果邪在太阳，仅仅是一个头痛、发热、流鼻涕等卡他症状，西医认为这是一个典型的病毒感染，由于病毒导致鼻黏膜的感染，导致患者流清鼻涕，鼻黏膜充血水肿导致鼻塞。病毒感染诱生干扰素导致头痛、恶寒、发热。如果病毒感染以后导致机体的免疫力低下，进一步继发咽部细菌感染，如链球菌的感染，就会出现咽痛，中医讲是传入了少阳经。由于细菌毒素的影响，出现寒热往来，这就是一个典型的伤寒热化的过程。随后传入阳明经，传入阳明经是由于持续的细菌性炎症，导致白细胞介素-2等细胞因子大量分泌，导致持续的发热，即我们讲的“大热、大渴、大汗、脉洪大”。大家看到这个传变的过程了吗？我用西医跟大家讲，一个上呼吸道的病毒感染引起鼻塞流涕，由于干扰素的分泌，导致机体恶寒、发热、头痛，然后继发咽部细菌感染，出现寒热往来，咽喉肿痛，再然后由于持续的感染导致白细胞介素-2为代表的细胞因子大量的分泌，最后出现“大热、大渴、大汗、脉洪大”的阳明病。如果是温病就没有这个过程，温病一开始的时候就是热证，可以从太阳直接传入阳明，然后由阳明直接传入少阴，它不涉及太阴，太阴无热证。这就是我们讲的越经传，这个越经传是什么？卫气营血。

接下来我们再讲三焦。太阳、少阳是上焦，阳明、太阴是在中焦，少阴、厥阴是下焦，这就是温病的三焦。不外乎如果是一个单纯的温病，上焦不涉及少阳，中焦不涉及太阴，如此而已。所以卫气营血，三焦和六经完全是统一的，完完全全的统一，寒温一统！

4. 先证而治

为什么要先证而治？之前讲了九味羌活汤用黄芩、地黄、细辛，我们知不知道银翘散还用栀子、淡豆豉呢？银翘散用了栀子豉汤，银翘散在表证的时候就用了阳明经的药。

我们再讲一个需要了解的处方，叫作四合汤、五合汤、六合汤，治疗外感病。从哪里来？基本思想来自柴葛解肌汤——“陶氏柴葛解肌汤，邪在三阳热势张；芩芍桔草姜枣芷，羌膏解表清热良”。实际上用柴葛解肌汤不见得三阳都有热，外感疾病直接用柴葛解肌汤是没有大问题的，但这个处方的配伍不如四合汤、五合汤、六合汤。这个处方是我看何绍奇的《中医内科学》学来的，但是我学了以后把它变化了。我们看这个处方怎么去合呢？四合汤用荆芥、防风、银花、连翘，这是在太阳，一个是伤寒、一个是温病，两个的药物都用了；用柴胡、黄芩，这是在少阳，这就三合了；用竹叶、石膏，这是在阳明，为什么不用知母呢？因为对普通的外感热病，竹叶相对来说没有那么寒凉。我们看，这就构成了四合汤，治疗各种外感都可以，可以不分太阳、少阳、阳明。因为它太阳、少阳、阳明的药都有，也可没有三阳合病，不外乎根据病在太阳、少阳、阳明的轻重调整而已。这就是四合汤的立意，也是治疗普通外感疾病的法宝，如果辨不了三阳就可以直接用。但是我们改进的第一个办法，外感病常常夹湿，夹湿的人加滑石、甘草，即六一散，还可以加薄荷、苏叶；第二个

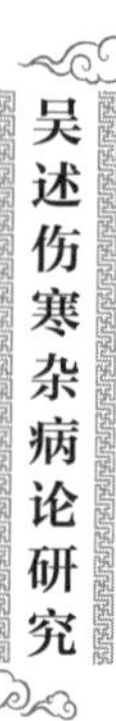

办法，外感病我们通常会加一味药细辛，这体现了少阳和少阴的枢机关系。我的处方有一个特点：麻黄细辛附子汤我要配黄芩的，小柴胡汤我要配细辛的，这也是我们治疗疾病的一个特色。还可以加党参，防止寒化传入太阴。荆芥、防风、银花、连翘治在太阳；柴胡、黄芩治在少阳；竹叶、石膏治在阳明；加滑石、甘草或者加薄荷、苏叶治疗夹湿，因为外感病不愈，要么是因为阳气虚，要么是因为夹湿；然后合上细辛去治少阴；合上党参防止它传入太阴，那么这个处方治疗外感热病就很完善了。

5. 截断用药法

我们在讲心与肝的时候，用的是黄芩与黄连；讲肝与肾的时候，用的是黄芩与地黄；讲阴与阳的时候，用的是黄芩与细辛；讲少阴与厥阴用的是黄连与乌梅，这是我们常见的截断法配伍。清心的时候要清肝（木生火），肝与肾的时候配黄芩与地黄（水生木）。调阴阳的时候，黄芩配细辛是调枢机，用黄连的时候配乌梅是防止转入厥阴，这是常见的截断的配伍（见图8-2）。

6. 清热解毒

下面我再讲一下清热药物的作用：第一个作用是抗菌、抗病毒。第二个作用是解热、镇痛、消炎。第三个作用是清热可以凉血。为什么清热可以凉血呢？因为感染会引起白细胞介素-6的分泌，活化凝血系统，导致高凝状态，就是我们中医讲的热盛血瘀。气要传营，欲入营入血，所以清热可以凉血。清热的时候可以在气分就要考虑到凉血的问题，这个不是叶天士讲的到营到血的问题，这里的清热可以凉血，是因为持续性的感染容易导致高凝状态。第四个作用，清热的药物可以抑制细胞生长，抑制代谢。阳化气，阳主燥，温阳的药物可以促进细胞的生长迁移，也会促进肿瘤的转移；清热的药物可以抑制细胞的生长。为什么很多研究提示清热解毒药可以治疗肿瘤？就是跟这个有关系，当然也有弊端，我们在这里只说它的益处。第五个，清热解毒药有免疫抑制的作用。大部分清热药物具有抑制免疫系统的功能，免疫抑制作用在自身免疫病上，也可以用在治疗外感上。所以治疗自身免疫性疾病，包括乙肝相关性肾病，在选择清热解毒药的时候，一定要考虑到哪些药可以抑制免疫系统，哪些药可以活化免疫应答，这很关键，也是选药的特殊性的问题。比如，为什么少阳经要选黄芩，而不选别的药，为什么不选黄柏、黄连等？这里面是有道理的，黄连抑制免疫系统的作用不强，但是黄芩就有强烈的免疫抑制作用，而地黄对免疫系统的作用和剂量有关系，白花蛇舌草的免疫调节作用也和剂量有关系。再比如都是治伤寒的药，细辛是个免疫抑制剂，而其他好多药物都不具备这个功能。所以，每一个药物一定要研究清楚，包括其作用和剂量。大家要把这些问题想明白，要落到细处，而不仅仅是知道大的原则。

三、小结

我们讲截断法，大家要注意的几个点：寒温一统的问题，即六经、三焦、卫气营血是什么关系？六经、三焦、卫气营血的关系非常密切，而且也非常的规律。比如说讲到卫气营血，在卫的时候，就直接转到阳明经没有少阳经，为什么没有少阳经？标本法说得非常的清楚。随后邪气从阳明经直接跑到少阴经，即从气分传到营血，这用标本法也说得很清楚。三焦也是非常规律的，大家从六经传变图上都可以看得到的，这是

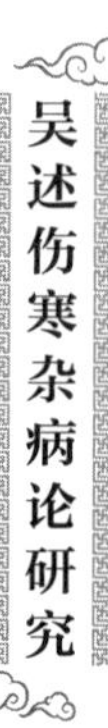

第一个问题。第二个问题是伤寒温病传变的规律受体质的影响。这里我们讲了伏邪温病传变有一条规律，新感疾病的传变有三条规律，一个是寒性体，一个是热性体，一个是郁性体。所以把这些搞清楚，就是所谓的寒温一统。

四、答疑篇

孙耀问：“老师，升阳散火汤，症状是身热骨髓热，一般人们都要用清骨散类或知母、地骨皮类，这却用风药，为什么？”

吴师答：我们在标本法中讲到过升阳散火汤，但由于时间关系没有展开讲。关于少阳和厥阴的关系，我们讲厥阴转出少阳，也讲到了这个问题。为什么要用风药的问题，风药与少阳相火的关系，去看标本法，说得很清楚。

陈叶青问：“老师刚才讲了肝炎相关肾损害的思路，类风湿相关肾病，血管炎也是其主要病理机制之一，是否也可以依此作为切入点进行治疗？”

吴师答：类风湿性关节炎相关性肾病也是血管炎的问题，血管炎不见得到了血分都是一个热证，都是血热，也有可能是血寒。我们讲寒湿入于营也可以导致入血分，也可以导致血管炎。我们后面要讲寒温一统，从当归四逆汤开始展开，就会谈到这个寒湿入营的问题，结合当归四逆汤的演变，去详细讨论怎么处理寒湿入血分。

刘红梅问：“请老师点化一下，妊娠期甲状腺疾病，甲减容易流产，但桥本病会在孕期缓解，产后加重。”

吴师答：桥本氏甲状腺炎和激素的问题，我们都知道有乳腺癌、乳腺增生的患者，常有甲状腺结节和桥本氏甲状腺炎，如去找西医外科，西医外科会说没关系，甲状腺是甲状腺，乳腺是乳腺。其实两个病很有关系，因为甲状腺是雌激素的靶器官，甲状腺细胞有雌激素的受体，由于高雌激素，导致甲状腺结节、甲状腺腺瘤。雌激素是免疫活化剂，高雌激素诱发桥本氏甲状腺炎（自身免疫病），最后出现甲减。女性比男性寿命更长的原因之一，是因为女性的雌激素是免疫活化剂，而男性的雄激素是免疫抑制剂，我们说原因很多，这是原因之一。由于妊娠期女性雌激素升高，同时孕激素水平也升高，体内雌激素、孕激素和雄激素是拮抗的，雌激素是免疫活化剂，孕激素和雄激素是免疫抑制剂，产后孕激素的水平急速下滑，但雌激素还保留在一个较高的水平，导致桥本氏甲状腺炎活动。

在人体内雌激素是免疫活化剂，孕激素和雄激素是免疫抑制剂，妊娠以后雌孕激素水平同时增加，而孕激素的免疫抑制作用是为了抑制母体对胎儿的免疫排斥。我们说胎儿是个嵌合体，胎儿一半基因是来自父亲，所以孕激素是为了抑制免疫排斥，防止流产的。所以说孕激素水平很高，她的免疫应答是低下的，产后孕激素的水平快速回落，可以导致免疫活化。

我们知不知道天癸分阴阳啊？雌、孕激素的问题我多讲一句，学中医，一说天癸，有人认为女子才有天癸的，天癸分什么阴阳呢？天癸不分阴阳，女人才有天癸。可是《黄帝内经》不是这么讲的，《素问·上古天真论》讲了女子有天癸，男子也有天癸。大家记不记得？女性到了二七的时候，天癸就来了，月事以时下。《黄帝内经》还说男性也有天癸，“男子二八，肾气盛，天癸至，精气溢泻，阴阳和，故能有子。”男子也有天癸。那男子的天癸指的是什么？天癸是“精气溢泻，阴阳和，故能有子”，就是指雄性激素，女子天癸是雌孕激素，所以天癸分阴阳。我们讲“两精相搏谓之神”，精也分阴阳，阴精和阳精就是精子和卵子。天癸也分阴阳，也是阴阳的代表之一。天癸在女性是雌孕激素，在男性是雄激素，当然这三种激素男女都有，只是有的偏重于女性的多，有的偏重于男性的多。

天癸是什么东西呢？你看天癸的名字，第一个是癸，癸是什么东西？癸是一种植物，这种植物向着太阳长，跟着太阳转。既然叫天癸，就是说是应天的。天癸有个特点，“二七而天癸至”、“二八天癸至”，就是说天癸是有时间节律的。这个时间是怎么来的？这个时间是应天，比如女子二七、男子二八，就像初升的太阳，就是少阳春升之气，这个时候天癸就来了。女子七七、男子八八，人老了，就像日落，这个时候天癸就竭了，不能再生殖了。生长壮老已，这是生命的基本规律。那么这个二七、二八怎么来的呢？二七、二八就是我们讲的调定点。我们讲两精相搏谓之神，两精相搏就成了一个受精卵，在基因里就决定了女子二七、男子二八天癸至，女子七七、男子八八天癸竭。

第九章　医学一统

讲到中医的流派问题，我们知道东汉以前的《黄帝内经》是中医最早成体系的文献。直到东汉，张仲景著《伤寒杂病论》后，中医学就基本形成了以理、法、方、药为一体的理论体系。唐宋时期大夫需要考《伤寒论》，这实际上是张仲景“伤寒流派”的延续。宋代，这一时期的方剂学发展很快。由于官方对方剂的收集整理，很多的方剂得以流传了下来。真正的中医学理论大分家是在金元时期，形成了四大派别，分别是：刘完素创立的“寒凉派”、张从正创立的“攻下派”、李东垣创立的“补土派”以及朱丹溪创立的“滋阴派”。明代兴起了以张景岳为代表的“温补流派”。到清代，温病兴起，又诞生了一个很重要的流派——“温病流派”。最后是晚清，以郑钦安为代表的“扶阳派”，发源于四川，又叫“火神派”。

我们可以看到中医的“八大流派”大致上就是这么来的（见图9-1）。东汉的张仲景创立了“伤寒流派”。自此，从东汉一直到唐宋，都是“伤寒流派”的延续。直至金元时期，四大家形成了“寒凉派”、“攻下派”、“补土派”和“滋阴派”。明代诞生了“温补流派”，清初“温病流派”诞生，晚清形成了“扶阳派”。这些构成了中医学的“八大流派”。当然，现在也有说中医学有“二十四个流派”的，“二十四个流

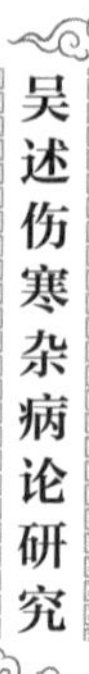

派”实际上是“八大流派”下的分支。下面我们来看看这“八大流派”之间的关系。

一、寒温一统

我们知道中医的治法有八种——汗、吐、下、和、温、清、消、补。这八大法和我们中医学的“八大流派”是有关系的。首先讲“伤寒流派”和“温病流派”。我们在讲截断法的时候，已经讲过这个图，温病学用银翘散、桑菊饮，是病在太阳。由于疾病本身是温病，可以不经少阳火化，而直接传阳明，这是温病的特点之一。而《伤寒论》中麻黄汤证、桂枝汤证刚开始是表证，即在太阳，其症状类似于西医学中的急性上呼吸道的病毒感染，然后继发咽部细菌感染；按其传变转归，可传入少阳，“少阳之为病，口苦，咽干，目眩也”；传入少阳后，寒邪开始化热；由少阳传入阳明，寒邪就彻底化为温热。阳明在经、在腑，就转化为了热证。伤寒和温病之所以不同，其实是病在初始不同，但最终传到阳明的转归是一样的。伤寒是从太阳到少阳到阳明，这是一个典型的寒邪化温的过程；而温病可以由太阳直接传入阳明，传入阳明后，两者都可以寒化传入太阴、少阴、厥阴，也可热化由阳明传入少阴，再入厥阴。

但是温病热化的多，所以温病由阳明传入少阴、厥阴的居多。而伤寒多见由少阳传入阳明，传入太阴，再传少阴，最后传入厥阴。二者的区别就是：温病由阳明入阴的时候热化的多，而伤寒既有热化又有寒化。为什么伤寒还有寒化呢？因为阳虚体质的人容易出现伤寒寒化。所谓“内外交感”，阳虚的人容易得伤寒，易出现阳明病的白虎加人参汤证，当其热退之后就容易传太阴寒化，再传入少阴、厥阴，形成一条寒化的传变渠道。如果是一个单纯火热体质的人，其病理转归就由白虎汤甚至承气汤证，最后热化传入少阴、厥阴。我们讲过，阳明传少阴是越经传，那为什么热化不传太阴呢？原因是太阴是本湿而标阴，标本同气从其本，太阴无热证，所以热化不传太阴。太阳传阳明，又是一个越经传，越过少阳，因为本身就是温病之邪，可以由太阳直传阳明。而伤寒为什么常常要经过少阳？因为邪气有一个寒邪化热的过程，所以是太阳传少阳、阳明。最终传至阳明都是发热，最后传入三阴，一个寒化，一个热化。

这就是《伤寒论》和温病学说的区别。第一个区别：温病可以由太阳直传阳明，伤寒往往需要经过少阳热化后再传阳明；第二个区别：得温病的人不只是感受外界温热之邪，其人往往素体阴虚火盛，热化的多；而得伤寒的人，感受外面寒邪，往往是素体阳虚的人，所以寒化的多；第三个区别：病邪传入三阴的渠道是不一样的，或越经传，从阳明传少阴，再从少阴传厥阴；或循经传，从阳明传太阴，再从太阴传少阴传厥阴；循经传是寒化，越经传是热化，但是温病热化的多，而伤寒寒化的多。

我们探讨《伤寒论》和温病学说，其实二者的理论是完全可以统一的。首先，六经辨证可以统一卫气营血辨证。如医门一统图所示，太阳在卫，阳明在气，少阴在营血，温病学说中的卫气营血实际上就是一个越经传。《伤寒论》中有专门讲述少阴动血证。其次，六经辨证可以统一三焦辨证。太阳、少阳在上焦，阳明、太阴在中焦，少阴、厥阴在下焦，这是六经传变非常经典的形式。所以三焦学说、卫气营血学说与六经学说是完全可以统一的。

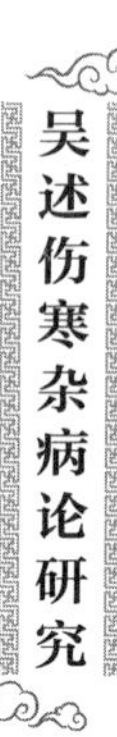

另外，温病有新感、伏邪，就是《伤寒论》中的少阳内陷少阴、少阴转出少阳以及厥阴转出少阳。综上所述，《伤寒论》和温病学说也是可以统一的。

二、寒凉派

“寒凉派”的创始人刘完素对标本法有很深入的研究，他著有《素问・宣明论方》和《素问・玄机原病式》二书。通过研究标本法他得到一个结论：六气皆从火化。刘氏认为风寒火热燥湿六气皆从火化，所以创立了“寒凉派”。因为刘完素很重视运气学说，所以大家就认为他是单纯地去使用寒凉药物。那他为什么还讲风寒火热燥湿呢？因为“六气皆从火化”，这句话很关键。六气不化还是六气，六气化了最终在三阳都会化火。风寒火热燥湿，邪中三阳，最后传入阳明，都是火化。无论是阳明经证，还是阳明腑证，最终都表现为热性病。这也就是我们讲的伤寒通过少阳化热传入阳明，温病直接由太阳到阳明，结果最终都是火化。温病中无论是温热病还是湿热病，最后到阳明都是一个热性病，伤寒也是如此，伤寒、中风，或者寒湿证，经少阳传入阳明，最后都从火化。为什么“六气皆从火化”？因为阳明为阖，三阳经的最后一个门户就是阳明。并不是认为温病或者伤寒不出现寒证，实际上外感病不外乎温病和伤寒，从阳明传入三阴以后，又分为寒化和热化。太阳为开，在太阳那里就有寒证和热证，寒证是伤寒，热证是温病；到了阳明，阳明为阖，都归火化；阳明传三阴，又出现寒化、热化，因为太阴无热证，热化传少阴，寒化传太阴。所以“六气皆从火化”，是讲外感病，不论伤寒、温病，还是风寒火热燥湿传入阳明，都从火化。

我们知道九味羌活汤来源于《此事难知》，作者是张元素的徒弟王好古，其方也是引用的别人的处方。但是我们可以从中看到此方一脉相承的特点，因为“六气皆从火化”，所以方中有黄芩和生地。即便是寒邪，火化它要传入少阳，寒邪入阳明要从少阳经走，所以方中用黄芩；入了阳明，化热之后，是越经热化伤阴，所以用生地；如果寒化伤阳的话用细辛，生地配细辛就截断它，不使寒化，不使热化。

实际上，刘完素是研究五运六气、标本法，研究《伤寒论》的。他所得出的“六气皆从火化”，并不是否认外感病会出现寒证。所以我们要完整地理解他的思想，完整地理解寒凉派的思想。因为传入阳明，不论在经在腑，都是需要用到白虎汤、承气汤的。

三、攻下派

“攻下派”擅长使用的是汗、吐、下三法，汗法用于太阳病，下法用于阳明病，吐法也用在阳明病，阳明病篇中栀子豉汤就可以引起呕吐（豆豉就可以催吐）。张从正的汗、吐、下三法完全是来自三阳病。他认为：疾病是由邪气所致，治病就要攻邪，邪去则正自复。所以他对汗、吐、下三法进行了扩展，积累了丰厚的经验，人们就称他为“攻下派”。他用不用补？张氏不反对补法。第一，是可以补；第二，以食补为主，药补也可以；第三，先祛邪后补，先攻后补，这是他运用补法的特点。因此，三阳病的治法是汗、吐、下、和、消，而三阴病的治法是温、清、补。温和清是治气化病，补是治形质病。这里讲的“攻下派”，也是来自《伤寒论》。

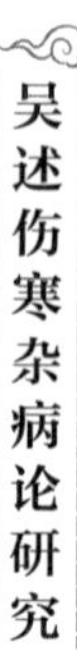

四、滋阴流派与温补流派

朱丹溪的《格致余论》提出“阴常不足，阳常有余”的观点，或者说是“阳常有余，阴常不足”。为什么会“阳常有余，阴常不足”呢？因为火分君火和相火，而水只有一个，“一水不胜二火”，所以朱丹溪认为“阳常有余，阴常不足”。他提倡滋阴降火，后世称之为“滋阴派”。他的理论有没有道理，我们要思考。我们看肾脏，肾为水脏，首先有肾气虚，然后导致肾阴、肾阳虚，进一步发展则导致肾精亏虚，最后累及奇经八脉。肾阴虚、肾阳虚的背后是肾精虚，因为阴阳是肾精之变化，由肾精化生出肾阴、肾阳。肾阴、肾阳虚指的是气化，肾精虚指的是形质。虽然肾阴、肾阳都为肾精所化，但肾精属阴，即我们讲的阴精。所以肾阴、肾阳虚的本质都是肾精虚，这就是“阳常有余，阴常不足”的原因所在。

如果认识到肾阴、肾阳虚的本质都是肾精虚的话，我们就能理解金匮肾气丸其实就是由六味地黄丸加附子、肉桂而来了，这就是我们讲的“阴中求阳”。温肾阳的时候会从六味地黄丸加减，而如果要养肾阴的话，不可能从四逆汤中加减。那么如何理解“阳中求阴”呢？“阳中求阴”是因为滋阴药滋腻呆滞，需要阳气运化，所以反佐点温阳的药而已。比如说糖尿病，气升水布，用补气的药升提，再加一点黄连，血糖就能降下来，消渴就能缓解，这里的黄连就是反佐用的。“阳中求阴”是在补阴药中反佐一点温阳药。而“阴中求阳”，则是在滋阴药的基础上予以温阳，这是不同的，所以说“阴常不足，阳常有余”。道理就在于此，来自哪里？来自金匮肾气丸。

叶天士进一步讲，肾精亏虚久了还会损及奇经八脉。因为人身的肾精化生出阴阳，化生出肾气和气血，灌注在十二经脉里，当十二经脉的肾精都不足的时候就会损及奇经八脉。那么我们就会发现奇经八脉要用血肉有情之品来补养，这个理论也来自于《伤寒论》，如黄连阿胶汤中就有阿胶、鸡子黄，五个药就用了两个血肉有情之品。朱丹溪的“阳常有余，阴常不足”理论来自于金匮肾气丸，叶与朱二者的理论都来自于《伤寒论》。大家如深刻理解了朱丹溪理论的精神实质，就不会出现跟“扶阳派”的理论“打架”的现象了。理解了朱丹溪的“阳常有余，阴常不足”观点，就能够理解“温补流派”的精神实质了，就能理解张景岳从金匮肾气丸中化裁出左归丸和右归丸的道理了。

谈到复形质的中药，第一味药就是地黄。地黄在一副药中的用量可以比较大，如果需要的话，地黄的量可以用到200～300g。我们讲四制熟地、五制熟地，有姜制（就是姜汁制的），有乳制（没有人乳用牛奶也可），有童便制，有砂仁制，还有酒制。不同的炮制方法对熟地的作用有不同的影响：急则用汤，缓则用膏。一般以秋季服用、百日为期，连服三年为佳。五制熟地为什么把砂仁与熟地反复捶打融为一体？第一个原因是这样做使之不滋腻，不碍胃；第二个原因，砂仁能够温肾补肾；第三个原因，砂仁能够引火归元。砂仁能开胃、温肾、引火归元，所以我们用砂仁捶打熟地，而不是用山楂、蔻仁。

阳化气，阴成形，气化依赖于形质，没有形质是没有气化的。五脏运化六气，五运六气，没有五脏去运化就不可能产生气化，故要阴中求阳。所以朱丹溪说，“阳常有余，阴常不足”。水遇火化而为气，凝而成形，后又成了水。所以从这个角度去看“温补流派”和“滋阴流派”是非常相近的，二者都

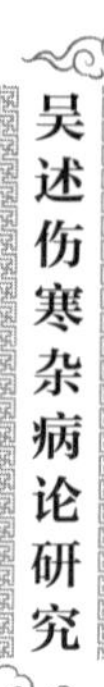

源自于《伤寒论》。

五、扶阳派

“扶阳派”推崇“阳气者，若天与日，失其所则折寿而不彰”，主要处方来自《伤寒论》的四逆汤。可是大家知道吗？《伤寒论》讲四逆汤，叫“急温之”，是先治气化，后治形质。外感病或者急性病首先调其气化，因为无形之气易复，有形之质难生。复形质以百日为期，而调气化，一剂药甚至服一次药就可以出现变化。所以外感病、急性病，可以先气化，后形质，这就是“扶阳派”的根源。不管“扶阳派”怎么变化，理论上说得如何的复杂，其本旨就是源于《伤寒论》的四逆汤，这是不可推翻的。讲《伤寒论》的研究，不仅要讲四逆汤，还得讲金匮肾气丸，可见《伤寒论》是气化与形质并重的，只是因为疾病不同而应用不同而已。外感病先调气化，内伤病则调形质，金匮肾气丸服则一百天。这就是“扶阳派”和《伤寒论》的关系。

阳虚的人多痰饮水湿停留。温阳药可抑制机体液体的分泌，也能够清除人体内多余的液体。治疗原则：第一个就是利尿，可用“三泻”——茯苓、猪苓、泽泻，所谓“治湿不利小便非其治也”。第二个就是使用温药，比如半夏，半夏能够抑制唾液的分泌，小柴胡汤渴者去半夏加天花粉；吴茱萸能够抑制液体的分泌，吴茱萸汤治疗干呕、吐涎沫；理中丸中“大病瘥后，喜唾久不了了”，就是唾液多，而干姜是抑制体液分泌的，也治疗便溏、下利。所以，温阳药可以抑制体液的分泌。第三个就是温药还能扩张血管，比如桂枝能扩张肾脏的血管，使肾小球血流量增多，小便量增多，这就是《金匮要略》中“病痰饮者，当以温药和之”的思想。

六、补土派

李东垣创立的“补土派”，主张补脾胃泻阴火。李东垣对《伤寒论》研究很深，他的学术体系里很多《伤寒论》和标本中气学说的研究成果。为什么要补脾胃泻阴火呢？需要强调的是，这里的阴火是气虚生大热，而非真正的火，既不是实火，也不是阴虚之火。之所以称为“泻阴火”，即用土来盖火。“补土派”理论来自于小建中汤，小建中汤证是一个非常典型的气虚伴发热的症状，而且它的特点之一就是加大了炙甘草的剂量，因炙甘草能退气虚所生的大热。还有归芪建中汤、当归建中汤和黄芪建中汤，把加入建中汤的这两味药择出来，就是当归补血汤了，黄芪配甘草也是补中益气汤的架子。李东垣对标本法研究很深，他深谙太阴本湿标阴的特点，标本同气，从其本，不会有热证，所以那些火都是阴火。

李东垣既认识到太阴无热证（即使有热也是气虚生大热），又认识到临床上脾虚的人容易看得到有实热的征象。对此，他深刻思考研究后得出：湿与热相合为暑，是太阴与阳明同病，所以清暑益气汤就是治疗湿热相合的。我们知道暑分暑湿和暑热，长夏季节多暑湿之证，清暑益气汤即为此而设。此方也是典型地反映了太阴和阳明病合治的特点。

那暑热又是怎么回事呢？暑热的问题就是阳明经本燥标阳，所以阳明的特点就是燥化。大热、大渴、大汗、脉洪大，大渴就是燥化，阳明经证的燥化证特点就表现在大渴。阳明腑证的燥化：痞、满、燥、实、坚。如果暑热过了阳明，就直传少阴，热化伤心肾之阴，所以暑热没有太阴的问题，如果

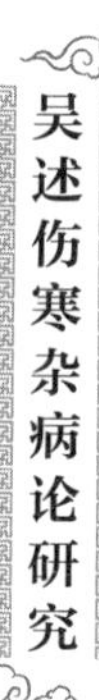

有暑湿，那肯定是阳明和太阴合病。

七、中医一统

中医“八大流派”都来自《伤寒杂病论》，通过六经可以把它们统一起来。伤寒是循经传，在三阳是循经传；温病是越经传，其后两者都传入三阴，只是一个寒化多、一个热化多而已。卫气营血、三焦也可与六经统一，卫气营血是越经传，如此伤寒、温病就可以一统。伤寒、温病传入三阳，阳明为阖，两者都传入阳明，这即是“六气皆从火化”的来源，寒凉派也因此而生。“攻下派”是针对三阳经的具体治法，强调了汗、吐、下三法，以攻邪为主，强调邪去则正安，等邪气去了再解决三阴的问题，这是张从正的思想。假如说病邪传入太阴——则是“补土派”，补脾胃而泻阴火，因为传入太阴则是寒化，即使有热也是阴火。如果病邪热化传入少阴了，就体现了另三个流派的思想，分别是“扶阳派”、“养阴派”和“温补派”。少阴本热而标阴，从标从本，少阴的特点是寒化热化，其中治疗少阴寒化发展为“扶阳派”的思想，治疗少阴热化发展为“养阴派”的思想。“扶阳派”的治疗见效很快，也能治疗疑难病，但是“扶阳派”经常不能“收工”，治了七八成，后面两三成治不了，甚至有的好了两三成，后面七八成都治不了。我见过“扶阳派”的老师用附片用到800g熬一锅也解决不了问题，为什么？因为气化与形质相互影响，光注重气化还不够。“温补流派”就强调复形质。“扶阳派”思想来自于四逆汤，“温补流派”思想来自金匮肾气丸。“滋阴派”思想是怎么来的？为什么说“阳常有余，阴常不足”？这是从少阴寒化来，但是它强调了养阴，为什么呢？因为金匮肾气丸是在六味地黄丸的基础上化裁而来的（这里是指用药的原则，而不是指方剂形成的时间顺序）。肾精化生阴阳，肾精为阴精，是属阴的，既然是形质受损，有形的东西就是属阴的，所以金匮肾气丸在六味地黄丸的基础上化裁。因为阴中求阳和阳中求阴不一样，补阴药要加温阳药，是帮助补阴药的运化，那是反佐的使用，这跟温阳药以补阴药为基础根本不同。

这就是“八大流派”，四个流派在三阳：“伤寒流派”、“温病流派”、“寒凉流派”和“攻下派”。伤寒、温病流派分别针对两种外感疾病；“寒凉派”强调所有的病传到阳明都是热证；“攻下派”把三阳的汗、吐、下三法使用起来了，消法也属“攻下派”，比如下一节要讲的蓄血证。在三阴也有四个流派：“补土派”、“扶阳派”、“温补派”和“滋阴派”。

以上这些就是中医的“八大流派”，无论说是二十四个流派，还是多少个流派，都是这“八大流派”的分支，都可统一于《伤寒论》。

八、医门发挥

叶天士从“温补流派”发展出来了奇经八脉学说。关于奇经八脉，叶天士有两大贡献，一是奇经八脉学说，二是络病学说。奇经八脉学说来源于黄连阿胶汤，方中有阿胶、鸡子黄，血肉有情就是从这里脱化而来的；关于络病学说，我们以当归四逆汤为例，来看中医的学说是怎么发展的。

1. 当归四逆汤

当归四逆汤见于厥阴病篇，“手足厥寒，脉细欲绝者，当归四逆汤主之”。原文说了两条：第一条，当归四逆汤是厥阴病的处方，因为当归四逆汤证是寒化证，所以首先要满足“手足厥寒”这点。第二条，只满足“手足厥寒”不足以说明病在厥阴，还要具备“脉细欲绝”。我们知道厥阴病的脉有两种：一是欲绝之脉，不管是脉细欲绝还是脉微欲绝，它的脉必须是欲绝之脉，如果是摸不清楚，甚至脉不出、摸不到，那就属于厥阴经；二是《平脉法》讲到的微弦脉。《平脉法》怎么讲的呢？“师曰：肝者，木也，名厥阴，其脉微弦，濡弱而长，是肝脉也。”所以，厥阴之脉是弦而无力，弦而有力在少阳。

我们来分析这个处方，方中第一个配伍有当归、大枣养血，此为营虚而设，因为“邪之所凑，其气必虚”。那么为什么脉会微细欲绝？因为当归四逆汤治厥阴寒化证，寒性收引就会导致脉细欲绝。有寒的人这么多，为什么此证会出现脉细欲绝呢？因为营虚在前，营虚之人，受寒邪后才容易寒性收引，出现脉细欲绝。素有营虚的人本身血管充盈就不够，如受寒邪，血管收引就会出现脉细欲绝，这就是中医讲的“邪之所凑，其气必虚”，也是肝体阴用阳的缘故。方中大枣是25枚，不是12枚，大枣剂量增加了一倍，当归四逆汤用大枣可以用到30枚。什么机理呢？这是在养阴的基础上进而散寒，我们称之为“寒入营分”，寒性收引导致血管收缩，脉微欲绝，所以必须在养营的基础上去散寒。第二个配伍是散寒，用桂枝、细辛去散寒通络；第三个配伍是芍药、甘草缓急，既然是血管收缩，芍药、甘草缓急就能扩张血管；第四个配伍是通草，因为脉细欲绝，要用通草去通其脉。

2. 五通汤

郭子光教授常用这个方子。前面四个药基本一样：通草、木通、血通、路路通，还可以加王不留行，等等。其中通草、木通、血通和路路通用以通痹证，包括黏连性肠梗阻、血管闭塞，都可以用五通汤。我常常加当归、桂枝取当归四逆汤的意思，再加黄芪、皂角刺，效果比五通汤要好。五通汤来自于哪里？来自当归四逆汤，明显的有通草！通草量大效果好，脉细欲绝，通其痹，但是通草量大的时候很难煎，因为它很轻、体积大，所以煎药的话需要先煎取水。我开通草的习惯剂量是30～60g，因为我们用的是颗粒剂，已经提取过了，熬药没有问题。

3. 四妙勇安汤

第二个治疗血管闭塞的方是四妙勇安汤：银花、玄参、当归、甘草。我们比较下当归四逆汤与四妙勇安汤：当归四逆汤中也有当归、甘草，不外乎就是把桂枝、细辛换成了银花、玄参。原因是当归四逆汤治疗的是寒性的痹症，而四妙勇安汤治疗的是热性的痹症，如血栓性脉管炎。既然它能够治疗血栓性脉管炎，就能治疗冠心病，因为疏通血管的机理是一样的，大剂量的当归和玄参，可以扩张血管。四妙勇安汤的关键是剂量要大，银花可以用到30～100g，玄参也可以用到30～100g，当归可以用到30～60g，甘草也可用到30g。为什么四妙勇安汤可以治疗这些病？因为当归、玄参扩张血管，金银花、甘草是抗炎。血栓性脉管炎是热证，即有炎症，金银花能够抗炎，甘草酸经现代药理研究有皮质激素样作用，也是抗炎的。当归和玄参扩张血管，当归是活血的药使血管扩张，养阴的药也使血管扩张，增加血容量。使用四妙勇安汤根本不需要见阴虚，因为这个时候使用大剂量玄参是来扩张血管的，没有阴虚关系不大，即便有阳虚，方中加细辛也可以用。一般认为使用四妙勇安汤时要有热毒、阴虚、血虚，其实是缩小了这个方子的使用范围，我们临床上见到这种病，直接就可以用。四妙勇安汤也可以认为是当归四逆汤原方把桂枝、细辛换成玄参、银花。

4. 寒湿入营

寒湿入营是第四个学术发展。当归四逆汤是寒入营分，不仅是寒可以入营，寒湿也可以入营。因为有湿跟营分胶结起来，可以化生痰瘀有形之物。寒入营分就生瘀，湿入营分就生痰，痰瘀互结就容易生肿瘤，所以可用桂枝配天南星。我也常常用桂枝配山慈姑，山慈姑是一个抗纤维化的药物，西医用来治瘢痕，中医也外敷用以治疗瘢痕，所以治疗纤维化的疾病。寒湿入营用桂枝配山慈姑，同样有效。

5. 络病学说

叶天士在络病学说里讲了辛润通络之法。只要我们稍微熟悉《伤寒杂病论》就知道此法是从当归四逆汤来的，还有茜草、葱、旋覆花，这是肝着汤的变化。叶天士在辛润通络法的很多处方都用当归、桂枝。辛润通络的药物除了当归、桂枝之外，还用好多虫类药。叶天士的络病学说提到辛温通络、辛润通络、辛咸通络，总之要用辛，也就是用桂枝等药物。辛润通络就是桂枝配当归、桃仁、赤芍、茜草这些药物；辛温通络用桂枝配细辛；辛润通络用桂枝配当归，当归四逆汤就是这样子；还有一个辛咸通络，咸是虫类药物，他认为“飞者升，走者降，灵动迅速，追拔沉混气血之邪”，这些药能搜剔络中浑浊之邪，能够搜筋剔络。辛咸通络用虫类药，虫类药运用理论从哪里来？从下瘀血汤来。

6. 张锡纯论水蛭

大家看抵当汤，桃仁、虻虫、水蛭、大黄，就是用动物药，有飞的、有走的，这也是《伤寒论》的处方。至于水蛭，张锡纯进行了发挥，水蛭的功效善入血分：第一，它能够入血分，因为水蛭吸血能破血；第二，它在水里，又能够利

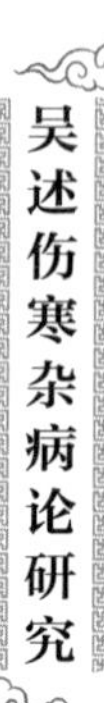

水，血不利而为水，水不利而为血。所以治疗血水同病，水蛭是最是好的。那为什么蓄血证可以用它呢？膀胱蓄血证为什么用它？也是因为它既活血又利水。

7. 蓄血证

关于蓄血证，《伤寒论》讲了三点，第一点是膀胱蓄血为太阳腑证，第二点是阳明蓄血，第三点是血室蓄血。

第一个是膀胱蓄血证。此证用抵当汤、桃核承气汤。为什么说膀胱蓄血证小便利呢？条文说“少腹当硬满”，即摸耻骨联合上，如果少腹硬满急结，那就是有瘀血。可是少腹硬满急结也可以是尿潴留，所以要看小便，如果小便自利就不会是尿潴留。

第二个是阳明蓄血。《伤寒杂病论》治疗瘀血证常用的一个药是大黄，并对使用机理作了解释。条文中讲：“屎虽硬，大便反易，其色必黑”，用抵当汤，用大黄去下瘀血。蓄血证用大黄有两个指征：一个指征是大便秘结，这种人常常见到肌肤甲错，或者两目黯黑，就是眼眶底下是黑的，这是在讲大黄䗪虫丸时提到的；第二个指征是大便色黑反易，这也是它的独证。何谓色黑反易？如果排除活动性出血的柏油样大便，大便色黑本应不好排出。因为大便色黑是在乙状结肠停留时间过久、水分被过度吸收，这种应该是承气汤证——大承气、小承气、调胃承气。也就是说在没有出血的情况下，大便在肠道内停留太久后，颜色才会变黑。如果大便颜色黑还好排出，那就不是大便在肠道停留时间过久所致，而是有阳明蓄血证，也就是“大便反易，其色必黑”，可以用抵当汤治疗。抵当汤和大黄䗪虫丸的区别是什么？大黄䗪虫丸主要用于治干血。大黄䗪虫丸证有一部分人是长期的瘀血所致，所以方中有生地等药“缓中补虚”，而且该证中还有伏邪。

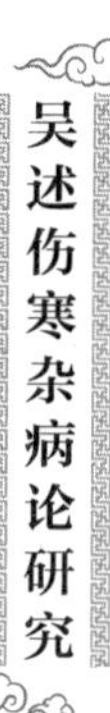

第三个是血室蓄血。血室能蓄血吗？《金匮要略》上讲“妇人少腹满如敦状，小便微难而不渴，生后者，此为水与血俱结在血室也，大黄甘遂汤主之”。这条说明血室可以蓄血，女性子宫、卵巢等泌尿生殖系统的瘀血，我们叫作血室蓄血。《伤寒杂病论》中治疗血室蓄血用的是下瘀血汤、抵当汤；如果是血不利为水、水不利为血，水血互结，用大黄甘遂汤，这是一个治疗肿瘤的经典处方。我们知道治疗“腹中有干血着脐下”用下瘀血汤——大黄、桃仁、䗪虫，而治疗妇人经水不利下，用的是抵当汤——水蛭、虻虫、桃仁、大黄。一个用水蛭、虻虫，一个用䗪虫，它们的区别在哪里？因为妇人经水不利下，要注意防其“水不利而为血，血不利而为水”，膀胱蓄血会影响水液的运行，所以要用水蛭，这就把下瘀血汤和抵当汤区别开来了。同时，抵当汤也可治男子膀胱急，有瘀血者。

《伤寒杂病论》讲的蓄血证主要有这几种。其实蓄血证主要是在阳明经，也就是西医讲的结、直肠的肿瘤，因为盆腔里主要就是三样东西：大肠、生殖系统和泌尿系统。

我们可以看到一个当归四逆汤，发展出了叶天士的络病学说，发展出了后世名家的五通汤，发展出了四妙勇安汤等，当中的哪一点不来自于《伤寒论》？正因为这些都来自于《伤寒杂病论》，所以我们叫医学一统。

九、补论：医学一统

我们国家是中医、西医、中西医结合三种医学并存。那么什么是中西医结合呢？这是很大的一个问题。自从我们国家提出中西医结合以来，到今天都没有搞明白到底是结合什么。国外的整合医学是基于循证医学的原理，把传统医学的一些知识整合到现代医学里面去，是对西医的有限补充。

我认为中西医结合应该包含两方面的内容：可以用中医的理论来诠释一些西医的理论，也可以用西医的理论来诠释一些中医的理论，这叫中西互参，本质上是做翻译。比如，用中医的运气学说来研究西医卵巢癌的复发与季节的关系，利用中医的归经学说来研究长春瑞滨和卡培他滨对乳腺癌肺转移与肝转移的特异性，这些都发表在国外西医的SCI杂志上了。当然受文化背景的影响，要诠释得很好也是不容易的，这是中西医结合的第一块内容。其实中西医结合更重要的内容是什么呢？我认为不仅是诠释，更重要的内容应该是融通。也就是如何把中医和西医熔为一炉，发挥各自的优点，弥补各自的缺点。从理论到临床上熔为一炉，就是我们讲的中西医互补。

第一是中西医互参，相互诠释；第二是中西医互补，把中医和西医的优点都发挥出来，弥补各自的不足；第三是中西合璧，就是大一统，把中医和西医最终统一起来，形成一门新医学。中西医合璧，要把中医和西医统一起来，我们叫中西医一统。要做到中西一统，还有一个很重要的前提：中医自身必须要统一起来，要先把中医的理论统一起来。

我国在几十年前就有人提及新医学的问题，当然现在来看，过去的实践是失败的。因为要让中西医合璧，当时各方面条件都不具备。而且真正能做到中西医合璧的人，要对中医和西医都有极深的理解，但是很难找到这样的人。

当然我们讲中医的大一统的时候，应该主要包括以下几点：第一个“大一统”，是《伤寒杂病论》和《黄帝内经》的一统。我们不能把《伤寒杂病论》与《黄帝内经》割裂开，不能认为《伤寒杂病论》与《黄帝内经》没有关系，因为如果两者没有关系，那么我们中医的理论就被割裂了。我们中医的理

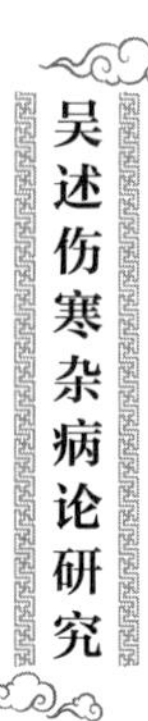

论从周朝到汉朝，就被隔断了几百年，这样也不利于中医学术思想的统一。实际上，《伤寒杂病论》和《黄帝内经》是一脉贯通的。我们说的中医大一统，就是理、法、方、药的统一。《黄帝内经》讲理法多，《伤寒杂病论》讲方药多，如果把《黄帝内经》与《伤寒杂病论》隔离开，就是把理、法、方、药给隔离开了，这是有问题的。

第二个“大一统”是“八大流派”的一统，后世的中医流派其实都是对《伤寒杂病论》的发挥。这是第二个“大一统”，就是古今一统。

第三个“大一统”就是内外一统。就是《伤寒杂病论》和《金匮要略》是统一的，外感和内伤的治疗也是一统的。

第四个是“寒温一统”，就是把《伤寒杂病论》与温病学说的理论有机地统一。如何能够做到寒温一统呢？如何把六经辨证、卫气营血辨证、三焦辨证这些辨证方法有机统一起来呢？实际上要做到“寒温一统”也是比较容易的，当我们对伤寒和温病深入研究的时候，就会发现二者在本质上是相互融通的，温病学其实是基于《伤寒杂病论》原理而有所发挥的。

为什么我们要在《伤寒杂病论》的基础上做中医的大一统？

第一个原因，《伤寒杂病论》的六经辨证是我们最早确立的中医临床模型，中医作为一个完整的学科，是从《伤寒杂病论》开始的。《黄帝内经》《难经》还仅仅是理、法的层面，从《伤寒杂病论》开始，中医才形成完整的理、法、方、药，就是理论和实践的结合，所以我们以《伤寒杂病论》为基础。

第二个原因，后世的各种治法都是从《伤寒杂病论》中脱化而来的。不管脏腑也好，卫气营血也好，三焦也好，都来自《伤寒杂病论》，都是对《伤寒杂病论》的发扬，所以它们都可以融入《伤寒杂病论》中去。

第三个原因，六经模型能够很好地解释中医的生理、病理现象和背后的病机，应用六经模型就可以做到寒温一统、内外一统和古今一统。

本书的特点就是主张寒温一统、内外一统、古今一统、中西一统。我们讲《伤寒论》研究的时候，把《金匮要略》的方子融入进来，把后世李东垣的东西融入进来，把张元素的东西融入进来，把刘完素的东西融入进来，古方时方都在一起讲。讲截断法的时候又讲了很多温病的东西，实际上我们没有分内外、古今、寒温，同时我们也把很多西医的知识融入进来。所以我们希望在医学一统上做一点工作，哪怕做得不是很完善，我们也要做一个开拓者。

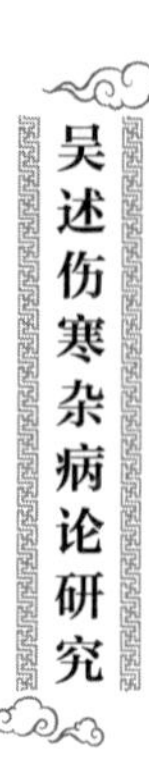

第十章　五法归一

我们希望通过讲述五法归一（见图10-1），帮助大家认识中医学一些最基本的问题：第一，理、法、方、药是什么关系？第二，形、气、神是什么关系？第三，病、证、症是什么关系？如果把五法和这些问题想明白了，那么对中医最核心的问题也就清楚了。现在，我用最简单的知识给大家讲述中医最核心的问题。

一、病证症有机结合

1. 症。我们治疗疾病的特点是：病证症有机结合，形气神一体同调。先讲病、证、症。中医是怎么看病的呢？根据患者表现出来的症状和体征。症状是患者主诉有什么不舒服，体征是通过查体可以发现的问题。中医不叫症状和体征，叫症候。何为候？候就是象。何为象呢？象是疾病的外在表现。这就是我们讲的症，既包含症状又包含体征。比如说，一个患者乏力、不想吃东西、形体瘦削、舌质淡白、脉缓等。这些是患者的症状和体征，其中乏力、不想吃东西是症状，舌质淡白、脉缓是体征，症状和体征就构成了症。西医也讲症状，常见的症状有多少？有几十个。西医诊断学常讲的症状也就一二十个，实际上大大小小的症状加起来有几十个。如果把这些症状再细致划分，不外乎一两百个症状。比如发热，分为恶寒发热、寒热往来、但热不寒，等等。

2. 证。这些症状在一个患者身体上的表现，不是同时的，也不是随机组合的。因为有些症状总是固定的、更容易组合在一起。比如说，四肢冰凉的人往往有腰酸、腰部的不舒服；乏力的人往往有食欲不振、腹满、下利等消化系统的症状。这些症状固定地组合在一起，就构成了中医讲的证。比如说，怕冷和腰酸经常一起出现，我们叫作肾虚——肾阳虚；乏力和腹胀经常一起出现，我们叫作脾气虚。有人会质疑："怕冷加腰酸就一定是肾阳虚吗？乏力加腹胀一定是脾气虚吗？你讲得不对！"当然，我这里讲的是机理，是举例来说明的，大家不要抓住一句话断章取义。症状和体征以一定的、组合的方式出现，就是中医讲的证。所以我们的聚类法实际上就是症状和体征聚成的若干类，构成了若干的证。

中医有一个很高明的治疗法则是辨证论治，而西医是辨病；中医诊断以证为主，西医诊断以病为主，如肾炎、肝炎等病名。中医以证为主有什么优点呢？中医的证，主要概括的是机体对疾病的病理、生理的应答，即机体的气血阴阳，气虚、血虚、阴虚、阳虚，等等。患者之所以会出现气虚证，是因为体质是偏气虚的，所以发生疾病以后，就表现出气虚的特征。比如白虎加人参汤证，患者之所以表现为白虎加人参汤证，而不是白虎汤证，是因为这个人素体气虚。具体地讲，素体气虚的人一开始感冒表现为桂枝汤证，服桂枝汤以后不解化热，就表现为白虎加人参汤证，而不是白虎汤证；如果素体无气虚的人，一开始感冒表现为麻黄汤证，服麻黄汤以后不解化热，就表现为白虎汤证，而不是白虎加人参汤证。所以，证更多地反映了机体对疾病的病理、生理应答。有人说"西医是治

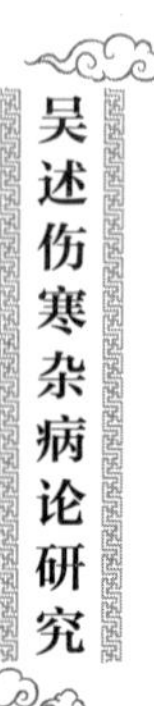

病的，中医是治人的”，中医会根据人的体质实现“同病异治”、“异病同治”，这是中医的一大优点。

3. 病。证的背后是什么呢？为什么怕冷的人、四肢冰冷的人，经常会出现腰酸，甚至会出现性功能的减退？为什么乏力的人，经常会出现腹胀、食欲不振，甚至表现为容易感冒？为什么这些症状会以固定的方式组合出来，构成证？这是因为在证的背后是病。中医经常是“辨病论治”的，《黄帝内经》主要讲理法，真正形成方药治疗系统始于《伤寒杂病论》。《伤寒杂病论》是辨六经为病脉证并治，如“辨太阳病脉证并治”，是辨病在前面，先辨病后辨证。

中医的病的概念是什么？《伤寒杂病论》中的病，主要包含三个方面的内容：病因、病机和病位。第一是病因。比如太阳病有伤寒、有温病。感受寒邪，发为伤寒；感受热邪，发为温病。《伤寒杂病论》中讲太阳伤寒的篇章很多，对于温病只是在太阳病篇提出，没有详细地讲解。第二是病位。要确定疾病所在的部位，是在太阳、少阳、阳明，还是在太阴、少阴、厥阴。这是在讲病位。第三是病机。病机的决定因素不只是病因，与体质也有关系。比如少阴病的寒化、热化：热病传到少阴，既可以寒化也可以热化，寒化表现为四逆汤证，热化表现为黄连阿胶汤证。疾病之所以会发生寒化、热化，一方面取决于病因是寒邪还是热邪；另一方面取决于患者的体质。

由病决定了有什么样的证，由证决定了有什么样的症状。我们临床看到的是症状；症状的背后是中医的证，即机体对疾病的病理、生理的应答；在证的背后是病，即病因、病机、病位。由此可见，中医与西医认识疾病的不同之处，在于中医认为疾病的病机既受病因的影响，又受机体的影响，这就体现出了中医的特殊性。

二、形气神一体同调

病有三个层次：形、气、神。一般疾病的外在表现，都表现在气分，即气化的失常。比如上腹胀满，表面看是一个功能性的异常表现，也就是中医讲的气化失常，但是我们这里是要严格区别的。举个例子，上腹胀满可能是胃癌，如果胃里面有一个七八个厘米的肿瘤，会出现胃胀满；也可能是慢性浅表性胃炎，由于胃动力减退，出现上腹胀满；还可能是抑郁症出现上腹胀满。慢性浅表性胃炎出现的上腹胀满，大家都会治，一般可用平胃散，虚实夹杂者可用厚朴生姜半夏甘草人参汤，如合并肝气不舒的可用小柴胡汤、四逆散之类的处方化裁，或者可用柴平汤、柴陷汤，等等。这些处方都是调气的，对上消化道动力减退导致的上腹胀满，也就是气分的慢性胃炎等疾病引起的上腹胀满，都很有效。甚至有时“效若桴鼓”，一吃下去很快就缓解了，可能半小时、一小时腹胀就减轻了，这是病在气分。如果是形的问题呢？如果腹胀是因为胃里有个10厘米的肿瘤压迫所致，请问：平胃散有效吗？能够半小时、一小时缓解患者的症状吗？一个肿瘤压迫在那里，胃都填满了，平胃散能够在半小时、一小时让患者吃东西吗？或者说是胃以外的疾病，如肝脏增大、肝阻瘀的肿瘤，完全压迫胃，把胃推移、挤压，使胃的形状发生变化黏在一起、没有空间了，还能用平胃散让患者吃东西吗？尽管都表现为上腹胀满，但是形和气是不同的。

如果一个抑郁症患者说上腹胀满，用平胃散有效吗？患者没有胃肠道蠕动障碍，没有上消化道蠕动障碍，也没有慢性胃炎的病理基础，他就是个抑郁症，该怎么办？所以，形的

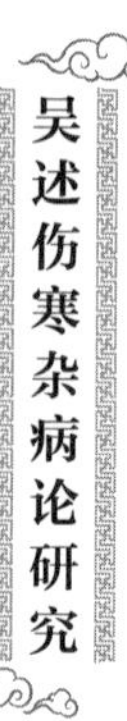

问题要治形，神的问题要治神。什么处方能够缓解这种腹胀呢？甘麦大枣汤、越鞠丸、生姜半夏汤、栀子豉汤都可以，这几个处方都是治神的。后面我们要专门讲七情为病，届时大家去理解七情为病，里边有很多治神的方法，每一条经都会讲到。这种情况下，根本不用治疗腹胀，通过治疗他的神，腹胀症状就消除了。如果仅仅治疗腹胀，患者受到心理暗示，腹胀消失了，但是之后还会有其他的症状，他又脚疼了、又头疼了，他的症状很多，要只按具体症状去治，可能一年、两年都治不好。神的病是什么表现呢？表现为气的症状异常，就是精神疾病的躯体症状，而形的病也表现为躯体的症状，所以我们要区别形、气、神。

三、直取其病、随证加减、先证后诊

1. 直取其病、随证加减。传统的辨证论治，是通过症候(症状和体征)去分析证，即观象。这里的症状、体征是疾病的外在表现，也就是所谓的象。辨证论治、审证求因、取类比象、察外知内，都是在观象。观象的好处在于充分发挥了形象思维和灵感思维，这也是东方思维的特质，东方人特别擅长于形象思维和灵感思维。大家不要小看观象，观象有很多大师，他们的水平非常高，能够通过形象思维和灵感思维来分析、诊断、治疗疾病。但是观象也有弊端，如果审察一个人的诊疗水平，取决于他的形象思维和灵感思维能力，那么规律性和可重复性不强，也使得中医的传承很困难。尤其是找到同样具有很强形象思维和灵感思维的人，很困难。

我们强调形气神一体同调，病证症有机结合，这与传统中医看病有一个很重大的区别：病主要有病因、病机、病位，我们看病的特色是直接从“机”入手，观象与察机是不同的。我们是通过察机直取其病，如何察机？运用科学思维和逻辑思维，逻辑思维是科学思维的一种主要表现形式。具体来说，当认识到证后面的核心病机时，就可以抛开证，就会直取其病，而不是去辨证论治。我们的特点是“直取其病、随证加减”，即根据证、证型来加减；而传统的特点是辨证论治、随症加减，即根据症状来加减，这是本质的不同。举个例子，如果不直取其病，该如何理解侯氏黑散的配伍呢？大家看，《金匮要略》是讲侯氏黑散“治大风四肢烦重，心中恶寒不足者”，“心中恶寒不足者”是一个阳虚患者，所以用干姜、白术、人参、细辛、桂枝。问题是：既然治阳虚，为什么要重用菊花、黄芩？大家知道，菊花配黄芩，是在小柴胡汤最基础的架构里把柴胡换成菊花而已。为什么要用菊花、黄芩？因为“大风”，病在少阳，病在肝胆。但是患者是阳虚，应该使用辛温的疏风药，怎么会选菊花、黄芩呢？如果用我们“直取其病、随证加减”的方法看这个处方，就很简单。因为病在少阳，且在头面，头面多热，故而用菊花和黄芩，不用柴胡；头面的热多虚热，所以用干姜、白术、人参、桂枝、细辛去温，这两组药配合治少阳病，很正常。我们的加减小柴胡汤、加味麻黄细辛附子汤用细辛配黄芩，就来自侯氏黑散。

前段时间，我治疗一个肿瘤脑转移的患者，他转移瘤在颞侧，就是在头的两侧。头的两侧是少阳，就可用菊花，50g菊花合黄芩、牡蛎，这是最基本的配伍。再配一点温药，就像侯氏黑散的配伍一样，用干姜、细辛、桂枝等。考虑到肿瘤科的特殊性，再加一些强天门的药。很短时间，脑转移瘤带来的症状就得到了缓解。这个患者直接看CT片就可以确定病在少阳，肿瘤长在颅内的两侧，就是在少阳经循经的部位，治疗可直接从少阳入手；晚期肿瘤，虚寒的多，如果患者怕冷，就可以用侯氏黑散。这个辨证不需要1分钟，看一眼CT片，处方就定了。所以，侯氏黑散的特点是什么？辨病论治，随证加减。辨什么病？辨少阳病。只要辨为少阳病，在头面部，就可以用菊花、黄芩；然后随证加减，有热就清热、有寒就散寒。由这个医案可见，我们的特点是“直取其病，随证加减”；而不是辨证论治，随症加减。

“直取其病”首先要有科学的思维，对病的认识要很深刻，尤其要深刻认识病机，以做到准确抓机。我们做过黄疸的证型客观化研究，不包括肿瘤引起的黄疸，因为肿瘤黄疸的影响因素太多。要做研究，首先要把各种混杂因素抛开，寻找病机的规律，知道规律后，临床上可以很容易把病机抓出来。比如，知道茵陈五苓散和茵陈术附汤背后的科学规律时，我们不需要再去考察它的症候群，直接就可以“直取其病”，然后“随证加减”，甚至是“先证后诊”。当已经“直取其病”，抓住了病机时，就已经确定应该使用茵陈五苓散，然后再“随证加减”，如果化热了，就要加石膏、滑石、寒水石，这是随化热的证在加减。有了前面的证再来问诊，如问“你大便好不好啊”，是因为需要调整处方中白术的剂量，等等。

2. 先证后诊。“先证后诊”，是一边敲处方，一边问诊。患者一坐下来，我们一开始就抓住他的病机了，这时证和处方就已经定下来了，后面的问诊是为了验证诊断是否正确，以及调整处方用药。比如患者来看病，我们一看他的明堂阙庭，就已确定病在少阳；或者我们一看患者的手，病在少阳，这时病就确定了。然后再开始辨证，少阳病的证，第一是在经在腑、经腑同病，在经用四逆散，在腑用黄芩汤，经腑同病用小柴胡汤。第二是上炎下注，上炎用侯氏黑散；下注用柴妙饮。第三是伤阴夹湿，如伤阴小柴胡汤口渴者去半夏、加天花粉；如夹湿可用银柴消毒丹，或者甘露消毒丹，等等。少阳病不外乎这七大证——在经在腑、经腑同病、上炎下注、伤阴夹湿。其余的是从少阴、厥阴转出来的少阳病。一旦定到少阳病，就“直取其病”，然后再“随证加减”，不外乎这七大证。确定了七大证之后，“先证后诊”再问问症状，根据症状调整处方。比如，用四逆散时，患者如大便稀，芍药的量要减少；如大便不解，重用50g芍药；原方用枳实，如果大便稀用枳壳，等等。这就是“先证后诊”，证都出来了再收集四诊，已经决定用四逆散了，再问患者的大便情况，他说“大便稀”，那芍药少用一点；“大便干”，芍药重用一些，用枳实不用枳壳。有些人会质疑：“你10秒钟就能把证辨出来开始开药，有点不可思议”，但是有机会到门诊上看，很多时候就是这样，患者一坐下来我们就辨出了他是哪一个病，就开始敲键盘开药了。我们确实是患者一来就“直取其病”，一看是少阳病，夹湿不夹湿，“随证加减”；然后再开始做问诊，“先证后诊”，问诊只是为了验证我们的诊断，或是为了调整某些药物的剂量。当然，我们不要求每个人都这样做，因为有的人刚刚开始，暂时做不到一下“直取其病，随证加减，先证后诊”。这里，我只是告诉大家我们看病的思路，给大家提供一个方法。

我们知道“直取其病、随证加减、先证后诊”的优点是什么吗？优点是你不会被疾病的外在表象所迷惑。因为你不会随着患者的主诉走，患者的主诉有时很容易造成医生的误判。比如一个神经官能症或抑郁症的患者，他的主诉可以写上五页纸，从头到脚没有一个地方是舒服的，他说了这么多症状，怎么治啊？实际上当我们看到他第一眼的时候，就确定了这个人是抑郁症。怎么看？就看他的命门（瞳孔），第一眼就可以确定他是个抑郁症。而且我还可以诱导他，当与他讲话的时候，我故意做个动作，看他的眼球跟我的动作移动的情况，一般一两秒钟就能够定下他是个抑郁症。既然是抑郁症，还去治其他的官能症、躯体症状做什么？所以在病的层面上，既有病因病机病位，也有形气神的区别。

如果“直取其病、随证加减、先证后诊”，就能抛开疾病纷繁复杂的外在表象。这不是用象去推病机，不是用中医传统的观象，用辨证论治的象、察外知内的象、取类比象的象去推出病机，而是“直取其病”，透过病机看表象。一个是从外往里看，一个是从里往外看；一个是依赖于形象思维和灵感思维，一个依赖于科学思维和逻辑思维。“直取其病”可以抓住疾病背后的机理，比如《伤寒论》中的抵挡汤、抵挡丸与桃核承气汤怎么去区别？与大黄䗪虫丸怎么去区别？何为干血痨？简单地说，桃核承气汤和抵挡汤、抵挡丸的区别：虽然都表现为瘀血，但是一个是凝血功能异常，一个是止血功能异常；一个不用水蛭，一个用水蛭；一个的血小板不升高，一个是血小板升高；一个以凝血功能障碍为主，一个是血小板功能活化、过度活化了。还有干血痨，是血液呈浓缩状态的。这样一讲，我们立刻就会明白这几个处方背后的机理是什么，就可以很简单地把它们区别开。所以，一旦辨出是瘀血证时，就可以不再去纠结该用大黄䗪虫丸、抵挡汤还是桃核承气汤。如按传统的辨证方法，什么叫如狂？什么叫发狂？蓄血证发狂就是已经发狂了，如狂就是好像发狂一样。如狂，狂还是不狂？我们也可以根据症状去区别，只是很困难。但是根据病机就可以很简单地加以区别，这就要依赖于科学思维、逻辑思维。我们直取病机，从里面的实质去看到外面的表象。比如，若知道了直接胆红素是暗黄色，直接胆红素升高导致迷走神经兴奋，使脉搏变缓，就知道了茵陈五苓散证的基本表现是皮肤呈暗黄色、脉缓。抓住了疾病的病机，再去看外在的表现，是从里往外走，而不是从外往里看。这是我们讲的病证症与形气神的问题。

3. 辨病论治。我们治病用的是方药，也就是处方。那么中医的处方是针对病、证、症中哪一个呢？因为中医是辨证论治的，所以处方一般是针对证的。虽然有时候针对症状的处方也很有效，不是任何情况都需要辨证论治，但是总体上要辨证论治，我们反对一个处方直接针对症状。然而我们的处方也不是针对证，不是辨证论治的，而是“直取其病”。根据患者形气神的变化，针对太阳病、少阳病、阳明病、太阴病、少阴病、厥阴病，“证”仅仅是用来“随证加减”而已。如果知道肿瘤脑转移在颞侧，断在少阳病，就用大剂量的黄芩、菊花；然后再去辨证，辨阳虚阴虚、有寒有热，随证加减、随证施治。这里的证是指证型，不是指症候，这是我们看病与传统方法的不同之处。处方往往有三个层次：第一个层次是按症状开方，头痛医头，脚痛医脚，往往不见效。当然也有见效的，比如用30g川芎能缓解大部分的头痛。第二个层次是辨证论治，这是中医的特色和灵魂。第三个层次，是辨病论治。

谈到“辨病论治”，就要搞清楚“病”的概念。我们讲的“辨病论治”，辨的不是西医的病，例如胃炎、胃溃疡、胃癌等；也不是辨的中医内科学的病，例如咳嗽。我们的“辨病论治”，辨的是形气神、辨的是六经为病。在每一条经都要辨形气神，形的问题，在我们的肿瘤六经辨证法中讲；气的问题，《伤寒论》的主线就是讲气；神的问题，我们会在后面的七情为病一章中讲。首先辨病在哪条经，是太阳病、少阳病、阳明病，还是太阴病、少阴病、厥阴病；再辨是形、是

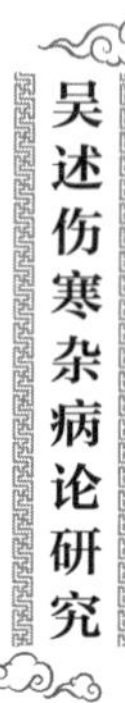

气，还是神的疾病；然后再随证加减，随“脉证并治”的证加减。比如，先辨到少阳病，再根据夹湿、伤阴，上炎、下注，在经、在腑、经腑同病等证选方加减。由此可见，我们的方是针对病的。中医讲的理法方药，其实针对疾病的就是方。方是怎么来的？由理来确定法，由法来确定方，也就是先有对疾病的认识，再确定治法，由治法再确定方，具体方由药组成。

四、五法六经

1. 标本法明理

我们的五法与理法方药有什么关系呢？标本法，是讲“理”的，用理去推证，即便疾病无证可辨的时候，也可用标本法去推。举个例子，如果肿瘤转移到颞叶，可能一开始就是脑转移，由于原发灶不明显，继发转移灶很小，患者什么症状都没有，只是偶然发现颞叶有一个转移灶，怎么治？没有症状，无证可辨就不能治了吗？这种情况就可以用理去推，用标本法去推。如果我们“直取其病”，可以直接把病定为少阳病，然后“随证加减”。第一定为少阳病。第二病位在头，病位在上，病机属于少阳病炎上，炎上就用黄芩加菊花，再看看有什么证，随证加减就可以了。无证可辨，一样能治。如果不“直取其病”，采取辨证论治，在没有典型的证的时候是很困难的。

当我们用其他方法辨病，感觉很复杂、弄不清的时候，就用标本法去推。再举个例子，柴胡桂枝干姜汤证，就可以用标本法去推。标本法说，少阳无寒证，有寒在厥阴，除非是急性的疼痛，导致血管肌肉的收缩，如四逆散加附子证，这是临时用的药。正常情况下，持续的症状少阳是没有寒证的，有寒在厥阴。还有一种情况是“见肝之病知肝传脾”，这与厥阴病的区别是什么？区别在于左关是有力的，右关是无力的，右关无力乃脾虚，左关有力乃少阳，这就是柴胡桂枝干姜汤证。至于其他的临床表现，可以抛开，一搭脉左关弦而有力，右关无力，不用问患者的症状，就可知这是柴胡桂枝汤干姜证。当然也可以去问，通过问诊来证实。如果患者有腹胀，或者口干，或者消化不良，或者便溏、先干后溏等症状，柴胡桂枝干姜汤的症状就问出来了，而这些症状不问也可以推出来。因为《伤寒论》中已经写出来了，摸着这样的脉，就会出现这样的症状，所以你可以用标本法直接去推，很多症状我们都是推出来的。推出来之后，再去问患者，患者觉得很惊奇，他觉得你这大夫看病像算命一样，实际上这些症状都是推出来的，只要明白这个道理就会推。

2. 聚类法论法

理明白了，可用法。聚类法属于“法”的范畴，是疾病分类的原则。为什么能聚类？从数学上讲，有异质性才能聚类，异质性决定了分为哪几群，就能聚类为哪几类。用聚类法看病，就变得很简单。看病首先要辨阴阳，这就是《黄帝内经》讲的“察色按脉，先别阴阳”。然后再辨病，辨太阳病、少阳病、阳明病、太阴病、少阴病、厥阴病。比如辨阳病，阳病无非三阳开阖枢的关系，脉浮、大、弦，分别是脉的高、宽、长，脉高在太阳、脉长在少阳、脉宽在阳明。如果仍辨不清就直取少阳。这就是聚类法，聚完类之后不外乎辨在经在腑、寒化热化的问题。

3. 抓独法定方、截断法防变

法定了之后，用抓独法定方。比如摸脉的时候，患者一

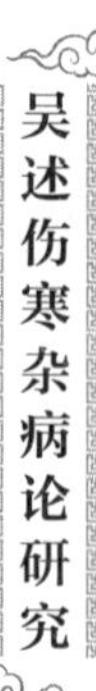

伸手，若大小鱼际红，就是肝不藏血，就可以用化肝煎。大小鱼际红是肝不藏血还是肝郁化火呢？气有余便是火，肝不藏血经常化热，当然也可以没有火。那怎么解释是肝不藏血还是肝郁化火呢？大小鱼际红实际是由于雌激素灭活障碍，导致大小鱼际处的血管扩张、充血，所以就是肝不藏血而不是肝郁化火。肝不藏血可以有热，也可以没有热，你一旦懂西医的病机，知道大小鱼际红是血管扩张、充血引起的，你就知道是肝不藏血，而不是肝郁化火。因为气有余便是火，化肝煎中有栀子，能够清热，如果把机理分析得很清楚，不化火也可以用。用抓独法，患者伸出手，你看他的第一眼化肝煎就定了；如果仍不确定，再看患者的明堂阙庭去印证，一眼就能确定在少阳，很简单。如果确定在少阳，一看皮肤表面油，就是少阳夹湿证，可用甘露消毒丹；如果患者前额还掉头发，则是少阳湿热下注于少阴，性功能不好，常有泌尿道感染，可用柴妙饮。整个看病的过程不到一分钟，甚至都不需要问诊。患者走进诊室，第一眼定在少阳；第二眼皮肤这么油，是少阳夹湿证；再一看，前额头发都掉了，这是少阳湿热下注于肾脏，患者有性功能不好、失眠、掉头发等，柴妙饮就可以开了，这就是我们的抓独法。

由于我们的方是针对病的，要防止病邪传变，就用截断法。比如定在少阳病，方用小柴胡汤，为了截断病邪，防止陷入少阴，所以我们用加减小柴胡汤。这是截断法的思想。

4. 平脉法定药

最后还有一个方法，平脉法，以脉定药，把药定在脉上。用平脉法一摸脉就可以把药定出来，先药后方。如果一个患者，寸脉定出来用黄连，尺脉定出来是地黄，或者是鸡子黄，那就是黄连阿胶汤；寸脉定出来是防己，尺脉定出来是地黄，就是防己地黄汤。所以平脉法的特点是“先药后方，先证后诊”，这与传统的诊病顺序是反着的。平脉法是先药后方，药出来方就出来了；传统方法是先方后药，方出来再加减药。比如，四君子汤证，传统方法是通过辨证先定四君子汤再加减，而我们是先药后方，通过平脉法定了要用党参，然后定是用四君子汤，还是用理中汤，等等。而且我们是“先证后诊”，已经确定了要用四君子汤或者理中汤，再去问诊。所以我们是由药到方，再往上是法，再往上是理。

我们讲的五法：标本法论理、聚类法论法、抓独法论方、平脉法论药、截断法使方和病相对应。也就是说，标本法明理，聚类法明法，抓独法出方，平脉法定药，截断法使理法方药与病证症相对应。看起来是五法，实际上是把理法方药与病证症、形气神有机结合。分开来是五法，合起来是一法，所以叫五法归一。

五、小结

通过“五法归一”这堂课，要给大家传递以下几个思想。

第一，有关形气神的问题。很多时候我们看病的效果不好，是没有把形气神分别开。形质的疾病调气化，精神疾病的躯体症状也调气化、治某个症状，这样的效果是不会好的。举个例子，咳嗽是一个症状，如果是肺癌咳嗽，用调气化的方法治疗，是会治坏的。曾经有一个便秘的患者，找一个非常出名的大夫去治便秘，治了半年，结果整个肠道都是肿瘤了，转移了，很快就死掉了。所以不是什么病都可以调气化的，形质性的疾病，只调气化是不行的。还有的人一考试就腹泻，一紧张就拉肚子，这种是神经官能症，不需要用止泻药，直接去调神志，当他的抑郁症缓解了，腹泻的症状就缓解了。这就是形气神的问题。

第二，有关病证症的问题。病证症的问题，本质上是象和机的问题。因为疾病的症候——症状和体征，是疾病的外在表现，是象。通过观察象，利用形象思维、灵感思维去分析证——疾病的病理、生理应答。证的背后是什么？是病，即病因、病机、病位。比如伤寒、温病就是病因，太阳、少阳就是病位，病机就是寒化热化、夹湿不夹湿，等等。而我们的特点是抓机，是依赖于科学思维和逻辑思维的。辨证论治有个缺点，因为证是疾病的横断面，我们现在看到的证只是疾病发生、发展过程中某个时间段的表现。以典型的糖尿病为例，疾病过程中先是胃热，接着是阴虚，然后气阴两虚，最后阴阳两虚。无论胃热、阴虚、气阴两虚，还是阴阳两虚，它只是疾病发生、发展过程中的一个横断面、一个时间点。由于过多地关注证，我们对疾病发生、发展的规律认识不够。只有在辨病论治的时候，才能够充分利用截断法，截断疾病的传变，阻断疾病由胃热到阴虚、到气阴两虚、到阴阳两虚这样一个传变的过程。我再次强调，我所说的“病”有特殊含义，不完全是中医内科学与西医内科学讲的病，一定要搞清楚。这就反映了机与象的问题，究竟是抓机还是观象，是从里往外看还是从外往里看，这就是辨病和辨证的一个很大的区别。

西医对疾病发生、发展过程论述得很深刻，知道一个疾病的发生、发展以及预后。但是我们辨证论治的时候就有问题。辨证论治是中医的优点，因为我们可以用常见的几十个证，甚至最常见的十几个证，以不变应万变去处理各种疾病。但是请问：辨证为气虚的人，胃炎的气虚与胃癌的气虚一样吗？与胃肠神经官能症的气虚一样吗？大家思考过这个问题没有？都是阴虚，肝炎阴虚、肝癌阴虚和抑郁症的阴虚一样吗？用同一个方子去治可能都有效，调气化是可以缓解症状的。因为形质性的疾病可以引起气化的异常，神志性疾病也可以引起气化的异常，调气化用来缓解症状多少都会有效。但是效果有多少？能解决根本问题吗？传统中医的辨证论治，治疗肿瘤有困难的原因就在这里，这也是大部分中医不敢治肿瘤的原因。所以在辨病的时候要区分是在形、在气，还是在神，然后再采取有针对性的处理方法。

标本法讲理，聚类法讲法，抓独法讲方，平脉法讲药，然后把理法方药贯通起来跟疾病相对应，就是截断法。看似五法，合而为一就叫五法归一。我们的特点就是病证症有机结合，形气神一体同调；直取其病，随证加减；先药后方，先证后诊；五法六经，五法归一。

第三，五法归一中，讲到病证症有机结合，形气神一体同调。形指形质性疾病，相当于现代医学的器质性疾病；气指功能性疾病；神指精神性疾病。同一个症状可以由三种疾病引起：由器质性疾病引起，归为形；由功能性疾病引起，归为气；由精神性疾病引起，归为神。所以每当见到一个症状，要考虑到这个症状是器质性疾病引起、功能性疾病引起，还是精神性疾病引起。不同疾病引起的相同症状在治疗上是截然不同的。什么叫病证症有机结合？就是把辨病和辨证有机结合。那么这里就有一个问题："辨病"辨的是什么病？是中医的病，还是西医的病？我认为我们的学术体系把中医的病和西医的病有机融合起来了。举个例子，假如辨为少阴病，那么就有形、气和神的区别，比如西医的肾癌、膀胱癌、泌尿生殖系统肿瘤等，如果属于少阴病的话，它就属于少阴病的器质性疾病，属于少阴病的形的范畴。再以肾癌为例，是少阴寒化夹饮证，我们辨的是少阴形质病寒化夹饮证，用栝蒌瞿麦丸治疗。西医的肾小球肾炎，是在少阴病，我们辨的是少阴气化病寒化夹饮证，用真武汤治疗。这样一辨，大家就会发现，我们辨病的时候，把同一个病（如少阴病）分了形气神，也就是把它做了器质性疾病、功能性疾病和精神性疾病的区分，这样就把西医对病的诊断纳入到中医病的诊断之下了，这就是中西汇通。

再举个例子，太少两感证，如辨为少阴形质病太少两感证，可用阳和汤。比如说西医的乳腺癌，乳腺癌发生在皮部，病位在太阳。乳腺癌的本质是雌激素水平高了、孕激素和雄激素水平低了。孕激素和雄激素相当于机体内的阳，因为排卵期以后，孕激素水平一升高，体温也会升高，所以相当于机体内的阳。由此可见，乳腺癌病位在太阳，病机在少阴，并且是少阴寒化，就是个太少两感证，那么我们就辨乳腺癌是少阴病的形质性疾病太少两感证，用阳和汤治疗。如果是少阴病气化性疾病的太少两感证，用麻黄细辛附子汤。少阴病气化性疾病的太少两感证，多见于西医各种免疫系统疾病，比如说肾炎的太少两感证、荨麻疹的太少两感证、过敏性疾病的太少两感证、类风湿疾病的太少两感证等，这些疾病早期都是气化失常引起的。还有精神性疾病引起的太少两感证，比如防己地黄汤证。如何把西医的辨病和中医的辨病有机地融合在一起？我们是用器质性疾病、功能性疾病、精神性疾病，用形气神来区别西医的病；用六经为病来确定中医的病。我们在中医辨病的基础上分了形气神三类，这样就把西医的病囊括进来，这样就做到了中西医病的汇通，然后再辨证，辨在经在腑、寒化热化，等等。这就是病证症有机结合，形气神一体同调的精神实质之所在。因此说我们的这个办法，把中医和西医的学说比较好地融会贯通了。

中国文化回溯到最根源，分了四大类：理、气、象、术。理，理法方药；气，形气神一体同调；象，即观象，辨证论治、审证求因、察外知内、取类比象都属于象的范畴；术，术最多的内容在五运六气，五运六气是指时空关系，我们只讲空间不讲时间，因为讲时间，配上天干地支就属于是术的范畴，我们把术避开了。我们的核心在理和气上，把涉及理和气的内容讲清楚了。对于象的问题，比如舌象、脉象等，我们只是涉及，没有详细探讨。不是象不好，观象也有高手、也有天才，有的人非常厉害，也是百年难遇的人才，都是很好的，各有所长。只是为了更便于普及知识，我们只讲理和气，没有深入地探讨象。术的问题我们是回避的，所以我们标本法没有配天干地支。如果学习了今天的内容，能够把理气象术这四个问题想明白，就真真正正地接触到中国传统文化的根了。

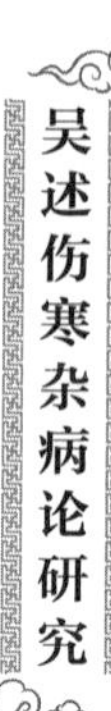

第十一章　解热法

一、三阳解热法

我们知道三阳病皆有发热问题（见图11-1）：太阳病恶寒发热，少阳病寒热往来，阳明病但热不寒。三阳病解热的处方分别为麻黄汤、小柴胡汤、白虎汤。其实三个方子有两个特点：第一，三个处方里桂枝、柴胡、石膏三味药发挥着典型的西医解热镇痛药的作用；第二，这三个处方里都有甘草，我们前面已经说过了，甘草是外源性皮质激素也具有清热功效。因此，实际上每一个处方的解热药就是一个解热镇痛药加一个激素，这个治疗方案西医也经常用。

1. 太阳病解热法

治疗太阳病发热，处方为解热镇痛药桂枝加激素甘草，再加麻黄。因麻黄的主要有效成分是麻黄碱、伪麻黄碱（西医感冒药经常用，如白加黑、康泰克等），所以麻黄和桂枝是发挥协同作用的：麻黄和桂枝配伍，麻黄能够明显增强桂枝的解热镇痛作用，而桂枝能够增强麻黄的发汗作用，这也就是太阳病麻黄汤的配伍特点之一。

感冒用西药怎么治呢？西医使用康泰克——伪麻黄碱，加上解热镇痛药。有的西医大夫会再加5mg的激素，如泼尼松，有的大夫会再加止咳药。而麻黄汤是怎么构成的呢？第一有麻黄，主要成分是麻黄碱、次麻黄碱、伪麻黄碱，其主要作用是收缩鼻黏膜血管，缓解鼻塞、流鼻涕等症状。第二有桂枝，为解热镇痛药，与麻黄配伍能够增强麻黄发汗的作用。第三有甘草，具有拟肾上腺皮质激素的作用。第四有杏仁，主要成分是苦杏仁甙，有化痰止咳平喘功效。可见治疗感冒西医的配伍用药，与中医的麻黄汤的配伍用药类似，如果我们这样去分析麻黄汤，还会觉得中医很复杂吗?

2. 少阳病解热法

治疗少阳病发热，用柴胡配甘草。小柴胡汤加减法有很多，然而没有变动的配伍就是柴胡配甘草。柴胡是解热镇痛药，配上“激素”甘草，而方中的黄芩能显著增强柴胡的解热镇痛作用。

3. 阳明病解热法

治疗阳明病发热用石膏配甘草。我们知道白虎汤主要有三味药：石膏、知母、甘草。石膏是典型的解热镇痛药，配上“激素”——甘草，而方中的知母能够显著增强石膏的解热镇痛作用，还有一个粳米，既是助溶剂，也能补充能量。

这就是三阳解热法的用药规律：太阳病，解热镇痛药桂枝加激素甘草，配伍麻黄，增强桂枝的解热镇痛作用；少阳病，解热镇痛药柴胡加激素甘草，配伍黄芩，增强柴胡的解热镇痛作用；阳明病，解热镇痛药石膏加激素甘草，配伍知母，增强石膏的解热镇痛作用。

二、三阳热型

1. 太阳病热型

太阳病之所以出现恶寒发热，是因为太阳病是病毒感染。病毒感染诱生的干扰素，导致了太阳病的典型热型为恶

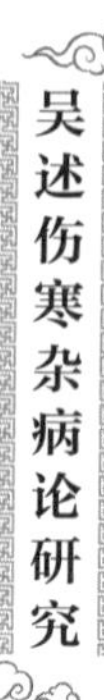

寒发热。我们知道，注射干扰素以后出现典型的流感样症候群，这就是太阳病的特点。所以，太阳病的恶寒发热是由病毒感染诱生干扰素引起的。

2. 少阳病热型

典型的少阳病发热是“寒热往来”，这是由于细菌内毒素脂多糖入血导致的。我们都知道细菌的内毒素主要是脂多糖（LPS）。只要患者寒战发热，一般都会抽血化验看看有没有菌血症，就是因为细菌及其毒素入血可导致寒热往来，这见于西医的好几种热型。

3. 阳明病热型

阳明病的发热是持续性发热，并且下午加重。为什么会持续性发热呢？因为阳明病较前两经病进一步发展，有了典型的炎症反应（红、肿、热、痛）。在炎症的状态下，大量的白细胞介素-1、白细胞介素-2等分泌，这些以白细胞介素-2为代表的内源性致热因子引起中枢性发热，因为炎症是持续的，所以发热也是持续的，即所谓的“但热不寒”。

4. 三阳独取少阳、自咽喉截断

前面抓独法里我们讲过三阳独取少阳，要从咽喉截断。因为上呼吸道感染后继发咽喉肿痛，是病毒感染继发细菌感染所致，所以如果见了咽喉肿痛，查血常规多见白细胞（中性粒细胞）升高。这时的病证不再是麻黄汤证、桂枝汤证，已经是太阳传少阳了，西医要用抗生素治疗，而中医用小柴胡汤治疗。如果自咽喉再往里发展，病邪就传入阳明，就是一个热证了，要加石膏，用麻杏石甘汤类的处方。

5. 由麻黄汤引申出的麻黄汤类方解热法

如果麻黄汤证有烦躁者，就用大青龙汤或者小青龙加石膏汤，也就是说如有恶寒发热无汗出，才能用大青龙汤或者小青龙加石膏汤。《伤寒论》中讲："发汗后，不可更行桂枝汤，汗出而喘，无大热者，可与麻黄杏仁甘草石膏汤"，为什么"汗出无大热"要用石膏配麻黄呢？《金匮要略》上讲："风水恶风，一身悉肿，脉浮不渴，续自汗出，无大热，越婢汤主之"，为什么"续自汗出，无大热"也要用石膏配麻黄呢？因为汗出是病邪传入阳明，需要用石膏解热；无大热，就是有发热但不是高热，此时石膏解热不需要配伍知母，不需要知母增强石膏的解热作用。到了阳明，就可以有汗出，麻黄在这里起平喘利水的作用，所以麻杏石甘汤证和越婢汤证都可以汗出，可以发热，但无大热，如果要增强石膏的解热作用，关键需要配伍知母。

西医都是使用解热镇痛药来治疗外感疾病的发热，但是弊端是热型不分、用药不分。西医区别热型主要是用来做诊断和鉴别诊断的，而不是指导治疗的。可是中医对热型就分得很清楚，恶寒发热、寒热往来、但热不寒，对应西医的病毒感染、细菌毒素入血和持续的炎症等引起的发热。代表的配伍都是解热镇痛药加激素，再加一个协同作用的药物，如桂枝、甘草配麻黄；柴胡、甘草配黄芩；石膏、甘草配知母。

三、三阴解热法

下面讨论三阴解热法（见图11-1）。三阴发热除了少阴有一个太少两感证，其余的热都是内伤发热。

1. 太阴病解热法

太阴病的解热药主要为甘草。我们看小建中汤条文，《金匮要略·血痹虚劳病篇》："虚劳里急，悸，衄，腹中痛，梦失精，四肢酸疼，手足烦热，咽干口燥，小建中汤主

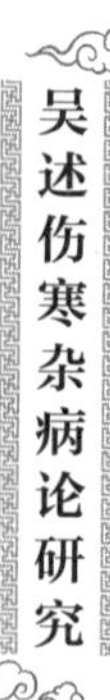

之。”从条文可知太阴病发热“手足烦热、咽干口燥”，用小建中汤，其中甘草用量相对于桂枝汤是加量的，桂枝汤中用二两，小建中汤中用三两。李东垣说：“甘草气薄味厚可升可降，阴中阳也，阳不足者，补之以甘，甘温能除大热”，因此甘草能够除气虚的大热，即所谓的“甘温除热法”。后世延伸出来的补中益气汤就是此法的代表方，方中用黄芪是用来增强甘草的疗效的。

2. 少阴病解热法

少阴病发热的太少两感证用麻黄细辛附子汤。《伤寒论》中说：“少阴病，始得之，反发热脉沉者，麻黄细辛附子汤主之。”太少两感证始得之，不发热，用麻黄附子甘草汤。《伤寒论》上讲：“少阴病，得之二三日，麻黄附子甘草汤微发汗，以二三日无证，故微发汗也”，为什么是“微发汗”？因为解热镇痛药的作用就是引起出汗，此方中没有解热镇痛药细辛，就不能发大汗，所以麻黄附子甘草汤是一个微发汗的处方。因患者阳虚，不能托邪外出，故不发热，所以《伤寒论》说麻黄细辛附子汤证是“反发热”。细辛是少阴病专用的解热镇痛药，治疗太少两感发热。由麻黄细辛附子汤延伸，大黄附子汤中有细辛，治疗“胁下偏痛，发热，其脉紧弦……”，此证也有发热；而附子泻心汤中没有细辛，治疗“心下痞，而复恶寒汗出者……”，该证却未提发热。为什么呢？麻黄细辛附子汤是少阴和太阳同病，大黄附子汤是少阴和阳明同病，两方一表一里；附子泻心汤是寒热错杂证，用黄芩、黄连泻心火。

附子和细辛的用量和煎法问题我们已讲过，这里不再赘述。注意当归四逆汤里细辛的用量是10g，过钱了。其实细辛可以用到30～60g，但是煎法非常讲究，需要开窗、开盖、久煎，不可嗅之。因为细辛醚为其毒性成分，易挥发，所以要开窗、开盖、久煎。煎药中嗅之，容易吸入细辛醚，导致中毒。至于北细辛入散剂，因为缺少煎煮过程，大剂量容易中毒，要注意用量。还要注意的是，当归四逆汤中大枣是30g，是重用的。

3. 厥阴病解热法

厥阴病退热用什么药？用乌梅。为什么不用柴胡？因为柴胡是外感发热的解热镇痛药，而治疗内伤发热用乌梅。疾病传到三阴，其发热除了太少两感，都是内伤发热。乌梅如何治内伤发热，《温病条辨·下焦篇》中椒梅汤、连梅汤用刚用柔，讲得很清楚。

四、小结

我们讲三阴病退热，只有少阴病有一个解热镇痛药——细辛，用于太少两感证，外感内伤都可以用；而三阳病解热镇痛用桂枝、柴胡和石膏。当然我讲的这是典型的，还有不典型的，比如小柴胡汤有微热的，往往不是内毒素血症。我讲的是原则性的东西，个别特殊的不在此列。

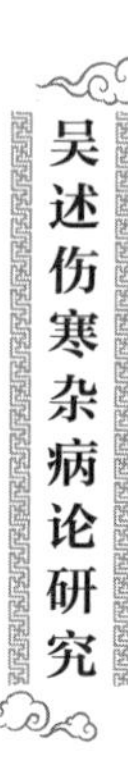

第十二章　太阳病篇

三阳在经在腑，三阴寒化热化。太阳在经有三个重要的处方：麻黄汤、桂枝汤和小青龙汤，如果算上太少两感证是四个方。

一、麻黄汤

“太阳之为病，脉浮，头项强痛而恶寒。”为什么头项强痛而恶寒呢？因为麻黄定位在风府穴，所以头项强痛是太阳病的本证，只要见到头项强痛就可以用麻黄。麻黄证的人，有一个特点是喜欢戴帽子，一吹风后脑勺就疼。这种人常常有颈椎病或者有寰枢关节的问题，感冒后多头项强痛。对这种疾病推拿可以发汗，针灸也可以发汗，所以太阳病发汗既可以用麻黄汤，也可以针刺。

麻黄含伪麻黄碱，桂枝是一个解热镇痛药，麻黄配桂枝相当于伪麻黄碱加解热镇痛药，如阿司匹林、西药康泰克。另外，甘草有类皮质激素样作用，很多西医加5mg强的松缓解感冒症状。感冒以后容易咳嗽怎么办？再加杏仁或止咳片。西医治疗感冒用伪麻黄碱加阿司匹林，加泼尼松，加去咳片，中医的麻黄汤就是麻黄、桂枝、甘草、杏仁。麻黄汤证不咳，仍可用杏仁，这属于截断法，因为急性上呼吸道感染不解，下传就咳嗽，所以可用杏仁截断。

“太阳病，项背强几几，反汗出恶风者，桂枝加葛根汤主之。”桂枝加葛根汤的组方就是葛根汤，因为里面有麻黄。接下来就有争议了，林亿校注《伤寒论》的时候就说“太阳中风自汗”用桂枝，“伤寒无汗”用麻黄。汗出恶风，不该用麻黄，桂枝加葛根汤应该只加葛根，不加麻黄。大家注意一个字，“反”汗出恶风。原文不是“太阳病，项背强几几，汗出恶风者，桂枝加葛根汤主之”，而是“太阳病，项背强几几，反汗出恶风者，桂枝加葛根汤主之”。这里的“反”字，如太少两感证的“反发热脉沉者，麻黄细辛附子汤主之”意思一样。因为阳虚，太少两感证应该体温低，不该发热，如“反发热”，就由麻黄附子甘草汤变为麻黄细辛附子汤。《金匮要略》说“太阳病，其证备，身体强，几几然，脉反沉迟，此为痉，栝蒌桂枝汤主之”，桂枝证是浮、缓、大脉，不应该是沉迟，“脉反沉迟”是栝蒌桂枝汤的独证。而这里讲的“太阳病，项背强几几，反汗出恶风者，桂枝加葛根汤主之”，林亿提出是桂枝加葛根汤没有麻黄，可是原书有麻黄，我的经验是可以用麻黄的。因为“太阳之为病，头项强痛而恶寒”，只要出现头项强痛就可以用麻黄，但是桂枝加葛根汤中麻黄的量不宜大，量大容易导致心悸。

栝蒌桂枝汤治“身体强，几几然”，不加葛根，而加天花粉，这和桂枝加葛根汤不一样。如果患者汗出恶风，应该用桂枝加葛根汤；如果脉反沉迟，应该用栝蒌桂枝汤。

项背强几几，还有一个类证，“服桂枝汤，或下之，仍头项强痛，翕翕发热，无汗，心下满微痛，小便不利者，桂枝去桂加茯苓白术汤主之”，也就是苓芍术甘汤。一是头项强痛，一是发热无汗，一是心下满痛，一是小便不利。小便不利

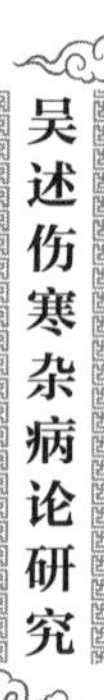

说明是饮证，饮邪阻碍太阳膀胱经的气化，出现头项强痛，方中的芍药入跷脉，又能利尿。桂枝去桂加茯苓白术汤与苓桂术甘汤的区别，无非是把桂枝换成了芍药，多了生姜和大枣。

麻黄汤证化热怎么办？“太阳中风，脉浮紧，发热恶寒，身疼痛，不汗出而烦躁者，大青龙汤主之”。麻黄汤类方伴有烦躁的要加石膏。“若脉微弱，汗出恶风者，不可服之”，即桂枝证是不可服大青龙汤类方。如果麻黄汤证入了阳明经，“若汗出而喘，无大热者，可与麻黄杏子甘草石膏汤”，此时要用麻杏石甘汤。由此可见，麻黄汤证出现化热时用大青龙汤，这时候麻黄汤证未解，仍然脉浮紧，发热恶寒，伴有烦躁，不汗出。如果已经转阳明，麻黄证解，“汗出而喘，无大热”，与麻杏石甘汤。为什么“无大热”？因为如有大热单用石膏的退热作用不强，需要配伍其他药物，如白虎汤。

“太阳病，初服桂枝汤，反烦不解者，先刺风池、风府，却与桂枝汤则愈”。就是说太阳病如服桂枝汤后反烦不解，说明有寒邪，应该是麻黄证，可先刺风池、风府解寒。寒解后如还有桂枝证，可以用桂枝汤。这是一个简单的办法：虚人外感时用桂枝汤不解，说明这个虚人还有寒邪，但是他不能够耐受麻黄汤，怎么办？因为麻黄定位在风府，所以可先刺风池、风府，然后再用桂枝汤。

二、桂枝汤

“太阳中风，阳浮而阴弱，阳浮者，热自发，阴弱者，汗自出”，这句条文是讲桂枝汤证的原理。阳浮，这里是以脉位来定阴阳，以寸脉和关尺脉分别对应阳脉、阴脉，此外也可以脉性来对应阴阳脉。“阳浮者，热自发，阴弱者，汗自出”，阳浮用桂枝解热，阴弱用芍药敛阴，这是桂枝汤的一个基本配伍。然后还有什么呢？啜热粥，促进解热。关于啜热粥的问题，我家传用的是阿司匹林白糖米浆汤，其中阿司匹林是解热剂，白糖增加能量，米汤相当于热粥。“太阳病，外证未解，脉浮弱者，当以汗解，宜桂枝汤”，脉浮弱，就是阳浮而阴弱，是个虚证，这条在讲太阳病的虚证，宜桂枝汤。

“桂枝本为解肌，若其人脉浮紧，发热，汗不出者，不可与也。”桂枝本为解肌，脾主肌肉，所以桂枝汤治疗的是太阳表虚证。表为什么虚？其实就是太阴脾虚。我们讲卫出上焦、卫出中焦、卫出下焦，卫出上焦用小青龙汤，卫出中焦用桂枝汤，卫出下焦用麻黄细辛附子汤和麻黄附子甘草汤。

“太阳病，发热恶寒，热多寒少，脉微弱者，此无阳也”，阳虚的人脉微弱，不可发汗，用桂枝二越婢一汤。桂枝二越婢一汤和葛根汤的区别是什么？剂量上的区别是：桂枝二越婢一汤中桂枝汤的用量小；从药上的区别是：葛根汤中有葛根，桂枝二越婢一汤有石膏。桂枝二越婢一汤为什么用石膏？因为发热恶寒，热多寒少，所以用石膏；葛根汤因为项背强几几，所以用葛根，两个处方主要区别在这里。这种发热恶寒、热多寒少的人，如果脉微弱，虽有麻黄证也不能重发汗，可用桂枝二越婢一汤。桂枝二越婢一汤是大青龙汤合桂枝汤，只是剂量减少了而已。我们前面讲过了，麻黄汤证如化热，出现“脉浮紧、发热、恶寒、不汗出而烦躁”，用大青龙汤治疗。如果发热恶寒、热多寒少，有恶寒提示麻黄证未解，但是脉又微弱，这时候就不能用大青龙汤，因为大青龙汤条文讲了“若脉微弱，汗出恶风者，不可服之”。此时要用桂枝二越婢一汤，就是在大青龙汤的基础上合上桂枝汤，同时减小大青龙汤的剂量。当然方名叫桂枝二越婢一汤，并非桂枝汤

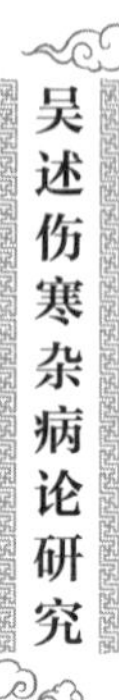

合大青龙汤，而是合越婢汤，实际上处方组成是相同的。

如桂枝汤证化热转阳明，应该怎么用药？还用麻杏石甘汤吗？桂枝二越婢一汤治疗发热恶寒、热多寒少，这时虽已化热，但是脉微弱是桂枝证，要用桂枝二越婢一汤，就是在桂枝汤的基础上加麻黄、石膏。如果桂枝汤证完全转入阳明，治法与麻黄汤证转阳明不同。麻黄汤证转阳明，如有喘用麻杏甘石汤，如没有喘用白虎汤；桂枝汤证转入阳明，用白虎加人参汤。“服桂枝汤，大汗出后，大烦渴不解，脉洪大者，白虎加人参汤主之”，为什么要加人参？因为桂枝汤证是一个虚证，虚在太阴脾，定位在至阳穴，所以治疗桂枝汤化热要用白虎加人参汤。正常人感冒多是麻黄汤证，只有太阴脾虚的人，外感之后才会出现桂枝汤证。

“伤寒，阳脉涩，阴脉弦，法当腹中急痛，先与小建中汤”，这是在讲虚人感冒，如果伴有腹痛的用小建中汤，不伴有腹痛的用桂枝汤。桂枝汤证如兼有里证有三种情况，一是兼腹痛，用小建中汤；二是兼下利，用桂枝人参汤，即理中丸加桂枝；三是兼有身痛、脉沉迟（关脉沉迟），用桂枝加芍药生姜各一两人参三两新加汤。

三、小青龙汤

“伤寒表不解，心下有水气，干呕发热而咳，或渴，或利，或噎，或小便不利，少腹满，或喘者，小青龙汤主之”，小青龙汤的特点是麻黄汤证兼有饮邪。这种人有伏邪，伏的什么邪？伏的饮邪，新感引动饮邪，所以用小青龙汤。太阳病主要有三证：麻黄汤证、桂枝汤证、小青龙汤证，麻黄汤证是太阳病的本证，桂枝汤证是脾虚的人外感，小青龙汤证是兼有饮邪。

四、太少两感证

我们讲过了卫出上焦、卫出中焦，分别是小青龙汤证、桂枝汤证。而卫出下焦是太少两感证，用麻黄细辛附子汤或麻黄附子甘草汤。太阳病篇就提了两感证，“伤寒脉浮，自汗出，小便数，心烦，微恶寒，脚挛急，反与桂枝欲攻其表，此误也”，这条讲的是，少阴病篇附子汤证误用了桂枝汤。附子汤证为什么会出现脚挛急？附子汤中的芍药是阴跷脉的药，可以治疗脚挛急。这种患者本来应该是温里，因为有微恶寒，阳虚用附子汤，方中有芍药能治其脚挛急，但反与桂枝汤欲攻其表，“得之便厥。咽中干，烦躁，吐逆者，作甘草干姜汤与之，以复其阳。若厥愈足温者，更作芍药甘草汤与之，其脚即伸。若胃气不和谵语者，少与调胃承气汤。若重发汗，复加烧针者，四逆汤主之”。张仲景这里是讲医案，先用甘草干姜汤扶阳，治咽干、烦躁、吐逆；然后脚拘急，加芍药甘草汤；大便不通，胃气不和谵语者，与调胃承气汤；如果亡阳，就用四逆汤，两个可以同时使用。阳虚的人如出现“胃气不和谵语”可以用调胃承气汤吗？可以。举个例子，阳虚的人得了阑尾炎，可与附子薏仁败酱散。要问患者：“大便好解不好解？”，如“大便不好解，两三天一解”，就要以承气汤类方治疗，也可用大黄附子汤，大便得通，症状就会得到缓解。所以，阳虚的人也可以用承气汤，可以用调胃承气汤，或者用大黄附子汤。

五、太阳截断

“问曰：证象阳旦，按法治之而增剧，厥逆，咽中干，

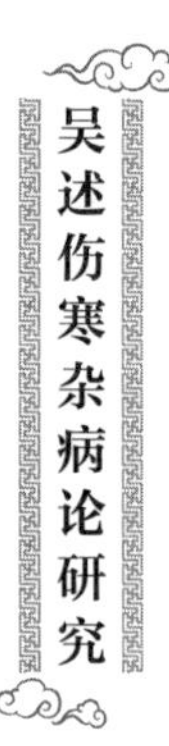

两胫拘急而谵语。师曰：言夜半手足当温，两脚当伸。后如师言，何以知此？答曰：寸口脉浮而大；浮则为风，大为虚。风则生微热，虚则两胫挛”，患者小腿抽筋，所以要用芍药甘草汤。“病形象桂枝，因加附子参其间，增桂令汗出，附子温经，亡阳故也……以承气汤微溏，则止其谵语。”我们的截断法，只要是外感热病，不论寒热虚实，但凡有大便不通，首先通腑，直至微溏或软便，就可以截断疾病，这是治疗外感热病的一个基本问题。这里用调胃承气汤，也可用大黄附子汤或者附子泻心汤。《伤寒论》原书是分步治的，一步治可以用大黄附子汤，或者附子泻心汤。

这一条同时告诉大家附子可以增强桂枝的发汗作用，然后又讲“厥逆，咽中干，烦躁，阳明内结，谵语烦乱者，更饮甘草干姜汤”。为什么叫甘草干姜汤不叫干姜甘草汤？因为甘草剂量大。那为什么又用甘草干姜汤呢？因为要用土来盖火，所以用甘草干姜汤。李东垣说“气虚生大热”，可用甘草来盖火。用干姜容易上火，咽干口燥，加甘草也可以抑制上火。对于“火”有好多治法：用土来盖火，用水来克火，有升阳散火，有发散郁火，本法为其中之一。然后讲“夜半阳气还，两脚当热，胫尚微拘急”，再用芍药甘草汤，腿就能伸了。

我们再举几个截断法的例子，《伤寒论》中讲：“太阳病，头痛至七日以上自愈者，以行其经尽故也。若欲作再经者，针足阳明，使经不传则愈。”七日以后还不好，针足阳明，使太阳不传阳明，这就是截断。“太阳初得病时，发其汗，汗先出不彻，因转属阳明”，发汗不透彻，太阳就转阳明，所以要截断太阳传阳明，汗出必彻。“病人脏无他病，时发热自汗出而不愈者，此卫气不和也”，就是讲桂枝汤证“时发热自汗出”怎么办？“先其时发汗则愈，宜桂枝汤”，要提前用桂枝汤，这也是桂枝汤的截断法。不光桂枝汤要“先其时发汗”，包括小柴胡汤治疗疟疾，治疗寒热往来，也要先其时服药，这都是《伤寒论》讲的截断法。上条讲的阳虚的患者，用四逆汤，又用调胃承气汤，让大便微溏，也是体现了截断思想。

六、桂枝甘草法

桂枝甘草法主要有四个作用，我们分别用四个代表性处方来分析：

第一个作用是温心阳。太阳病篇讲桂枝甘草汤治疗心悸，“其人叉手自冒心”，这个症状很好识别，患者手压在前胸总说心悸，通过这个动作就知道可用桂枝甘草汤。为什么呢？他把手压在前胸，虚证喜按。还有一个情况是有人怕惊，背后叫他，他“哇”一声说吓死我了，这种人就是心阳虚的，就可以用桂枝甘草汤。如果烦躁怎么办？加龙骨牡蛎，就是桂枝甘草龙骨牡蛎汤。如果惊狂怎么办？再加蜀漆、生姜、大枣，就是桂枝去芍药加蜀漆龙牡救逆汤。这三个方的症状一个比一个重，先是悸，然后是悸而烦，第三是惊狂。

桂枝甘草汤证如何抓独？患者坐在那里，一搭脉，手心潮，这是桂枝证。摸脉左寸脉无力，那我们马上就说“你心悸哦”，他说“是，就是心慌”。因为桂枝证，左寸无力是心阳虚，用桂枝甘草汤类方治疗，剂量可用桂枝30g、甘草15g，有时候用甘草9g，再加牡蛎60g、龙骨20g。然后告诉他“回家吃药后，半小时就不心慌了”。能够领会抓独法的精神了吗？我们通过抓独法可以把症状推出来，所以我们说他心悸，患者会很吃惊，觉得就像算命一样，实际上他的表现就是

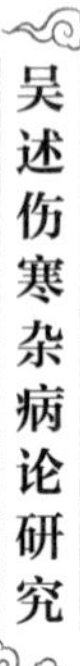

桂枝甘草汤证，就是心悸。为了快速缓解心悸，桂枝的剂量大，可加龙骨、牡蛎，很安全。

第二个配伍是甘草附子汤。在桂枝甘草的基础上加附子、白术，叫甘草附子汤，治风湿疾病。我们讲“阳加于阴谓之汗”，用桂枝甘草温心阳，能够发表，用附子、白术“并走皮中”，这是《伤寒论》的原文。如果把甘草换成龙骨，附子换成天雄，即治少阴虚劳的天雄散。桂枝加龙骨牡蛎汤证，或者小建中汤证，因为男子失精，女子梦交，日久以后导致的少阴亏损，用天雄散治疗。

第三个用法是化饮。第一个处方是苓桂术甘汤，治太阴脾虚导致的饮邪上泛。太阴脾主药有干姜、白术、人参。第二个处方是桂枝去桂加茯苓白术汤，即苓芍术甘汤，把桂枝换成芍药，多了生姜、大枣，治饮邪阻滞膀胱经导致头项强痛。第三个处方是把苓桂术甘汤的白术换成生姜，就是苓桂姜草汤。生姜入阳明胃经，此方治阳明胃里停饮，比如肚子里哗哗作响，不想喝水，喝水就吐等。苓桂术甘汤与苓桂姜草汤，一个用白术，一个用生姜；一个在脾，一个在胃，晃一晃，胃里哗哗响，这就是《金匮要略》所说的“水浸入胃”。第四个处方把白术换成大枣，就是苓桂枣甘汤，治奔豚。因为大枣能养心，所以治饮邪上攻欲作奔豚。第五个处方把白术换成五味子，就是苓桂味甘汤，治郁冒，用五味子的收敛作用。

第四种用法是桃核承气汤。桂枝配甘草，加大黄、桃仁、芒硝，治太阳病不解，“热结膀胱，其人如狂，血自下，下者愈”。桃核承气汤里没有水蛭，抵当汤里就有水蛭。膀胱蓄血证可以从症状去辨它的轻重，实际上我们辨证没有这么复杂，因为我们知道中医治疗血小板增多症，最经典的药就是水蛭，水蛭素能够抑制血小板的生成。瘀血常见两个原因：一个是血小板增高导致血栓，一个是凝血、抗凝与纤溶系统紊乱导致的高凝状态。亦即一个是止血功能障碍，一个是凝血功能障碍。其中血小板升高的用水蛭，凝血系统紊乱的不用水蛭，比如桃核承气汤。所以我们看化验单就可以开药，比如化疗后血小板低了，患者还有瘀血，我们用桃核承气汤、桂枝茯苓丸，不用水蛭，不用抵当汤。桃核承气汤证和抵当汤证的发狂、如狂不好鉴别，我们是直取其病，而不是单纯地从症状上去辨别。

七、太阳图解

见图12-1。太阳在经有两个主证，一个是麻黄汤证，一个是桂枝汤证，也就是表实和表虚。麻黄汤证如果夹饮，是小青龙汤证；如果烦躁化热用大青龙汤；如果转到阳明，汗出而喘，无大热，用麻杏石甘汤。麻杏石甘汤和越婢汤有什么区别？麻杏石甘汤有杏仁，越婢汤有姜、枣，并重用麻黄。所以越婢汤发表的作用比麻杏石甘汤强，既可以发表又可以利水，比如用来治疗肾小球疾病，腰以上肿，当发其汗，越婢汤的效果就很明显。越婢汤中麻黄的剂量要大，生麻黄可以用到30g。如果把麻杏石甘汤和越婢汤合起来就是大青龙汤。

第二个是桂枝汤，如喘加厚朴、杏仁。虚人感冒，一般都是桂枝汤；实人感冒，一般是麻黄证。虚人感冒伴寒邪的用桂枝二麻黄一汤，或者麻黄桂枝各半汤。桂枝汤证有“项背强几几，反发热、汗出”，用桂枝加葛根汤。葛根汤和桂枝二越婢一汤的区别就是葛根汤用葛根，桂枝二越婢一汤用石膏。为什么出现桂枝二越婢一汤呢？因为桂枝汤证的人兼有麻黄证，并有化热，因为虚人外感，一般是桂枝证，但是有个

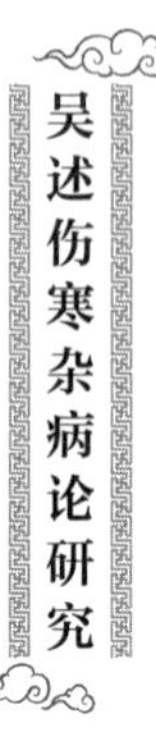

别的患者也可兼麻黄证，治法还是在桂枝汤的基础上化裁。发汗以后漏汗，汗出太多，那是桂枝加附子汤证；假使这个人脉促，就是桂枝去芍药加附子汤。出汗脉促的人用桂枝汤要去芍药，促是脉来数而时一止，心律不齐，促脉用桂枝汤要去芍药，用桂枝加附子汤也要去芍药。治疗风湿在表一身疼，要重用桂枝、附子，即桂枝附子汤。桂枝附子汤与桂枝加附子汤的区别是：桂枝附子汤是桂枝加附子汤去芍药，同时重用桂、附，治风湿在表；桂枝加附子汤是在桂枝汤的基础上加了附子，治漏汗。如果风湿兼有便秘，桂枝附子汤去桂枝加白术，即桂枝去桂加白术汤，术附并走皮中逐水气，有人服药后会出现其人如冒，头晕、微汗、眼花，甚至出现蚁行感。如果患者大便正常，小便不利的，还要加桂，即桂枝附子加白术汤（原书未命名，只是讲“以大便不硬，小便不利，当加桂”）。桂枝汤兼里证，兼腹痛，用小建中汤；兼身痛，关脉沉迟，用新加汤；兼下利，用桂枝人参汤，就是理中丸加桂枝。

桂枝甘草汤治心悸。如果悸的基础上惊，加龙骨牡蛎，如果狂，再加蜀漆、姜、枣，就是救逆汤。桂枝甘草汤伴有风湿的，治以甘草附子汤，即桂枝、甘草加附子、白术，以术、附并走皮中。如果把甘草换成龙骨，附子换成天雄，就是天雄散，治少阴阳虚。它和去桂加白术汤复用桂的区别是后者脉浮虚而涩，所以有姜、枣和营卫，补气血。

桂枝甘草汤证伴有瘀血的用桃核承气汤，是在桂枝甘草汤的基础上加大黄、桃仁、芒硝。方中利用桂枝甘草汤的温经通络作用，帮助大黄、桃仁来活血。抵当汤、抵当丸和桃核承气汤的区别，前两方有水蛭、后一个没有水蛭。后一方是高凝状态导致的瘀血，前两个是止血功能紊乱（血小板升高）导致的瘀血。当然你也可以按条文去辨，我们这里是告诉大家怎么直取其病。

桂枝甘草汤如果兼有饮证，就是蓄水证，代表处方是苓桂术甘汤。桂枝去桂加茯苓白术汤是苓芍术甘汤，就是把苓桂术甘汤中的桂枝换成芍药，加生姜、大枣，治疗饮邪阻碍膀胱经的经气，所导致的发热无汗，项背强几几。芍药配茯苓、白术是《伤寒论》中很典型的利水法，芍药利水、茯苓利尿、白术除湿，三药配伍的处方如治疗少阴阳虚的真武汤。真武汤证如果其背（至阳穴）恶寒的就是附子汤证。可以把真武汤变成附子汤，还可以在用真武汤的基础上灸至阳穴，可以针药同用，也可以单纯用药。如把苓桂术甘汤中的白术换成生姜，就是茯苓甘草汤，前者是脾虚饮停，后者是胃虚饮停。胃里有停饮的，一看CT片即可提示该证为茯苓甘草汤证，此即抓独。如果发奔豚，即苓桂枣甘汤，把白术换成大枣养心；如果眩冒，把白术换成五味子，就是苓桂味甘汤，用来治疗服小青龙汤后引起的眩冒；如果胸满咳嗽的，用桂苓五味甘草汤去桂加干姜、细辛。蓄水还有一个证，就是五苓散证，兼少阳黄疸可用茵陈五苓散，兼有少阴证则用猪苓汤，还有一个是桂枝茯苓丸。

八、五苓散抓独法

五苓散治膀胱咳，咳而遗尿，这一个症状就可以抓出来。如果没有症状，我们也可通过舌苔脉象判断，淡白舌、舌质润，有津，就可以用五苓散，如果患者来治咳嗽，尤其女性，你问她咳嗽小便要出来吧，她会觉得很神奇。茵陈五苓散治疗胆汁淤积性黄疸。胆汁淤积性黄疸的原因就是直接胆红素升高，直接胆红素升高导致脉搏变缓。直接胆红素是晦暗的黄色，所以患者面色黄而晦暗，所以茵陈五苓散的独证是缓脉。我们做过研究，胆汁淤积性黄疸脉搏的次数每分钟降低了10多次，每分钟60次多一点，平均63次，这就是缓脉。我们的研究发现，脉搏变数它就化热了。所以湿重的黄疸，应该是白腻苔，如果上面罩着一点微黄，实际上已经化热了。这种情况提示病证已经合并细菌感染了，用茵陈五苓散要加三石：石膏、滑石、寒水石，这是甘露饮的思路；或者去桂枝，用茵陈四苓散。这也是抓独法，脉缓是茵陈五苓散的独证。为什么？因为桂枝的独证就是缓脉。

太阳病下篇讲了一些太阳类证的鉴别方法。比如胸水，多见大陷胸汤证，很多胸水患者是没有太阳病的，一来就是胸水，但是也有见太阳病的，比如肺炎引起的胸水，早期可见太阳病。其实，临床上更多的是没有太阳病出现胸水的。

第十三章　少阳病篇

一、少阳总论

1. 脉证提纲

“少阳之为病，口苦、咽干、目眩也”，少阳病脉证提纲的第一个症状是“口苦”。“口苦”是少阳病的独证，只要见到口苦就可以从少阳病去治。引起口苦的原因主要有两方面：第一，胆汁反流。反流的碱性胆汁刺激舌面导致口苦；第二，胆红素升高。轻度的胆红素升高，或者胆红素虽在正常范围，但比基础胆红素水平高，也会引起口苦。

第二个症状是“咽干”。前面我们讲气交时讲过太阳在头，少阳在喉，阳明在胃。《素问·阴阳别论》中讲：“一阴一阳结，谓之喉痹”，阴结即少阴，阳结即少阳，所以咽干既可以是少阳病的症状，也可以是少阴病的症状，因此治疗咽喉疾病可以用小柴胡汤加细辛，或麻黄细辛附子汤加黄芩。有一点需要注意，小柴胡汤的或然证加减法中，如果见口干则去半夏加天花粉，这是张仲景常用的一个加减法。

第三个症状是“目眩”。这个症状之所以排在第三位，是因为引起目眩的原因复杂，除了少阳经病，还要考虑其他经的病，但其病位多在少阳。比如《金匮要略·中风历节病脉证并治》里的侯氏黑散，治疗“大风，四肢烦重，心中恶寒不足者”，此方主要用黄芩、菊花、牡蛎直取其病，用干姜、白术、

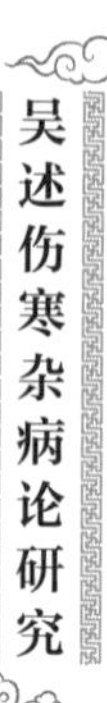

人参、细辛、桂枝治“心中恶寒不足”。方中细辛和黄芩的配伍，也是小柴胡汤配细辛、麻黄细辛附子汤配黄芩的出处。我们讲独取其病，只要目眩的病位在少阳，就可以用黄芩、菊花、牡蛎，兼肝阴虚可以加一贯煎，兼肝经蕴热可以加桑叶，兼少阴寒化可以加细辛。这一条就是告诉我们目眩的病位在少阳，但病因不一定在少阳。病位和病因是两个概念，我们说直取其病，取的是病位；随证加减，加减针对的是病因。

“伤寒，脉弦细，头痛发热者，属少阳”，这一条是对少阳病脉证提纲的补充。弦脉是少阳病的主脉。这是由于肾素-血管紧张素活化，导致血管张力增加产生的，由于血管张力增加，脉可以表现为细——脉弦细，而且弦细有力，“如循长竿，如按琴弦”。

2. 少阳病治疗禁忌

少阳病在治疗上不可汗、吐、下，这是少阳病的一个特点。除非合病、并病，少阳病是不可发汗的，“发汗则谵语，此属胃，胃和则愈，胃不和，烦而悸”。少阳病如果发汗，则病转阳明；少阳病不可吐、下，所谓少阳下法，是兼阳明腑实，如果不兼阳明腑实是不可吐、下的。

3. 少阳病独证

为什么讲少阳独证？因为少阳病“但见一证便是，不必悉具”，这是我们抓独法的由来。“但见一证便是”指的是什么？指的是“少阳之为病，口苦，咽干，目眩也”，只要见口苦、咽干、目眩，就可以从少阳去治。口苦是少阳病最特异的独证；咽干，可见于少阳，也可见于少阴；目眩，原因更多，但是只要病位在少阳，就可以用黄芩、菊花。

小柴胡汤用柴胡配黄芩，而侯氏黑散把柴胡换成了菊花，再加牡蛎。头面的热，以虚热多见，用桂枝、细辛、人参、白术、茯苓、干姜；热在头面，火郁发之，用桔梗、防风，桔梗是升散的药，牡蛎是潜降的药；肝体阴而用阳，用当归、川芎；风痰上扰，痰加风火容易上攻，用矾石。侯氏黑散治疗很多头面部疾病，凡属于少阳风火者都很有效。用它治疗阳虚型的痛风，也非常有效。一般湿热型痛风比较多见，但是有的长期不愈的痛风患者可能会出现阳虚。

4. 少阳病病机

"血弱气尽，腠理开，邪气因入，与正气相搏，结于胁下。正邪分争，往来寒热，休作有时，嘿嘿不欲饮食，藏府相连，其痛必下，邪高痛下，故使呕也。""藏府相连"即胆肝相连，除肝包膜外，肝脏其他部分没有感觉神经，肝区的疼痛多是胆道疼痛，故"其痛必下"。胆道疾病，从肝去治，就是因为"邪高痛下"。

少阳病的基本病机是正邪相争。因正邪相争，故"往来寒热，休作有时"。"柴胡汤证具，而以他药下之，柴胡证仍在者，复与柴胡汤。此虽已下之，不为逆，必蒸蒸而振，却发热汗出而解"，这就是在讲正邪分争。

如果遇到正邪不争的疾病，可以从少阳去治，诸如伏邪、肿瘤、类风湿等与免疫系统相关的疾病。比如肿瘤有免疫耐受，免疫系统不能识别肿瘤细胞，是正邪不争；风湿免疫病是打破免疫耐受，攻击自身细胞，是正邪分争。治病时要考虑到正邪分争与正邪不争，如果正邪不争就要诱导正邪相争，使疾病转出少阳。把潜藏的病邪、伏邪转出少阳，必然会导致正邪分争，往来寒热，这就是少阳病的病机。所以我们治疗病毒性肝炎时，如表面抗原不能被清除、肝功能正常、不发生免疫应答的，就要把病邪托到少阳，通过诱导正邪分争，来治疗它。

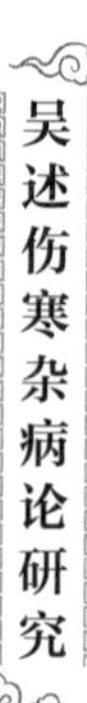

二、少阳在经

少阳病分为在经、在腑和经腑同病。少阳在经的条文见于少阴病篇："少阴病，四逆，其人或咳或悸，或小便不利，或腹中痛，或泄利下重者，四逆散主之。"

"少阴病，四逆"，是说四肢逆冷归在少阴，但是它的病因可能在少阴、厥阴、少阳。条文中是在做类证鉴别，并非说四逆散这个处方就是治少阴病。四逆散用于治疗少阳在经，肝气郁结所致的四逆。"泄利下重"，泄利与下重必须兼备，当患者腹泻、不是水样泻，又感觉排便不尽时，用芍药。治疗"腹中痛"，也用芍药，芍药甘草汤能够缓急止痛。"小便不利"，少阳病的小便不利，用芍药尤佳，例如尿路感染治愈后遗留的神经性尿频。"或咳者"，对于少阳病的干咳、痉挛性咳嗽，可以用四逆散类方处理。"或悸"，指神经性心悸也可以用四逆散，其他的心悸是不用芍药的。

总的来讲，少阳在经证，可以出现痉挛性咳嗽、神经性心悸、小便不利、腹中痛、泄利伴下重等或然证，但因其主证是四逆，所以都可以用四逆散。

治疗少阳在经证，主方用四逆散，咳者加五味子、干姜；悸者加桂枝；小便不利加茯苓，这些都是《伤寒论》常规的加减法。腹中痛加附子，柴胡配附子在这里是个特例，适用于急性腹痛。泄利下重加薤白，薤白治疗腹泻只用于这一条。由这个处方衍生出的柴胡疏肝散，是在四逆散的基础上加了香附、川芎、陈皮。此外，血府逐瘀汤治疗由气入血，也由本方衍生而来。

三、少阳在腑

1. 黄芩汤

黄芩汤是少阳腑证的主方，尤其适用于少阳在腑合并下利者，如胆源性腹泻，患者的特点是腹泻伴厌油腻。如果伴有呕吐，用黄芩加半夏生姜汤，即黄芩汤加半夏、生姜。

黄芩汤也是温病的主方之一，其变化非常多，治疗伏邪温病的方基本都从此方化裁而来的。为什么伏邪温病方都从黄芩汤加减化裁？这是由于伏邪温病多转出少阳，比如柳宝诒的《温热逢源》中以黄芩汤加豆豉、玄参，用豆豉透表补肾、玄参养阴解毒，此即水生木、木生火。该方与三物黄芩汤的机理很相似，只是一个用玄参，一个用生地；一个为了透表加豆豉，一个为了清热加苦参。

治疗伏邪温病的另一个常用方是达原饮，多用于伏邪温病夹湿证。不夹湿证用黄芩汤，夹湿与否是二者的区别点。

2. 奔豚汤

奔豚是个神经官能症，多见于女性。典型的奔豚不常见，其症状如书中所述“从少腹起，上冲咽喉，发作欲死”。不典型的奔豚就比较常见了，其主观症状多表现为阵发性气上冲、烘热、汗出、烦躁，相当于西医学的更年期综合征。奔豚有太阳奔豚和少阳奔豚。为什么呢？《金匮要略》说“所谓奔豚，皆从惊恐得之”，心气虚则畏，胆气虚则惊，故惊与恐与心气虚、胆气虚有关，所以奔豚有二，即太阳的心阳（气）虚奔豚和少阳的胆气虚奔豚。治疗心阳（气）虚的奔豚可用桂枝去芍药加蜀漆龙牡汤这类处方，也可以用苓桂剂，我们在太阳病篇已经讲过，这里不再重复。治疗胆气虚的奔

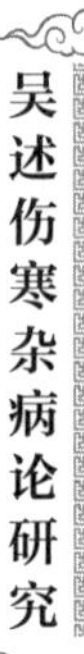

豚用奔豚汤。“奔豚，气上冲胸，腹痛，往来寒热，奔豚汤主之”，由条文可知奔豚是少阳证，由少阳胆火上攻所致。因为少阳病的特点是少阳本火标阳，标本同气无寒证，所以少阳胆气虚也需清胆火就是这个道理。

奔豚汤由黄芩加半夏生姜汤去大枣，加当归、川芎、葛根、李根白皮化裁而成。方中用半夏、生姜是因为黄芩汤证伴有气机上逆而伤中；用当归、芍药、川芎，为当归芍药散的架构，不仅养肝之体，还可缓解腹痛；用李根白皮疏肝理气，由于李根白皮现已不常见，可用川楝子或桑白皮代替，桑白皮有清金治木的作用，不仅宣肺清金，也有疏肝的作用。对于用葛根的解释众说纷纭，有的说升清，有的说解肌，有的说缓急、清热等，但都有些牵强，很难令人信服。甚至有人把它解释为入阳明经清热，这种说法也很牵强，入阳明经的清热药有很多，为什么不选石膏之类？

我是这样理解葛根在方中的意义的：葛根是中医最典型的植物雌激素。其主要成分葛根黄酮具有强力的拟雌激素活性作用，是目前发现的中药里拟雌激素作用最强的。葛根的很多功能都与它的拟雌激素作用有关系。奔豚汤中的其他药都是用来控制症状的，唯独葛根是用来补充外源性雌激素的，这就是奔豚汤用葛根的原因。如果奔豚汤证的患者烦躁怎么办？合栀子豉汤，豆豉的主要成分大豆黄酮也有拟雌激素作用，但其作用要弱于葛根黄酮。此外，临床常用葛根汤来丰胸，其机理和奔豚汤中用葛根的机理是一样的，两个看似没有联系的处方，其实是有关联的。这样看葛根汤和奔豚汤的联系，似乎简单很多。

上面是从中西汇通的角度解释奔豚汤为什么用葛根的。为什么从中西汇通角度讲呢？如果不从中西汇通角度讲的话，奔豚汤用葛根的原因就很难解释。第一，很多种解释都很牵强。第二，有人说这个处方不是张仲景的，是后人的，更有甚者说张仲景写到这里没法写了，编出了一系列处方。但是，从中西汇通的角度就很容易解释，我们也很容易理解。

那么，西医怎么治疗奔豚呢？这种雌激素撤退带来的症状，西医多补充雌激素治疗，这种方法20世纪八九十年代很流行，但是后来又发现补充雌激素有可能增加某些肿瘤的发病率，如子宫内膜癌等，所以现在补充雌激素比较谨慎。西医的治疗方法就这么简单，而中医的治疗方法却很丰富，有多种选择。中医治疗可以从少阴、少阳、太阳等诸多方面进行治疗。简单提一下，“发作欲死”作为奔豚的症状，出现得很快，要快速缓解它，最简单的方法就是补充外源性雌激素，而中医的外源性雌激素多用葛根。用葛根把外周雌激素升上去，症状很快就能缓解，症状缓解了怎么办？复形质，可以从少阴去治，用补肾填精的药，通过影响下丘脑-垂体-卵巢轴，来影响雌激素水平。由此可见张仲景用葛根治疗奔豚，是有道理的。

3. 当归散

“妇人妊娠，宜常服当归散”。方中黄芩、芍药、当归、川芎、白术的配伍，也是少阳病的常见配伍。黄芩配芍药即黄芩汤之意；当归配川芎养肝血；白术益气固胎。肝病的特点是气有余便是火，所以用黄芩配芍药；肝体阴而用阳，所以清肝火要养血，用当归配川芎。

4. 三物黄芩汤

三物黄芩汤见于《金匮要略·妇人产后病脉证并治》篇，多用于治疗产后感染，组成药物为黄芩、苦参、地黄。水生木，木生火，用地黄滋水，黄芩清木，苦参清心。它不只用于治疗外感热病，对于不安腿综合征的肿瘤患者——所谓“四肢苦烦热”，也很有效。

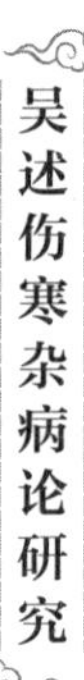

四、经腑同病

1. 小柴胡汤

“伤寒五六日中风，往来寒热，胸胁苦满，嘿嘿不欲饮食，心烦喜呕，或胸中烦而不呕，或渴，或腹中痛，或胁下痞硬，或心下悸，小便不利，或不渴，身有微热，或咳者，小柴胡汤主之。”

“嘿嘿不欲饮食”，询问患者问题时，患者爱答不理，这就是“嘿嘿”；不想吃东西，此为“不欲饮食”。有一次我会诊的一个患者就有这样的症状：患者是一个肾上腺肿瘤的患者，其尺脉长，提示病位在少阴，就是腹腔有肿瘤。病位在少阴，但病机不在少阴。起初由于少阳湿热下注，出现早泄、性功能减退，长期的湿热下注导致了肿瘤，日久转入厥阴寒化，现在又转出少阳。应患者要求以改善症状为主，因此从少阳治疗。

“妇人中风，七八日续得寒热，发作有时，经水适断者，此为热入血室，其血必结，故使如疟状，发作有时，小柴胡汤主之”，由此条可知小柴胡汤还治热入血室。

“服柴胡汤已，渴者，属阳明，以法治之。”患者本来不渴，服柴胡汤后口渴，说明病邪转入阳明，大热、大渴、大汗、脉洪大是阳明证，这时要从阳明治。如果患者原本有渴的症状，用小柴胡去半夏加天花粉治疗，该方也可治疗疟病发渴。

2. 大柴胡汤与柴胡加芒硝汤

少阳本经而兼腑证，用大柴胡汤。本经指少阳，当用小柴胡汤，如果兼阳明腑实，则用大柴胡汤。大柴胡汤和小柴胡汤有什么区别？大柴胡汤在小柴胡汤的基础上去人参加大黄、枳实、芍药，用于治疗少阳兼阳明腑实证。这里要提醒大家注意人参的使用时机，我们在治疗胰腺炎和胰腺肿瘤的时候，用人参是非常谨慎的，因为人参容易促进胰腺炎或胰腺癌的进展，如果不见确切的指征，不用人参。大柴胡汤用芍药很有道理，芍药具有强力的疏肝利胆作用，能够迅速缓解肝、胆、胰疏泄不利的症状，用于治疗肝炎、胆囊炎、胰腺炎有特效。治疗慢性胆囊炎、胆结石时，不但重用芍药，还要用醋木香、醋姜黄、山楂等强烈的酸性药物去促进胆汁排泄。

柴胡加芒硝汤治日晡所发潮热。“潮热者，实也”，说明已经有阳明证。

3. 柴胡桂枝汤

柴胡桂枝汤治疗少阳与太阳合病。尤其是慢性胆囊炎、胆结石或者处于免疫耐受的慢性肝炎患者，合并感冒时，很适合用柴胡桂枝汤。因为体质影响证型，这些患者是太阳少阳合病，其中小柴胡汤证是痼疾，桂枝汤证是新感。所以胆囊炎、胆结石、慢性肝炎合并外感，大多是柴胡桂枝汤证。

4. 柴胡桂枝干姜汤

柴胡桂枝干姜汤治疗少阳与太阴同病。“伤寒五六日，已发汗而复下之，胸胁满微结，小便不利，渴而不呕，但头汗出，往来寒热心烦者，此为未解也，柴胡桂枝干姜汤主之。”有的伤寒学派通过抓主证，抓住“胸胁满微结、小便不利、渴而不呕”这三个主证，以及“头汗出，往来寒热，心烦”，来辨证为少阳太阴同病。如果用标本法就可以不抓主证。为什么呢？因为少阳本火标阳，标本同气，从其本，所以少阳无寒证。少阳有寒证见于两种情况：一种情况是厥阴病，不是少阳病；另一种情况就是少阳太阴同病，所谓“见肝之病，知肝传脾”。如果小柴胡汤证的患者，左关脉虽有力但

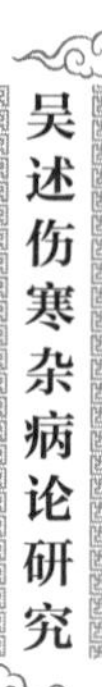

舌质淡，这就是少阳太阴同病，可用柴胡桂枝干姜汤。由此可见，用标本法去推导证型时，可以不必考虑症状。标本法的意义就在于，通过标本法就可以跳出方证，不用去抓主证。

5. 柴胡加龙骨牡蛎汤

小柴胡汤证伴有“胸满烦惊，小便不利，谵语，一身尽重，不可转侧者”，用柴胡加龙骨牡蛎汤。主要的表现是：

第一，有少阳证：“一身尽重，不可转侧”。因为少阳在人身的侧面，影响躯体的运动，所以“一身尽重，不可转侧”也属少阳证。

第二，有精神症状：烦惊、谵语。柴胡加龙骨牡蛎汤由小柴胡汤去甘草，加龙骨、牡蛎、铅丹、桂枝、茯苓、大黄化裁而成。其中铅丹极少使用，可以用礞石、磁石、代赭石代替。龙骨、牡蛎、铅丹、礞石、磁石、赭石，都是重镇潜阳的药物，可以缓解精神症状。为什么用桂枝、茯苓呢？因为小便不利、烦惊。烦惊既可以从少阳治，又可以从太阳治，从太阳治就可以用苓桂剂。为什么去甘草？因为加了大黄，大黄含有大黄酸，可以调节处方的pH值，产生酸性环境，能够代替甘草使茯苓的有效成分溶出，所以这个方没有甘草。

6. 青蒿鳖甲汤

伏邪转出少阳，用青蒿鳖甲汤。用青蒿配鳖甲，青蒿引出少阳，鳖甲治在厥阴，而鳖甲煎丸用的是柴胡配鳖甲。

五、少阳夹湿证

治疗伏邪温病属少阳在腑者，不夹湿的用黄芩加豆豉玄参汤，夹湿的用达原饮。

治疗经腑同病夹湿的处方从小柴胡汤化裁而来。

第一个处方是我们的验方柴妙饮。此方由小柴胡汤合四妙散与封髓丹加减化裁，加萆薢分清泌浊；泽泻泄下焦相火；杜仲固肾；郁金疏肝；远志安神，且延长性交时间；如果阳痿加升麻30g、蜈蚣3g；炎症加土茯苓30g、白花蛇舌草60g。

第二个处方是甘露消毒丹。这两个处方可与侯氏黑散相对比，柴妙饮治少阳夹湿在下焦，甘露消毒丹治少阳夹湿在中焦，而侯氏黑散治肝火上炎在上焦。

第三个处方是龙胆泻肝汤。曾经有一个怕冷的患者，用温阳药久治不愈，后来曾升平老师用龙胆泻肝汤把他治愈，因为这个患者就是少阳夹湿证。

龙胆泻肝汤与甘露消毒丹相比较，龙胆泻肝汤多用于内伤，而甘露消毒丹还可用于外感。段光周老师把甘露消毒丹又进行了化裁，在甘露消毒丹用黄芩、连翘、藿香的基础上，分别配以柴胡、金银花、佩兰，构成了金银花、连翘，柴胡、黄芩，藿香、佩兰，茵陈、豆蔻的对药组合，再加车前子，既利湿利尿，又保肝。车前子入肝经，有养肝补精的作用，使得这个处方攻中寓补。浙贝清金滋木，宣肺且疏肝，化肝煎也用它。我把它总结为银柴消毒丹。段老师在世的时候，我就写过用这个处方治疗外感疾病的文章，是征得他的同意才把处方公开的，相信老师也乐意我传播。

还有一个处方是蒿芩清胆汤，用来治疗温病转出少阳夹湿证。与银柴消毒丹、甘露消毒丹和柴妙饮相对比，前者的特点是都治新感，而蒿芩清胆汤治疗伏气温病。

六、厥阴转出少阳

厥阴转出少阳有几个代表方：第一是鳖甲煎丸，方中含

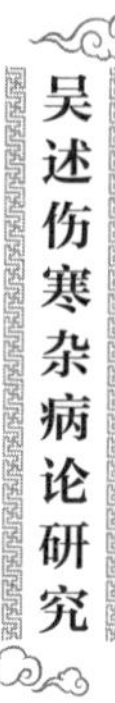

小柴胡汤。病邪转出少阳，由少阳而解，所以用小柴胡汤加减，方中含有柴胡、黄芩、人参、半夏。第二是大黄䗪虫丸。与鳖甲煎丸不同的是，鳖甲煎丸用小柴胡汤化裁，大黄䗪虫丸用黄芩汤化裁。因为鳖甲煎丸治疗疟母，肝脾肿大，所以用小柴胡汤；而大黄䗪虫丸治疗邪伏血分，转出少阳时用黄芩汤。第三是白通加猪胆汁汤，治厥阴无脉者，“脉暴出者死，微续者生”。为什么要加猪胆汁？因为厥阴转出少阳，防止脉暴出，用猪胆汁反佐。有的处方用童便，引火归原。

七、少阳病篇图解

见图13-1。少阳在经用四逆散，四逆散化裁出了气分之方——柴胡疏肝散，血分之方——血府逐瘀汤。经腑同病用小柴胡汤，小柴胡汤证伴口渴，用柴胡去半夏加栝蒌汤；若兼太阴病，则用柴胡桂枝干姜汤。

三阳同病用柴胡加龙骨牡蛎汤，治疗烦惊。柴胡加龙骨牡蛎汤与桂枝去芍药加蜀漆龙牡救逆汤的区别在于，虽然都治疗烦惊，但是一个治疗三阳同病的烦惊，一个治疗太阳病的烦惊。柴胡加龙骨牡蛎汤有太阳经药物桂枝、茯苓，有阳明经药物大黄，也有少阳经药物柴胡、黄芩，所以一般解释为三阳同病的处方，实际上归在少阳也可以，因为龙骨、牡蛎、铅丹都具有镇肝潜阳的作用。

少阳头面部有热，用侯氏黑散。侯氏黑散的特点是：把小柴胡汤的柴胡换成了菊花；病位在上焦，故用牡蛎潜阳；痰随火升，用白矾和茯苓化痰；火郁发之，用桔梗、防风；头面之火，以虚火为主，用人参、白术、干姜、桂枝、细辛来温阳散郁火；肝体阴而用阳，用当归、川芎养肝之体。

少阳与太阳合病，用柴胡桂枝汤。通常有肝胆疾病的患者得了外感时，就可选用柴胡桂枝汤。兼有阳明腑实的，用大柴胡汤，或者柴胡加芒硝汤。柴胡加芒硝汤适用于少阳病兼有大便干结者；如果完全是少阳和阳明同病，加大黄、枳实通腑的同时，去人参，加芍药。

少阳陷入厥阴，用鳖甲煎丸治疗疟母，方中含小柴胡汤，用柴胡配鳖甲；伏邪转出少阳，用青蒿鳖甲汤，用青蒿配鳖甲。这两个证型都不夹湿。

经腑同病夹湿证，湿在下焦，用柴妙饮；湿在中焦，用甘露消毒丹或银柴消毒丹。此外，甘露消毒丹还可用于外感疾病。内伤的少阳夹湿用龙胆泻肝汤，龙胆泻肝汤与甘露消毒丹的区别在于一个用于内伤夹湿，一个用于外感夹湿。

伏邪夹湿用蒿芩清胆汤，蒿芩清胆汤与甘露消毒丹的区别在于，一个用于伏邪，一个用于新感。另外一组配伍，在厥阴用青蒿配鳖甲，就是青蒿鳖甲汤；在少阳用青蒿配黄芩，就是蒿芩清胆汤。

少阳在腑的处方是黄芩汤，兼呕吐的，用黄芩加半夏生姜汤。奔豚，用奔豚汤，实际上还是黄芩加半夏生姜汤的加减方，即原方去大枣，加当归、川芎，养肝之体，加葛根、李根白皮，其中李根白皮用于平冲。由黄芩汤衍生出来的另一个方是大黄䗪虫丸，治疗厥阴转出少阳。

当归散也是黄芩汤的衍生方，多用于保胎。方中当归、川芎养肝之体；黄芩、芍药，清肝之用；加白术补气、固胎。这个配伍很像侯氏黑散，区别在于侯氏黑散治在上焦，用黄芩、菊花，清肝之用；当归、川芎，补肝之体；桔梗、防风，发散郁火；白矾、茯苓除痰火之上攻；桂枝、人参、白术、干姜、细辛以温下寒。

三物黄芩汤治少阳少阴同病，少阳用黄芩，少阴用生地，除湿热用苦参。伏邪少阳少阴同病，用黄芩加豆豉、玄参汤方，豆豉和玄参都入少阴，且解毒，豆豉既能出表，入少阴又能补肾。为什么会有少阳少阴同病？因为“冬不藏精，春必病温”，所以会出现少阳少阴同病，而且由此可见这些处方是有渊源的。达原饮治疗少阳在腑夹湿，它与黄芩加豆豉、玄参汤的区别在于黄芩加豆豉、玄参汤方治疗少阳在腑不夹湿，而达原饮治疗少阳在腑夹湿。

第十四章　太阴阳明病篇

太阴阳明篇分为上下两篇，上篇主要讲理论，包括三焦谷道论、太阴阳明论等；下篇主要讲应用，包括三焦两仪辨证法、太阴阳明用药法以及答疑篇。

老子讲："道生一，一生二，二生三，三生万物。"什么是道呢？道是天地之纲纪，中气之父母。"中气"是什么？"中气"在地是土，在人应脾胃。中气运转，分为两仪（阴阳），阴阳升降，三焦乃成。所以说土者生万物而法天地，这是中气的问题。

太阴阳明论（上）

一、三焦谷道论

在中医传统的理论中，从《黄帝内经》到《难经》，关于"三焦"的问题，主要有三种学说：第一种认为"三焦"是水道，津液运行的通道；第二种认为"三焦"是谷道，食物通过的道路；第三种认为"三焦"是气道，元气运行的通道。这三种学说都见于《黄帝内经》和《难经》，但是它们所指的内容实际上是相同的。在这里，我们主要探讨三焦为谷道的问题。《难经·三十一难》里说"三焦者，水谷之道

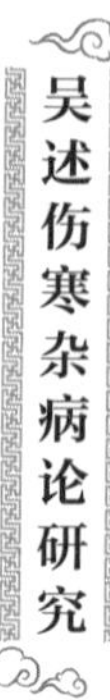

路”。《灵枢经·营卫生会》中说“上焦出于胃上口，并咽以上”，一直到“下焦者……成糟粕而俱下大肠，而成下焦”，这里讲的是食物在三焦中通过的过程。

《难经·四十四难》中还提出来：“七冲门何在？唇为飞门，齿为户门，会厌为吸门，胃上口为贲门，太仓下口为幽门，大肠、小肠会为阑门，下极为魄门，故曰七冲门也。”（见图14-1）

从飞门到贲门（口、咽、食管）属上焦，为太阴肺所主，主受纳，水谷由此入而不出。从贲门到阑门（胃、小肠）属中焦，为阳明胃与太阴脾所主，主腐熟运化与升清降浊。其中贲门到幽门（胃），为阳明胃所主，主腐熟通降；从幽门到阑门（小肠），为太阴脾所主，主运化升清，也就是说胃的功能主要是有形谷物的消化，小肠的功能主要是水谷精微的吸收。阑门到魄门（大肠、肛门），属下焦，为阳明大肠所主，主传导，糟粕由此出而不入。

为什么飞门到贲门（口、咽、食管）属上焦，为太阴肺所主呢？《难经·三十一难》说 “上焦者，在心下，下膈，在胃上口，主内而不出”，《灵枢经·营卫生会》中说“上焦出于胃上口，并咽以上，贯膈，而布胸中”。由此可见口、咽、食管皆属上焦。在治疗口、咽、食管的疾病，包括口腔癌、口腔溃疡、咽部肿瘤，以及食管的肿瘤、胃食管反流病等，很多时候使用太阴肺的药物会有效果。为什么小肠为太阴脾所主呢？西医所指的脾是引进中国的，在翻译上借用了中医所说的脾，实际上如果从中医传统的文献去考究它的话，小肠是属于中医的脾的，大家可以去参考《黄帝内经》等文献，这里就不详细讨论了。

二、太阴阳明论

1. 太阴阳明，阴阳易位，更虚更实，更逆更从

1.1 阴阳易位

太阴阳明在生理上第一个特点是太阴阳明、阴阳易位。为什么叫“阴阳易位”呢？消化道由口到肛门分别为太阴肺（口、咽、食管）、阳明胃（胃）、太阴脾（小肠）、阳明大肠（大肠、肛门）所主，所以叫“阴阳易位”。

1.2 更虚更实

第二个特点是虚实相更，胃实而肠虚，肠实而胃虚。从西医角度看或许更好理解，胃肠的运动是分段序贯发生的运动，每一段由一系列的活动过程组成（包括运动与分泌），前一段的消化道活动可影响后一段消化道的活动。食物的消化活动，不仅取决于食物现处的消化道的活动，而且取决于上段与下段消化道的消化运动（包括运动与分泌）。上一段消化道的消化活动（实），促进下一段消化道的排空（虚），下一段消化道的消化活动（实），抑制上一段消化道的消化活动（虚），就导致了胃实而肠虚，肠实而胃虚，更虚更实。

1.3 更逆更从

最后一个特点是升降相因而更逆更从。清阳自下而升，转肺归心（与吸收活动密切相关），升者为逆，自下而上。浊阴自上而降，传化而出（与消化活动密切相关），降者为从，自上而下，所以叫“更逆更从”。升与降相互影响，清阳不升致浊阴不降，浊阴不降又影响清阳上升，所以叫“升降相因”。

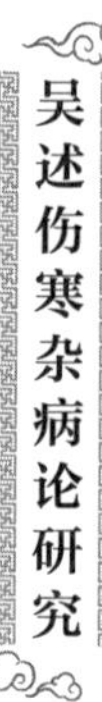

2. 太阴阳明，阴阳异性，体用不同

2.1 阴土阳土，升降纳运有别

五行也是分阴阳的，因此土有阴土与阳土的区别。阳明是阳土，太阴是阴土，阴土阳土之升降纳运有别。胃主纳食，脾主运化。脾宜升则健，胃宜降则和。阴土为病，清阳不升；阳土为病，浊阴不降。但是太阴之病也有降极反升者，阳明之病也有升极反降者。

2.2 阴土阳土，润燥喜恶不同

阳明阳土，喜润而恶燥，润则受纳通降，燥则关格不入。太阴阴土，喜燥而恶湿，燥则运化升清，湿则腹满自利。润燥喜恶不同主要是因为太阴阳明有表里中见的关系，《素问·六微旨大论》中说："阳明之上，燥气治之，中见太阴……太阴之上，湿气治之，中见阳明。"《素问·至真要大论》又指出"少阳太阴从本……阳明厥阴不从标本，从乎中也。"这句话很重要，阳明不从标本，从乎中也，中见太阴。

太阴性湿，阳明性燥，燥湿之间实际上有三种关系。第一是燥湿混杂；第二是燥湿互化；第三是燥湿同形，即燥极似湿，湿极似燥。燥极似湿，这种情况在结、直肠癌可以看到，临床多见舌红苔腻、纳呆眩晕，用芳香苦燥淡渗之法都不见效。湿极似燥，比如五苓散证，明明是水湿停留，却表现出便秘、小便短少、发热、口渴等症状。

阳明喜润而恶燥，必赖中气太阴湿化，故"阳明燥土，得阴自安"。如果中气不足，就要燥化，成为阳明腑实证。如果中气太过，就可以见湿证，即寒湿证和湿热证。阳明湿热证与寒湿证常表现为便秘、腑气不通，所以治疗时一定要注意阳明的问题。阳明从本会出现阳明腑实证（燥屎），从标会出现阳明经热证（大渴），即大承气汤（芒硝）与白虎汤（知母）的应用问题。

2.3 阴土阳土，寒热虚实不同

阳土为病，多实多热，即阳明胃和阳明大肠，多实证、热证。阴土为病，多虚多寒。所以说“实则阳明，阳道实也；虚则太阴，阴道虚也”。主要是因为少火生土，有君相之别。阳土生在君火，君火易动生实热，故胃火宜弱不宜强。《伤寒论》中的泻心汤，治胃火心下痞，泻的就是心中君火。阴土生在相火，相火易衰而生虚寒，故脾阳宜强不宜弱。《伤寒论》讲：“阳明之为病，胃家实是也”，“太阴之为病，腹满而吐，食不下，自利益甚，时腹自痛”，讲的就是阳道实和阴道虚的表现。所以后天太阴脾虚，每每伤及先天肾阳而传入少阴，可用四逆汤或附子理中丸治疗。

2.4 阴土阳土，气血多少不同

《素问·阴阳应象大论》中说：“阴阳者，血气之男女也。”《素问·血气形志》上说：“阳明常多气多血……太阴常多气少血。”所以阳明胃与大肠为病，乃多气多血之腑病。阳土之病，日久由气入血，出现固定的疼痛、呕血、便血、血瘀癥瘕、舌紫暗、脉涩。结、直肠癌就和这些有关系。而小肠（太阴脾）就很少发生癥瘕。阴土之病，日久生化乏源，出现唇甲苍白、面色无华、心悸失眠、舌淡、脉细弱，缺铁性贫血与之有关。

2.5 太阴阳明，体用相济

“体用相济”是什么意思呢？“用”见之于外而容易被大家观察到，“体”藏于内而容易被大家忽略。太阴体阴而用阳，阳明体阳而用阴。脾用为阳而主运化升清，胃用为阴而主受纳腐熟，这是因为脾的运化升清需要脾阳温煦推动，胃的受纳腐熟也需要胃阴滋润。但是体不足者，其用也乏。化谷以气，既有脾阳之气，又有胃阳之气。现代医学所谓消化道动

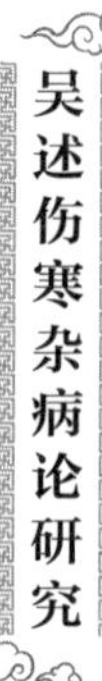

力，既包括肠动力，又包括胃动力。化谷以汁，既有胃阴之汁，又有脾阴之汁。现代医学所谓之消化腺分泌，既有胃液分泌，又有肠液、胰液的分泌。

同时脾胃也互为体用。胃阳腐熟，实赖脾阳运化；脾阴升清，也赖胃阴滋润。脾阳不足，日久胃阳亦乏，胃阴不足，日久脾阴亦枯，故临床每多补脾阳以通胃阳，滋胃阴以养脾阴，此即医家每重脾阳、胃阴而忽略脾阴、胃阳之由来。

3. 太阴阳明，升降之枢，气化之本

阴阳者，升降之枢纽。从贲门以上是上焦，与心肺一起，为太阴肺所主，主受纳，水谷由此入。贲门到幽门是胃，属于中医的阳明胃；幽门到阑门是小肠，属于中医的太阴脾。这两个属于中焦，一个主腐熟运化，一个主升清降浊。阑门到魄门是大肠、肛门，属于下焦，为阳明大肠所主，主传导，糟粕由此出。所以，太阴脾主升，阳明胃主降，太阴阳明就是一个升降的枢纽。

三焦者，升降之道路。胃降，则上焦的火金下潜；脾升，则下焦的水木蒸腾。中焦运转，则交通上下。所以人身上的升降受中焦的影响很大，胃降脾升，导致上焦心肺下沉，下焦肝肾上升，所以中焦运转则交通上下。

可以归纳为两句话，“阴阳者，升降之枢纽”，太阴与阳明一个主升，一个主降；“三焦者，升降之道路”，脾胃升降，沟通上下，即心肺与肝肾。（见图14-2）

4. 太阴阳明，内寓胃神

为什么说太阴阳明内寓胃神呢?人体有两个神——心神和胃神。心脏有自主神经，浦肯野氏纤维就是它的自主神经，如果把心脏拿出来，自己就可以跳。胃（包括胃、肠）有胃神，胃在消化道也有内在的神经丛。消化道内在的神经丛，可以控制自己的运动，如果把肠子剪下来，在体外自己也可以蠕动。人体可以控制自身运动的脏器只有心脏和消化道，所以中医说有心神、胃神。胃神指谷神，可以影响心神，消化道通过脑肠肽来影响大脑，所以说谷神不死，是有道理的。

胃神或谷神，与消化道的关系，有阴和阳两个方面。阴包括胃阴、脾阴，跟消化道的分泌功能有关系；阳包括胃阳、脾阳，与消化道的动力有关系。阴，受消化道的分泌影响；阳，受消化道的动力影响。

太阴阳明论（下）

一、三焦两仪辨证法概要

人体的气化是以中气脾胃为根，以阴阳（太阴与阳明）为本，以三焦为道。分而言之是三焦，合而言之就是阴阳；分而言之是阴阳，合而言之无非就是中气的变化。（见图14-3）

我们的辨证以中气为核心，把阴阳辨证与三焦辨证熔为一炉，用阴阳去定性，三焦去定位（即阴阳定病性，三焦定病位），从而阐明人体的气化，用寒热温凉来调其阴阳润燥，以升降浮沉复其三焦气化，这就是所谓的“三焦两仪辨证法”。以前叫“三纲两常辨证法”，以三焦为纲，阴阳为常，为方便大家理解，改为三焦两仪辨证法。它可以使阴阳辨证更为具体明晰，使三焦辨证更为完善可法，使气化学说更为切实可用。

三焦具体划分为：飞门到贲门（口、咽、食管），属上焦太阴肺所主，主受纳，水谷由此入；贲门到阑门（胃和小肠），属中焦阳明胃与太阴脾所主，主腐熟运化与升清降浊，其中贲门到幽门（胃），阳明胃所主，主腐熟通降，幽

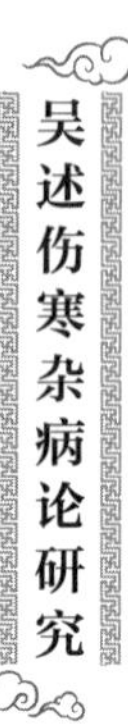

门到阑门（小肠），太阴脾所主，主运化升清；阑门到魄门（大肠）属下焦阳明大肠所主，主传导，糟粕由此出。

补脾阳，宜甘温；通胃阳，宜甘辛（辛甘可通阳，腑宜通，通即是补）；滋胃阴，宜甘寒（胃阴易亏，胃火易动，甘养其阴，寒泻其火）；养脾阴，宜甘淡（脾阳易亏，纵有阴伤亦不可妄用寒凉，以太阴本湿标阴，从本无真热，热者气虚生大热，且脾病每多挟湿，总宜少佐淡渗）。故理中丸、四君子汤，为补脾阳之方；半苓汤、平胃散，为通胃阳之方；养胃散、益胃散，为滋胃阴之方；参苓白术散，为养脾阴之方。

《温病条辨》说"上焦如雾"，非轻不举，所以有上焦宣痹汤；"中焦如沤"，非平不安，所以有半夏泻心汤；"下焦如渎"，非重不沉，所以有承气汤。

二、太阴阳明用药法

1. 口腔用药法（飞门–户门）

见图14–4。我们先讲口腔疾病用药，口腔疾病的首选处方用什么？用导赤散。简单地讲，口腔的溃疡、炎症，无论寒热，都可以用导赤散，但必须兼顾寒热，随证化裁。如阳虚患者使用导赤散，轻者加细辛，甚者加附片。使用一个处方，根据病性的阴阳寒热去加减化裁，这是最便捷的方法，往往也会收到意想不到的疗效。对于口腔疾病，扶阳派发展出来很多温阳的方药，比如潜阳丹、封髓丹等，都是有效果的。

2. 咽喉用药法（吸门）

第二个部位是咽，《素问·阴阳别论》中说"一阴一阳结谓之喉痹"，一阴者，少阴；一阳者，少阳。咽喉部位的疾病，用小柴胡汤加细辛，基本上没有问题。因为小柴胡汤是少阳方，细辛是少阴药，小柴胡汤加细辛是从少阳、少阴同时用药、截断传变。如果伴有很明显的阳虚，还可以加桂枝，即合了半夏散及汤——半夏、桂枝、甘草。半夏散及汤与四逆汤，两方中都有甘草，半夏散及汤是治少阴心的处方，温少阴心用桂枝，温阳明用半夏；四逆汤是治少阴肾的处方，温少阴肾用附子，温太阴用干姜。

咽喉淋巴滤泡增生很多见，这是B细胞活化的缘故。细辛配黄芩，是一个非常经典的免疫抑制剂。小柴胡汤里面的黄芩是个典型的免疫抑制药物，细辛也是典型的免疫抑制药物，两者配伍一寒一温，治疗免疫系统疾病有特殊疗效，包括由于B细胞活化、淋巴滤泡增生引起的诸多咽喉的症状。咽部的（血液）循环不好时，常常加桂枝，这种加法可见于麻黄升麻汤。即使是外感热病，咽喉部位的细菌感染，也容易导致病情的逆传，引发诸如慢性肾炎、心内膜炎等感染性疾病，具体参看截断法中的相关内容。

3. 食道病用药法（吸门-贲门）

食道上段的疾病，用小青龙去麻黄加附子汤。小青龙汤条文中，“若噎者，去麻黄，加附子一枚”，就是说小青龙去麻黄加附子汤可治疗噎嗝，常用于食道癌。食道炎症导致的食道狭窄，很少出现噎嗝，因为食道很有弹性，可以扩张，甚至鸡蛋都能吞下去。一旦出现噎嗝，说明食道环形平滑肌细胞至少有2/3受到了累及。当患者吃一点干的，甚至连流食都不能吞下去时，说明2/3的食道环形平滑肌细胞已经被浸润。食管上段的疾病常有食道烧灼，多见热证，可用《温病条辨·上焦篇》的宣痹汤和三香汤，两方都是治疗热证的。

对于食道下段的疾病，我们列了两个处方：栀子干姜汤和栀子豉汤。如果脾阳虚，便有微溏者，用栀子干姜汤；如果

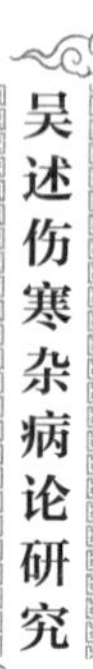

是纯粹的热证，用栀子豉汤。

治疗食道疾病，也可以用小青龙去麻黄加附子汤合栀子干姜汤。如果在上焦，可以用宣痹汤或三香汤合栀子豉汤。临床上如果不考虑寒与热、不考虑是否用宣痹汤，就用栀子干姜汤或栀子豉汤都会有效。食道炎症所导致的症状有一个特点，就是《伤寒论》说的“反复颠倒”，在我们看来这是食道的反流。“反复颠倒”的原因，一是食道下段的括约肌易受情绪影响，患者大多情绪不好，烦躁；二是反流刺激。可以选栀子干姜汤或者栀子豉汤。

4. 贲门用药法

再往下走，就到了贲门。治疗贲门处的疾病，也给大家列了两个处方，一寒一热。偏热的患者用小陷胸汤，这是小结胸证；偏寒的患者用栝蒌薤白半夏汤，按胸痹处理。这两个处方有关系吗？当然有关系：如把栝蒌薤白半夏汤中的薤白换成黄连，就是小陷胸汤；把小陷胸汤中的黄连换成薤白，就是栝蒌薤白半夏汤。

小结胸证的特点是什么呢？正心下按之痛。正心下按之痛就是剑突下按之痛，那里就是西医讲的贲门。《温病条辨》又对小陷胸汤进行了发展，加了枳实。为什么加枳实呢？为了保持大便通畅。贲门之所以发炎，大多是由于反流的刺激。 由于下段消化道的食物没有及时排空，使下段消化道的压力增加，从而导致食物反流，即“胃实而肠虚，肠实而胃虚”。反流的患者进食后不能躺，要走一小时左右促进胃排空，下段的排空有助于上段食物的下行，所以治疗时要保持大便通畅。这就是《温病条辨》中小陷胸汤加枳实的原因。

5. 胃体用药法

胃部主要包括贲门、胃体和幽门，贲门和胃底用药法已经讲了，现在讲胃体用药法。治疗胃体疾病的经典处方是半夏泻心汤。我们讲三焦两仪辨证法时，讲过贲门和幽门分别属于阳和阴，胃体是阴阳相交的地方，所以胃体疾病常见寒热错杂。水火学说里面讲火有君相之分，少火生土。唐宗海说：“心下为阳明之部分，乃心火宣布其化之地也”，所以半夏泻心汤里面用黄连、黄芩，大家都知道这是《伤寒论》泻心火的一个非常典型的配伍。由于病在胃体、寒热错杂，所以又用半夏、干姜。

6. 幽门用药法

幽门的主要问题是食物不能正常地通降，饮食停留于胃，导致“噫”。“噫”指“打嗝”，伴有食物在胃里腐熟后的酸腐味，典型的处方用旋覆代赭石汤，帮助食物通过幽门。

7. 十二指肠用药法

十二指肠的炎症或溃疡多发于球部，其疼痛有个很典型的特点：节律性空腹痛、夜间痛，也就是饥饿痛、夜间痛。这就是《伤寒论》讲的“时腹自痛”，这种疼痛的患者多喜按、喜热饮，即虚痛。时腹自痛，喜温喜按，这是很典型的小建中汤证。因此，十二指肠疾病多用小建中汤，《伤寒论》和《金匮要略》中有详细的描述。

8. 空回肠用药法

空肠和回肠绕脐而盘曲，空肠和回肠疾病的特点是下利，即小肠性腹泻。可以用理中汤治疗。理中汤可治疗空肠和回肠的寒性疾病。由于空肠和回肠蠕动功能降低，除了能导致腹泻，还可导致腹胀或者呕吐。此类疾病的特点是：呕吐物都是经过充分消化而没有吸收的东西，这与旋覆代赭汤噫气的酸腐味是不同的。

小肠和大肠交界的这个部位很容易发生肠套叠，占肠套叠的80%。肠套叠的典型症状之一就是“上冲皮起，出见有头

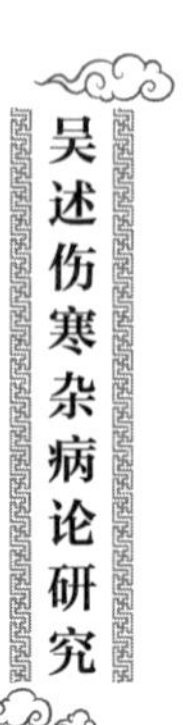

足”，即中医讲的大建中汤证。大建中汤是厥阴病的处方，这里用它是基于木克土，因为这个部位在腹部至深之处、厥阴肝经走过的地方。

总结一下，小肠包括十二指肠、空肠、回肠，十二指肠的处方是小建中汤，中间部分空肠和回肠的处方是理中汤，小肠与结肠交接部位的处方是大建中汤。

9. 阑尾用药法（阑门）

从小肠与结肠交界的部位再往下，是阑尾。《伤寒论》有两个经典的处方：一个是大黄牡丹皮汤，治疗急性阑尾炎；一个是薏苡附子败酱散，治疗慢性阑尾炎。急性阑尾炎可以用大黄牡丹汤加蒲公英、白花蛇舌草，煎水不拘时服，该方的剂量要大，类似于五味消毒饮合大黄牡丹汤。可根据患者的大便情况，来调整大黄的用量。

10. 结肠用药法（阑门-魄门）

升结肠的特点是，它的运动方向与地心引力是相反的。也就是说升结肠向上蠕动的特点是违背重力原理的，主要依赖于消化道的输送功能，推动食物由下往上走。所以升结肠的食物停留，大部分都由于阳虚，推动无力所致，代表处方用大黄附子汤（大黄、附子、细辛）。其中附子、细辛用来推动肠道的运动。如果患者没有疼痛，可以把细辛改成人参。

沿着升结肠往上走就到了结肠肝曲，由于这个部位受肝的影响，本经而兼腑，所以结肠肝曲部位的代表处方是大柴胡汤。肝曲再往前走，又到了“心下”，就是紧贴着胃的部位。横结肠紧贴着胃的部位，这里又体现了寒热错杂的病机，代表处方是附子泻心汤。

横结肠再往下就到了降结肠、乙状结肠和直肠，降结肠用小承气汤，乙状结肠用大承气汤或者芍药汤。在升结肠、横结肠、降结肠，大便还没有成形，大便中的水分是在乙状结肠被吸收的，所以大便是在乙状结肠成形的。如果在降结肠大便不通，此时大便尚未成形，可以用小承气汤。如果大便不在乙状结肠停留过久，就不会形成燥屎。如果大便在乙状结肠停留过久，就会形成燥屎，即阳明腑实证“痞、满、燥、实、坚”，治疗时需用芒硝，代表方用大承气汤，也可用芍药汤。为什么可以用芍药汤呢？因为大便到了乙状结肠和肛门，容易引起肛门刺激征，出现里急后重，患者老想解大便，这时就可以用芍药汤。到了肛门口可以用倒换散或者槐角丸，痔疮、肛裂都可以用。

三、阳明病叩诊法

从升结肠，即回盲部开始，沿肠道走行往前叩，升结肠、横结肠、降结肠到乙状结肠的疾病都能够叩出来。如果叩诊是移动性浊音，往往是水，因为水在腹腔里是移动的，换一个体位，水流走了，浊音就消失了。如果叩诊是固定性浊音，那就说明局部一定有东西，这个东西可以是肿瘤或大便，在排除肿瘤的情况下，就是大便停留在升结肠、横结肠、降结肠或乙状结肠里。

由此可见，可以通过叩诊的方法来指导通腑用药。此外，还可通过腹部触诊来确定大便的位置，有大便的地方常常有肌紧张，即少腹急结。但是相对而言叩诊更准确。学会腹部叩诊技术，应用阳明下法的时候就会变得很简单。

四、阳明病脉诊法

阳明在经的特点是脉大，而阳明腑实的特点是脉沉。这种沉脉很像少阴脉，但是少阴脉是沉而无力，阳明的脉是沉而

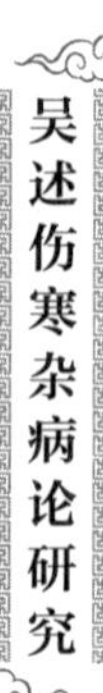

有力，这是二者的区别。

五、治法活要

前面讲胃体的时候讲了半夏泻心汤，实际上不论是脾病还是胃病，我们都要考虑到木克土的问题。比如，慢性胆囊炎引起的消化不良，半夏泻心汤有效吗？这些问题需要深入思考。我们讲的这些处方，仅仅是局限于消化系统，实际上其他的系统也会影响到消化系统。我们这个图，因为定位是准确的，因此大家去运用这个方法，十之七八是有效的。其他的不见效怎么办呢？从“太阴阳明论”的理论部分去找原因，把理论搞清楚了，就会知道无效的原由，然后就会找到更多的处方来治疗它。我们应用部分讲的脾胃病用药法，只是示人以法，所以大家应该更灵活一些。

六、答疑篇

钟剑问：最终定位是看症状、体征还是看腔镜结果？

吴师答：我以十二指肠球炎为例来解答这个问题。十二指肠球炎和十二指肠球部溃疡的患者，多用小建中汤、黄芪建中汤或者归芪建中汤。这种患者有个特点是桂枝证，首先望其形体，《金匮要略》里面讲了“面色薄，形体酸削”是桂枝证。望他第一眼就知道，这个人可能是来看消化病，可能有十二指肠球炎、十二指肠溃疡；然后摸患者的手，手掌心是潮的，是桂枝证，就要想到十二指肠球炎、十二指肠球部溃疡；再摸患者脉浮大无力，又是十二指肠球炎、十二指肠球部溃疡的征象。所以这种病，通过望诊、触诊都可以提供一些依据。患者进来你就问他："你是不是饿的时候疼啊？晚上会不会疼醒啊？你晚上是不是饿了很难受吊不住气啊？你做过胃镜没有啊？有没有十二指肠球炎或十二指肠球部溃疡啊？"患者会觉得你这个大夫很神奇，因为你问的症状他都有。而且患者会告诉你他胃镜检查的结果。其实这没什么，《伤寒论》和《金匮要略》上都讲了嘛，按照《伤寒论·太阴篇》和《金匮要略·虚劳篇》去问，大部分症状都能够问出来。

也就是说临床的症状和西医胃镜的检查，两个是吻合的，是不矛盾的。根据胃镜可以开小建中汤，根据临床症状也可以开小建中汤。接着我们就可以告诉患者，"你去查胃镜吧，看看有没有十二指肠球炎、十二指肠球部溃疡"。根据胃镜可以推出他有一些什么样的临床症状来，根据临床症状也可以推出他有没有十二指肠的疾病。

钟剑问：腹满怎么控制？有一腹满患者用旋覆代赭石汤疗效不明显。

吴师答：太阴、少阴、厥阴，三阴腹满，最重要的就是我们说的"宁失其方、勿失其经"。如果失了经的话，腹满就控制不了。首先要搞清楚疾病在哪一条经，你都没有告诉我这个患者的症状应该归到哪一条经，如果你不能够抓出我们想知道的症状，说明你还不知道怎样去辨腹满在三阴的哪一条经。

应用旋覆代赭石汤无效的问题，你要搞清楚腹满是"胃胀"还是"腹满"？天枢穴以上是胃的部分，通过天枢穴很容易区别胃胀还是肠胀；旋覆代赭石汤是治疗幽门疾病的处方；要是下面肠胀的话，要从三阴去找。

钟剑问：更实更虚，可能有多个部位同时受病吗？即所谓太阴阳明合病？

吴师答：举个例子，群里一位群友，胃不舒服，又有一

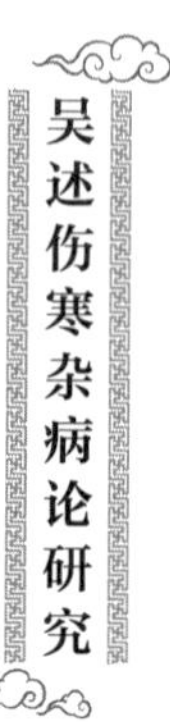

些太阴的症状，手心潮，胃也胀得很难受，我们首先用厚朴生姜半夏甘草人参汤。服用后胃胀就缓解了，刚开始见效，但是后来其他的症状又不见缓解，那是因为他有胃炎加十二指肠炎，这是有小建中汤证，于是用了归芪建中汤。我们先给他开了药，然后他去做的胃镜。由此可见，两者是可以并存的，但是为什么开始用厚朴生姜半夏甘草人参汤呢？因为他这个病虚实错杂。他既有阳明胃的症状，又有太阴脾的问题，先用厚朴生姜半夏甘草人参汤来缓解他胃胀的症状。把他胃胀缓解了，让他能吃东西，舒服一点了，再用归芪建中汤来治疗他的十二指肠球炎。《伤寒论》上也讲了，太阴与阳明合病者，当行大黄、芍药，大便不通加芍药，大实痛的还加大黄。

学生问：阳明腑证在胃还是在大肠？

吴师答：阳明腑证是在胃家，我的体会，胃家就是代表整个阳明，阳明胃和阳明大肠。实际上阳明腑实证的特点是在阳明大肠经。大肠有一个特点，痞、满、燥、实、坚，一定是在乙状结肠，才能够形成燥屎，因为水分在乙状结肠被彻底吸收。这种人的大便的特点：第一，由于其在乙状结肠停留过久，颜色往往是发黑且不容易排出，如果大便色黑反而倒容易排出，那是有瘀血；第二，气味比较重，因为在乙状结肠停留过久，肠道细菌过多繁殖，分解蛋白质，出现一种特殊的臭味。如果大便不是在乙状结肠停留过久而是在降结肠停留过久，也会大便不通，但是大便不是燥屎，这种情况应该用小承气汤。因为没有燥屎，所以不用芒硝。芒硝是个渗透性致泻药，它是电解质，到肠道以后引起肠道渗透压升高，导致肠液分泌增加，引起腹泻。由于没有坚硬的燥屎，所以不需要用渗透性致泻药，所以不用芒硝，这就是大承气汤跟小承气汤的区别。还有一个调胃承气汤，就是肠道容易受到刺激的人，用了泻药之后，肠道运动增加，它很不舒服，所以用调胃承气。食物进了胃，有的人一吃饭就要排便，那是因为胃结肠反应。食物到了胃，刺激横结肠，导致结肠的东西往前推进，引起排便、排空。更虚更实，结肠排空就有利于小肠受纳。然后小肠受纳，又影响胃的受纳。

学生问：白虎汤、白虎加人参汤的位置在哪里？

吴师答：阳明在经，不是在胃，三阳在经是经络的经。三阳在经在腑，就是在六经循行的部位出现的症状叫在经。如果影响里面的腑，叫在腑。为什么白虎汤证在经又归在阳明胃呢？因为它有一个特点，白虎汤证的人能吃，有的还吃得特别多，如糖尿病患者，胃主受纳，所以白虎汤就定在胃。但是它的症状大热、大渴、大汗、脉洪大，那是在经。白虎加人参汤的病位在哪里？白虎加人参汤是阳明与太阴合病，合太阴脾气虚。一个典型的特点是背恶寒，背上觉得冷。我们前面讲平脉法的时候把人参汤定在至阳穴，围绕这个穴位去问他的症状，或按压这个穴位的异常反应点，就可以用人参。我们要知道附子汤与真武汤的区别也是在背恶寒。我们去看真武汤和附子汤的区别，就知道白虎汤和白虎加人参汤的区别，就知道人参该定在哪一个穴位。

吴雪君老师问：阴阳异位不如阴阳易位。

吴师答：吴雪君老师提出阴阳易位和阴阳异位的区别，我认为这个提得很好，我们可以深入地去思考这个名词，以后把“异位”改成“易位”。

学生问：请教吴老师，针对幽门螺杆菌和萎缩性胃炎，中医如何认识？

吴师答：HP感染初伤气化，大家都可以理解，感染伤气化以后发生胃的炎症，从浅表性胃炎到萎缩性胃炎，再到肠化

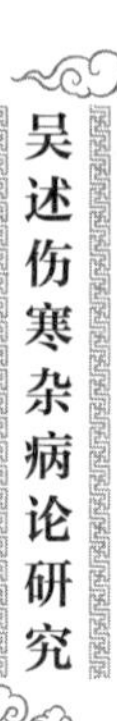

生或者说是胃溃疡，最后有的会导致癌症，这是它基本的衍化过程。HP导致的浅表性胃炎，还在气化的范畴；当出现萎缩性胃炎的时候，就已经渐伤形质了。

学生问：胃食管反流病如何治疗?

吴师答：太阴阳明，阴阳易位，更虚更实。要防止反流，首先让下部排空，胃的排空有助于抑制食道的反流，肠的排空有助于抑制肠向胃的反流，所以首先要让它排空。排空的方法，第一餐后要运动；第二高枕入眠；第三按摩腹部；第四控制腹胀；第五保持大便畅通；第六用一些动力促进剂，胃肠动力药；第七用一些黏膜保护剂、抑酸剂等。这都是一些基本的办法，学懂了太阴阳明论，这个不是问题。

胃食管反流属于中医“郁症”的范畴。因为反流性食管炎主要是贲门括约肌的紊乱造成的，贲门括约肌受内脏神经的调控，这种患者常常伴有情绪的异常，就是《伤寒论》所讲的“反复颠倒”。有热证的可以用栀子豉汤，有寒证的可以用栀子干姜汤。也可以合后世的处方，比如香苏散或越鞠丸，越鞠丸是朱丹溪治疗郁证的一个典型方。胃食管反流病容易引起误吸，导致吸入性肺炎、支气管哮喘和咽喉炎，所以可以使用上焦宣痹汤，或合三香汤一起使用，三香汤里面包含栀子豉汤。基本的法则都是以栀子豉汤或栀子干姜汤为基本方，因为是在太阴，要兼顾肺的问题；因为涉及郁证，要兼顾肝的问题；此外，还要兼顾寒热的问题。但是只要抓住栀子豉汤或者栀子干姜汤，方向就没错。当然如果考虑得更周全，效果会更快、更便捷、更持久。我们反复强调，看中医大方向不能错。大方向不错，就会有一些效果，然后细的地方，可以做得更精细而已。如果大方向错了，那就出问题了。像栀子豉汤证，根据临床症状可以推出来有没有胃食管的反流，这些都是需要大家去思考的。

如果患者说口苦，一种情况可能是胆汁从肠反流到胃，胃再反流到食管引起的，这种反流属于碱性反流。另一种情况是没有反流，在肝损伤的情况下，胆红素升高导致的口苦。我曾治过一例口苦，知道他告诉我什么苦吗？嘴唇苦、脸苦。大家知道，脸不可能苦，嘴唇也尝不到味道，怎么治？郁证。知道他为什么觉得嘴唇苦吗？是胃神出了问题，要调节胃神。前面讲太阴阳明，内寓胃神。调节胃神，就不觉得苦了，这不是反流的原因。他根本不苦，苦的症状不成立，嘴巴不可能知道嘴巴外面是苦的，所以从郁证上治，大家要去抠它更深的意义。偏寒的怎么办？可以用香苏散或者栝蒌薤白半夏汤。偏热的怎么办？可以用小陷胸加减、上焦宣痹汤合三香汤，就看它的部位了。部位再提高，影响到肺，比如吸入性肺炎、支气管哮喘等，有好多支气管哮喘、咽喉炎、肺炎实际上是胃食道反流的原因，那就用小青龙汤治疗。

《伤寒论》中讲栀子豉汤证的“心中懊侬、反复颠倒”，一方面是情绪问题，主观上的情绪让患者感觉很难受；另一方面，食物的反流刺激导致心中懊侬，出现反复颠倒。可以理解成在描述胃食管反流病的精神症状，也可以理解成在描述胃食管反流病的躯体症状。大家知道胃食管反流病是一个典型的身心疾病，主要是受食管下段迷走神经的控制，贲门失弛缓症一定是见有情志的症状，所以西医认为身心疾病，中医认为七情为病，这是第一个特点。第二个特点，太阴阳明、更虚更实、更逆更从、阴阳易位，也就是说，要缓解贲门弛缓带来的这些症状，就要去解决太阴阳明的虚实相更的问题。我在《中医脾胃病学》一书里有个开宣通痹汤，大家可以试试。

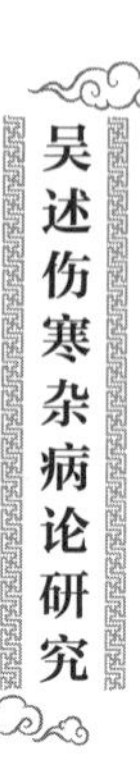

第十五章　少阴病篇

少阴病的内容我们分为四大方面，第一方面是本章少阴病篇，今后还要讲三方面内容，一个是讲三阴死证——少阴与厥阴的死证；一个是讲用药法中的附子法、黄连法，分别代表少阴寒化、热化；一个是讲四逆法，把少阴的四逆证跟厥阴的四逆证、少阳的四逆证相鉴别。

第一节　少阴病总论

一、五法论少阴

1. 标本法

《素问·六微旨大论》中讲："太阳之上，寒气治之，中见少阴……少阴之上，热气治之，中见太阳。"少阴本热而标阴，因为属三阴，所以标阴，本热是说它的气化是热气，中见是太阳。少阴、太阳标本异气，因为少阴是本热标阴，而太阳是本寒标阳，所以少阴、太阳的特点都是从本从标，容易寒化和热化。《伤寒论》里少阴寒化和热化讲得很多，太阳的寒化热化只列了个标题，太阳热化是温病，但是没有详细论述怎么治。

人体有三个轴：太阳和少阴轴的特点是调节人体的寒热；阳明和太阴轴的特点是调节人体的润燥，即津液问题；少阳和厥阴轴调节人体的升降。现在我们讨论少阴和太阳的寒热调节。太阳是寒气治之，少阴是热气治之，一寒一热，共同维持人体的生理平衡。我们看太阳、少阴发病的情况：第一，太阳脉浮，紧则为伤寒，缓则为中风，伤寒脉浮紧，中风脉浮缓。少阴脉沉，可以是沉微脉，微为阳微；也可是沉细脉，细为阴细。太阳和少阴，一个脉浮，一个脉沉。第二，太阳恶寒发热；少阴寒化热化。第三，太阳有蓄水证，少阴有夹饮证。第四，太阳有蓄血证；少阴有动血证。

2. 聚类法

《伤寒论》中讲："病有发热恶寒者，发于阳也；无热恶寒者，发于阴也。"如果患者有恶寒、手脚凉，只要没有发热的情况，就是发于阴的，发于三阴。当然也有假象，《伤寒论》上还讲了"近衣"、"不近衣"与寒热真假的问题。如何辨别假象呢？三阳为腑多实证，脉实；三阴为脏多虚证，脉虚。再结合发热恶寒、无热恶寒，很好辨别。

辨到三阴之后，三阴独取少阴。为什么独取少阴呢？太阴手足自温，而少阴、厥阴手足都是冷的。如果患者胃不舒服，胃胀、怕吃冷的东西，用理中丸类方；如果摸到手冷，病在少阴，加附子，用附子理中丸类方，再不见效就到了厥阴，加丁香、蜀椒等。

自利不渴属太阴，自利而渴就到了少阴，消渴就到了厥阴。所以用聚类法，根据自利而渴直接定在少阴经，或者往后定在厥阴经。定在少阴经以后再进一步鉴别寒化、热化。由于少阴肾为水脏，再考虑一下有无兼夹饮邪就可以了。

3. 平脉法

少阴病脉证提纲："少阴之为病，脉微细，但欲寐也。"微细脉，微为阳微，心输出量低，所以脉就很微、无力；细为阴

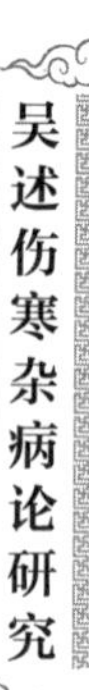

细，血容量低，血管的充盈度不够，所以脉就细。脉细不一定都是阴细，寒性收引，脉也细，如当归四逆汤证。当归四逆汤证病在厥阴，因为脉不独细，欲绝故也，“脉细欲绝”这是厥阴病的特点。用平脉法既可以定脉的部位，也可以定人身上的穴位。把黄连定在左寸，附子定在左尺，附子对应的穴位定在腰阳关穴。

4. 抓独法

抓独法是有口诀的，少阴病是“咽痛欲寐渴呕利，腰痛沉数涩微细”。前面我们在截断法中已经详细讲了咽痛，不再重复。呕是干呕，欲吐不吐。《伤寒论》有时候说干呕，有时候说欲吐不吐，其实都是指吐不出来的症状，这是它的特殊表现。腰痛在排除湿邪、瘀血以后，就可以定到附子证，定在腰阳关穴。少阴病腰不痛的，吃了含有附子的方，也可以出现腰疼。前面病案我们讲了很多，这里就不再详细探讨了。

脉微、细、沉、数、涩，见于《金匮要略·血痹虚劳病脉证并治第六》以及《伤寒论·少阴病脉证并治第十一》。《金匮要略·血痹虚劳病脉证并治第六》主要讲了两个问题，一个讲桂枝证，即太阴脾虚；一个讲附子证，即少阴阳虚。其中酸枣仁汤是少阴肾的处方。大黄䗪虫丸讲干血，后面我们在“大黄法”和厥阴病篇再详细讲这个处方。脉微、细、沉、数、涩，“虚劳篇”和“少阴篇”说得很清楚，但是虚劳还有其他的脉，比如说浮脉和大脉，为什么我们不说呢？因为浮脉和大脉是桂枝证，是虚劳篇讲太阴的。

5. 截断法

截断法有枢机截（咽喉截）、表里截、开阖截、循经截和越经截。“一阴一阳结，谓之喉痹”，一阴指少阴，一阳指少阳。举个例子来说明我们对某些问题的认识，比如“冬伤于寒，春必病温”，“冬伤于寒”是因为少阴阳虚。少阴阳虚，冬伤于寒，当用麻黄细辛附子汤和半夏散及汤。如果没有得微汗而解，至春就化为温病。实际上描述的是一个典型的自身免疫性疾病。麻黄细辛附子汤抑制体液免疫，半夏散及汤治疗咽部淋巴环的活化。这种自身免疫性疾病很多见。

还有一句话叫“冬不藏精，春必病温”，是因为少阴热化。冬不藏精，至春发为温病，因为春天为少阳，多伴有咽喉的红肿疼痛，比如部分肾小球肾炎、心内膜炎、风湿热都与之有关系。所谓“冬不藏精”指少阴阴精亏虚热化。“春必病温”指伏邪转出少阳咽喉，发为温病。比如说咽炎，冬不藏精导致肾阴亏虚的人，到冬春交替的时候，容易发生外感。这种外感容易自咽喉化热内陷，陷入少阴，可导致心内膜炎和肾小球肾炎。西医的治法是摘除扁桃体来根除链球菌。中医治法，有咽喉截，从少阳少阴去截断它的传变。

二、少阴病脉证提纲

“少阴之为病，脉微细，但欲寐也。”关于微细脉，前面已讲。“但欲寐”，就是嗜睡，精神差，困倦。既可以表现为睡不醒，也可以表现为睡不着，都属于神志病。形气神是我们提出的一个理论，在后面详细讲何时治形，何时治气，何时治神。

三、少阴动血

“少阴病八九日，一身手足尽热者，以热在膀胱，必便血也”，这是少阴动血。热在膀胱怎么会便血呢？是大便出血还是尿血呢？吴雪君老师考证是尿血，代表方是猪苓汤和黄土汤。

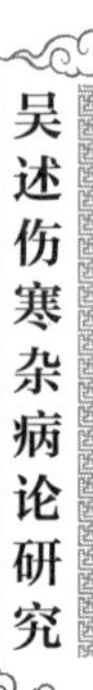

“少阴病，但厥无汗，而强发之，必动其血，未知从何道出，或从口鼻，或从目出，是名下厥上竭，为难治。”此证出血可以用黄土汤。黄土汤不但治下血（大便出血），还治吐血和衄血，即从口鼻出。黄土汤里有黄芩和地黄，水生木，木生火，黄芩清木，地黄清水，滋水必兼清木。出血可以用阿胶，下部出血用黄芩配阿胶，上部出血用黄连。如果有寒加附子（加附子、白术就是黄土汤），有热从黄连阿胶汤去化裁。为什么要讲这几味药呢？此即截断的思想。用地黄防止出血以后转入厥阴。因为出血以后血容量不足，地黄能够快速补充津液，维持血容量，防止它转入厥阴。出血的患者用四逆汤不如用黄土汤，就是这个原因。

四、少阴死证

因为后面要专门讲三阴死证，现在我大概讲一下口诀：

神机化灭者死，气立孤危者死。

亡阴亡阳者死，阴阳离决者死。

须知太阴无死证，吐利身亡传二阴。

少阴神机与气立，阴阳不接是厥阴。

《伤寒论》太阴全篇没有讲到一个死证，因呕吐下利而死的都见于少阴和厥阴篇。“少阴神机与气立，阴阳不接是厥阴”，是指少阴死在神机化灭和气立孤危，厥阴死在阴阳不接，包括亡阴、亡阳、阴阳离决。所以少阴死在形气神不相依；厥阴死在阴阳不接。

1. 神机化灭者死

少阴心主神明，所以“少阴病，但欲寐”。“出入废则神机化灭”，呕吐下利最怕兼有烦躁，因为神不守舍，形神不依，此为死证，所以说“少阴病，吐利烦躁，四逆者死”。少阴寒化证的呕吐下利本不应该烦躁，如少阴寒化证呕吐下利，见烦躁者死。呕吐下利则出入废，烦躁则神机化灭。下面两条经文也能说明情况：“少阴病，脉微细沉，但欲卧，汗出不烦，自欲吐，至五六日自利，复烦躁，不得卧寐者死”，“少阴病，四逆，恶寒而身蜷，脉不至，不烦而躁者死”。

2. 气立孤危者死

“气立孤危者死”，升降息，则气立孤危。“气升水布，火降血下”是我们的八字口诀，气升到肺，肺宣发；升极而降，然后又降到肾。肾主纳气，如果肾不纳气，就是气立孤危，升降即停，气化即止，人即死亡。所以经文说“少阴病，下利止而头眩，时时自冒者死”，“少阴病六七日，息高者死”，这些都是肾不纳气的原因。

所以“神机化灭”指的是形神不依，神不守舍，故“出入废则神机化灭”；“气立孤危”指的是形气不依，形气不依气化即终止。“升降息则气立孤危”，气化终止人即死，这是少阴篇提到的少阴死证。

第二节　少阴病辨证论治

一、太少两感证

“少阴病，得之二三日，麻黄附子甘草汤，微发汗”，“以二三日无证，故微发汗也”。无证指无里证，即麻黄附子甘草汤证不见典型的里证。里证是四逆汤证，干呕、下利皆为里证。麻黄附子甘草汤和四逆汤有何区别呢？麻黄附子甘草汤属太少两感，见表用麻黄；四逆汤属里证，见里用干姜；把麻

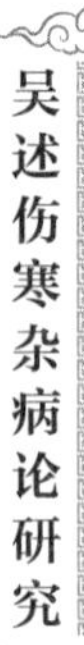

黄换成干姜，麻黄附子甘草汤就变成了四逆汤，两方一个在表，一个在里。

“少阴病，始得之，反发热脉沉者，麻黄细辛附子汤主之。”麻黄附子甘草汤和麻黄细辛附子汤的特点都是沉脉，即附子证。因为脉沉（阳气虚故也），所以感冒总是迁延不愈，或者反复感冒。前面我们在标本法中已经讲过，太阳为寒水之经所以恶寒，少阴的阳气出来故发热。如果阳气不够表现为感冒总是不好，就是麻黄附子甘草汤证、麻黄细辛附子汤证；如果热气太过，则化热转为温病。前面讲了太阳和少阴的关系，麻黄细辛附子汤证的脉是沉的，脉沉就不该发热，故发热叫“反发热”。 前面讲了六经解热法，少阴发热用细辛，三阴只有少阴的热用解热镇痛药（细辛），这与太阴、厥阴的解热法不一样。

大黄附子汤，即易麻黄细辛附子汤中之麻黄为大黄。两者的特点都有发热，都有解热剂细辛，只是一个在表用麻黄；一个在阳明用大黄。大黄附子汤的特点是发热和疼痛，有疼痛故脉紧。我们前面《太阴阳明病篇》已经讲过：大黄附子汤的作用部位在升结肠。升结肠中大便的走向与重力相反，大便要往上走需要用阳气来推动，如果阳气不够，大便就会停留在升结肠。如叩诊大便停留在升结肠，就可以考虑用大黄附子汤。

大黄附子汤去掉细辛，加上黄芩、黄连，即附子泻心汤，这也是少阴病兼阳明病的处方。泻心汤治疗痞证，恶寒是附子证，痞证兼有恶寒时就可用附子泻心汤。《伤寒论》中的泻心汤都用黄芩配伍黄连，附子泻心汤的病位在心下横结肠，所以用黄芩、黄连泻心，同时用附子、大黄促进肠蠕动。

麻黄细辛附子汤、麻黄附子甘草汤，都是调气化的处方。《伤寒论》重气化，也讲形质，但是气化讲得多，因为调气化见效快。由于肾主骨生髓藏精，所以少阴病本身又伤形质，可见里证。麻黄附子甘草汤证没有里证，但很多患者兼有里证，兼有肾虚痰泛，这种情况下可以合金水六君煎，加当归、熟地和二陈汤。怎么辨呢？抓独——痰咸即是独证。当归不仅止痛活血，还化痰止咳；半夏不仅入阳明，还入少阴。如不用金水六君煎，也可用阳和汤。

再从中西汇通的角度讲一次麻黄细辛附子汤、麻黄附子甘草汤：麻黄的主要成分是麻黄碱、次麻黄碱和伪麻黄碱，有拟肾上腺素的作用，兴奋交感神经；甘草的甘草酸、甘草素是外源性皮质激素；附子是内源性的肾上腺皮质促进剂；细辛现代药理研究它是一个解热镇痛药，有免疫抑制作用，即解表剂。所以麻黄细辛附子汤和麻黄附子甘草汤是中医典型的免疫抑制剂，主要是抑制体液免疫，对细胞免疫反而有调节作用（西医所谓调节Th应答类型），所以可以用来治疗体虚易感。从西医的角度看这两个处方，用了肾上腺素，肾上腺素有免疫抑制作用，又用了外源性皮质激素，还用了内源性皮质促进剂，又加了一个解热镇痛的免疫抑制剂，处方表现为强烈的免疫抑制作用，所以可以适用很多科的疾病，比如说肾科、皮肤科。

麻黄细辛附子汤和麻黄附子甘草汤的特点是兴奋交感神经，是兴奋剂。因为麻黄碱是肾上腺素的激动剂，所以麻黄细辛附子汤和麻黄附子甘草汤可以抗疲劳（运动员禁用），再深加工就成了摇头丸。迷走神经兴奋的人容易疲劳，“少阴病，但欲寐”就是精神不振。除抗疲劳外，这两方还可治疗迷走神经兴奋导致的遗尿、过敏性疾病，等等。怎么确定迷走神经兴奋？可以用划痕试验。划痕试验阳性提示迷走神经兴奋，就可以用麻黄细辛附子汤或麻黄附子甘草汤。所以中医讲的阴阳与交感神经和迷走神经也有关系。

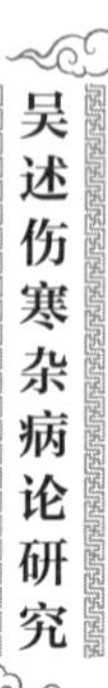

太少两感证还有桂枝加附子汤证，治疗大汗伤阳、漏汗。大家都知道发汗伤阴液，为什么还伤阳气呢？这是因为阳加于阴谓之汗，发汗首先伤阳气。正常人一天的出汗量是500毫升，如果夏天汗流浃背，一天可以出到1 000～2 000毫升。人体的总血量有5 000毫升，此外还有组织液的补充，所以大汗可以伤阴伤津，但是不至于亡阴。但大汗可以亡阳，后面讲厥阴死证的时候要讲。如果兼有脉促，即快速性心律失常，用桂枝去芍药加附子汤。

太少两感证一定要感冒吗？不一定。只要见太少两经之证即可。太阳的证就有很多了，不只是感冒，表证就有很多，可以用标本法去推。用标本法推，可以跳出伤寒看伤寒，即所谓“跳出伤寒，不离伤寒”。

二、少阴寒化证

辨三阴寒化首先是辨手足温与不温。不温有几种情况：第一种情况，患者主诉说怕冷；第二种情况是患者主诉不冷，但是握其手是冷的；第三种情况，患者主诉不说冷，但他说穿的衣服比别人穿得多；第四种情况，足温低。手温受穿衣服多少的影响，比如患者刚活动，或刚洗过手，也会影响判断。这时候可以摸脚，脚的温度更准确。如果是“三阴寒化”，那么脚捂在被窝里都是冷的。摸脚不方便时，可以问患者晚上洗完脚是不是马上睡觉，如果洗完脚不马上睡，看会儿电视脚还冷不冷？上床后脚能不能暖热？有的人上床睡到半夜脚都不热。《伤寒论》序言里讲“观今之医……握手不及足”，事实上今天的很多中医连患者的手都不握。

我们摸脉的时候，可以顺便摸手，手背凉，就是四逆，是附子证或者吴茱萸证。摸手心，如手心潮，排除阳明证，就是桂枝证。

1. 少阴寒化本证

《伤寒论》中少阴病寒化本证的处方，是半夏散及汤与四逆汤，二者都是调气化的。半夏散及汤与四逆汤的作用部位，一个在身体的上部，一个在身体的下部。上部是心所主，下部是肾所主，所以半夏散及汤用半夏，四逆汤用干姜；半夏散及汤用桂枝，四逆汤用附子；二者都有甘草。这两方是调气化的，见效快，但是见效之后不一定能巩固，因为少阴病伤其形质，复形质要用金匮肾气丸。

2. 少阴寒化夹饮证

肾为水脏，寒化夹饮证调气化用真武汤或附子汤。真武汤与附子汤有什么区别呢？当真武汤证出现背微恶寒，也就是至阳穴的位置恶寒时，就变成了附子汤证，即真武汤去生姜加人参，变化为附子汤。人参能够显著增强附子的强心作用，脉微的患者用了人参之后，微脉改善很快，就是合参附汤。这还是调气化，如果伤其形质，用栝蒌瞿麦丸。

真武汤可用于收缩期心衰。其中，附子强心，茯苓利尿，芍药扩血管，西医也是这三个办法。芍药在这里有三个作用：第一，芍药利尿，大剂量芍药可以利尿。第二，芍药可以增强茯苓有效成分的溶出，因为茯苓的有效成分是茯苓酸，芍药的有效成分是芍药苷，都是pH偏酸性的。西医讲相似相溶，中医讲同气相求。第三，芍药可以牵制附子的毒副反应，佐制附子之热。

真武汤治心衰可以合葶苈大枣泻肺汤。葶苈子关闭水通道的蛋白，可以减轻肺水肿。葶苈子剂量可以用到10～30g。如果背恶寒加人参，就是附子汤，这与白虎加参汤的道理是一

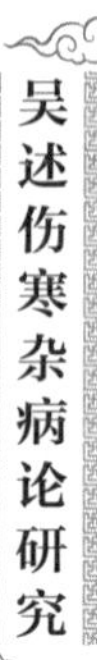

样的。少阴寒化证的两个主药是附子和桂枝，半夏散及汤用桂枝，真武汤用附子。桂枝的特点是增加心率，影响心脏的神经传导，所以《伤寒论》中脉缓者用桂枝。大剂量桂枝可以治疗窦性心动过缓，一般用30～40g，可再加肉桂。附子增强心肌收缩，增加心输出量，所以《伤寒论》中用治脉微。脉微就是心输出量低，摸着脉没有力气。

用真武汤治疗心衰有的有效，有的无效，甚至动经，服药后烦闷异常。因为如果是舒张期心衰，流出道梗阻，用真武汤会加强心肌收缩，使血液泵出不来，出现逆证动经。所以心衰有少阴病，有厥阴病。舒张期心衰如是厥阴病，用鸡鸣散治疗。

真武汤和栝蒌瞿麦丸的病机相同，症状也相似，都有饮，渴而小便不利；都有阳虚，怕冷。如果从方证的角度讲，是难以区别的。但是当我们知道，真武汤是调气化的，栝蒌瞿麦丸是复形质的，立刻就可以区别开。栝蒌瞿麦丸，一般说用于阴虚，实际上栝蒌瞿麦丸中的天花粉是用来利尿的。张仲景用天花粉，要么养阴，要么利尿（如牡蛎泽泻散），要么养肝，所以没有阴虚也可以用栝蒌瞿麦丸。区别开之后，就会少犯很多错误。比如下焦的肿瘤，以肾癌为例，肾癌阳虚型多夹饮，如开真武汤调节气化，会有些效果。但实际上是错误的，因为真武汤是调气化的，对肾癌改善症状有些效果，但对控制肿瘤，总体上效果是不满意的。肾癌阳虚型用栝蒌瞿麦丸就很有效，因为栝蒌瞿麦丸是复形质的。所以如果不注意这一点的话，就会出现“随文注经”，以方猜证，去猜张仲景怎么想，以为栝蒌瞿麦丸治疗阴阳两虚，其实与临床相去甚远。

少阴寒化证不夹饮者用四逆汤，形质损伤者用金匮肾气丸。栝蒌瞿麦丸治疗形质有余，金匮肾气丸治疗形质不足。

《伤寒论》上说，四逆汤“急温之”，“急”字说明什么？说明四逆汤是调气化的。因为“有形之质不能速复，无形之气法当先调”。《伤寒论》主要讲的是急性病，讲“无形之气法当先调”。有形之质受损后见效慢，复形质以百日为期。有人说单用瞿麦复形质就有效？是的，瞿麦对下焦的很多疾病都有效，如子宫内膜增生。但是问题来了，单用瞿麦治疗子宫内膜增生有效，为什么还要用栝蒌瞿麦丸呢？这是因为天花粉、瞿麦抑制子宫内膜增生，山药补虚，都是复形质的，而附子、茯苓是调气化的，形气同调才能断根。如果单用瞿麦把子宫内膜增生治下去，几个月后就又复发了，所以要形气同调，这才是断根之法。

三、少阴热化证

1. 少阴热化本证

少阴热化有本证、夹饮证。本证在少阴心者，用黄连阿胶汤治疗；在少阴肾者，用酸枣仁汤治疗。酸枣仁汤中的知母是针对肾阴虚的；黄连阿胶汤是针对心阴虚的。阿胶治疗舌上少苔的症状效果较好，但如果是血虚舌苔厚腻的患者，服用阿胶则会影响消化。为什么阿胶可治疗少苔？苔是舌黏膜层，中医认为是用驴皮以皮治皮；西医认为是由叶酸、维生素B_{12}缺乏导致大细胞性贫血不仅可导致舌炎，还会引起神经兴奋性改变，从而影响睡眠，这些都是大细胞性贫血的典型表现。

为何用黄连配黄芩治疗少阴热化证？因为人体的阳气，有君火、相火、命火，其中命火本于水，水脏为肾，水生木，木生火就构成了冲脉，脉象对应左手的寸、关、尺。泻心火要把木一起泻，才能够起到更好的疗效，所以泻心火用黄连配黄芩、重黄连而轻黄芩。黄连阿胶汤的配伍，治标用黄连配黄芩以泻火泻木，治本用阿胶、芍药和鸡子黄（鸡子黄很重要）。黄连清心火，黄芩清相火，鸡子黄引一轮红日潜入海底，这是水、木、火平衡的关系。另外，芍药可收敛浮阳，即“敛阴用芍药，助阳用甘草”（可参看四逆汤的配伍关系）。

治疗少阴心火之不寐，用黄连阿胶汤，治疗少阴肾火之不寐用酸枣仁汤，两者皆可调神。酸枣仁汤有甘草，甘草可使茯苓的有效成分溶出，同时知母得甘草不苦寒，甘草得知母不兴奋。知母实际上是一个内源性的肾上腺皮质保护剂，肾阴虚表现为皮质激素分泌的节律紊乱，而甘草是一个外源性的皮质激素，两者配合使用内外同调，协助皮质恢复正常的节律。这也是我们的治疗的特点——调气、调形、调神，形气神一体同调。

治疗少阴热化证，清心必兼清肝，因木生火。黄芩配黄连的处方有很多，比如黄连阿胶汤、半夏泻心汤、葛根芩连汤。葛根芩连汤证也属少阴热化，也用黄芩配黄连。方中的葛根除针对“下利”外，还有扩张冠状动脉与保护心肌的作用；用甘草抗炎，可起到外源性皮质激素样作用。脉促就是脉来数而时一止，快速性心律失常，伴腹泻、喘而汗出，这是病毒性心肌炎的典型临床表现。这个病发作前一两周有病毒感染史，就是《伤寒论》中所说的“太阳病”。但此病有两端，病毒性心肌炎可以由上呼吸道病毒引起，也可由肠道病毒引起，后者常伴有下利，就是《伤寒论》讲的“太阳与阳明合病”。大多数心肌炎表现为少阴热化证，少数表现为寒化。例如，“太阳病，下之后，脉促胸满者，桂枝去芍药汤主之。若微寒者，桂枝去芍药加附子汤主之”，就是治疗少阴寒化。

若少阴肾水不足，水不涵木，滋水必兼清木，通常用地黄配黄芩，如黄土汤、三物黄芩汤、九味羌活汤。九味羌活汤证为何又有热又有阴虚？方中黄连、黄芩、地黄是分别对应冲脉的心、肝、肾三脏，在五行对应火、木、水，在脉是左手的寸、关、尺，对应君火、相火、命火。我们讲“气升水布，火降血下”、五行脉法、平脉法时进行了多次阐述。

2. 少阴热化夹饮证

“少阴病，下利六七日，咳而呕、渴，心烦不得眠者，猪苓汤主之。”这是少阴热化夹饮证。下利、咳、呕是夹饮证，渴、心烦、不得眠是少阴热化证。热化则渴，病在少阴亦渴，“自利而渴”属少阴，“心烦、不得眠”亦少阴故。

四、小结

如图15-1所示，少阴病主要有三个证：一是两感证，二是寒化证，三是热化证。太少两感证，方用麻黄附子甘草汤和麻黄细辛附子汤。如果把方中的麻黄换大黄，就是大黄附子汤和附子泻心汤，治疗少阴兼阳明。两感证中大汗伤阳，漏汗者，用桂枝加附子汤；若脉促，用桂枝去芍药加附子汤。

少阴肾寒化证，方用四逆汤，里证用干姜，表证用麻黄——这是四逆汤与麻黄附子甘草汤的区别。夹饮用真武汤，如在厥阴，舒张期心衰用鸡鸣散。背恶寒即兼太阴证，用附子汤，人参配附子可增强附子的强心作用。夹饮复形质用栝蒌瞿麦丸；形质不足用肾气丸。

少阴心热化证，方用黄连阿胶汤，夹饮用猪苓汤；其中黄连阿胶汤和酸枣仁汤的特点都是调神的。

少阴肾热化证用酸枣仁汤，少阴心寒化证用半夏散及汤。少阴心寒化证与少阴肾寒化证的区别是前者用半夏、桂枝；后者用干姜、附子；都用了甘草。

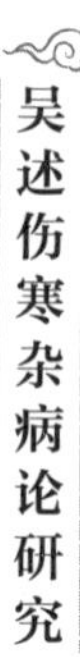

五、对麻黄附子甘草汤的现代解读

1. 麻黄的作用

麻黄的主要有效成分是麻黄碱，麻黄碱对血管的作用是复杂的，与受体类型和剂量有关。小剂量的麻黄可扩张末梢循环，增加末梢循环的灌注量。比如，麻黄可以收缩鼻黏膜血管，用于缓解鼻塞症状，同时其类肾上腺素作用又可以扩张冠状动脉。

我们通过下面一个病例来理解麻黄的作用，同时也可让我们思考如何促进中西医的相互认同。记得有一次在天津的聚会上，有位老师谈到一个病例：她治疗了一个恶寒很严重的患者，即使夏天也要穿厚衣服，不能吹空调，皮肤划痕试验阳性，检查证实患者的甲状腺素、皮质醇激素水平均在正常范围内。在三四年的时间里，她每年夏天用麻黄附子甘草汤给这位患者治疗，后来患者恶寒的症状完全消失，夏天可以穿短袖外出。她把这个病例讲给西医同行听，他们并不认可，认为怕冷属于神经官能症，患者本来就没有病又怎么评估疗效呢？她问我怎么办，是不是要做大规模的临床研究来证实疗效呢？

于是，我问了她两个问题：第一，患者的皮肤划痕症试验阳性说明了什么？皮肤划痕试验是西医用来检查交感、副交感神经兴奋性的。皮肤划痕试验阳性说明交感神经兴奋性低，而交感神经系统的作用与肾上腺髓质激素的大部分作用是一致的。也就是说皮肤划痕试验阳性证明了肾上腺髓质激素分泌水平低，而麻黄碱是类肾上腺素药物，可直接或间接激动肾上腺素受体，发挥类肾上腺素髓质激素作用。因此，麻黄是典型的可以发挥类肾上腺素的中药。而划痕症阳性的患者如果伴恶寒肢冷等症状，在中医可以归于表寒证，可以用麻黄剂。第二，有没有看患者的瞳孔？她不明白为什么要看瞳孔。《灵枢经·根结》篇中讲：“太阳根于至阴，结于命门。命门者，目也。”西医解剖学讲，瞳孔的大小受两种肌肉支配，一种叫瞳孔括约肌，围绕在瞳孔的周围，主管瞳孔的缩小，受动眼神经中的副交感神经支配；另一种叫瞳孔开大肌，在虹膜中呈放射状排列，主管瞳孔的开大，受交感神经支配。如果观察到患者瞳孔缩小，说明副交感神经兴奋，交感神经抑制。从中医讲就是阳虚，这个时候要用温阳药。麻黄碱的类肾上腺素的作用，兴奋交感神经，能扩大瞳孔。如果看到患者的瞳孔缩小，就可用麻黄。

那位老师马上补充道：“对，我在治皮肤病时，只要有划痕症，就用这个处方，用麻黄！”它的机理就是交感神经抑制，副交感神经兴奋。肾上腺素水平低下、交感神经抑制说明什么？肾上腺素是一个免疫抑制剂，当肾上腺素水平低下时，免疫系统是活化的，这种情况下容易发生皮肤病，如冷性荨麻疹。所以麻黄附子甘草汤治疗皮肤病是很容易理解的。在这种情况下，附子也会发生免疫抑制的作用，这个机理完全可以和西医说得很清楚。

从这个病例来看，西医认为莫名其妙的病，他们无法理解以至于强烈抵制中药的疗效。经过上面的分析，我们做出了一个西医认同的解释。实际上，中医治愈的许多疑难杂病所用的处方，都可以有西医认同的解释，大家看这个麻黄附子甘草汤，没学过中医的西医也可以搞明白其中的奥妙。

2. 甘草的作用

甘草的主要成分有甘草多糖和甘草酸。甘草多糖是一个大分子的物质，在消化道降解后产生的寡糖片段对肠道黏膜有一定作用，但不吸收入血，所以排除甘草多糖对消化道的作

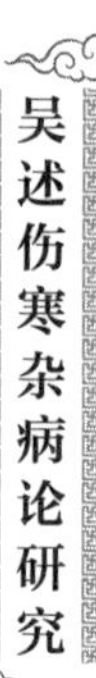

用，甘草在汤剂中的主要有效成分是甘草酸。甘草酸是类肾上腺皮质激素，与泼尼松的作用相似。肾上腺皮质激素的作用主要是抗炎、抗病毒、抗休克。我们知道，基层医生治疗呼吸道炎症惯用激素，实际上很多中医处方里也有“激素”，甘草就是中药“激素”的一种。以抗炎、抗病毒、抗休克的激素样作用来看待甘草，就会对甘草的作用有很多新的理解。如桂枝汤、麻黄汤体现了甘草的抗炎作用，许多治疗哮喘的方剂都含有甘草，体现了甘草类激素的平喘作用。

西医生理学讲，有些激素并不能直接作用于器官、组织或细胞，不能直接发挥生理作用，但它们的存在却为另一些激素发挥生理学效应创造了条件（即对另一些激素起支持作用），这种现象称为激素的“允许作用”。 西医理解的甘草对麻黄的允许作用，一定程度上相当于中医认为的甘草和麻黄的相须相使关系。比如，在麻黄附子甘草汤中，甘草的主要成分甘草酸虽然对血管平滑肌没有直接的扩张作用，却能增强麻黄碱对血管平滑肌的扩张作用。所以说，肾上腺皮质激素（甘草酸）对肾上腺髓质激素（麻黄碱）的允许作用，本质是药物的协同增效，反应在处方里就是甘草与麻黄的相须相使关系。

2.1 甘草与其他药物的协同作用

甘草与茯苓具有协同作用，因为甘草酸能够促进茯苓酸的溶出。例如苓桂术甘汤、防己茯苓汤治疗水湿，为何要茯苓配甘草？一般理论认为，茯苓淡渗而伤气，甘草补气，可缓和茯苓的淡渗作用，且茯苓又可兼制甘草“甘令中满”的副作用。事实上这个解释是很牵强的，如果根据上面的解释，根本不需要用甘草，如果用颗粒剂，茯苓用50g、60g，临床都不会出现“淡渗伤气”的情况。但如果我们结合一点现代研究，就很容易解释清楚：因为没有甘草酸，茯苓酸的溶解度很低，在煎药的时候很难煎煮出来。

甘草有矫味的作用。比如苦参、黄连等药的味道很苦，患者难以下咽。尤其是在治疗快速性心律失常、失眠等病症时，苦参的用量很大，一般会用到30g，苦味可想而知，这时我们就要加甘草。此外，大剂量炙甘草对缓解心律失常具有显著疗效，比如《伤寒论》中的炙甘草汤，其中甘草的剂量要大（30g左右）。

甘草有止吐的作用。如甘草泻心汤，现代亦常用于治疗化疗引起的呕吐，西医则是运用激素治疗。临床上我常用生甘草来“长苔”，治疗花剥苔，无论阴虚、阳虚、气虚还是血虚引起的花剥苔皆验。

此外，甘草还可以配海藻，虽是“十八反”，但是用于治疗肿瘤与高脂血症的效果显著。

2.2 甘草与四逆汤、白虎汤

四逆汤是干姜、附子、甘草，白虎汤是石膏、知母、甘草。两方中的甘草相当于外源性激素，附子发挥的是内源性的调节皮质功能，知母也是内源性的调节皮质功能。附子用于阳虚，知母用于阴虚，一个重在改善皮质激素水平低下，一个重在调节皮质激素昼夜节律紊乱。在临床很多情况下，都是甘草配附子或甘草配知母，分别解决肾阳虚和肾阴虚的问题。例如治疗阴虚的酸枣仁汤，就是运用了知母配甘草的方法。

值得注意的是，在这两个处方里甘草还有佐制的作用，一个是佐制附子的辛温，一个是佐制知母的苦寒。佐制辛温如何运用？剂量用多少？甘草主要是针对附子的副作用，后面我们讲甘草干姜汤时再详讲剂量。同时，甘草还有解毒的作用，能解除附子的心脏毒性。甘草还能够减轻感染中毒症状，因此白虎汤中用甘草，之前我们在讲述截断法“清热需解毒”时已

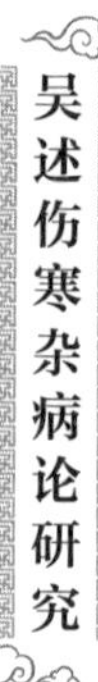

作了详细阐述。虽然中药抗微生物的效果往往不及西药抗生素，但从这个处方来看，在纠正感染的内毒素血症、感染中毒症状，提高对感染的免疫应答方面，中药有其显著的优势。

再举一个比较特殊的例子，桂枝芍药知母汤。其对应的病证叫“历节”，现代多见于类风湿关节炎，方中既用知母又用附子，两个药都具有调节肾上腺皮质的功能，同时又用了“激素”甘草。方中的白术、防风能够调节辅助性T淋巴细胞的功能，提高细胞免疫抑制体液免疫，从而提高人体免疫力、治疗类风湿。可见，玉屏风散用黄芪、白术、防风，不是随便选的。在提高免疫的解表药中，防风的作用最佳，其他药物则不具备这样的作用。因此玉屏风散用来治疗虚人外感，就必须用防风，而不能换成羌活、独活。桂枝芍药知母汤中麻黄的主要成分是麻黄碱，是免疫抑制剂；芍药的免疫调节作用在后续的章节会详述，桂枝有解热镇痛的作用，这些药物有机地组合在一起，就成了桂枝芍药知母汤。

2.3 甘草的副作用和使用注意

第一，甘令中满，甘草的激素样作用可以影响消化系统。第二，甘能生湿，导致水钠潴留，出现水肿。因而茯苓配甘草淡渗，麻黄配甘草发表都能够消除此副作用。第三，甘草能够升高血压和使钙质流失。另外还要注意，在运用甘草激素样作用治疗包括自身免疫病在内的皮肤疾病时，甘草可以用到30～60g，但是也要注意其可能会引起假性醛固酮作用，就相当于用激素的副作用。临床可以通过配伍土茯苓、苍术这类药物避免甘草的副作用，如遇到患者本身湿邪很重，切记不可单独大剂量使用甘草。

2.4 甘草相比糖皮质激素的优势

中医用甘草和西医用糖皮质激素是否有区别？答案是肯

定的。区别主要在两点：第一，西医处理糖皮质激素的副反应比较棘手，而中医有很多配伍，处理起来得心应手，非常简单。对于处理甘草能使血压升高、生湿、影响消化、丢钙等副作用，前文已有阐述。第二，中医用甘草是补充治疗，同时还有内源性治疗，可以通过补肾的办法促进激素分泌。单纯补充糖皮质激素的副作用是抑制内源性激素的分泌，导致患者自身分泌激素的水平更低，加重中医所讲的肾虚。但是中医可以内外兼修，不仅可以外源性补充，还可以通过“下丘（脑）－垂体－靶腺”轴刺激糖皮质激素的分泌。比如把熟地跟甘草配在一起使用，具有补肾和外源性补充的双重作用，从而达到中医内外兼修的目的。

补肾的局限性是什么呢？它通过影响“下丘（脑）－垂体－靶腺”轴导致糖皮质激素分泌的增加，需要时间较长，所以服药以14天为一个周期，见效相对较慢。而大剂量甘草可以立刻见到疗效，所以一是缓，一是急。但是单用甘草解决不了内源性皮质激素分泌的问题，补肾既能够抑制甘草的副作用，又能够解决激素分泌的问题，一个治标，一个治本，可以标本兼治。

3. 附子的作用

麻黄附子甘草汤中，还有一个强心药附子。它能够增强心脏兴奋性、提高心输出量，提高血管内的血液向远端血管的输出效率。同时，麻黄碱与甘草酸的允许作用又使得患者的交感神经兴奋，导致外周血管收缩，进而改善患者肢端寒冷的症状。可以看出，附子增加心输出量是本，麻黄改善末梢微循环是标。因此，麻黄附子甘草汤可用来治疗雷诺氏症、心功能不全、冻疮以及辨证为阳虚的肢端寒冷等，这都是基于上述的作用机理。

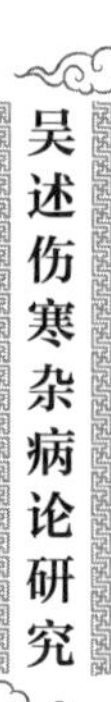

西医在抢救心衰休克时常用三种药物：洋地黄类药物、肾上腺素类药物和激素。而在麻黄附子甘草汤的配伍中，附子中的乌头碱能够产生洋地黄类作用，麻黄中的麻黄碱发挥类肾上腺素作用，甘草中的甘草酸产生类肾上腺皮质样作用。可见，中西医的用药机理是可以相互印证的。

对于各种皮肤疾病、类风湿关节炎，甚至一些肿瘤的治疗，都是运用甘草的这个功用。此外，临床在治疗类风湿关节炎和红斑狼疮时，在没有甘草禁忌证的情况下，甘草的剂量可以用到30～60g。大剂量的甘草可发挥类激素样的作用，能够迅速缓解免疫活化，从而缓解免疫应答引起的关节症状与皮肤症状，这也就是中医“直取其病”（抓独法）的方法。

例如淋巴瘤的治疗，现代医学的CHOP化疗方案中有泼尼松，而我们运用30～60g甘草也能发挥类似的作用。我曾经治疗过一个T细胞淋巴瘤的患者，临床表现以全身肤色潮红、皮肤增厚伴瘙痒等皮肤症状为主。这些临床表现很容易被患者误认为是皮肤病，从而去皮肤科就诊。而事实上被确诊为T细胞淋巴瘤，且化疗效果并不理想。我们根据病情，在科学配伍中药方剂的前提下，使用大剂量甘草直取其病，治疗两周后，患者的皮损就有明显的缓解。

六、麻黄附子甘草汤与麻黄细辛附子汤

说到四逆汤，就不能不提麻黄附子甘草汤。麻黄附子甘草汤是将麻黄汤中的桂枝换成附子，兼治少阴。再延伸一下，如果把麻黄汤中的桂枝换成石膏就是麻杏石甘汤，兼治阳明。

治疗太少两感证有两个主方：一个是麻黄附子甘草汤，“少阴病，得之二三日，麻黄附子甘草汤微发汗，以二三日

无证，故微发汗也”；一个是四逆汤——干姜、附子、甘草。《伤寒论》中讲：“下利腹胀满，身体疼痛”的，“先温其里，乃攻其表”，就是治疗要先里后表，其中的“表”是身体疼痛，“里”是下利腹胀满。因此，太少两感证见明显里证的时候，可以先温里、后解表，温里用四逆汤，攻表用桂枝汤。

要特别注意，伤寒“二三日无证”，无什么证？无里证。就是说在太少两感证还未出现下利、腹胀满等里证的时候，可以用麻黄附子甘草汤微发汗。为何是微发汗？我们可以以方测证，因为方中没有解热镇痛药细辛，故不能大汗。由此可知：解热镇痛药的作用之一就是引起出汗，因而麻黄附子甘草汤是一个微发汗的处方。

七、答疑篇

罗愚老师问：甘草有类似激素的作用大家都知道，但是临床上绝大多数阳虚发热的患者，西医用激素加抗生素加解热镇痛药，体温可以暂时下来，但是会反复，有些患者的发热会很长时间不退，但用了我们中药温阳的办法治好以后，基本上是不反复的，如何解释这种情况呢?

吴师答：这里有一个问题，西医的解热镇痛药，治疗外感发热效果比较明显，随着外感疾病的缓解，发热也就退了。而这里中医治疗的发热指的是内伤发热，它是长期的发热。使用甘草的时候，可以出现短时间的退热，但是因为甘草是外源性糖皮质激素，它是抑制内源性激素分泌的。以附子为例来说明这个问题，比如甘草配附子，为什么要配附子？因为附子是内源性地促进糖皮质激素分泌。既有补充外源性糖皮质激素的甘草，又有促进内源性糖皮质激素分泌的附子，内外兼顾，所以中医的温法治疗内伤发热，热退了以后就不再反复。另外还有肾上腺皮质功能昼夜节律紊乱的发热，可通过内源性的糖皮质激素调节过来。比如：附子和知母调节过来以后，发热可以从根本上得到解决。而所谓的外源性的糖皮质激素、解热镇痛药，只是解决当时发热的问题。而且外源性的糖皮质激素是抑制内源性的糖皮质激素分泌的，所以用甘草，可以急用，也可以配上附子、知母用，但是不能够单独而持续地使用这个药物来退热。这就涉及治标和治本的问题，比如用大剂量的甘草来缓解过敏性疾病、自身免疫病等是重在治标。

第十六章　厥阴病篇

过去中医学界认为厥阴经特别不好阐述，很多人都不太讲这条经，为什么？我想，其中应该涉及以下几个问题：

第一，以陆渊雷为代表的医家认为厥阴为杂凑成篇。他认为《伤寒论》是五经辨证，而非六经辨证，其中没有厥阴经，《伤寒论》写到这里没法写了，剩下的东西不知道该怎么写，因此凑成了厥阴篇。

第二，每条经都举了六经为病脉证提纲，独独厥阴经没有脉。“太阳之为病，脉浮，头项强痛而恶寒”；“少阳之为病，口苦、咽干、目眩也”；“伤寒，脉弦细，头痛发热者，属少阳”；“阳明之为病，胃家实是也”，好像没有脉，但后面又补充了一条“伤寒三日，阳明脉大”；太阴经也有脉“伤寒脉浮而缓，手足自温者，系在太阴”，“少阴之为病，脉微细，但欲寐也”。六经中唯独厥阴经没有脉，这是为何？

第三，很多人认为升麻鳖甲汤、鳖甲煎丸、大黄蛰虫丸、麻黄升麻汤这四个处方大而杂乱，可能不是张仲景的方，认为张仲景不会开这样的处方。他们认为经方通常都是很小的，如桂枝汤，桂枝、白芍、生姜、大枣、甘草五个药，而鳖甲煎丸、大黄蛰虫丸、麻黄升麻汤等方却大而杂乱。升麻鳖甲汤虽不大，但很杂；大黄蛰虫丸、麻黄升麻汤是既大又杂，那怎么会是张仲景的处方呢？后面我们会详细

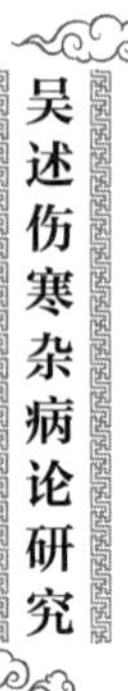

地分析这几个处方的特点。

第四，究竟是肾为先天还是肝为先天？以温经汤为例，《金匮要略》上说温经汤治不孕，如果是肾为先天，那它为何能治不孕呢？温经汤里有吴茱萸，如果温经汤入厥阴经的话，那肝岂不成了先天？说到吴茱萸，有人质疑凭什么说吴茱萸汤是厥阴经的处方呢？众所周知，《伤寒论》中每一条经都有它的主药，比如太阳病的麻黄、桂枝，少阳病的柴胡、黄芩，阳明病的石膏、大黄等。厥阴经的主药，第一个乌梅，第二个吴茱萸，第三个川椒，第四个鳖甲，由它们把方定位在厥阴经，或者说把药物引入厥阴经。

一、标本法论厥阴病

第一个问题，很好解释。关于这一千古疑案我们已经讲了很多，从标本法、五运六气一直讲过来，很多内容都讲了，我们还会有人认为厥阴经是杂凑吗？还认为《伤寒论》只有五经辨证吗？听完今天厥阴经的课，我们更会发现它不是杂凑，也不可能是五经辨证，《伤寒论》就是六经辨证。

第二个问题，我们再回顾一下标本法，这对大家理解厥阴病会有帮助。标本法说厥阴经从乎中气，因为它是两阴交尽，影响疾病转归的是中气，而中气是少阳相火，所以两阴交尽，阳气是否来复取决于少阳相火，如果阳气不来复，这个人预后就是死亡。

少阳有一个特点，少阳本火标阳，标本同气，所以少阳从本，没有寒证，有寒皆是厥阴，也就是厥阴的寒化证。柴胡桂枝干姜汤那不是有寒吗？那是见肝之病，知肝传脾，所以它用干姜、桂枝之类的药物，那是太阴病类方，即少阳与太阴合病。这是我们讲的越经传变，哪些情况下越经？哪些情况下循经？我们在截断法中已讲过。为何少阳无寒证？因为少阳是相火，如果相火都没了，生命就终止了。厥热胜复，厥阴经阳气来复皆取决于相火，相火尽，生命就终止了。至于四逆散证，那是阳气郁闭，不是真正的寒证。

《金匮要略·脏腑经络先后病脉证第一》中说：“夫人禀五常，因风气而生长，风气虽能生万物，亦能害万物，如水能浮舟，亦能覆舟。”厥阴之上，风气治之；厥阴风木，为肝之体。人因风气而生长，故生生之气，其本在肾，其用在肝。乌梅丸、温经汤可治不孕，因为天癸之生在肾，而天癸之用在肝，前者为性激素分泌之体，后者为性激素作用于生殖系统之用。治不孕填精不效者，可以用温肝的方法。而肿瘤晚期，厥阴错杂证非常多见，乌梅丸改善症状甚效，但也多使肿瘤进展。

二、少阳与厥阴证异同

比较少阳与厥阴的症状，主要有以下几点：第一，咽喉不适。“少阳之为病，口苦、咽干”，少阳是咽干，厥阴是消渴。口苦，少阳和厥阴都有。前面讲了乌梅丸就可以治疗口苦，也治疗反流，这里的反流是肠液反流到了胃，胆汁反流可以导致口苦。所以乌梅丸也可以治反流，需要注意的是乌梅丸治的是碱性反流，因为其中有乌梅。第二，神志表现。少阳病心烦，厥阴病心中痛热；少阳病嘿嘿不欲饮食，厥阴病饥而不欲食。第三，呕。少阳病心烦喜呕，厥阴病吐蛔，“吐蛔”可以分开，既可以是吐，也可以是吐蛔。第四，证型相似。少阳有三大证型，有经证、腑证和经腑同

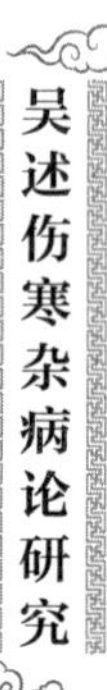

病，经证四逆散，腑证黄芩汤，经腑同病小柴胡汤；内在的规律是经证用柴胡，腑证用黄芩，经腑同病用柴胡加黄芩。厥阴也有三大证型，有寒化、热化和寒热错杂，少阳病多经腑同病，厥阴病多寒热错杂。第五，病机相似。再看两者的病机，少阳是正邪相争，厥阴是厥热胜复。厥热胜复的本质还是正邪相争引起的，只不过少阳的正邪相争，指的是在机体的全身情况还比较好的情况下的正邪相争，而厥阴的厥热胜复是危象、是很严重的疾病。

因为厥阴病表现为厥热胜复，所以我们从厥阴托毒外出，比如升麻鳖甲汤证。少阳病表现为正邪相争，如果要打破免疫耐受，打破机体正邪不争的状态，用伤寒法就要从少阳去治。当我们从厥阴托毒外出，托到哪里？从厥阴转出少阳，转出少阳之后让它去正邪相争。我们治疗病毒性肝炎和一些肿瘤用的就是这个办法。我们在截断法中讲了厥阴转出少阳，这是越经传。从厥阴转出少阳后让正邪交争，用这个思路去看升麻鳖甲汤、鳖甲煎丸、大黄䗪虫丸、麻黄升麻汤等，就会明白这些处方的思路，就会认可它们就是张仲景的处方。

少阳经的小柴胡汤有三个特点：第一，正邪相争。第二，邪高痛下。肝脏没有痛觉神经，除非肿瘤侵犯肝包膜，否则不痛。但是肝胆脏腑相连，故肝炎、肝硬化和肝癌，多并发胆囊炎、胆结石，所以其痛在胁下。第三，独取少阳。因为服小柴胡汤，可以上焦得通，太阳解；津液得下，少阳解；胃气因和，阳明解，可使三阳经尽而病解。

为什么三阳独取少阳？这个内容我们前面已讲过多次了。关于“上焦得通，津液得下，胃气因和”，我们做过详细分析：“上焦得通”是解决了太阳的问题，“津液得下”是解决了少阳三焦的问题，“胃气因和”是解决了阳明的问题。我们先看原文："阳明病，发潮热，大便溏，小便自可，胸胁满不去者，与小柴胡汤"，"阳明病，胁下硬满，不大便而呕，舌上白苔者，可与小柴胡汤。上焦得通，津液得下，胃气因和，身濈然汗出而解"，"服小柴胡汤已，渴者属阳明，以法治之"。

为何需要"上焦得通"？因为太阳为寒水之经，太阳不解，津液不能正常输布。需太阳宣发，升已而降，故津液得下，胃气因和，身濈然汗出而解。

为何少阳三焦津液下而阳明解？因为阳明本燥标阳，在经大渴，在腑燥屎。潮热是阳明在经，虽不便秘，也不当便溏，故阳明潮热便溏，此为里虚，不可予白虎汤重伤阳气，必予小柴胡汤。阳明在腑便秘，苔白，此非热结，不可用承气之类，予小柴胡汤，腑通呕止。"服柴胡汤已，渴者属阳明"，此属燥化传经，当予白虎、承气类。

为何予小柴胡汤？因少阳三焦为津液通道。予小柴胡汤，津液输布，故上焦得通，津液得下，胃气因和。小柴胡汤证喜呕，便是胃气不和。如少阳不解，化燥而渴，即转阳明。我们讲厥阴是"气上冲胸"，小柴胡的呕吐也是冲逆，与小柴胡汤"上焦得通，津液得下，胃气因和"，呕吐自然就会缓解。

三、厥阴病脉证提纲

"厥阴之为病，消渴，气上撞心，心中疼热，饥而不欲食，食则吐蛔。下之利不止。"消渴即口渴，口渴可以与下利没有关系。关于口渴，三阴经的区别是：少阴病自利而渴，太阴病自利不渴，而厥阴的消渴是大便干的也渴，大便稀的也渴。另外，厥阴病的消渴可以没有血糖升高，是不明原因的口

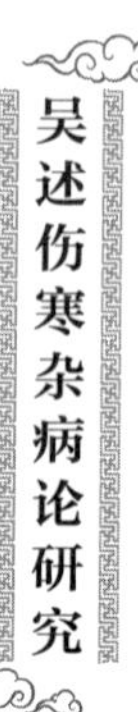

干。临床上部分患者只表现为口渴，查血糖是正常的。厥阴病的消渴也常表现为后半夜的渴，即“龙雷火升”所致。

厥阴病的特点是胜复、错杂、冲逆。“气上撞心”，即冲逆，这种冲逆多见于后半夜静息状态下发作的心绞痛，也就是不稳定性心绞痛，伴有呃逆、嗳气，非常危险，严重时容易出现猝死。乌梅丸里有桂枝，桂枝就是为治气上撞心而设，而乌梅、黄连用以治消渴。

“心中疼热”，即烧心，尤其是后半夜的烧心，患者自觉胃里烧心，随即心绞痛发作。如果我们去询问患者的症状，我们就会发现不稳定性心绞痛很多表现是这样子的。关于心中疼热、烧心的治疗，我们讲两个方子：第一个方是左金丸。左金丸是厥阴病的方，吴茱萸是厥阴病的药。寒热错杂就寒热同用，乌梅丸和左金丸都有黄连，乌梅丸用川椒等，左金丸用吴茱萸治疗心中疼热、烧心。而且这种心中疼热常伴有胃热，在胃里烧心，心下为心所主，我们反复强调这一点，这是阴土阳土的问题。第二个方是百合乌药汤。方中有百合与乌药，乌药也是厥阴经的药，也治心下疼即胃疼。所以心中疼热，既包含了心痛又包含了胃痛，这是《伤寒论》的惯用写法。因为心下为阳明阳土，为少阴君火所生，所以用百合和乌药，合在一起，就是百合乌药汤。还有一种情况是在温病晚期可以见到心中疼热，要吃冰棍，预后通常不好。

“饥而不欲食，食则吐蛔。”吐蛔是吐蛔虫，看乌梅丸里有川椒这些药就知道了。饥而不欲食，也可以食则吐。什么叫饥而不欲食，食则吐？我们在讲吴茱萸汤的时候已经讲过了，“食谷欲呕者，属阳明，吴茱萸汤主之”，就是不吃不欲呕，吃了就呕，这种呕属阳明，吴茱萸汤主之。有人会问那不是吴茱萸汤治阳明病吗，和厥阴病有何关系？我们在前面专门讲过吴茱萸汤，因为有呕吐，所以属阳明，实际上这个病是在厥阴。《伤寒论》中类似的写法很多，比如说四逆散，“少阴病，四逆者”，实际上是少阳病表现出的四逆用四逆散治，放在少阴病篇是为了相互鉴别。

“下之利不止”，指腹泻，慢性腹泻，因为患者胃气弱，容易发生腹泻。

四、厥阴病与六经化生/欲解时

在六经化生（如图2-2）中我们讲了“男子八八，女子七七”。大家都知道，女子六七后，三阴迅速开始转衰，六七到七七之间，厥阴就已经当令了；而男子到七八以后，也是厥阴当令了。男子到八八、女子到七七的时候，六经已经走过了，剩下的完全是厥阴当令，生殖周期虽已结束，但生命周期还继续延续。所以在临床上就会发现一个问题：中老年人的疾病很多表现为厥阴病（女子七七、男子七八以后很多厥阴病）。可为什么临床上明明很多，有人却说见得少呢？因为不认识。比如说皮肤瘙痒，那是肝风动，老年性皮肤瘙痒多了，通宵不睡觉，那就是乌梅丸证。

如图4-2，厥阴病欲解时是什么时间？夜里1点以后，也就是我们说的“后半夜”。在这个时间段出现腰痛、口渴、失眠、瘙痒、心绞痛发作、消化道不舒等症状的，都是厥阴病。六经为病欲解时说的是一天，而六经化生说的是一生。为什么三阳经的六经化生比三阴经更清楚呢？因为三阳是传变，三阴是递进，三阴的六经化生是总的一个时间，六七到七七，六八到八八。把六经化生图和六经为病欲解时图对比起来看，就会发现一生与一天很近似，所以七七、七八以后厥阴

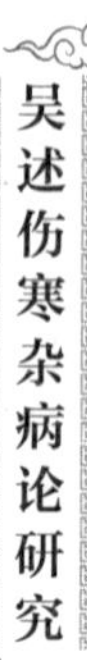

病多见，晚上1点以后厥阴病也多见，道理皆在于此。

五、厥阴之脉

我们讲平脉法、六经为病脉证并治时，有个问题是在六经病脉证提纲中只有五经有脉，第六经厥阴病没讲脉，这该如何理解？我们主要从以下两点来理解：

第一个脉，《伤寒论》中平脉法讲："东方肝脉，其形何似？师曰：肝者，木也，名厥阴，其脉微弦，濡弱而长，是肝脉也。"可见厥阴之脉弦而无力，弦而有力是少阳，这就很容易把厥阴的脉辨别出来。因为少阳属三阳，三阳为腑，是实证。而三阴为脏，是虚证。

第二个脉，我们可以从当归四逆汤证看出来，"手足厥寒，脉细欲绝者，当归四逆汤主之"。所以，第二个脉就是微细欲绝，可以是脉微，摸不到脉搏，也可以是脉细，细的摸不清，这都是厥阴脉。举一个厥阴病典型的临床表现——休克，休克的人血容量不足，脉细，不灌不流，脉微，甚至无脉。当然不是所有的厥阴病都休克，有的人脉微细也不休克。"少阴之为病，脉微细，但欲寐也"，微细脉是在少阴，微细欲绝就在厥阴。

总结一下，厥阴的脉有两条，第一条是弦而无力，弦而有力是少阳。第二条是微细欲绝，微细欲绝甚至可以无脉，摸不着，那就生命垂危了。

六、厥阴胜复、错杂、冲逆

厥阴病有三个证：胜复、错杂和冲逆，胜复指厥热胜复，错杂指寒热错杂，冲逆指吐利冲逆。其中，冲逆证在厥阴证脉证提纲里已讲，这里不再重复。

第一个证是胜复。“阴阳离决是厥阴”，厥热胜复的机理是要少阳阳气（即相火）来复，水生木，木生火；如果少阳的相火不来复这个人就要死亡；如果相火来复，“脉暴出者死”，那是阴阳要离决。阴阳离决的各种表现，如何出现死证？我们会在后面三阴死证章节中详讲。

这里主要讲第二个证，错杂。寒热错杂讲五个方：乌梅丸、麻黄升麻汤、温经汤、左金丸和百合乌药汤。左金丸、百合乌药汤已经讲过，其中百合乌药汤主要是治疗胃疼，心中疼热；如果伴有舌苔腻的心中疼热，用左金丸。有人说乌梅丸和麻黄升麻汤不是张仲景的处方，下面我们先讲这两个处方，讲完之后大家就会明白它们就是张仲景的方。

1. 乌梅丸

先看两个条文：“心胸中大寒痛，呕不能饮食，腹中寒，上冲皮起，出见有头足，上下痛而不可触近，大建中汤主之”，“厥阴之为病，消渴，气上撞心，心中疼热，饥而不欲食，食则吐蛔。下之利不止”。

乌梅丸用刚：蜀椒、干姜、人参，即大建中汤；附子、细辛温于下，桂枝平于上。后世从中化裁出椒梅汤，治疗温病下焦，伤阳而渴者。乌梅丸用柔：当归、黄连、黄柏，法同白头翁汤清君命二火。后世化裁出连梅汤，治疗温病下焦，伤阴而渴。乌梅丸治肝不用柴胡疏散，而用川椒温通；清热不用黄芩，而用黄连、黄柏，并用乌梅收敛。乌梅丸与小柴胡汤不同：首先，少阳病正邪相争，小柴胡汤以柴芩和之；厥阴病龙雷奔腾，乌梅丸以连柏椒桂平之。其次，小柴胡汤扶正用参草实太阴，见肝实脾，以防三阳传变；因为三阴是递进关系，

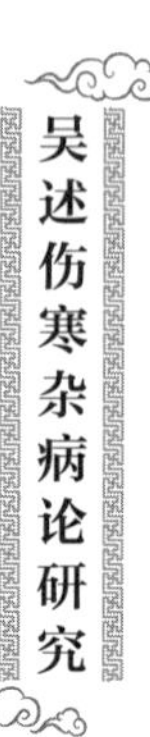

乌梅丸用姜附参归，兼治太阴少阴，又加厥阴经药川椒、乌梅，则肝阳得温，肝血得养。小柴胡与乌梅丸多有异同，已作详述。切记三阳传变，三阴递进，截断法的要领就在此！所谓递进，太阴独见本证，少阴见太阴证及少阴本证，厥阴见太阴、少阴证和厥阴本证。用药也是如此，所以四逆汤中有干姜。所谓传变，若太阳完全传入少阳，则太阳证罢，少阳完全传入阳明，则少阳证罢。

老年人和肿瘤患者，常见乌梅丸证。因为肿瘤好发于五十岁以后，即女子七七、男子七八之后，这是肿瘤的高发年龄。这里面有个问题：晚期肿瘤患者多见乌梅丸证，但是用了乌梅丸后，症状缓解，可肿瘤多会进展，这是为什么呢？因为乌梅丸里面的少阳生生之气扰动相火。大家知道为什么七七、七八以后得肿瘤的多吗？因为人的生殖周期已尽，可机体非要在身上再长个生命出来，那就是肿瘤，这个生殖周期没有得到正常的延续，所以给肿瘤患者用乌梅丸要非常小心，因为乌梅丸是一个调气化的方，缓解症状很快，但是控制肿瘤进展并不理想。

乌梅丸里有没有控制肿瘤的药？有的，乌梅就是控制肿瘤的。举个例子，济生乌梅丸中有乌梅、僵蚕、象牙屑、人指甲，用来治息肉很有效果。为什么用济生乌梅丸可以治疗息肉？为什么对胆道、肠道的息肉都有效呢？因为胆汁和肠液的特点是碱性，是碱性环境的疾病就用酸性药去治，用芍药对息肉有效，在肝用乌梅对息肉也有效。同理可推，胃是酸性的环境就可用碱性药去治，比如可用瓦楞子、浙贝母去治，这就是和法。

济生乌梅丸治疗息肉大家很熟悉，可见乌梅有复形质的作用。但是乌梅丸处方里虽有黄连、黄柏来清热，但也有附子、干姜、细辛、川椒等很多的温药，温药易扰动相火，所以乌梅丸容易促进肿瘤生长。肝脏体阴而用阳，乌梅丸中诸药可养肝之体，助肝之阳，清肝之热，敛肝之阴。助肝之阳有蜀椒、细辛、干姜、附子，三阴递进，同温太阴、少阴、厥阴；养肝之血用当归；清肝之热有黄连、黄柏；敛肝之阴用乌梅。清肝之热为什么不用黄芩呢？因为黄芩针对少阳相火，只适合于实证，不适合于虚证。《伤寒论》三阴死证中专门有一条讲黄芩汤彻少阳相火，导致出现死证。对于虚证的人，少阳的相火不能彻，所以用黄连、黄柏，没有用黄芩。

2. 麻黄升麻汤

为何说此方是张仲景治疗厥阴病的方，而不是后人编的？《伤寒论》中讲："伤寒六七日，大下后，寸脉沉而迟，手足厥逆，下部脉不至，咽喉不利，唾脓血，泄利不止者，为难治，麻黄升麻汤主之。"条文中的"手足厥逆"，说明病证至少在少阴，不是少阴就是厥阴，这在抓独法中讲过；"泄利不止"，厥阴病的脉证提纲里就有"下之利不止"；"寸脉沉而迟"，说明人体阳气不能出表。

针对这种情况如何治疗？ 我给大家分析一下麻黄升麻汤的配伍。麻黄配桂枝，是治疗太阳病的配伍，为寸脉沉而迟而设；石膏配知母，是治疗阳明病的配伍；方中又用了白术、干姜、茯苓，这是甘姜苓术汤的结构，是治疗太阴病的配伍；天冬和玉竹，是治疗少阴经、养心肾之阴的配伍，为什么玉竹入少阴经？一般认为玉竹养胃阴、养肺阴，其实它最好的效果是养心阴，这也是我们用药法中独特的地方。

大家看这个方的特点：麻黄、桂枝为太阳药，石膏、知母为阳明药，白术、干姜、茯苓为太阴药，天门冬、玉竹为少阴药。同用太阴、少阴药，因为三阴是递进关系。这个病寒热

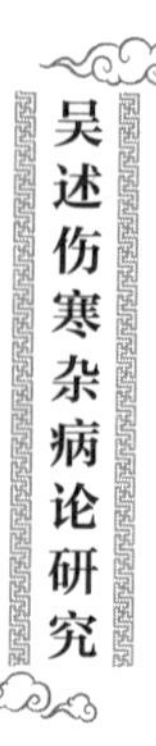

错杂，所以有白术、干姜，又有玉竹、天冬。后面还有几味药——升麻、黄芩、甘草、当归、芍药，这是升麻鳖甲汤的组方加黄芩、芍药，可使病从厥阴转出少阳。不过升麻鳖甲汤有鳖甲，而这个处方有芍药和当归，芍药养肝之体，用升麻来托邪外出。这个邪是怎么往外出呢？患者下有腹泻，上有脉沉迟，需往上升提，所以用升麻、甘草以托邪升提，然后黄芩配甘草使之转出少阳。转出少阳后，在太阳有麻黄桂枝，在阳明有石膏知母。由于三阴是递进关系，白术、干姜、茯苓在太阴，玉竹之属在少阴。为什么这么配伍？因为是寒热错杂的复杂病机。

以前我治杂病的时候常用麻黄升麻汤，很有效。现在肿瘤科用的机会不是很多，因为它以调气化为主。很多人觉得此方乱，其实并不乱，而且配伍很有规律。所以，我们不要片面地认为只有开三五味药物的才是经方，其实能开出三十味药的也是经方。不一定药味少的才是经方，经方最少的只有一味药，小半夏汤，就姜半夏（用生姜炒制的半夏）一味药，但不能说所有的经方都是药味少。

总结一下，麻黄升麻汤中麻黄、桂枝——太阳；石膏、知母——阳明；白术、干姜、茯苓——太阴；天冬、玉竹——少阴；然后用当归、芍药养肝之体；升麻托邪；黄芩、甘草从少阳解。后面几味药，黄芩、甘草、芍药就是黄芩汤去掉大枣，所以可用来转出少阳。关于厥阴转出少阳的问题，一定要认真研究关于截断法的图，后面还要讲这个问题，等全都讲过以后，就会觉得豁然开朗。

3. 温经汤

这也是一个厥阴病的处方。“病下利数十日不止”，下利是厥阴病的一个特点，故脉证提纲说“下之利不止”；

"暮即发热"，晚上发热，还有"少腹里急，腹满"，这是下焦蓄血；"手掌烦热，唇口干燥"，这是寒凝血瘀所导致的厥阴证；然后补了一句，条文中先说"曾经半产，瘀血在少腹不去"，又说"何以知之？其证唇口干燥，故知之"，因为我们讲瘀血作渴的一个特点就是唇口干燥，暴皮、开裂。关键后面说"亦主妇人少腹寒，久不受胎"，这个是厥阴经的"久不受胎"，那么问题：温经汤怎么能治不孕呢？治不孕，不是应该从少阴经治吗？我告诉大家：生生之气，体在少阴，用在厥阴，比如说天癸，那是少阴决定了天癸至与不至，如果少阴肾精亏虚，天癸不足就不孕；但是少阴肾气实，而厥阴肝不用，也会不孕，肝主疏泄故也。所以究竟肝是先天还是肾是先天？严格地说，我认为肾是先天，因为生生之气，其体在少阴，而其用在厥阴。所以当治不孕症补肾不见效的时候，就要考虑厥阴。

举个例子，有一天门诊来了一个肿瘤患者，首先摸脉，患者神疲消瘦，手心潮热，摸脉的时候一搭手心是润的，手背是冷的，这就是一秒钟的事情，然后就开了桂枝加附子汤。边开方边问患者的症状：出汗多不多，腿抽不抽筋，然后摸摸尺脉怎么样，整体脉浮不浮等，一边敲方一边就诊断完了，基本上手心潮手背凉桂枝加附子汤就去了。我跟学生讲了一下这个处方和医案，过了一周又来了一个患者，手心潮手背凉，我就开成温经汤。学生在旁边就问："老师，这不是桂枝加附子汤吗？您不是说手心潮、手背凉是桂枝证加附子证吗？"我回答说："你看这个患者嘴唇开裂，这就是《金匮要略》中讲的唇口干燥，而且患者是卵巢癌，属生殖系统的疾病，又是老年的卵巢癌。所以不管怎么辨证都在厥阴，那就用温经汤。手心潮桂枝证，手背凉附子证，不光是附子证，厥阴经也可以手背

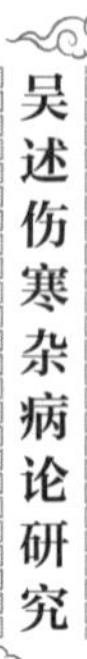

凉，轻浅是附子，再往里走就是吴茱萸，那就是用桂枝加吴茱萸的温经汤。”上面提到的那个辨证也没有用到10秒钟，所以临床学习要灵活，不要死板。

接着我们再讲讲温经汤的几个特点。首先是关于麦冬的配伍，温经汤里麦冬用到30～60g。这个患者我们用了60g麦冬，为什么？因为她是癌症患者，我们反复讲过，用温经汤恐怕动她的生生之气，用麦冬先把阳气盖住，就防止了肿瘤生长。其次是半夏用30g，因为半夏既走阳明又走少阴，而且具有杀生生之气的特点，能作用于受精卵的着床，可导致死胎、畸胎、流产。其原因是含有半夏蛋白，或者还有其他物质，而半夏蛋白口服吸收立毙。所以大家请记住，《金匮要略》用温经汤治不孕，最好先避孕再让患者受孕。实际临床中用温经汤用半夏引起的死胎畸胎多吗？这个我没有经验。为什么妊娠呕吐又使用半夏呢？这里要特别注意：半夏导致死胎畸胎的流产，发生于妊娠早期着床的时候，主要在妊娠的4～6周。妊娠4～6周以后使用半夏是安全的，所以半夏的作用时间比早妊反应还要长。这个患者重用了60g麦冬，30g半夏，半夏用的比原方剂量大，具体大家去看《金匮要略》温经汤的配伍。

所以，这就是我们反复强调的抓独法，通过抓独法摸手心潮手背凉，就能抓出来至少在少阴经，少阴经就用桂枝加附子汤，如果到了厥阴经用桂枝配吴茱萸，那就是温经汤。还有一个独证可以区别是在少阴还是在厥阴，就是患者唇口干燥开裂。根据《金匮要略》的原文，这种患者若有瘀血还会伴有腹胀等症状，所以用半夏等，都没有关系。

另外，有的温经汤证患者有痰嗓子不舒服，所以处方里有半夏。温经汤证，包括条文没有列出来的证，都可以推出来。比如咽喉不舒服，咽喉为一阴一阳结，因为三阴是递进关系，所以温经汤证可有少阴的症状，患者常有咽喉症状。这时用半夏配麦冬，大家看看麦门冬汤用半夏配麦冬，主证就有“咽喉不利”，温经汤里也可有此证。实际上这些在少阴的症状都可以推出来，所以我们用标本法可推出和抓住主证；用抓独法可以直接简单地抓住独证，温经汤的独证是唇口干燥、口唇暴皮。我们把抓独法学好了，看病不用1分钟。如果复杂的患者我们可用标本法去推，很多症状都能推出来。

上面讲的案例，如用温经汤合百合乌药汤，就是温经汤的原方加栝蒌、土贝、商陆、全蝎、麦芽，那么半夏的量要减少，可用5g。因为百合乌药汤里的百合含秋水仙碱，能杀生生之气，所以半夏量宜小；如果患者有明显的咽喉不舒服，半夏的量也可加大。对于这种卵巢癌患者，合方中的麦冬可盖住潜伏阳气；百合配半夏杀它的生生之气；乌药可增强吴茱萸的作用；麦冬滋腻，用麦芽来疏肝帮助运化；麦芽配吴茱萸、乌药可条达肝气。因为肝阳不能只温，温肝阳的时候也要疏肝升肝，而且方中还要用麦冬、百合把它盖住，用百合配半夏把它杀住。温的是主，杀的是客，主就是人的正常肝阳，客即肿瘤。所以主客要同治，否则服药后会促进肿瘤生长。

七、厥阴寒化证

厥阴寒化证的代表药物是吴茱萸和花椒，在《伤寒论》里用得很多。

1. 当归四逆汤

肝体阴而用阳，其用（肝阳）不足时，出现“手足厥寒，脉细欲绝者，当归四逆汤主之”。“若其人内有久寒

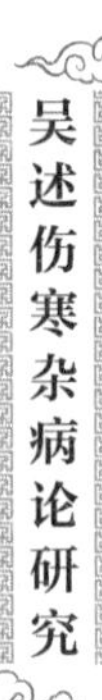

者，宜当归四逆加吴茱萸生姜汤”。由这个处方就引申出了寒邪入营等问题，我们之前专门讲过当归四逆汤以及各个学派的发挥和我们的研究，兹不赘述。

2. 化癥回生丹

《温病条辨》中讲：“燥气延入下焦，搏于血分而成癥者。无论男妇，化癥回生丹主之。”此方36味药，不算蜂蜜和醋，也有34味。方剂学教材讲解了它的君药是益母草和鳖甲，因为它们的剂量大。我们通过研究认为这是不对的。我们通过实验研究、拆方研究得出来的结果是：吴茱萸、艾叶为君药，在两药的基础上配伍一系列活血的药；大黄、䗪虫为臣药；当归、芍药等为佐使的药。所以我们说化癥回生丹是一个温经通络的方，实际上也是从当归四逆汤的思想一脉相承延续下来的。

3. 吴茱萸汤

我们已专门讲过，吴茱萸汤和脉证提纲的关系。“饥而不欲食，食则吐蛔”，“食谷则呕者，属阳明，吴茱萸汤主之”。“心中疼热”，可用吴茱萸汤延伸出来的左金丸治疗。凡厥阴分泌过多，皆可用吴茱萸：如干呕吐涎沫用吴茱萸汤，反酸用左金丸，腹泻用四神丸，脚气水肿用鸡鸣散。“气上撞胸，心中疼热”，可见于反酸一病。乌梅丸清热用黄连黄柏，散寒用姜桂附辛椒，若反酸不在下焦，不用黄柏；分泌过度用吴茱萸，此即厥阴方左金丸的缘由。左金丸中吴茱萸抑制胃酸分泌，黄连拮抗胃酸的刺激，剂量配比吴茱萸配黄连6：1；而《丹溪心法》中是黄连6吴茱萸1。此类方都可随证颠倒比例使用。如香连丸、白金丸、倒换散等剂量即可左右颠倒。我们可以把吴茱萸看成中药的质子泵抑制剂。

4. 鸡鸣散

此方君药还是吴茱萸，治寒湿脚气或者脚气导致的腹胀。我们前面讲了典型的治症是心衰，舒张期心衰用鸡鸣散，收缩期心衰用真武汤。我们用鸡鸣散治疗舒张期心衰的效果非常好，大家可以试试。

5. 大建中汤

治疗肠套叠，“上冲皮起，如有头足”，即西医讲的肠型。肠套叠80%发生在回盲部，中医认为少腹为厥阴经循行的部位，故属厥阴肝寒克土，君药是蜀椒，这也是厥阴病专用的一种药。关于这点，我们讲脾胃病用药法的时候已经讲过了。

6. 升麻鳖甲汤

在升麻鳖甲汤的基础上可加黄芩、大青叶、丹皮、薏苡仁。加薏苡仁是因为少阳夹湿，病邪缠绵；加黄芩、大青叶即清少阳之血热；肝体阴而用阳，肝藏血，所以加生地、丹皮、芍药凉血疏肝。这里讲三个抓独的方法：患者手伸出来，但凡大小鱼际红的，不管他有没有肝硬化那都是肝不藏血，可从少阳、厥阴论治；升麻鳖甲汤另一抓独的办法，就是看他目内眦是否泛红，因为内眦在少阳，内眦红就是厥阴转出少阳，那可用升麻鳖甲汤加味；从平脉抓独法来看，弦而无力为厥阴、细微欲绝为厥阴、半夜口渴和半夜瘙痒等也是厥阴，但见一证便是，这就是抓独法的思想。抓独法就是培养我们的直觉，就是让我们看一眼就能开处方。我们有很多抓独的方法和思想，很简单，不需要搞得太复杂，例如：如果看手大小鱼际红还无法确定，再看患者的鼻梁两侧，若有发黄，那就是少阳、厥阴；若有斑聚在那里，那就到了厥阴；如果还有皮肤油，那就是少阳夹湿，比如可用甘露消毒丹等方剂；当然还有肝有寒的，可用橘核荔核丸、天台乌药散等这些后世的处方。

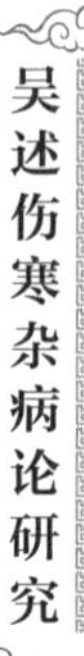

厥阴寒化证就讲到这里。我们从当归四逆汤及当归四逆汤的变化方开始讲，然后讲了化癥回生丹、吴茱萸汤、鸡鸣散、大建中汤、升麻鳖甲汤、橘核荔核丸和天台乌药散等。我们的特点是把《伤寒论》和《金匮要略》合在一起讲，把经方和时方合在一起讲。道理很简单，只要把它归在同一条经，辨证方法都相同，脉证提纲都可以用。只是要考虑不同方剂的特点，比如厥阴寒化证伴有疝气的，可用天台乌药散；患者说睾丸疼痛，可用橘核荔核丸。因为除了睾丸疼痛外，其他的病症与厥阴寒化证一样，在确定归经后，抓住睾丸疼痛这一条，就可以使用橘核荔核丸。由此可见，患者呈现出厥阴病的表现，就用厥阴病的那些方法去理解和治疗，不外乎不同方剂有一点个性化的特点而已，临床随证加减即可。

八、厥阴热化证

厥阴热化证的代表处方有白头翁汤、白头翁加甘草阿胶汤，代表药物是白头翁和鳖甲。虽然厥阴热化也用到鳖甲，但是严格来讲鳖甲不应该归到厥阴热化，应归到厥阴瘀血，因为鳖甲是治疗厥阴瘀血的主药。

白头翁汤治久利、腹泻，我们用来治结直肠癌、甲状腺癌等病，只要是辨证为厥阴热化证的都可以用。30g的白头翁抑制甲状腺癌的效果很好，还可以加60g蒲公英。蒲公英是肝经的药，不仅具有清热解毒的作用，还可以保肝，一味蒲公英就可以降低转氨酶。也可以加黄药子，虽然有肝脏毒性，但是我们中医有配伍，可以用药去制约黄药子的副作用。

再讲连梅汤和椒梅汤。《温病条辨》中讲：“暑邪深入少阴，消渴者，连梅汤主之。入厥阴，麻痹者，连梅汤主之。心热烦躁，神迷甚者，先与紫雪丹，再与连梅汤。”其中“暑邪深入少阴，消渴者，连梅汤主之”，这个消渴究竟是厥阴、还是少阴？口渴少阴和厥阴都有，那么连梅汤是治厥阴病、还是少阴病呢？我们看连梅汤的配伍：黄连、阿胶，这是少阴热化方黄连阿胶汤的结构，然后加了乌梅，这说明转到厥阴了。所以我认为这条属于厥阴病。后文“入厥阴麻痹者”，就说明它是治厥阴病的，方中用麦冬和生地，就是把黄连阿胶汤里的芍药和鸡子黄，换成了麦冬和生地。

“暑邪深入厥阴，舌灰，消渴，心下板实，呕恶吐蛔，寒热，下利血水，甚至声音不出，上下格拒者，椒梅汤主之。”我们来分析椒梅汤的组成：黄连、黄芩、干姜、半夏、人参，这是半夏泻心汤的结构；加少阳经的芍药、枳实，四逆散就用了柴胡、芍药、枳实、甘草；再加厥阴经的川椒、乌梅。大家看到没有？椒梅汤是在半夏泻心汤的基础上加了少阳四逆散里的芍药、枳实，厥阴经的川椒、乌梅。这就是吴鞠通的加减法。

讲完连梅汤、椒梅汤，我们再讲一个处方：青蒿鳖甲汤。“夜热早凉，热退无汗，热自阴来者，青蒿鳖甲汤主之。”此方的主药是青蒿、鳖甲，用鳖甲引入厥阴，用青蒿转出少阳，因为热要由厥阴转出少阳。肝主藏血，用生地、丹皮凉血，因为三阴是递进关系，所以可用少阴经的生地、知母。

九、厥阴瘀血证

厥阴瘀血证的代表方有鳖甲煎丸、大黄䗪虫丸、化癥回生丹。“此结为癥瘕，名曰疟母，急治之，宜鳖甲煎丸”，很多人说“这不是张仲景的处方，张仲景的处方哪有这么乱”。我

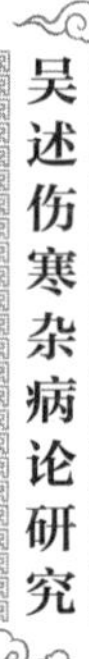

们先分析一下，然后再看看乱不乱。

1. 鳖甲煎丸

方中的第一组药物，有鳖甲、芍药、丹皮，其中鳖甲是厥阴经的主药；芍药、丹皮为治疗肝不藏血而设。厥阴病患者的手掌大小鱼际处发红，西医讲是由雌激素灭活障碍引起，中医讲是由于肝不藏血，所以鳖甲煎丸用芍药、丹皮藏血。化肝煎也选用芍药、丹皮，配伍青皮、陈皮、栀子、泽泻、浙贝，用来养肝藏血。“见肝之病，知肝传脾”，所以鳖甲煎丸有干姜、厚朴，其中干姜温太阴，小剂量的厚朴有通阳的作用，能通脾阳又能除胀。为什么用阿胶呢？这个病常伴有脾功能亢进（这里的脾不是指的中医概念的脾），出现血细胞（红细胞、白细胞)减少，所以用阿胶养血。方中的蜂房，治阳痿。因为肝硬化患者出现毛细血管扩张、蜘蛛痣、肝掌，是因为雌激素水平增高。而雌激素灭活障碍导致男性生殖器萎缩，导致阳痿，导致男性女性化，我们叫阴阳易。用蜂房可补充雄激素、刺激雄激素分泌，来对抗雌激素水平的升高。

第二组药物，柴胡、黄芩、人参、半夏，由厥阴转出少阳。为什么用射干？用于咽喉截断。三焦为液体的通道，“上焦得通，津液得下，胃气因和”，所以用了葶苈子、石韦、瞿麦。这三味药的配伍很巧妙，葶苈子抑制水通道蛋白，治疗腹水的时候，不光泻肺，也可泻肠道里的水，比如己椒苈黄丸证；瞿麦既利尿又复形质，因为瞿麦有抗雌激素的作用，可用来治疗子宫内膜增生；石韦有升高白细胞的作用，脾功能亢进会导致白细胞减少，石韦既可以通利水道，又能升高白细胞。

第三组药是桂枝、大黄、赤硝、桃仁、䗪虫，即桃核承气汤和下瘀血汤加蜣螂、鼠妇和紫葳。这是因为肝病患者有典型的凝血紊乱，因脾亢引起的血小板减少容易出血，又有高凝状态，所以用生地、丹皮、阿胶。我治肝癌经常用凌霄花（即紫葳），就是来自《伤寒杂病论》。现代研究证实凌霄花对肝癌和白血病有抑制作用。我们知道白血病有肝脾肿大，凌霄花既入足厥阴肝经，又能活血，这就是张仲景选药的原因。为什么用桂枝？因为“见肝之病，知肝传脾”，所以用桂枝配干姜即柴胡桂姜汤的结构；为什么用桃仁？因为桃仁是一个抗肝纤维化的药，相关的研究非常多。我治白血病爱用䗪虫，其理论就是来自鳖甲煎丸，现在研究也证实䗪虫有治白血病肝脾肿大的作用。如此看来，张仲景方中每一种药物的选择都有深意。

总结一下鳖甲煎丸的配伍规律：鳖甲煎丸是从厥阴转出少阳，所以用小柴胡汤加减，柴胡、黄芩、半夏、人参、射干；因为肝硬化有腹水，三焦为液道，所以加了葶苈子、石韦、瞿麦；复肝之形质用鳖甲养肝，肝藏血用芍药、丹皮；见肝之病，知肝传脾，所以加干姜、厚朴；加阿胶来养血，控制脾亢；加蜂房对抗雌激素，治疗阴阳易；加桂枝、大黄、赤硝、桃仁、䗪虫、蜣螂、鼠妇、凌霄花等活血。青蒿鳖甲汤也是厥阴转出少阳，用鳖甲引进去，用青蒿引出来。升麻鳖甲汤也是转出少阳，加黄芩、大青叶、丹皮、薏苡仁，等等。

2. 大黄䗪虫丸

《金匮要略》上讲：“五劳虚极羸瘦，腹满不能饮食，食伤、忧伤、饮伤、房室伤、饥伤、劳伤，经络荣卫气伤，内有干血，肌肤甲错，两目黯黑。缓中补虚，大黄䗪虫丸主之。”由条文可知，大黄䗪虫丸证有几个特点：第一，消瘦腹满；第二，肌肤甲错，脚上有鱼鳞状的改变；第三，两目黯黑，有黑眼圈。患者来了，你一看眼睛有黑眼圈，如没有肾虚

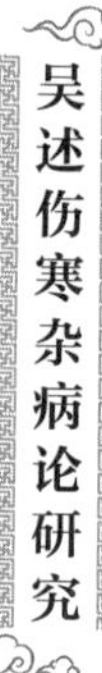

的症状，就让他伸脚，脚伸出来跟鱼鳞似的，这个人就是大黄䗪虫丸证，这两条就可以定了。所以我反复强调抓独，看中医可以很简单！大黄䗪虫丸的第一组药是芍药、地黄，肝脏体阴而用阳，所以用芍药、地黄养肝阴。第二组药是黄芩、甘草，转出少阳。大家看黄芩、甘草、芍药是什么方？就是少阳腑证的黄芩汤，只不过是没有大枣，因为甘令中满，有瘀血证时都不用大枣。厥阴有瘀血，所以用大黄、桃仁、虻虫、水蛭，这是下瘀血汤合抵当汤，再加杏仁、干漆、蛴螬等活血的药。所以治疗干血劳用的是什么药？厥阴转出少阳用的是芍药、地黄、黄芩、甘草，就是黄芩汤加地黄，因为内有干血所以加了地黄；去瘀血用的是下瘀血汤和抵当汤，加杏仁、干漆、蛴螬，等等。

十、答疑篇

陈磊问：吴师我已经知道了“死在厥阴”，请问温病里边的凉开、温开药，比如安宫、紫雪之类，是否可归入厥阴经病？

吴师答：关于牛黄，你可以用牛黄，也可以用西医的去氧胆酸，牛黄去氧胆酸、熊胆去氧胆酸，还可以用《伤寒论》里的猪胆汁。猪胆汁也可以用来治疗肝脏疾病，比如猪胆汁配青黛，把青黛和猪胆汁搁在一起泡，也可以用牛黄，西药还有熊胆去氧胆酸，这些都是可以入厥阴经的药。

讲厥热胜复的时候讲了白通加猪胆汁汤，为什么用白通加猪胆汁汤？因为可以转出少阳，转出少阳如果暴热来复的话，就“脉暴出者死”，所以这个时候要用猪胆汁，用了猪胆汁后防止暴热来复而复止，《伤寒论》原文“暴热来出而复去也”。用猪胆汁的前提是在干姜、附片的基础上。如果单纯一个厥阴寒证，没有干姜、附片这些药为基础，直接用黄芩汤反彻其热，就是用这些药反而容易使相火熄灭，导致这个人容易出现厥阴死证，阴阳离决的情况。

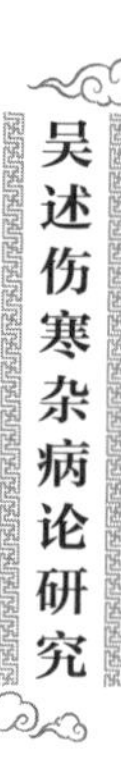

第十七章　三阴死证

神机化灭者死，气立孤危者死，

亡阴亡阳者死，阴阳离决者死。

须知太阴无死证，吐利身亡传二阴。

少阴神机与气立，阴阳不接是厥阴。

我们来探讨《伤寒论》中有关“三阴死证”的问题，首先告诉大家“三阴死证”的歌诀，“神机化灭者死，气立孤危者死，亡阴亡阳者死，阴阳离决者死”。这是前两句话，后面还有两句话“须知太阴无死证，吐利身亡传二阴”，这是在解释前两句话。《伤寒论》在太阴病篇看不到任何有关死证的论述，为什么会有人说死在太阴呢？因为《伤寒论》少阴、厥阴篇关于死证的条文，很多都有“吐利”两字。我们讲“须知太阴无死证，吐利身亡传二阴”，原因是呕吐、腹泻导致死亡的，都是传入了少阴和厥阴。因为三阴是递进关系，传入少阴、厥阴后，仍有太阴的症状。比如：脾阳虚，用理中丸；如果兼有手脚冷，就是传到少阴了，用附子理中丸；如果再兼脉细欲绝，那就传到了厥阴，要加丁香等厥阴经的药物。也就是说三阴的死证是在少阴和厥阴，传二阴分两条经，区别在于“少阴神机与气立，阴阳不接是厥阴”。“少阴神机与气立”指的是“神机化灭者死，气立孤危者死”，死在少阴；“阴阳不接是厥阴”，指的是“亡阴亡阳者死，阴阳离决者死”，死在厥阴。

一、形气神

少阴和厥阴的死证涉及两个重要概念：一个是“形气神”，另一个是“标本法”。之前我们已经详细讲过了标本法，下面主要讲形气神。

西医认识人体主要有三个学派：第一个是结构学派。通过解剖看器官、系统，通过光学显微镜看细胞，通过电子显微镜看亚细胞结构，这是我们讲的结构学派。第二个是功能学派。从宏观的系统、器官和微观的细胞、蛋白质水平，去了解人体的功能。第三个是信息学派，研究生物大分子。西医所谓的结构学派、功能学派和信息学派分别研究三种东西：物质、能量和信息。其中结构学派主要研究物质基础；功能学派主要研究物质与能量转化；信息学派主要研究生物大分子与生物信息的关系。

中医认识人体也是从三个角度：一个是形，一个是气，一个是神。中医讲形、气、神；西医讲物质、能量、信息，衍生出了结构学派、功能学派和信息学派。其实中西医可以类比，物质、能量、信息反应在中医上就是形、气、神。“形”指形质，物质基础；“气”指气立，指五运六气；“神”指神机。从不同的角度去理解它，相信对大家会有帮助。

神机和气立有什么关系？《素问·五常政大论》中讲：“根于中者，命曰神机。神去则机息。根于外者，命曰气立，气止则化绝。”“神去则机息”，机息是指机体不发挥功能了，脏腑不再化生。神有先天的神——元神，有后天的神——识神。“神去则机息”，是讲没有神，人是会死的。有人说植物人没有神，不是没死吗？其实植物人是有神的，虽然后天的识神没有了，但先天的元神还在。如果元神没有了，呼吸就停止，胃肠道就停止蠕动，心脏就停止跳动，所以植物人还是有神的。“根于外者，命曰气立”，是讲如果气不运行，气化也就绝了，气化没有了人也会死。这段话已经把形、气、神的关系讲得很清楚了。《素问·六微旨大论》上说：“出入废则神机化灭，升降息则气立孤危。故非出入，则无以生长壮老已；非升降，则无以生长化收藏。是以升降出入，无器不有。故器者，生化之宇，器散则分之，生化息矣。故无不出入，无不升降”，这里“器”指的就是形质。

“形”具体是什么？是《伤寒论》讲的三阴三阳或者五脏六腑，标本学说认为形是标。“气”是什么？是气立，标本学说认为气立是本。通过经络联系脏腑，气血精津液的运化产生风寒火热燥湿，这个过程就叫气化，是形质导致了气化。那么控制形质的是什么？是神机。神机控制形质，形质控制气化，最后导致“生长化收藏”。神机是怎么控制形质呢？先天的元神可以控制胃肠道蠕动，控制心脏搏动，控制呼吸，等等。神机控制形质，即神机控制《黄帝内经》讲的“器”；而形质实现气化，是气化的基础。

《灵枢经·本神》中说：“故生之来谓之精，两精相搏谓之神”；《灵枢经·天年》中还说：“血气已和，营卫已通，五脏已成，神气舍心，魂魄毕具，乃成为人”；《素问·天元纪大论》上讲：“夫五运阴阳者，天地之道也，万物之纲纪，变化之父母，生杀之本始，神明之府也”，“物生谓之化，物极谓之变，阴阳不测谓之神”。上面我列举了一些有关形气神的文字，《黄帝内经》中还有很多，感兴趣者可以结合原文去思考三者的关系。

二、阴阳

首先是阴阳化生五行，五行即我们讲的形质；然后是五行运化六气，五行运化指五行的生克制化、亢害承制，运化风寒火热燥湿六气。为什么是五行运化六气？因为五行各一，唯火有二，故曰六气。阴阳五行和神是什么关系？《灵枢经·本神》上说："故生之来谓之精，两精相搏谓之神"，是指男女一战，男性之精与女性之精，精卵相受（即受精），阴阳气交，然后分化出三胚层，最后形成五行，也就是形成西医讲的人体八大系统，调节系统加功能系统。在精卵相受、两精相搏的时候就有了神。两精相搏的本质是阴阳气交，所以阴阳还是根本。先有阴阳——男性之精与女性之精，两精相搏然后有了神，在此基础上阴阳化生五行，就有了形，五行运化六气，就有了气，阴阳、神、形、气就是这么来的。

三、少阴死证形气神，厥阴死证论阴阳

关于三阴死证，第一，太阴无死证。对于"太阴无死证"，我们已经在"伤寒杂病论概论"中做出了解释，这里不再赘述。第二，"少阴死证形气神，厥阴死证论阴阳"。我们讲了"先有阴阳然后有神，有神然后有形，有形然后有气"，所以阴阳是最根本的。厥阴经是最后一条经，在厥阴之前有少阴，因为少阴心主神明，所以其脉证提纲有"但欲寐"，"出入废则神机化灭"，所以呕吐下利最怕烦躁，神不守舍；少阴肾主纳气，气应上升、宣发，然后下降。如果肾不纳气则气往上走，比如老年人的呼吸很表浅；如果升降息则气

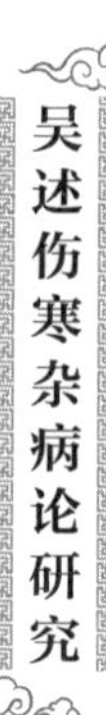

立孤危，最后气化终止，形神分离。少阴心和少阴肾，一个主神，一个主气，所以形神不离。

四、少阴死证

我们从《伤寒论》条文，来具体分析三阴死证。

1. 神机化灭者死

少阴病“神机化灭者死”，怎么才会导致神机化灭呢？《黄帝内经》中说：“出入废则神机化灭”。我们知道人体的出入由太阴所主，太阴阳明主人体的出入。

“少阴病，吐利躁烦，四逆者死”，三个症状缺一不可，第一是吐利，第二是躁烦，第三是四逆，少一条都会不死。因为吐利最初是一个太阴病，有四逆才是少阴病。如果患者呕吐、下利而出入废，传入少阴就容易导致神机化灭，出现躁烦。少阴心主神明，而躁烦必须见四逆证才会死亡，如果只是呕吐、下利伴躁烦，不见四逆是不会死的。《伤寒论》中呕吐、下利伴躁烦的条文有很多，四逆伴烦躁的条文也有很多，这些都不是死证。比如干姜附子汤证，是四逆伴烦躁。总的来讲，因为少阴心主神明，可以出现烦躁，少阴寒化会出现四逆；如果少阴烦躁同时伴有呕吐、下利就说明出入废；少阴病同时伴有出入废就容易出现神机化灭，所以如果呕吐、下利又有四逆、又见烦躁，即是死证。

“少阴病，脉微细沉，但欲卧，汗出不烦，自欲吐，至五六日自利，复烦躁，不得卧寐者死”。“脉微细沉”是指少阴寒化证，故有四逆，还出现吐利，这个时候出入废，加之躁烦不得卧寐，所以是死证。由此可知，神机化灭取决于出入废。为什么“出入废则神机化灭”呢？为何少阴病吐利再见烦躁是死证呢？这涉及土与火之间的关系，在太阴阳明论已有详述。

2. 气立孤危者死

前面讲形神不依，现在讲形气不依。何为“气立孤危者死”？“升降息则气立孤危。”如何升降？气升水布，肺来宣发，升极而降，肾来纳藏。这个过程终止了就是气立孤危。

“少阴病，下利止而头眩，时时自冒者死”，“少阴病，六七日，息高者死”，这两条都是肾不纳气、从上脱绝，都是死证。

所以少阴死证的特点是什么呢？形神不依和形气分离都是死证，形神不依需出入废，形气分离需升降息。

五、厥阴死证

“凡厥者，阴阳气不相顺接，便为厥”，我们说厥阴死证是因为阴阳不接。这里讲的“阴阳不接”是很特殊的情况，是危象。

1. 阴阳离决者死

什么叫“阴阳离决”？《伤寒论》中有一条原文“暴热来出而复去也”，意思是说疾病本来是一个寒证，但突然之间阳气来复，也就是《伤寒论》讲的“厥热胜复”。“恐暴热来出而复去”，是讲阳气来复之后很快阳气就没有了，人就死亡了。为什么会出现“暴热来出”？西医对“暴热来出”的解释是休克晚期的患者，机体最后一次动员肾上腺髓质和肾上腺皮质系统，分泌出大量皮质激素和肾上腺素。如果这时疾病再不能够得到恢复，随后患者就走向死亡。这是机体最后一步努力，也就是中医讲的“回光返照”，所以“暴热来出而复去”是死证。

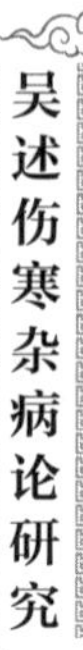

如何判断"暴热来出而复去"？"服汤脉暴出者死，微续者生。"厥阴危证的脉表现为欲绝之脉，脉微欲绝，或者脉细欲绝。厥阴病的脉有两个特点：一个是"脉弦无力"。这就是《伤寒论》讲的"肝者，木也，名厥阴，其脉微弦，濡弱而长，是肝脉也"，就是说弦而无力之脉是厥阴，弦而有力在少阳。另一个是欲绝之脉。脉微欲绝、脉细欲绝都是厥阴病。服药之后，厥阴欲绝之脉"脉暴出则死，微续则生"，就是说脉慢慢地力量增加，预后是生；如果突然之间脉力增加，浮大有力则预后是死亡。

"少阴病，下利，脉微者，与白通汤；利不止，厥逆无脉，干呕，烦者，白通加猪胆汁汤主之。服汤脉暴出者死，微续者生。"条文中讲"厥逆无脉"，欲绝之脉就是厥阴病，所以白通加猪胆汁汤是厥阴经的处方。前面讲"少阴病，下利，脉微者，与白通汤"，可见白通汤是治少阴病的。如果"利不止，厥逆无脉"，就进入了厥阴。"干呕，烦者，白通加猪胆汁汤主之"，为什么加猪胆汁？意在使厥阴转出少阳，猪胆汁是少阳经的药，所以加猪胆汁。

"伤寒下利，日十余行，脉反实者，死"，这条与前面讲的"脉暴出者死，微续者生"，本质相同。

前面说的是脉，下面说证。"寒厥发热能食者死，名除中"，因为我们知道，寒厥应该是不能食。"阳明病，若能食，名中风，不能食名中寒"，有寒邪则影响人的食欲。"伤寒，始发热六日，厥反九日而利。凡厥利者，当不能食。今反能食者，恐为除中。食以索饼，不发热者，知胃气尚在，必愈。恐暴热来出而复去也"，这条讲是寒厥本不能食，现在反而能食，就考虑是除中。如何判断是不是除中呢？看吃面食后是否有发热，如果不发热说明胃气尚在；如果发热的，就是除中，因为“暴热来出而复去”就会死亡。简单地说，寒厥的患者本应吃不下东西，现在食欲好了，有两种情况：一种是“必愈”，病情真的好转，因为寒邪减了，所以能食了；还有一种情况是暴热来出，发热能食，就是我们讲的肾上腺皮质和髓质激素大量分泌，也就是所谓的“回光返照”。

“伤寒脉迟六七日，而反与黄芩汤彻其热。脉迟为寒，今与黄芩汤，复除其热，腹中应冷，当不能食，今反能食，此名除中，必死”，为什么不要用黄芩汤彻其热？黄芩汤彻的是少阳之热，少阳乃生生之气。少阳的相火用黄芩汤去彻了以后出现除中。我们前面讲过，白通加猪胆汁汤，是因为转出少阳以后才能加猪胆汁，而不能够在少阴寒化的时候用黄芩汤去彻其热，断了少阳相火。如果“彻其热”应食欲不好，反而变好了，这就是除中，就是“暴热来出而复去也”。

厥阴病“阴阳离决者死”有两种情况：脉微续者生，暴出者死；寒厥发热，能食者死。这两条都是“暴热来出而复去也”，一个是从脉上判断，一个是从证上判断。

2. 亡阳者死

第一，厥不还者死。“伤寒六七日，脉微，手足厥冷，烦躁，灸厥阴，厥不还者，死”，“伤寒发热，下利至甚，厥不止者，死”。这两条是说休克的患者，微循环最后不灌不流，摸着全身发冷，如一直冷下去，最后就会导致死亡。因为休克的人如果要恢复过来，体温一定要恢复的，没有一个休克的患者，活过来还那么冷，死者才会冷，所以厥不还者死。

第二，脉不还者死。“下利后脉绝，手足厥冷，晬时脉还，手足温者，生，脉不还者，死”。大家都知道，休克的患者血压降低，脉搏变得非常的微，脉微欲绝，甚至摸不到脉，如果这个脉不还，肯定是死亡。当然脉还以后有两种情况，微续者生，暴出者死。也就是说，厥不还者死，厥还者还有两种情况：第一种就是正常的厥还，体温恢复；第二种就是暴热来出，突然之间发烧，能吃，回光返照，结果也会死。

第三，大汗亡阳者死。“伤寒六七日，不利，便发热而利，其人汗出不止者，死，有阴无阳故也”，这条就是在讲亡阳。大汗为什么亡阳？因为“阳加于阴谓之汗”，汗多亡阳。比如桂枝加附子汤治疗的漏汗，就是因为汗多而亡阳。为什么汗多不亡阴呢？我跟大家讲个例子，一个人一般每天出汗500ml，就是500毫升，相当于血液的十分之一。大汗如果汗流浃背，每天的汗量小于1000毫升，极个别的整日出汗能达到1000多毫升。而人体的血液有5000毫升，还有组织液可以补充，所以汗多可以伤阴，但不至于亡阴，汗多首先是亡阳，而不是亡阴。

3. 亡阴者死

“伤寒五六日，不结胸，腹濡，脉虚，复厥者，不可下，此亡血，下之死。”亡血的人不能再用下法，再下则亡阴，最后容易导致死亡。

4. 区别少阴死证

怎么区别少阴和厥阴的死证呢？可从下面三个条文去理解。第一，“伤寒发热，下利厥逆，躁不得卧者，死。”因为三阴是递进关系，前面已讲吐利、厥逆、烦躁者死，是少阴死证，为什么说这条是厥阴？因为有发热，厥热胜复是厥阴的特点，如果无热为少阴，有热为厥阴。第二，“少阴病，四逆，恶寒而身蜷，脉不至，不烦而躁者死。”脉不至是病在厥阴。在厥阴的时候脉不至，还烦躁，就会神机化灭，甚至死亡。单纯来讲，少阴病四逆不烦而躁者是不会死亡的，但是如果脉不至就是已到了厥阴，就会死亡。第三，“下利，手足厥冷，无脉者，灸之不温，若脉不还，反微喘者，死。”脉不还说明还在厥阴，有脉为少阴，无脉为厥阴，同时伴有微喘，则气立孤危。厥阴病会出现气立孤危者死，这是因为三阴是递进关系。

六、小结

“神机化灭者死，气立孤危者死”，前者指形神不依，后者指形气不依。形神不依，神主在心；形气不依，纳气在肾。心和肾皆属少阴。“亡阴亡阳者死，阴阳离决者死”，阴阳不接，就是在厥阴。

“须知太阴无死证，吐利身亡传二阴”，太阴没有死证，太阴出现吐利身亡，这是传少阴和厥阴。

少阴死证，一是神机化灭者死，必见出入废；二是气立孤危者死，必见升降息。

厥阴死证，一是“阴阳离决者，死”。暴热来出而复去，体现在脉是微续者生，暴出者死；体现在证是寒厥发热，能食者死。因为寒厥应不能食，如能食发热，就是暴热来出，为除中。二是亡阳者死，亡阳的表现有三点：厥不还、脉不还和大汗。厥有单纯厥与暴热来出（除中）的区别，脉有微续和暴出的区别。第三是亡阴者死。

最后，因为三阴是递进关系，我们讲了厥阴病出现神机化灭和气立孤危的特点：前者是发热，后者是无脉。

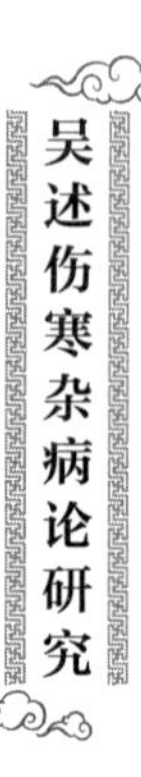

第十八章　六经在经

我们前面讲的聚类法有个口诀：三阳在经在腑，三阴寒化热化。“阳者，卫外而为固也”，三阳是阳气所主，所以三阳的在经证更重要；“阴者，藏精而起亟也”，三阴属脏，所以三阴的里证更重要。口诀突出了六经发病及转归的基本规律，是为了方便我们学习，易于临床操作。实际上，六经都有在经证，是三阳在经在腑，三阴在经在脏。现在，我们完整讲解六经在经。

先讲六经表里。六经为病的表里关系，即在经与在里。一般有两种解释：第一种是从证候表现的部位上划分六经在经在里，在经指出现在躯体的六经在经证，在里指出现在胸腹腔的六经在里证。我们知道，五脏六腑都在胸腹腔中，胸腹腔以外，《伤寒论》称为“经”、“表”、“外”；胸腹腔以里，《伤寒论》称为里。比如太阳蓄血证“太阳病六七日，表证仍在，脉微而沉，反不结胸，其人发狂者，以热在下焦，少腹当硬满，小便自利者，下血乃愈”，下面一句是“所以然者，以太阳随经，瘀热在里故也。抵当汤主之”。“太阳随经，瘀热在里”明确提出了太阳经证和太阳里证，太阳里证指太阳的蓄水证和蓄血证，而这一条是指蓄血证。再比如“问曰：阳明病外证云何？答曰：身热，汗自出，不恶寒，反恶热也。”此处的“外”是阳明在经的意思。所以，“经”和

“外”都指躯体，也就是胸腹腔以外的地方。

第二种解释是把六经作为整体来看待的表里关系，也就是“六经表里”，表专指太阳表证，少阳是半表半里，阳明以后都是里。如“伤寒脉浮，发热无汗，其表不解，不可与白虎汤。渴欲饮水，无表证者，白虎加人参汤主之”，这条说明白虎汤不能用来治疗“表证”，这里的“表证”是个狭义的概念，即太阳在经证。所以，六经各有在经在里，而六经在经中只有太阳的“在经”称之为表，而少阳称半表半里，阳明以后统称为里。

再比如，“少阴病，得之二三日，麻黄附子甘草汤微发汗。以二三日无证，故微发汗也”。“无证”指什么呢？指的是没有里证。又如，“若其人内有久寒者，宜当归四逆加吴茱萸生姜汤”，这里的“内”与“外”相对，也是“里证”的概念。大家理解了六经表里的第二种解释没有？表专指太阳表证，半表半里指少阳，阳明以后为里。但是六经的每一经都有在经和在里的区别，这两种解释是并存的、是不矛盾的。

后世许多医家混淆了《伤寒论》六经表里的概念，认为六经都有表里，都有类似于太阳表证的那个表证，这是错误的。《伤寒论》讲的表证，是特指太阳表证。我们反复讲“阴阳化生五行，五行运化六气”，“五行运化六气”指什么？指五脏以经络为通道，以气血精津液为原料，通过气化的过程，产生风寒火热燥湿。其中运化的通道就是经络，而六经内连脏腑（三阳连腑，三阴连脏)，外连躯体（胸腹腔以外的部分），所以我们说六经都有在经，但是只有太阳在经才是指狭义的表证，才是《伤寒论》讲的表证。

所以准确地讲，所谓的“经”是指我们的胸腹腔以外，脏和腑是指我们的胸腹腔以内。三阳在经在腑，三阴在经在

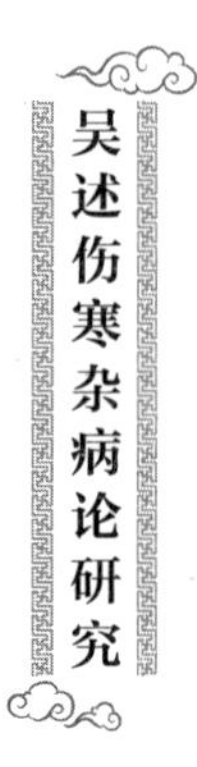

脏；三阳在经有寒化、热化的区别；三阴在脏，也有寒化、热化的区别。下面，我们按每条经来讲六经在经。

一、太阳在经

太阳在经的主方是麻黄汤和桂枝汤。大家一定要去思考：桂枝汤究竟是一个什么样的处方？太阳在经为什么用桂枝汤？我们讲太阳病篇的时候已经详细地讲过。

二、少阳在经

少阳在经的主方是四逆散，它的症状是什么呢？是躯体症状，也就是四肢逆冷。临床上摸到手背冷的时候，直取少阴要用附子，或者取厥阴。还有一种手背冷的情况是少阳病，少阳的阳气郁闭导致的四逆。《伤寒论》条文中写的是“少阴病四逆”，这种写法是类证鉴别。少阴病篇说是少阴病，实际上这个病是个少阳在经。四逆散证有或然证，“其人或咳，或悸，或小便不利，或腹中痛，或泄利下重者”，这些或然证都是里证，可以有、可以没有。如有或然证怎么办？“咳者，加五味子、干姜各五分，并主下利；悸者，加桂枝五分；小便不利者，加茯苓五分；腹中痛者，加附子一枚，炮令坼；泄利下重者，先以水五升，煮薤白三升，煮取三升……”

我们前面已经说过柴胡不配伍附子，怎么这里又配伍附子了呢？“腹中痛加附子一枚”，四逆散加附子是《伤寒论》中唯一用柴胡配伍附子的处方，加附子是取其镇痛。大家注意观察，有些患者平时不疼痛不会四逆，疼痛时脉弦四逆，一疼起来手脚就冷了，就出现了四逆证的情况，临床上这种情况非常多见。为什么不用桂枝呢？桂枝虽然也能温通经脉，但是附子的镇痛作用比桂枝强，具有强烈的镇痛解寒作用，这是四逆散见腹痛、脉弦、四逆不用桂枝的原因。所以，我们在温阳时一定要注意辨别：平时少阴阳虚的人如果见肝郁，那是厥阴病；而急症时出现四逆的人，平时是没有四逆的。

三、阳明在经

阳明在经的主方是白虎汤，阳明在经兼里证的处方是白虎加人参汤。比如“伤寒无大热，口燥渴，心烦，背微恶寒者，白虎加人参汤主之”。

四、太阴在经

太阴在经是哪个处方呢？是桂枝汤。我们看《伤寒论》中的相关条文：“太阴中风，四肢烦疼”，“太阴病，脉浮者，可发汗，宜桂枝汤”，“伤寒脉浮而缓，手足自温者，系在太阴”。其中“太阴中风，四肢烦疼”，脾主肌肉，所以在经的症状会出现四肢烦疼；“脉浮”是桂枝汤的特点，太阴病的脉浮，是浮大无力，或者是浮缓脉；“手足自温者，系在太阴”，用桂枝汤。太阳病篇讲的“桂枝本为解肌”，跟这里四肢烦痛的意义是一样的，都是因为脾主肌肉。

桂枝汤是太阴病在经的处方，为什么又归到太阳病里了呢？我们看《伤寒论》太阳病篇对桂枝汤的论述，“太阳病，外证未解，脉浮弱者，当以汗解，宜桂枝汤。”“脉浮弱”，弱脉为什么要用桂枝汤呢？ 因为“太阳中风，阳浮而阴弱”，这是桂枝汤证的机理。阴阳脉法篇讲，阳脉浮阴脉

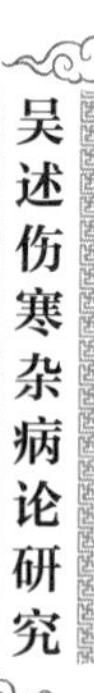

弱，阳脉主表，阴脉主里，也就是寸和尺的关系。“阳浮者热自发”，阳浮因为有表证，所以“热自发”；“阴弱者汗自出”，“汗自出”不是因为表证，是因为阴弱而自汗，这里的阴弱是指里虚，不是指阴虚。服桂枝汤要啜热稀粥以助胃气，热稀粥有养脾胃之气的作用。

我再举一个例子：“太阳病，发热恶寒，热多寒少，脉微弱者，此无阳也，不可发汗，宜桂枝二越婢一汤。”这个处方与葛根汤单纯在药物组成上的区别很小：一个用葛根，一个用石膏。桂枝汤证化热后怎么治疗？“发热恶寒，热多寒少”，用桂枝二越婢一汤，即桂枝汤加上麻黄和石膏；如果转到阳明，完全热化了，用白虎加人参汤。大家注意，“服桂枝汤，大汗出后，大烦渴不解，脉洪大者，白虎加人参汤主之”，大烦渴、脉洪大、大汗就是病转阳明了，要用白虎加人参汤。为什么加人参？因为脾虚，人参定在至阳穴，独证是背恶寒。

再看三条，第一条，“发汗后，身疼痛，脉沉迟者，桂枝加芍药生姜各一两人参三两新加汤主之”，脉沉迟者，定位在右关，加人参是因为兼有脾虚。第二条，“伤寒，阳脉涩，阴脉弦，法当腹中急痛，先与小建中汤”，这是兼里证的腹痛，方剂变化就是由桂枝汤化裁成小建中汤。第三条，“太阳病，外证未除而数下之，遂协热而利，利下不止，心下痞硬，表里不解者，桂枝人参汤主之”，表里双解用的是理中丸加桂枝。由此可见，当桂枝汤兼里证时，《伤寒论》中给了三个处方：第一个处方，如果右关沉，用桂枝加芍药生姜各一两人参三两新加汤。第二个处方，如果表里不解，外面表证未解，里面协热下利，心下痞硬，用桂枝人参汤主之，也就是理中丸加桂枝。第三个处方，如果伴腹痛，阳脉涩，阴脉弦，用小建中汤。三个处方的区别：第一个是身痛，第二个是下利，第三个伴有腹痛。

通过上面的分析可知，有三个理由可以证明桂枝汤是太阴在经的处方：第一从症状上看，“太阴中风，四肢烦疼，手足自温”，这是在太阴病篇的内容。太阳病篇也讲“桂枝本为解肌”，而太阴脾主肌肉。第二从脉象上看，脉阳浮而阴弱，用桂枝汤，其中阴弱指里虚。第三从服药方法上看，服桂枝汤后要啜稀粥，也说明了它本质上是太阴脾虚。

桂枝汤是太阴病的处方，为什么放在太阳病篇呢？我们再来回答这个问题就较为容易：这是因为太阳在经分伤寒和中风，凡用桂枝汤的人都是素体脾虚的人。《金匮要略》中讲桂枝汤证的虚劳“面色薄”，形体“酸削不能行”，素体脾虚的人得了感冒，往往表现为桂枝汤证。所以，桂枝汤是专门治疗脾虚之人外感的处方，如果脾虚的人感冒后桂枝汤的力量不够，就加人参，甚者用理中丸加桂枝；如果有腹痛的，用小建中汤。服桂枝汤后还要喝热稀粥，来帮助桂枝汤发汗。说到桂枝汤的发汗法，我父亲有一个处方也能促进患者迅速发汗，就是“阿司匹林白糖米浆汤”，这是从张锡纯的方子化裁来的。用阿司匹林来发表，用米浆代替桂枝汤的热粥来健脾，用白糖补充血糖有助于发汗，三者合用增强了发汗作用。

通常认为卫气是上焦卫外之气，太阳病应属上焦，而出现桂枝汤证的都是素体中焦脾虚之人，脾虚却是病在中焦，那么桂枝汤与卫气是什么关系呢？其实，卫气的来源有三个说法，一说卫出上焦，一说卫出中焦，一说卫出下焦。首先，我给大家举一例条文说明卫出上焦，比如新感引动伏饮的“伤寒表不解，心下有水气，干呕，发热而咳，或渴，或利，或噎，或小便不利，少腹满，或喘者，小青龙汤主之”，这是麻

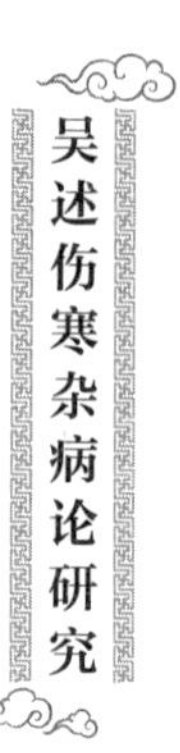

黄汤兼里证。由于兼水气，出现“或渴，或利，或噎，或小便不利，少腹满，或喘”，用“小青龙汤主之”，这条的内容就是我们讲的卫出上焦。其次，卫出中焦，多见于气虚外感，就是我们讲的桂枝汤。正常人感冒之后一般是麻黄汤证，只有伴气虚的人才有机会用桂枝汤。最后，卫出下焦，多见于阳虚外感，如麻黄细辛附子汤证或麻黄附子甘草汤证。很多人争论卫气究竟来源于哪里？其实上、中、下三焦都和卫气有关系。所以我们讲“气升水布，火降血下”，讲了肺脾肾三脏与气升的关系、与水布的关系。

五、少阴在经

少阴在经的主方是麻黄附子甘草汤。我们来看《伤寒论》中的条文：“少阴病，得之二三日，麻黄附子甘草汤微发汗。以二三日无证，故微发汗也。”三阴在经在脏，这条的“无证”就是指没有里证、没有脏证。“少阴病，始得之，反发热脉沉者，麻黄细辛附子汤主之”，这两条都是不兼里证。“伤寒，医下之，续得下利清谷不止，身疼痛者，急当救里；后身疼痛，清便自调者，急当救表。救里宜四逆汤”，“病发热，头痛，脉反沉，若不差，身体疼痛，当救其里，四逆汤”，由这两条可知少阴病如有里证，救里用四逆汤。

六、厥阴在经

厥阴在经的处方是当归四逆汤，“手足厥寒，脉细欲绝者，当归四逆汤主之”。如兼有里证，“若其人内有久寒者，宜当归四逆加吴茱萸生姜汤”。

六经皆有经证，是指六经表里的问题；六经的表证仅仅限于太阳，只有太阳有表证，半表半里是少阳，阳明以后都是里。《伤寒论》中讲的表证都指的是太阳表证，其他各经的经证叫作“在经”，张仲景把胸腹腔以外的证候都定为在经，胸腹腔以内的证候定为在里，在里就是在脏和在腑。如“渴欲饮水，无表证者”用白虎加人参汤，虽然白虎汤是阳明在经，但是它没有表证。

我们反复强调的“五行运化六气”，就是以经络为通道，经络在外连接体表，在里连接脏腑。大家一定要搞清楚六经表里的含义，“六经在经”是指《伤寒论》的六经外证、经证，而“在脏在腑”是指《伤寒论》的六经的里证。只有太阳经证能够称为“表证”，而少阳是半表半里，阳明以后都是里。下面是完整呈现给大家的口诀：“三阳在经在腑，三阴在经在脏，三阳在经寒化、热化，三阴在脏寒化、热化。”为什么三阳强调在经？因为阳气者，卫外也，所以三阳是以在经为主。三阴为什么强调在脏？因为阴在内，在脏易于表现为寒化和热化。

七、六经兼里

太阳在经用麻黄汤，兼有里饮则用小青龙汤。少阳在经用四逆散，兼有里证是指四逆散加减法里的或然证。阳明在经用白虎汤，如果兼有里证则加人参健脾，用白虎加人参汤。太阴在经用桂枝汤，桂枝汤虽然出现在太阳病篇，但它是治疗气虚外感的太阴病方；如果兼里证，伴有身体疼痛的用桂枝新加汤，伴有下利的用桂枝人参汤，伴有腹痛的用小建中汤。桂枝汤治表虚证，如果化热了用白虎加人参汤；麻黄汤治表实证，化热以后用白虎汤。为什么桂枝汤治疗表虚证呢？依据来自“卫出三焦”理论，卫出上焦，用麻黄汤，夹饮用小青龙汤；卫出中焦，用桂枝汤；卫出下焦，用麻黄附子甘草汤，太少两感证兼有里证的用四逆汤。厥阴在经用当归四逆汤，兼有里证，内有久寒的用当归四逆加吴茱萸生姜汤。

第十九章　虚劳篇

为什么要单独讲《金匮要略》中的虚劳病呢？因为我们的特点是形、气、神一体同调。《伤寒论》主要是讲气化的，那么是不是张仲景就不讲形和神呢？形和神其实他也讲，比如《金匮要略·百合狐惑阴阳毒病证治第三》中就讲到了“神”，其他篇也有讲形质的，其中最经典的就是虚劳病。

《金匮要略》中关于虚劳病的内容，可以分为三个部分：第一部分讲的是太阴虚劳，代表方是桂枝加龙骨牡蛎汤和小建中汤；第二部分讲少阴虚劳，代表方是肾气丸、薯蓣丸和酸枣仁汤；第三部分讲厥阴虚劳，代表方是大黄䗪虫丸。

一、太阴虚劳

《金匮要略》中讲“失精家少腹弦急”，“男子失精，女子梦交”，梦失精等虚劳证，用桂枝加龙骨牡蛎汤来治疗。如果再出现虚羸、浮热、汗出者，就去桂加白薇、附子叫二加龙牡汤。因为兼有少阴证，所以去桂枝加附子，有出汗又加了白薇。

治疗虚劳病的桂枝汤类方，还有一个是天雄散。《金匮要略》中没有讲它的使用指征，方后注“男子平人，脉虚弱细微者，善盗汗也”，与二加龙牡汤治疗虚羸浮热汗出者，是同一个机理。天雄散是与二加龙牡汤是做类证鉴别的，因为后天

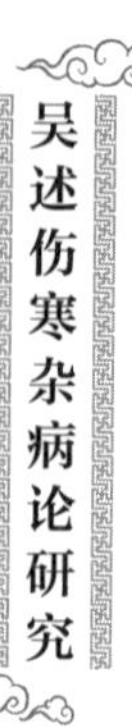

损及先天，一旦病传少阴，出现兼有少阴病的情况时，需要加附子或天雄，可用天雄散，也可以用二加龙牡汤。

小建中汤治疗的虚劳病在太阴，常伴有眩晕、四肢酸痛、手足烦热。它的加减方有黄芪建中汤、当归建中汤和归芪建中汤，还可以加人参；如果伴有明显的少阴证，也可以加附子；妇人产后用当归建中汤，出血多的加地黄、阿胶，如无当归，可用川芎。

二、少阴虚劳

《金匮要略》中讲："虚劳腰痛，少腹拘急，小便不利者，八味肾气丸主之"，其中的腰痛就可把穴位定在阳关穴，这是用附子的独证。我们讲少阴病篇的时候，讲了少阴寒化证有气化不通和形质受损的区别。其中气化不通夹饮的是真武汤证，不夹饮的是四逆汤证。如果是形质受损、伤及肾精，要用八味肾气丸；如果是肿瘤、结石等有形之邪，则用栝蒌瞿麦丸。八味肾气丸和栝蒌瞿麦丸的区别：前者是形质不足，后者是形质有余。有余是客有余，不足是主不足，有余是在不足的基础上发生的，所以栝蒌瞿麦丸要用附子、山药。

"虚劳诸不足，风气百疾，薯蓣丸主之"，薯蓣丸以薯蓣为君，是补少阴的处方。这个处方的配伍很复杂，里面有八珍汤、山药、麦冬、阿胶补虚，还有桂枝、干姜、大枣、柴胡、桔梗、杏仁、防风、白蔹、曲和豆卷等多用于治外邪的药。这里要强调一下，《伤寒杂病论》里复形质的处方多是大方，很多人一见大方就怀疑不是张仲景的方，这是错误的。薯蓣丸的一个特点是上、中、下三焦同治，因为卫出三焦，上焦有桂枝、柴胡、桔梗；中焦有四君子汤；下焦有山药、地黄。

薯蓣丸在什么情况下用疗效最好？我们之前讲太少两感证，用麻黄细辛附子汤、麻黄附子甘草汤，感冒很快就可以缓解，可是感冒缓解以后会怎么样呢？过两个月患者又感冒了。麻黄细辛附子汤、麻黄附子甘草汤急则治标，调其气化；当感冒缓解了就要服薯蓣丸，缓则治本，能够防止感冒的复发。“虚劳诸不足，风气百疾，薯蓣丸主之”，我们要知道，很多病都可能出现太少两感证，比如感冒、荨麻疹、肾科疾病等，只要是太少两感证，急则治标，症状缓解以后都可以用薯蓣丸来复其形质。一般来讲伏邪转出少阳，比如反复咽痛和咽部感染的患者，要从少阴去截断，但这只是个大原则，如果详细去研究也很复杂。比如玉屏风散里为什么用防风，因为防风是一个免疫调节剂。大家要记住一点：有伏邪转出少阳的人，尤其是肾病有伏邪的患者，要谨慎使用薯蓣丸。

我们讲了少阴热化证用黄连阿胶汤和酸枣仁汤。薯蓣丸可以复少阴肾的形质，复少阴心的形质用什么处方呢？要用炙甘草汤。炙甘草汤“治虚劳不足，汗出而闷，脉结悸，行动如常，不出百日，危急者十一日死”。炙甘草汤又叫复脉汤，在《伤寒论》太阳病篇中也出现过。

三、厥阴虚劳

治疗厥阴虚劳的主方是大黄䗪虫丸。“五劳虚极羸瘦，腹满不能饮食……肌肤甲错，两目黯黑，缓中补虚，大黄䗪虫丸主之”，大黄䗪虫丸能复形质，治疗干血劳，也能治疗肿瘤。我举个例子：有一个卵巢癌晚期的患者，腹腔内肿瘤有4~5厘米，我们就以大黄䗪虫丸为主来治疗，维持了三四年的时间。因为患者同时也在做介入治疗，所以中药的疗效难以评

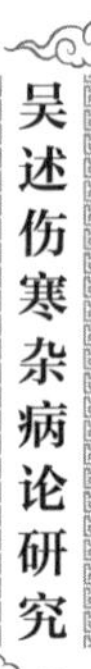

估，后来患者挂不上号，她就去找了另外一位大夫。这位大夫一看，这么虚弱的患者怎么能用大黄䗪虫丸这类处方呢？于是就开了十全大补汤，治疗大概两个多月吧，肿瘤从4～5厘米长到了十几厘米，一下子长到像皮球那么大，大补之后患者反而骨瘦如柴，腹大如鼓青筋暴露，很快就去世了。这就是一个厥阴虚劳误用补药的典型病例。

四、小结

虚劳病篇讲了三部分内容：第一，太阴虚劳，用桂枝加龙骨牡蛎汤或小建中汤。为什么失精梦交要归在太阴而非少阴呢？我们今后讲阴阳交的时候再细讲，这里有些内容是有所指的，张仲景没有说破。太阴为三阴之开，有一些问题需要从太阴经去治。如果长期失精梦交，会出现后天累及先天，从而导致少阴肾虚的情况，就要用天雄散或者二加龙牡汤来治疗。

第二，少阴虚劳分为热化与寒化。《伤寒论》少阴病篇中讲了少阴心的热化证，出现阴虚失眠时用黄连阿胶汤。《金匮要略》里讲肾阴虚的失眠用酸枣仁汤，伤及形质出现虚劳腰痛的用八味肾气丸。少阴寒化证急者用四逆汤温之，缓解之后用八味肾气丸补之。八味肾气丸和栝蒌瞿麦丸都能复形质，一个是形质不足，一个是形质有余——主不足而客有余。接着讲了薯蓣丸，“虚劳诸不足，风气百疾，薯蓣丸主之”，麻黄附子甘草汤证缓解后用薯蓣丸来复形质。不仅是少阴肾可以复形质，少阴心也可以复形质，可用炙甘草汤。

最后讲了厥阴虚劳，用大黄䗪虫丸。虚劳不仅是有补法，还有攻法。怎么攻？缓中补虚。

虚劳病篇的写法是从太阴到少阴再到厥阴，我们从先天与后天之间的关系去理解，可以很清楚地了解从太阴传到少阴的机理。最后我们讲了虚劳的虚与实之间的关系。从上述内容可以看出，张仲景的思路是非常严谨的，值得我们深入研究。

五、伤寒金匮，内外一统

我们读懂了虚劳篇之后，有没有思考过《伤寒论》和《金匮要略》的关系？《伤寒论》的特点是先病后证，先辨六经为病，再辨脉证并治，以调气化为主，而把调神机与复形质的内容放在了《金匮要略》。比如调神机的内容，《金匮要略》上有“奔豚气病脉证并治第八”与“百合狐惑阴阳毒病脉证并治第三”；复形质的内容，《金匮要略》中有“血痹虚劳病脉证并治第六”。张仲景把调气化以外的内容都从《伤寒论》中拿出，作为杂病部分。这样做的结果是，《伤寒论》一书的理论体系就变得非常简洁，但不能完全涵盖临床上的复杂情况。比如少阴病篇如无虚劳病篇来做羽翼，少阴病篇就显得不完整。如果把虚劳病篇的内容融入少阴病篇里，少阴病篇就非常完整，治疗很有次序，也能很好地体现外感和内伤的关系。前面我们举了个例子，一个阳虚外感的患者出现太少两感证，用麻黄附子甘草汤从外感去治，外感好了以后他就属于内伤病了，就需要用薯蓣丸复形质，不然过两个月他又感冒了；再如少阴寒化证，呕吐、下利，急温之用四逆汤，可是四逆汤温过以后怎么办呢？如不继续治疗，过两个月他吃西瓜，又呕吐、下利，所以当你用四逆汤急温之，呕吐下利止了之后就要用肾气丸。气化和形质，外感和内伤的关系，也就是我们说的扶阳派和温补学派的关系，我们不能够把郑钦安和张景岳对立起来，就像我们不能把《伤寒论》和《金匮要略》对立起来一样。

第二十章　七情为病

七情为病是一个很难讲的话题，因为《伤寒杂病论》中涉及七情为病的地方，写得很不清晰。究竟是作者没有研究透彻，还是故意讳莫如深？张仲景没有点明，我们也不得而知。我们研究《伤寒杂病论》坚持一个基本原则，就是只谈医学，不问鬼神，我们在这个大原则下探讨七情为病。

一、形气神

我们前面反复提到形气神的问题，形气神的关系非常复杂。“两精相搏谓之神”，从精卵结合开始就有了神，两精相搏就是阴阳交合，继而阴阳化生五行，形就出来了，然后五行运化六气，气就出来了。《伤寒论》以调气化为主，但是在很多地方也谈到神，还有一些讲到形，有的处方是形气同调，有的处方是形神同调。形气同调代表性的处方如栝蒌瞿麦丸，形神同调代表性的处方如百合地黄汤。

我们讲天地人鬼神，这里的神包括人神，也包括人之外的神——天神和鬼神。但是我们这里只讲人神，人身上的神。人神大体分为两类，分为先天的元神和后天的识神。先天的元神随生而来，不必通过后天来学习，比如说呼吸和心率。我们每天都在呼吸，平时意识不到呼吸可以被控制，如果让你屏住呼吸，你马上就可以屏住；我们可以控制自己的心率，打坐打一会儿心率就变慢；我们还可以控制胃肠的运动，比如大小便，都可以由元神来控制。我们除了元神，还有后天的识神，比如语言、文字、后天培养的气质等，这是后天的识神。我们认识到的往往是识神，识神在元神的基础上产生作用，元神起主导作用。比如人在撒谎的时候会面红心跳，那就是元神的作用。为什么撒谎？后天的识神让他撒谎，但元神也在活动，所以会出现面红心跳的情况。

人体有两个特殊的器官与神有关——心和胃。心藏心神，胃藏胃神；心主神明，心为神之大主；胃有胃神，谷神不死。何以见得呢？全身的器官只有心和胃（消化道）取出体外能够运动，其他器官都不能。

二、七情为病概论

《伤寒杂病论》讲七情为病，具体讲了哪些病呢？一是惊狂、惊悸和奔豚。惊狂，就是其人发狂；惊悸是心悸，因为心悸的人怕惊，稍微有点动静就心跳，就要用手把心脏部位捂住，这是桂枝甘草汤证；还有奔豚，《伤寒杂病论》说这三者“皆从惊恐得之”。二是谵语。三是烦躁。烦和躁有区别，烦是自知，躁是躁动。自己内心很难受叫烦，躯体狂舞乱动叫躁。四是失眠和嗜睡，“少阴之为病，脉微细，但欲寐也”，既包括失眠又包括嗜睡。五是百合病。六是狐惑。七是梅核气。八是脏躁。九是梦交。十是喜忘。十一是悲忧。这些是常见的神志失常病，这些症状是怎么造成的呢？是患者自身的问题，还是外界环境的问题？热入血室时“如见鬼状”，阳明腑实证也能见到“如见鬼状”，甘麦大枣汤证“象如神灵

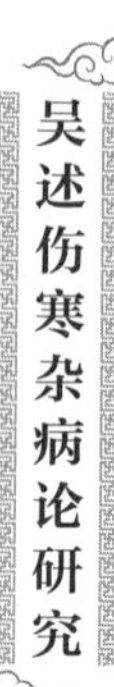

所作”， 百合病“如有神灵”；还有狐惑，狐是什么，惑是什么？又如带下病说“非有鬼神”；还有梦交“女子梦交”，和谁梦交？这里有很多的问题，这些问题张仲景没有说，但是我们可以去揣测，为什么讲带下的时候，他说非有鬼神，我们可以沿着张仲景的脉络去思考，但是我们只讲医学，不谈鬼神。见图20-1。

1. 三阳为病

第一个是太阳病。太阳蓄水、蓄血都可能出现精神症状。还有亡阳后出现三个典型的症状：惊狂、惊悸和奔豚。这个亡阳并不是阳气没了，是伤阳的意思，是指大汗或者用火攻的办法伤了阳气。所以，太阳的蓄水、蓄血和亡阳，都可以出现七情为病。

第二个是少阳病。小柴胡汤证讲得很清楚，“嘿嘿不欲饮食，心烦喜呕”，少阳病常常有情志异常。如果有腑实大便不通，用大柴胡汤。还有一个处方是奔豚汤，太阳病和少阳病都可以见到奔豚病，后面我们要讲奔豚汤为什么属于少阳。

第三个是阳明病。阳明经证、虚热证、腑证、蓄血证、痰湿证和寒热错杂证，都可以有七情为病。其中，治疗阳明经证的处方是竹皮大丸，治疗虚热证的处方是栀子豉汤。栀子豉汤所治的虚热不是指后世的虚，而是胃中空虚，没有燥屎，也就是指大肠没有燥屎。治疗阳明腑证的处方是大承气汤，治疗阳明蓄血证的处方是抵当汤，治疗痰湿证的处方是生姜半夏汤和半夏厚朴汤，治疗寒热错杂证的处方是甘草泻心汤。阳明的七情为病在经证以烦躁为主，在腑证以谵语为主，在蓄血证表现为喜忘。

太阳、少阳、阳明三阳合病，用柴胡桂枝龙牡汤，这是一个非常经典的治疗七情为病的处方。

2. 三阴为病

第一个是太阴病。太阴为开，太阴的特点是容易感受秽浊之邪，病发阴阳交，代表处方是桂枝加龙骨牡蛎汤和小建中汤。

第二个是少阴病。少阴的特点是阴阳失衡，有两大症状：烦和悲。首先说烦。烦有晚上烦的，心烦失眠在少阴心的用黄连阿胶汤，夹饮邪的用猪苓汤，失眠在少阴肾的用酸枣仁汤。白天烦多在心，可从太阳病入手。太阳病惊狂、惊悸、奔豚和亡阳，都是因为伤了少阴心阳所致。烦在少阴肾的，如附子干姜汤证，烦而夹饮的是茯苓四逆汤证。由此可知，少阴的烦有昼夜、心肾与夹饮、不夹饮的区别。其次说悲。悲忧善哭，甘麦大枣汤证。少阴病的特点是寒化和热化，临床表现为阴阳失衡，并且多出现阴阳易。阴阳易谈男人和女人之间的关系，女性男性化，男性女性化，出现这些跟哪些疾病有关系？我们今后再讲。

第三个是厥阴病。厥阴经的特点是容易龙雷火动，表现出很多的症状。比如乌梅丸可治疗后半夜失眠，里面的黄连、桂枝都是入少阴心的，体现了厥阴与少阴的相互影响。后半夜失眠或者早醒是一种病，人衰老之后会越醒越早，代表厥阴阴不恋阳。还有一个厥阴病的处方是吴茱萸汤，用来治疗呕而烦躁。此外，厥阴经还容易发生阴阳毒。

太阴与少阴同病的代表方是百合地黄汤，地黄养少阴，百合养太阴。它的脉是“其脉微数”，数脉主热，但是太阴无热证，这个热是哪里来的呢？从少阴而来。

阳明病也可以影响少阴心而出现烦躁，如白虎汤证。白虎汤里的石膏可以去阳明病的烦热，同理石膏也用于治疗大、小青龙汤证的烦躁。此外，白虎汤中的知母是养少阴肾水、除烦的药物。

少阳病也可以影响少阴，比如三物黄芩汤证，方中的黄芩走少阳，地黄和苦参入少阴。苦参是一个除湿热的药，有一个很突出的特点：能够治疗少阴心的疾病，尤其是心动过速、失眠，用苦参30g，反佐以甘草，效果很好。

太阳与少阴同病的处方，一个是治疗伤寒脉沉用的麻黄附子甘草汤，第二个是治疗中风脉浮用的防己地黄汤。防己地黄汤在《金匮要略·中风历节病脉证并治第五》，如果把《伤寒论》和《金匮要略》打通，就非常容易理解防己地黄汤的配伍和主治了。

三、太阳病

1. 蓄水

太阳蓄水导致的情志异常，在临床上很常见。痰饮病是蓄水的一个特殊类型，痰饮病的特点就是影响情志，既能表现为情绪烦躁，又能表现为目光迷离。前一种表现为烦躁的痰饮患者眼睛瞪得大大的，目光咄咄逼人，显得很强势，使对方很不舒服，尤其是胶质瘤患者表现得更明显。胶质瘤是一种与痰邪相关的肿瘤，发病于脑内，患者的目光炯炯，有的人你看一眼就知道他可能有胶质瘤。这种患者多属痰火，用温胆汤等治疗。另一种痰饮患者目光迷离，给人很迷茫的感觉，多属于痰湿。

治疗太阳蓄水的代表方是五苓散。《伤寒论》中讲“太阳病，发汗后，大汗出，胃中干，烦躁不得眠，欲得饮水者，少少与饮之，令胃气和则愈。若脉浮，小便不利，微热消渴者，五苓散主之”，“发汗已，脉浮数，烦渴者，五苓散主之”，“中风发热，六七日不解而烦，有表里证，渴欲饮水，水入则吐者，名曰水逆，五苓散主之”。这三条都讲了烦躁，这是五苓散证的一个特点。

2. 蓄血

大家都知道，瘀血可以导致情志异常。《伤寒论》中讲的膀胱蓄血其人如狂，用桃核承气汤；其人发狂，用抵当汤，如狂和发狂只是程度不同而已。“太阳病不解，热结膀胱，其人如狂……，宜桃核承气汤”，“太阳病六七日，表证仍在，脉微而沉，反不结胸，其人发狂者，以热在下焦，少腹当硬满，小便自利者，下血乃愈……抵当汤主之”，“太阳病，身黄，脉沉结，少腹满，小便不利也，为无血也；小便自利，其人如狂者，血证谛也，抵当汤主之”，由上面的条文可以看出，“其人如狂”用桃核承气汤、抵当汤；“其人发狂”用抵当汤。

蓄血有三大证，膀胱蓄血表现为发狂或者如狂；阳明蓄血表现为喜忘；血室蓄血的特点是谵语，血室就是子宫，因为每月来经血，所以叫血室。

抵当汤里有两个问题我们需要了解：原文讲“所以然者，以太阳随经，瘀热在里故也。抵当汤主之”，什么叫“太阳随经，瘀热在里”？“太阳随经”说明了什么？说明六经为病，是真的六经，如辨太阳病脉证并治，这个太阳病不是一个空壳，指的是太阳经的病。太阳病既有经证又有腑证，“瘀热在里”就是指太阳腑证。

仔细阅读这些条文，我们就会发现有好多值得思考的问题。例如“脉微而沉，反不结胸”，这是在与结胸证相区别。“脉微而沉”，沉而无力是附子证，但是这个“脉微而沉”我们注意没有？后面又讲脉沉结，所以这个沉脉，不是个无力的沉脉。我的体会是什么呢？是轻取、中取脉微，重按脉沉，也就是所谓的脉沉结。抵当汤的脉不是沉而无力的脉，这要与附子证的脉相区别。

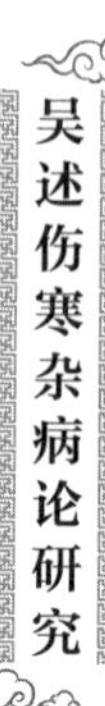

3. 亡阳

在太阳病阶段，如果不应发汗而以火针或方剂误汗，常常引起三种情志的改变：惊狂、惊悸或奔豚。

第一是惊狂。有两个代表性处方：桂枝甘草龙骨牡蛎汤和桂枝去芍药加蜀漆龙骨牡蛎救逆汤。桂枝甘草龙骨牡蛎汤证是烦躁，而桂枝去芍药加蜀漆龙骨牡蛎汤的症状比较严重，是惊狂导致卧起不安。为什么桂枝去芍药加蜀漆龙骨牡蛎汤去掉芍药？因为脉浮表证未解，方里有生姜、大枣也可以佐证。为什么不用桂枝甘草龙骨牡蛎汤直接加蜀漆呢？去芍药是因为亡阳，这时要急温心阳，《伤寒论》中凡急温心阳的处方都没有芍药等养阴的药物。

第二是惊悸。“发汗过多，其人叉手自冒心，心下悸，欲得按者，桂枝甘草汤主之”。大家说这个病见不着，哪里见得着“叉手自冒心”呢？其实是很多见的，桂枝甘草汤证的人胆子小，比如你逛街时看到同事在前面，你在背后叫她，她吓得一下子把手按在胸前，这就是“叉手自冒心”，这种人就是心阳（气）虚，可以用桂枝甘草汤。这种心阳（气）虚的患者，《金匮要略》说“邪哭使魂魄不安者，血气少也。血气少者属于心，心气虚者，其人则畏”，“合目欲眠，梦远行而精神离散，魂魄妄行”，“阴气衰者为癫，阳气衰者为狂”。《伤寒论》里的惊悸、惊狂是心阳虚导致的，与后世讲的“阴盛则癫，阳盛则狂”不一样。要注意去体会“阴气衰者为癫，阳气衰者为狂”与“阴盛则癫，阳盛则狂”的意思。我的体会是两者不同，但在本质上没有矛盾，“阳盛则狂”见于阳明在经在腑，但是心阳衰的人也可以表现“阳气衰者为狂”，可以用桂枝去芍药加蜀漆龙骨牡蛎汤治疗。

第三是奔豚。奔豚主要是神经官能症，“发作欲死”，一会儿又缓过来。发汗后伤心阳导致奔豚，首先是“欲作奔豚”，“发汗后其人脐下悸，欲作奔豚”，就是苓桂甘枣汤证，意思是说欲发还没有发奔豚。其次是“必发奔豚”用桂枝加桂汤，“烧针令其汗，针处被寒，核起而赤者，必发奔豚，气从少腹上冲心者灸其核上各一壮，与桂枝加桂汤，更加桂二两也”，什么叫“必发奔豚”？是说已经气从少腹上冲心了，已经发作了，这时与桂枝加桂汤，把桂枝的剂量加到五两。之所以加桂，是因为桂枝能泻奔豚气，是取桂枝温阳平冲的作用。

总的来说，太阳病蓄水用五苓散、蓄血用抵当汤和桃核承气汤。亡阳，惊狂轻者用桂枝甘草龙骨牡蛎汤，重者用桂枝去芍药加蜀漆龙骨牡蛎汤；惊悸用桂枝甘草汤；欲作奔豚用苓桂甘枣汤，已发奔豚的用桂枝加桂汤。

四、少阳病

首先是少阳本证，用小柴胡汤。“伤寒五六日，中风，往来寒热，胸胁苦满，嘿嘿不欲饮食，心烦喜呕，或胸中烦而不呕”，其中的“心烦”和“嘿嘿”就是指情绪低落，小柴胡汤主之。

其次少阳兼腑实的，用大柴胡汤。大柴胡汤和小柴胡汤的区别不仅是加大黄，这个我们之前已反复讲过了，自己可以去体会。

第三是少阳奔豚，“奔豚气上冲胸，腹痛，往来寒热，奔豚汤主之”。为什么奔豚汤证定位在少阳呢？少阳有在经在腑，少阳在经是四逆散证，少阳在腑是黄芩汤证，经腑同病是小柴胡汤证。黄芩汤伴有恶心、呕吐等气上逆症状的加

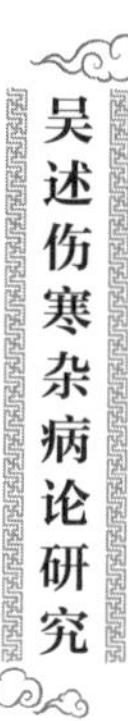

半夏、生姜，而奔豚汤是黄芩加半夏生姜汤去大枣加当归、川芎、葛根和李根白皮，是由黄芩汤演变的。少阳腑是胆，惊恐与什么有关系？与心与胆，心气虚则畏，胆气虚则惊。所以，奔豚汤和桂枝甘草汤不一样，前者清胆火，后者温心阳。因为有气上冲，所以用黄芩汤加半夏生姜去大枣，加当归、川芎养血，再加葛根、李根白皮两味药，李根白皮可以用桑白皮或者川楝子替代。

第四是热入血室。“妇人中风，七八日续得寒热，发作有时，经水适断者，此为热入血室。”热入血室多见于经期感染，“其血必结，故使如疟状，发作有时，小柴胡汤主之。”妇人伤寒，经水适来，为什么“昼日明了，暮则谵语”呢？因为热在血室，属于阴分有热，“如见鬼状者，此为热入血室，无犯胃气，及上二焦，必自愈”。所谓“生生之气，其体在肾，其用在肝”，肝藏血，主疏泄，故外感热入血室，属于少阳证，治之无犯胃气；而血室属于下焦，治之无犯中上二焦。如何治疗呢？“当刺期门，随其虚实而取之”。我们讲蓄血证有阳明蓄血、血室蓄血、膀胱蓄血，都会影响到情志，血室蓄血是谵语，阳明蓄血是喜忘，膀胱蓄血是发狂。

五、阳明病

阳明病导致的神志异常分为经证、虚烦证、腑实证、蓄血证、痰湿证和寒热错杂证。

1. 经证

阳明经证首先是白虎汤证，白虎汤证会出现烦躁。第二是“妇人乳中虚，烦乱呕逆，安中益气，竹皮大丸主之”。女性产后烦闷，产后伤血，更年期综合征，女性妇科手术过都可以用竹皮大丸。处方是竹茹、石膏、桂枝、甘草、白薇、大枣。看到竹皮大丸，这时候我们会想到另外一个处方：防己地黄汤。两方都有桂枝和甘草，区别在哪里呢？一个是阳明经用竹茹、石膏；一个是太阳经用防己、防风。

2. 虚烦证

阳明虚烦证用栀子豉汤。虚是指胃中空虚，客气动膈是指胃食管反流，典型的特点是“反复颠倒，心中懊侬”。我们在太阴阳明论讲胃食管反流病就常用栀子豉汤，该方也常用于治疗女性更年期疾病。为什么呢？因为淡豆豉里含大豆甾酮，可以补充雌激素。但是补充雌激素最好的方剂不是栀子豉汤，而是葛根汤，葛根里的大豆甾酮含量更多，可以用来丰胸、美肤。阳明虚烦证的主方除了栀子豉汤， 还有变化方，如少气者，栀子甘草豉汤主之；呕者，栀子生姜豉汤主之；腹满者，栀子厚朴汤主之，即栀子加厚朴、枳实；便溏者，栀子干姜汤主之。

3. 腑实证

阳明腑实的特点是谵语，严重者“发则不识人，循衣摸床，惕而不安，微喘直视”。这里补充一点，“阳明病，谵语发潮热，脉滑而疾者，小承气汤主之”，单看这条似乎没有什么深奥的含义，如果对比另一条，我们就会发现问题。“阳明病，其人多汗，以津液外出，胃中燥，大便必硬，硬则谵语，小承气汤主之，若一服谵语止者，更莫复服”，这两条对比问题就出现了，“大便必硬”的原因是什么？是因为水分在乙状结肠过多吸收，“硬则谵语”，如果阳明病患者出现谵语，那么大便一定是硬的。但是，治疗阳明腑实谵语的代表处方应该是大承气汤，不是小承气汤，为什么这两条都用了小承气汤呢？这与太阴阳明论矛盾吗？其实不矛盾，我结合现代医学来解释一下为什么用小承气汤。在临床上，肠梗阻很容易出现感染中毒性肠麻痹，我们用听诊器会完全听不到肠鸣音，但是在张仲景的时代没有听诊器，如果出现了肠麻痹，肠蠕动完全消失的话，用大承气汤就麻烦了。因为大承气汤里有芒硝，芒硝是个渗透性致泻药，在体内生成电解质，会导致大量的肠液分泌。此时如果肠麻痹，肠蠕动消失，大便出不来，又有大量的肠液分泌，腹压增加，就会出现肠黏膜充血水肿与细菌异位，导致病情加重。那应该怎么办？“因与承气汤一升，腹中转气者，更服一升； 若不转气者，勿更与之”，就是饮一升小承气汤，如果“腹中转气”也就是出现排气肠鸣的就再吃一升，把患者的大便通下来。如果一服后不转气的就不要再给了，因为再服的话大便仍然出不来会加重腹压。小承气汤内没有芒硝，如果换成大承气汤，芒硝会导致肠内大量液体的分泌，患者的病情会迅速加重。这样，我们就会明白大便硬而谵语却用小承气汤的原因了。因为不知道这个人有没有肠麻痹，这是在用小承气汤投石问路，看一下服了小承气后大便的情况，有肠蠕动、肠鸣排气了，才能再用大承气汤，否则不能用。

再来看另外一种情况，“阳明病，下之，心中懊侬而烦，胃中有燥屎者，可攻。腹微满，初头硬，后必溏，不可攻之。若有燥屎者，宜大承气汤”，也就是说大承气汤证必须要见燥屎，不光是谵语。有的人心中懊侬而烦也可以用大承气汤，因为胃中有燥屎，这个胃中不是真的指胃，是胃家的意思，是说燥屎在乙状结肠，有燥屎乃可攻。如果没有燥屎，初头硬，后必溏，那个心中懊侬而烦，应该用什么方治疗？栀子干姜汤。我们比较大承气汤证和栀子干姜汤证就会发现，两者都能见到心中懊烦，一个有燥屎，用大承气汤；一个初头硬，后必溏，用栀子干姜汤，治疗初硬用栀子，治疗后溏用干姜。

4. 蓄血证

阳明蓄血证的特点是喜忘。大便是“屎虽硬，大便反易，其色必黑，宜抵当汤下之”。大便色黑，有三种情况：第一种情况是阳明燥屎，大便在乙状结肠停留太久，颜色变得很黑，水分吸收也很干，就是屎虽硬，大便色黑，但是不好解，这是大承气汤证。第二种是大便稀溏，柏油样便，那是消化道出血。第三种是阳明蓄血证，它的特点既不同于消化道出血的大便不成形、柏油样便，其色变黑，也不同于大承气汤的屎硬、色黑、不好解，而是屎硬、色黑、反易。

5. 痰湿证

阳明痰湿证有两个处方，一个是半夏厚朴汤，另一个是生姜半夏汤。“妇人咽中如有炙脔，半夏厚朴汤主之”，此方要注意剂量：半夏是一升，生姜是五两。半夏厚朴汤里含有的生姜半夏汤，是一个除烦的处方，用来治疗治胸中“似喘不喘，似呕不呕，似哕不哕，彻心中愦愦然无奈者”。“心烦懊侬，反复颠倒，不可名状”，寒证用生姜半夏汤，热证用栀子豉汤。这个处方描述了很多症状，要与栀子豉汤去比较理解。

6. 寒热错杂证

阳明病的寒热错杂证指的是狐惑，用甘草泻心汤。“狐惑之为病，状如伤寒，默默欲眠”，这种患者的情绪不好，“目不得闭，卧起不安，蚀于喉为惑，蚀于阴为狐”，蚀于上部，就是蚀于喉者，甘草泻心汤主之。

六、三阳合病

“伤寒八九日，下之，胸满烦惊，小便不利，谵语，一身尽重，不可转侧者，柴胡加龙骨牡蛎汤主之”，这条包含了

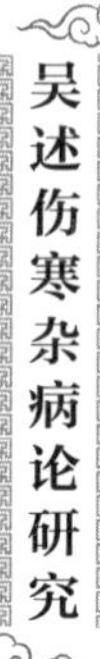

烦惊和谵语两种情况。柴胡加龙骨牡蛎汤这个处方的第一组药是小柴胡汤，有柴胡、黄芩、生姜、半夏、人参、大枣。再看第二组药：桂枝、茯苓、龙骨、牡蛎，桂枝配茯苓是温阳化饮、治疗痰饮的药物。龙骨、牡蛎是什么？是潜阳的药物。此外还有铅丹和大黄，用大黄因“阳盛则狂”，后下使其通腑；如无铅丹，可用磁石、礞石或代赭石。此方中用小柴胡汤一半的剂量，去甘草加桂枝、茯苓这是第一组配伍；加龙骨、牡蛎这是第二组配伍；再加铅丹和大黄这是第三组配伍，大家看到了吧，张仲景经方的配伍是非常严谨的。

我们前面讲过茯苓与甘草的配伍意义：茯苓酸需要酸性药物的配伍，甘草里的甘草酸可以促进茯苓有效成分的溶出。然而，本方中没有留下小柴胡汤里的甘草，没有甘草茯苓的有效成分还能溶出来吗？能，因为方中还有大黄。大黄的有效成分之一是大黄酸，可以代替甘草酸来配伍茯苓。

七、太阴病

太阴经的情志病我们讲三个证：第一个是桂枝加龙骨牡蛎汤证；第二个是小建中汤证；第三个是带下证。

先看桂枝加龙骨牡蛎汤证：“夫失精家少腹弦急，阴头寒，目眩，发落，脉极虚芤迟，为清谷，亡血，失精。脉得诸芤动微紧，男子失精，女子梦交，桂枝加龙骨牡蛎汤主之。”男子为什么会失精？我们对比看“女子梦交”就知道了，男子也是因为梦交，所以失精。如果对此有怀疑，我们再看下一条：“虚劳里急，悸，衄，腹中痛，梦失精，四肢酸疼，手足烦热，咽干口燥，小建中汤主之。”在什么情况下失精？“梦失精。”所以，桂枝加龙骨牡蛎汤可治情志病。

小建中汤也治情志病："伤寒二三日，心中悸而烦者，小建中汤主之"，这是讲小建中汤可治心中"悸而烦"。《千金方》讲"甚者积年，轻者百日，渐至瘦弱，五脏气竭，则难可复常"，就是说一旦发展到"渐至瘦弱，五脏气竭"则不可恢复。此外还有黄芪建中汤，后世又加了人参、当归。为什么小建中汤证会出现"渐至瘦弱，五脏气竭"呢？《千金方》中提到了一个相同的病因——男子失精，女子梦交。男性有的时候半夜醒来发现内裤是湿的，女性也是，严重的时候床单都是湿的。这里有个问题：女子梦交，梦什么？那肯定是梦与人交吧？还有梦与鬼交的呢！可以交，也可以不交。临床上有的女性闭上眼睛都是死人，多见于哪方面患者？肿瘤患者，肿瘤患者表现为阴毒的人比较常见。

第三证是带下："或有忧惨，悲伤多嗔。此皆带下，非有鬼神。"这些症状都属于带下病。带下是什么？就是带脉病。那么带脉与情志病有关系吗？《奇经八脉考》里讲带脉是专门隐藏邪祟鬼神的。张仲景说："此皆带下，非有鬼神！"我们作为医生，一定要坚持无神论，相信天地人鬼神中只有天地人，没有鬼神，那些都是精神症状。这是我们一定要坚持的！

这里特别强调一下：太阴阳明主运化水谷，它的特点是多湿，湿的特点就是秽浊，所以太阴阳明容易感受秽浊之气。这种患者会叙述一些神神鬼鬼的症状，这是太阴阳明病的特点。临床上用桂枝加龙骨牡蛎汤和小建中汤治疗，有的有效，有的无效。为什么呢？因为它对男子失精、女子梦交引起的症状是有效的，但是对导致男子失精、女子梦交的病因效果不好。这两个是从太阴治疗的处方，还可以从阳明去治，芳香辟垢也可以治秽浊之邪。

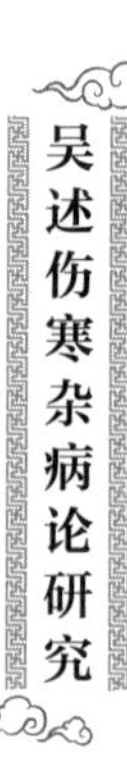

八、少阴病

“少阴之为病，脉微细，但欲寐也”，“少阴病，欲吐不吐，心烦，但欲寐，五六日，自利而渴者，属少阴也”，这是少阴病脉证提纲及其补充，后一条提示了少阴病有心烦。临床所见，少阴病的第一证就是烦。烦证有日烦和夜烦之分，日烦属少阴寒化，夜烦属少阴热化。

我们先讲少阴热化的夜烦。少阴病篇我们已经讲过少阴病的特点——夹饮不夹饮。所以少阴热化的夜烦也分夹饮和不夹饮：不夹饮邪的如“少阴病，得之二三日以上，心中烦、不得卧，黄连阿胶汤主之”；夹饮邪的如“少阴病，下利六七日，咳而呕渴，心烦不得眠者，猪苓汤主之”。这是夜烦在少阴心的，还有在少阴肾的，“虚劳虚烦不得眠，酸枣仁汤主之”，要用知母滋肾水。

再讲少阴寒化的日烦。病在少阴心的，大家可用太阳病篇的桂枝甘草龙骨牡蛎汤、苓桂术甘汤等这类处方治疗，其他少阴寒化的日烦属于少阴肾，同时也要注意区别夹饮与不夹饮。不夹饮如干姜附子汤证的“昼日烦躁不得眠，夜而安静”；夹饮的是茯苓四逆汤证，“发汗，若下之，病仍不解，烦躁者，茯苓四逆汤主之”。茯苓四逆汤配有甘草，干姜附子汤没有甘草，因为没有茯苓，所以没用甘草。甘草有皮质激素样作用，有兴奋性，它的兴奋性正好被茯苓拮抗，而且甘草又能促进茯苓酸的溶出。方中甘草用二两，剂量是比较小的，所以这里甘草的作用整体表现为抑制。

少阴病主要表现为烦，此外也有表现为悲的。如“妇人脏躁，喜悲伤欲哭，象如神灵所作，数欠伸，甘麦大枣汤主之”，悲伤欲哭，爱打哈欠，精神不振，或善太息，都可以用甘麦大枣汤治疗。

九、厥阴病

“少阴病，吐利，手足逆冷，烦躁欲死者，吴茱萸汤主之。”大家看条文会说这是少阴病，不是厥阴病。前面我讲过很多次《伤寒论》的写法特点，因为条文内容有类似的症状或疗效，所以放在一起来比较它们之间的异同。吐利、逆冷，已经病在少阴了，但是同时又出现“烦躁欲死”，所以在厥阴，用吴茱萸汤治疗。我们已经讲了吴茱萸汤伴烦躁、冲逆的原因，这里不再重复。我们不要被条文前的“少阴病”所蒙蔽。书中同样的写法很多，如四逆散的条文说“少阴病，四逆”，但四逆散是少阳经的处方。

“厥阴之为病，消渴，气上撞心，心中疼热，饥而不欲食，食则吐蛔。下之利不止”，其中“气上撞心”是厥阴病的情志症状。少阳病奔豚病也有气上撞心，从少腹起，上冲咽喉，发作欲死，可以仔细去比较体会。“饥而不欲食，食则吐蛔”，这里的吐，可见吐蛔但不一定必见吐蛔。“饥而不欲食，食则吐”，这个症状就是阳明篇讲的“食谷欲呕者，属阳明，吴茱萸汤主之”。“食谷欲呕”，想吃、吃了就吐，所以“饥而不欲食，食则吐”，可用吴茱萸汤治疗。

十、少阴神主

心为神之大主，疾病影响到神明，出现神明失守的症状，大多要责之于心，即少阴经出现了问题。各经都可以影响

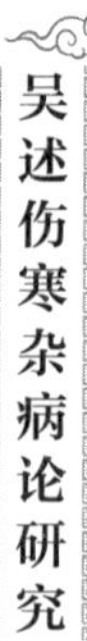

少阴经，出现情志问题。

第一是太阳、少阴同病。太阳、少阴两经互为表里，病机特点是阴阳失衡。因为少阴是水火之脏，而且标本异气，从标从本（详见标本中气篇），所以少阴病容易阴阳失衡。太阳与少阴同病，出现的情志病有下面几种情况：第一个是嗜睡，见于太阳伤寒与少阴同病，如“少阴病，得之二三日，麻黄附子甘草汤，微发汗”，这种人困顿、嗜睡、精神萎靡不振，就是一种情志病，需要用麻黄附子甘草汤。第二个是妄行独语，见于太阳中风与少阴同病的防己地黄汤证，“治病如狂状，妄行，独语不休，无寒热，其脉浮”。为什么脉浮？太阳中风所以脉浮，这在《金匮要略》中归为中风历节病。防己地黄汤的处方是桂枝、甘草加防己、防风，防风防外风，防己防内湿，现代药理研究两者都是镇静剂。防己地黄汤的配伍与竹皮大丸很相似，这里不再深入探讨。其他疾病如果影响到少阴经，热化的用地黄（肾）、黄连（心），寒化的用桂枝、附子，这是《伤寒杂病论》的配伍法则。所以，三物黄芩汤有地黄，防己地黄汤有地黄，百合地黄汤也有地黄。

第二是少阳、少阴同病，用三物黄芩汤。“治妇人在草蓐，自发露得风，四肢苦烦热”，临床常用于治疗不安腿综合征和多动症注意力不集中的患者。黄芩清少阳，苦参清少阴，地黄已经讲过多次。《金匮要略》中说“头痛者，与小柴胡汤；头不痛，但烦者，此方主之”，可见三物黄芩汤证有“烦”的症状。

第三是太阴、少阴同病，用百合地黄汤。百合地黄汤证的特点是“意欲食复不能食，常默默，欲卧不能卧，欲行不能行，饮食或有美时，或有不闻食臭时，如寒无寒，如热无热，口苦，小便赤，诸药不能治，得药则剧吐利，如有神灵者，身形如和，其脉微数”。这里要强调的是：百合地黄汤是“其脉微数”，所以用地黄，防己地黄汤是其脉浮，麻黄附子甘草汤是脉沉，这三个方子的基本脉象要掌握。百合地黄汤证的一个特点是“或有美时，或有不闻食臭时”，这个在肿瘤科特别常见，有些化疗患者一闻到饭菜的气味，就会很难受，如果舌苔薄可以用百合地黄汤，苔腻有湿的还可以加滑石。这个病还有头痛和小便不利，头痛用百合强天门，小便不利用地黄填地户。百合病的主方是百合地黄汤，发汗后用知母，下之后用滑石代赭汤，吐之后用鸡子黄，变成渴用洗方，变发热用百合滑石散主之。

第四是厥阴与少阴同病，用乌梅丸。“伤寒，脉微而厥，至七八日肤冷，其人躁，无暂时安者，此为脏厥，非蛔厥也。蛔厥者，其人当吐蛔。今病者静，而复时烦者，此为脏寒。蛔上扰其膈，故烦，须臾复止；得食而呕，又烦者，蛔闻食臭出，其人常自吐蛔。吐蛔者，乌梅丸主之”，其中“烦”为情志病症状，方中有桂枝和黄连，都是少阴经药物，三阴递进故也。

十一、小结

三阳病情志异常的有以下几种情况：太阳是蓄水、蓄血、亡阳，亡阳则为发狂、惊悸、奔豚；少阳本证的小柴胡汤证、兼阳明腑证的大柴胡汤证，以及奔豚汤证和热入血室证；阳明有阳明经证、阳明虚烦证、阳明腑证、阳明蓄血证、阳明痰湿证和寒热错杂证。三阴经表现为情志异常的情况主要有：太阴为开，又为带脉所主，所以由阳明传太阴，感受秽浊之气和至阴之邪；少阴有烦有悲，烦有日烦和夜烦，分为阳虚、阴虚，在心、在肾，夹饮、不夹饮。厥阴是龙雷火动，用吴茱萸汤、乌梅丸来治疗。

不管哪一经发病导致的情志病，最终都会影响到少阴，因为心为神之大主。单纯太阳伤寒和中风不会出现情志异常，如麻黄汤、桂枝汤证，都是浮脉；而太阳与少阴同病则容易出现情志异常，如麻黄附子甘草汤和麻黄细辛附子汤证，都是沉脉；少阳影响少阴用三物黄芩汤；阳明影响少阴如白虎汤加味；太阴少阴同病用百合地黄汤类方，表现为“如有神明”。

第二十一章　阴阳交、阴阳易、阴阳毒

三阴的特点是什么呢？太阴阴阳交，少阴阴阳易，厥阴阴阳毒。

一、阴阳交

有人可能觉得这个病非常罕见，其实很常见，只是我们没有觉察而已。因为这种病往往涉及隐私，患者不跟你说，你也不会问患者。阴阳交在临床上见于许多患者，尤其是阳虚患者，比如有些辨证为阳虚的肿瘤患者。为什么常见于阳虚患者呢？《黄帝内经》上讲："阴阳者，神明之府也"，揭示了阴阳交跟神的关系。天地人鬼神，我们只谈人，只说人身之神。"心为君主之官，神明出焉"，中医把心阳类比于天之阳气，"阳气者，若天与日"，说明心神与白天，或者说与昼夜节律存在着紧密的关系。前面谈七情为病时我们已经讲了少阴病昼烦与夜烦的关系，昼烦与心阳虚有关，这种人往往表现为烦躁。中医把心阳类比于天，那么把什么类比于地呢？中医讲土生万物而传化糟粕，肠道藏糟粕等秽浊之邪，也就是把太阴阳明类比于地。人神（即心神）与天神沟通，脾胃与地鬼沟通。所以太阴为开，至阴之邪从太阴而入，这就涉及阴阳交的问题，而我们只在医学的范畴内探讨它。

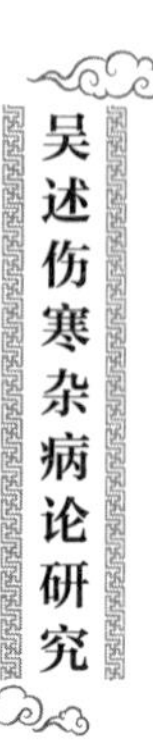

首先，我们讲几个阴阳交的例子帮助大家理解。第一个是男女交合，包括性交与受精。男女行周公之礼，男性的精液进入女性体内，这个性交的过程是阴阳交合；射精以后，成千上万的精子被屏障，只有极少量精子能进入子宫，最后一个精子与卵子结合，这个过程称为受精，这个过程是另一种阴阳交合。我们把受精过程叫"两精相搏"，"搏"指什么呢？一是指精子优胜劣汰的过程，精子是"千军万马过独木桥"，卵子只能接受一个精子的受精，实现精卵结合，与精子结合后的卵子就不再接受其他精子了。二是因为精子与卵子分别来自男方和女方，属于两套不同的染色体，两套染色体相互融合的过程，也属于两精相搏，这个过程中发生阴阳交媾，两套染色体合二为一，就形成了气立。

第二个例子是人身水火。我们讲标本中气时曾经说过：阴阳化生五行，五行运化六气而成人。人身藏水火，水火的关系类似于白天和黑夜，白天我们醒来，火从瞳孔出来而周行全身，晚上我们睡觉时火又潜伏下去，水来行使作用。这就是我们讲的气化过程，这一过程的关键在冲脉，水生木，木生火，我们叫水火既济。

所以，从男女交合到两精相搏，从两精相搏到阴阳交媾，再到人身的水火既济，这些过程都是阴阳交合。

其次，我们谈一谈阴阳之象。《素问·阴阳应象大论》里说"阴阳者，血气之男女也"，男子重气，女子重血；"左右者，阴阳之道路也"，意思是阴阳左升右降；"水火者，阴阳之征兆也"，我们以后要专门讲水火大论；"阴阳者，万物之能始也"，"万物之能始"是说什么？是说阴阳运化五行，万物才有了形质，所以是"万物之能始"，如果没有阴阳运化五行的过程，连形质都没有，谈何气化？有形质才有气化，有气化才有生命。具体地讲，“左右者，阴阳之道路也”是指阳气左升，阴气右降。举一个例子，我念研究生二年级时在成都中医药大学看过一个病例，患者的身体左侧下陷（左肩低、右肩高），治疗了一段时间后，跟诊的学生问我：“老师啊，咱们治疗这么长时间，我看他左侧下陷也没明显好转，这个患者为什么吃药两个月，不急不躁的，还对您的方子很有信心呢？”我对学生讲，调气化，恢复机体功能所需的时间比较短，但是复形质需要很长时间，甚至以百日为期，左侧下陷属于形质病，所以见效很慢。他为什么能坚持吃药呢？因为他阳痿、阳气不升，阳痿是功能性疾病，吃药一两周就可以好转。“阴阳者，血气之男女也”，是指女子重经血，而男子没有阳气，阴茎就不能勃起。我们以男子为例来说明性交的过程，首先要有刺激因素，在性刺激的基础上出现阴茎勃起，然后进行交合、射精。男子夜间有4~8次勃起，都见于快动眼睡眠时相，大家知道快动眼时相在干什么？在做梦。在夜间4~8次的快动眼时相“梦失精”，梦见与死人交合，最后射精，这种疾病我们叫阴阳交。为什么我们说它是病呢？因为正常来讲，我们梦中阴茎的勃起，第一是不梦死人的，第二是不射精的。阴阳交患者既梦死人又射精，早上起来还想得起梦的具体内容，所以我们认为它是一种病。

阴阳交有三种情况：第一，最典型的是梦交，不论男女，早上起来内裤是湿的；第二，是梦鬼神，晚上睡着做梦，神神鬼鬼都出来了；第三，是白天看到神神鬼鬼。但是，我还是强调一句话，张仲景说“此乃带下，非有鬼神”，咱们做医生不讲鬼神。

那么我们来看看张仲景是如何讲的？其一，《金匮要略·血痹虚劳病脉证并治第六》中说“劳之为病，其脉浮大，

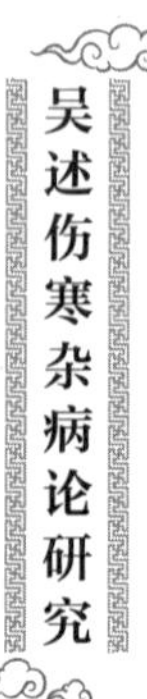

手足烦，春夏剧，秋冬瘥，阴寒精自出，酸削不能行”，这里讲到了“阴寒精自出”，精是怎么自出的呢？其二，“脉得诸芤动微紧，男子失精，女子梦交，桂枝龙骨牡蛎汤主之”，男子是怎么失精呢？其三，“虚劳里急，悸，衄，腹中痛，梦失精，四肢酸疼，手足烦热，咽干口燥，小建中汤主之”。从以上三条可以看出，男子失精指梦失精，男子梦交所以梦失精，用桂枝加龙骨牡蛎汤和小建中汤来治疗阴阳交。为什么用这两个方子来治疗？因为阴阳交的患者，首先表现为太阴脾虚，然后是少阴肾虚。我们在讲七情为病的时候，讲太阴为开，容易发生阴阳交的疾病，七情为病与阴阳交二者互为因果。但是临床用桂枝加龙骨牡蛎汤、小建中汤来治疗，或效或不效，为什么呢？因为用桂枝加龙骨牡蛎汤和小建中汤是治疗阴阳交导致的虚劳病，而不是治疗阴阳交本身，张仲景没有给出治疗阴阳交的办法。《金匮要略·妇人杂病脉并治第二十二》中讲“妇人之病，或有忧惨，悲伤多嗔。此皆带下，非有鬼神”，治疗这些疾病（包括狐惑），大家要多思考太阴、阳明，多思考阳明胃肠藏污垢，从中想办法去治疗。

二、阴阳易

阴阳易与我们讲认识生命的相关内容，有很大的关系。在认识生命的篇章中，讲了人的生命形成的过程，人的生命生长发育的过程，也就是生命存在的过程。

1. 天癸

我们在谈六经化生的时候讲了一个很重要的概念——天癸。这里有两个问题需要强调，一是天癸分男女。大家知道天癸多用于妇科病，天癸至、天癸竭，一般指女性。其实，

《黄帝内经》中讲的“天癸”，既包括了女性，也包括了男性，女子二七、男子二八天癸至；女子七七、男子八八天癸竭。所以从中医理论上讲，天癸是分男女的，这是首先要澄清的，不要认为天癸只有女人才有。明确了男女都有天癸，也就知道了它与性激素有关，男子有雄激素，女子有雌激素。二是为什么叫天癸？癸，在天干中代表北方水，《河图》讲“天一生水，地六成之”，所以叫“天癸”。“天一生水”，天指天门，印堂穴进去三寸的祖窍穴——脑垂体；“地六成之”，地指地户，《黄帝内经》中叫地道，指下腹部的生殖系统。人体通过大脑控制生殖系统的功能。

《黄帝内经》讲男子“二八，肾气盛，天癸至，精气溢泻，阴阳和，故能有子”，由此可知男性完成生殖活动要满足两个条件：一是“天癸至，精气溢泻”，即雄激素刺激精液分泌和精子成熟的过程；二是阴阳和，这里体现为“阳加于阴”，即阳气发动并作用于男子的生殖器，也就是性刺激导致勃起的过程。神经系统有胆碱能神经和肾上腺能神经，肾上腺能神经类似于“阳”的功能，主管我们的活动；胆碱能神经类似于“阴”的功能，主管消化吸收和收藏。但是性活动是通过NANC细胞（非肾上腺非胆碱类细胞）起作用，它有专门的信号通路。性刺激导致勃起的过程是怎样的？大脑刺激NANC系统，导致一氧化氮分泌增加， CGMP增加，使阴茎血管平滑肌扩张，阴茎海绵体充血继而出现勃起。所以，男性的勃起是一个由神影响形的过程。为什么男性会出现晨勃？因为晨起阳出于阴，男性雄激素的分泌是早晨高，晚上低。雄激素是蛋白同化激素，蛋白同化激素必须适应我们的日节律，早上太阳出来了，蛋白同化激素发挥作用，我们起床开始工作。为什么多数人在晚上性交呢？因为晚上阳入于阴，大脑的性刺激会激发

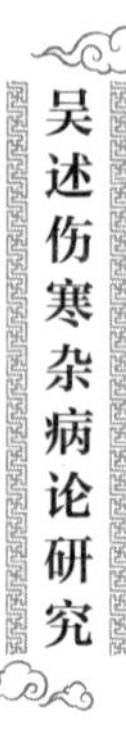

阴茎的勃起。

阴阳和不仅表现为男性的勃起过程，它对人体产生的影响是广泛而深刻的。再列举几点：第一，阴中求阳。女性性染色体是XX，男性是XY，不论男女都以X为基础，我们叫作阴阳合体而有男女，所以要阴中求阳。阴中求阳和阳中求阴的意义是不一样的，从性染色体就可以发现。它是XX，XY而非YY，XY，可见X染色体起到更为基础的作用，所以要阴中求阳。第二，阴阳合体而有男女。雄激素由睾丸合成，但肾上腺和卵巢也能分泌，所以不论男女都有雄激素。雌激素、孕激素、雄激素三种激素的功能各异，对女性而言雌激素是维持性征的；孕激素维持她的生殖功能，孕激素水平低不容易受孕，或受孕后容易流产；而雄激素的作用对于男性和女性都很重要。男性进入青春期以后，睾丸开始分泌雄激素，促进生殖器官的发育，出现第二性征，并产生和维持性欲。对女性而言，雄激素可以维持性欲，雄激素水平低的女性性欲差。雄激素还有一定的蛋白同化作用，可以刺激食欲，所以阳虚的肿瘤患者后期合成代谢低下，不想吃东西、消瘦，都与雄激素水平低有关。编码雄激素的基因在我们的性染色体上，性染色体的结构优势决定了男性的雄激素高于女性。而女性体内的雄激素是由肾上腺和卵巢分泌的，卵巢分泌的属于腺内合成，肾上腺分泌的属于腺外合成，主要是脂肪、肌肉。女性血液中的雄激素大概是男性的1/10。为什么呢？因为雄激素是合成雌激素的中间体。雌激素来源于卵泡的内膜细胞和颗粒细胞，它在卵泡发育的过程中，先经过LH（促黄体生成素，由垂体分泌）刺激卵泡的内膜细胞分泌睾酮，再经过颗粒细胞在FSH（卵泡刺激素）刺激下转化为雌激素。这就是我们讲的双细胞到双促性素的作用。然后经过两个细胞：内膜细胞和颗粒细胞合成雌激素，先经过内膜细胞合成睾酮，即雄激素，再经过颗粒细胞合成雌激素。

当我们把这个搞清楚，就明白了“阴阳合体而有男女”的含义了。《素问·阴阳应象大论》中说“阳生阴长，阳杀阴藏，孤阴不生，孤阳不长”，所以阴阳之间的关系很复杂，但又遵循着一定的规律。比如男性的性特征，16岁开始长胡子，皮肤粗糙，皮下脂肪变薄，皮脂腺分泌旺盛，出现痤疮，体表汗毛粗短，胸部开始长体毛，西医认为是从16岁开始，也就是中医讲的“男子二八”。结合前面讲的认识生命，会更好地理解这部分内容。

2. 阴阳易概论

下面我们来看阴阳易的问题，阴阳易比阴阳交还常见，好多疾病都跟阴阳易有关系。我们治疗疾病的处方都非常有特色，好多人看不懂我们的处方，比如教科书上用于调经的处方，我们常常也用在男人身上，这就体现了阴阳易的理论特点。

《伤寒杂病论》上讲：“阴阳易之为病，其人身体重、少气，少腹里急，或引阴中拘挛，热上冲胸，头重不欲举，眼中生花（花，一作眵）。膝胫拘急者，烧裈散主之。”烧裈散是什么？它是用内裤近隐处，取烧成灰而服，“小便即利，阴头微肿，此为愈也”。妇人发病就取男子的内裤，如果是男性就取女子的内裤。很多人对烧裈散抵制，认为是封建迷信。对此我也思考很久，下面从西医的角度跟大家探讨一下。男人的内裤不外乎就是留存一些男性分泌的液体，我们把它烧成灰。经过火烧之后，一是蛋白质变性了，失去了生物活性；二是如果他有性病的话，细菌、病毒、衣原体等，经过高温烧灰之后，蛋白质变性，微生物也会死亡。那么什么东西能

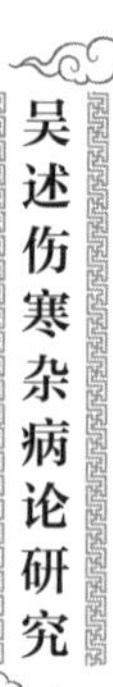

留下来呢？激素，因为性激素是耐高温的。女性取男子的，男性取女子的，有可能服用的是男女性激素，这是我的理解，供大家参考。当然，除了性激素可能还有更多的东西，但是我们仅在医学范围内探讨。有人说阴阳易治性病，我没有相关经验，这里我们是从内分泌的角度来谈的。

3. 女性的阴阳易

从疾病上讲，我们把女性阴阳易分为重阴、阴杀和阴易三种。

3.1 重阴

重阴是雌激素水平增高，哪些疾病可能见到？

一是生殖系统疾病，包括乳腺增生、乳腺纤维瘤、乳腺癌、子宫内膜增生、子宫内膜异位、巧克力囊肿、子宫内膜癌、子宫肌瘤、子宫肌肉瘤、卵巢癌和卵巢颗粒细胞瘤，等等。这些疾病常常伴有雌激素水平增高，也就是我们说的重阴。

二是伴雌激素异常分泌的异位内分泌癌，最多见的是女性小细胞肺癌，伴有蜘蛛痣等毛细血管扩张症。

三是甲状腺腺瘤及甲状腺癌，甲状腺是雌激素的靶器官，甲状腺腺瘤和甲状腺癌的患者往往伴有乳腺增生或乳腺癌，也是由于雌激素水平升高的原因。

四是肝硬化、肝癌。肝硬化、肝癌的一个表现就是乳房发育，肝掌、蜘蛛痣等毛细血管扩张症。原因是肝脏灭活雌激素障碍，导致雌激素水平升高。

五是女性肥胖，雌激素水平升高可以导致人体对营养物质吸收的增加，从而出现肥胖。临床上，患有乳腺癌的青年患者身材很匀称，显得很漂亮，但发生乳腺癌之后会越长越胖，就是因为雌激素水平高，导致营养物质吸收增加，出现高血脂、高胆固醇血症和肥胖。肥胖和乳腺癌的预后呈负相关，这与雌激素水平高有关。此外，雌激素水平高会导致液体潴留，所以我们有时候会用阳和汤来治疗乳腺癌，其中的麻黄可以发表行水。对于这种女性，麻黄还可以减肥。

六是再生障碍性贫血，因为雄激素可以促进血红蛋白合成和红细胞的生成，所以雌激素水平高而雄激素水平低的患者容易发生再生障碍性贫血。

七是自身免疫性疾病。雌激素具有免疫活化作用，孕龄期女性的雌激素水平高，所以狼疮等许多自身免疫病发生的概率更高。狼疮在临床上可以表现为阴阳毒，后面我们讲阴阳毒的时候再去讨论它。

重阴就是女性雌激素水平增高，这种女性的特点是皮肤细腻，伴高胆固醇血症。

3.2 阴杀

阴杀指女性雌激素水平低。女性绝经期后的冠心病、骨质疏松等，多与阴杀有关。《黄帝内经》中讲“七七，任脉虚，太冲脉衰少，天癸竭”，所以阴杀与天癸竭、任脉虚衰存在对应关系。任脉走在人体的前正中线，从甲状腺到乳腺，到心脏、到胃肠，再到男女生殖系统，阴阳易和任脉有密切的关系。为什么？因为任脉是“阴脉之海”，总任诸阴，主生殖系统，所以与性激素有关（详见奇经八脉章）。“背为阳，腹为阴”，即身体前侧正中线，或与正中对称者，多受性激素的影响，可以从任脉治。我们在讲栝蒌薤白桂枝汤时讲了桂枝的温阳作用，桂枝走任脉，通阴血，温阳气，还可以提高心率，扩张血管。绝经后雌激素水平低而发生的冠心病，常选用桂枝来通任脉。

再举个例子谈阴杀。有的女高音歌唱家，年轻时唱得很欢快，到了更年期她就唱不出来了，这是由于雌激素减退了，她的高音就不行了，这个病叫绝经后失音。我们常用半夏散及汤来治疗，半夏散及汤同样用桂枝通任脉，效果很好。

还有更年期出现的膀胱咳。更年期女性雌激素水平低，导致膀胱稳定性下降，咳而遗尿，打喷嚏也遗尿，属于《黄帝内经》讲的膀胱咳。怎么治疗呢？我们讲急治其标，《伤寒论》用五苓散复其气化，方中同样用桂枝来通任脉，缓解以后再补少阴。因此说，《伤寒论》和《黄帝内经》的理论不是相互独立的，不要人为地把它们割裂开。

3.3 阴易

阴易即女性的雄激素水平升高。此类病也很常见，例如多囊卵巢综合征、卵泡膜细胞增生症、痤疮、脂溢性脱发、肾上腺疾病——包括肾上腺性综合征、柯兴氏综合征、肾上腺良、恶性肿瘤，等等。这些疾病的共同表现都是女性体内的雄激素水平升高，女变男。女变男有什么表现？一是长痤疮。雄激素水平高的人长痤疮，多毛，面部皮脂分泌过多，油性皮肤，脂溢性脱发，声音偏低。二是性欲增强。雄激素水平高，性欲就会增强，当然这不见得是病态，因为雌激素、孕激素、雄激素女性都需要，到了病态的时候我们就可以调节它。这些都是阴易的表现，我们治疗乳腺癌的时候，有的人治疗后面部长毛，有的人吃了药物以后长胡子。前面讲了乳腺癌属于重阴，雌激素分泌过高，我们治疗时会用促进雄激素与孕激素分泌的药物来对抗重阴的状态。

4. 男性的阴阳易

男性的阴阳易分为重阳、阳杀和阳易三种。

4.1 重阳

男性的重阳，是指雄激素分泌过多。会出现哪些症状呢？ 有痤疮、多毛、油性皮肤、声音低促、性欲强、脂溢性脱发，等等。重阳能够导致哪些疾病呢？一是前列腺增生及前列腺癌。有的同学说，前列腺疾病是肾虚，怎么叫重阳呢？以后有时间我们再讲肾虚和肾阳虚的区别。二是脂溢性脱发。有很多男人是光头的，男性发生的比女性要多得多，脂溢性脱发跟前列腺癌也是有关系的，发病的基础都是雄激素水平增高。三是慢性粒细胞白血病（简称“慢粒”）。慢粒有一个特殊的症状：阴茎异常勃起，中医叫作“阳强”，相火妄动。四是胃癌、肠癌。胃癌除了跟年龄有关系外，还与性别有关。胃癌男女比例大概是（1.5～2.5）：1，肠癌是1.5：1，都是男多女少。研究还发现，雌激素水平低的重阳之人容易得胃癌、肠癌，而雌激素可以降低胃肠道肿瘤的发生。以前我们讲过，治疗胃癌、肠癌要去泻火，中医讲火能生土“阳生阴长”，也就是说火能促进胃肠肿瘤的进展。从阴阳的角度来讲，人体内的雌激素偏阴，而雄激素偏阳，这种患者雌激素水平低而雄激素水平高，属于重阳，治疗上要和阴阳。和阴阳要用阴易的方法，即用女科方药强肝泻火杀土。因为木克土，强肝可以克伐土气；木气有余便生火，所以我们要泻火。我们经常用香附、当归等药或丹栀逍遥散加“杀土”之品来治疗胃肠癌，那都是妇科的药，但在临床上取得了一定效果。所谓杀土补土，所指不同，杀土杀的是客土，补土补的是主土，属于主客学说。主客学说会在肿瘤六经辨证法中详细讲。

补充一点，我们前面讲了卵巢是雄激素的分泌器官，而女性的胃癌、肠癌容易发生卵巢转移，它不是随意在腹腔里脱落就掉到卵巢上，是有其深刻道理的。

4.2 阳杀

男性还有阳杀，最容易理解的是阳痿。但是治疗阳痿的

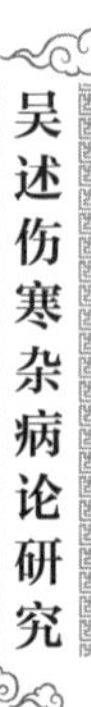

患者需要辨证，不见得都是阳杀，有些可以补肾，有些可以疏肝，不一而足。阳杀还见于肿瘤恶液质患者，这部分人阳虚型比较常见。阳虚患者的雄激素水平低，雄激素是蛋白同化激素，也可以促进食欲，患者不想吃东西，蛋白合成低下，表现为恶液质。

4.3 阳易

男性的阳易有哪些特点呢？有肥胖、乳房发育、肝掌、蜘蛛痣、毛细血管扩张，等等。我们在诊脉时要看患者的掌心，如看见男性患者的大小鱼际处是红的，属于雌激素水平高引起的肝掌，就是阳易。这时候就可以开化肝煎，因为肝不藏血。为什么肝不藏血？因为雌激素水平升高了。我们讲生生之气，少阴肾为体，厥阴肝为用。

阳易常见的疾病有高胆固醇血症，爱喝酒的人就可以见到高胆固醇，多伴有肝掌、蜘蛛痣、毛细血管扩张、乳房发育、阳痿、乳房增大等。这是什么原因？因为酒精在肝内代谢，影响了雌激素在肝脏中的灭活，所以乳腺癌的患者不能饮酒。阳易常见的疾病还有酒精性肝炎、肝硬化、肝癌。大家知道雌、雄激素与肝硬化的关系吗？雄激素可以刺激乙肝病毒的复制，所以男性容易得肝炎、肝硬化、肝癌；而得了肝炎、肝硬化、肝癌以后又出现雌激素灭活障碍，出现雌激素升高。因为雌激素水平高了，还可以见到生殖器的萎缩，有的肝硬化患者会来找你治阳痿。由此可见，从重阳到重阴，这是肝脏病的表现。

然后是伴雌激素增高的异位内分泌癌，比如男性小细胞肺癌，等等。由于雌激素水平增高，临床上男性乳腺增生和男性乳腺癌也日益增多。此外，再生障碍性贫血、自身免疫病，也都表现为雄激素水平相对低下。

5. 阴阳易的治疗

治疗阴阳易主要有两个方法，第一个方法是补充性激素。西医可以直接用性激素，中医用填地户的办法补充。中医填地户的药首先是葛根，它是很好的补充雌激素的药，临床经常用葛根汤来给女性丰胸美容。其次是豆豉、大豆，也就是栀子豉汤。该方用来治疗更年期综合征的效果很好。第三是雪蛤，木瓜炖雪蛤，雪蛤是林蛙的生殖系统，含有雌激素，与人类雌激素是高度同源的。第四是紫河车，胎盘含有三种激素，男女都可以用。此外还有诸鞭，主要含有雄激素。

第二个方法是调节性激素。调节从哪里入手？我们讲要强天门，填地户，作用靶点在下丘脑垂体。因为性腺受下丘脑-垂体-性腺轴的控制，可用补肾填精之品。补肾填精之品大多都是强天门的，除了个别的是填地户的，如紫河车和诸鞭等。

我们再说一说代表方，比如说二仙汤合蜂房、鹿角。二仙汤来自于《妇产科学》一书，包括仙茅、仙灵脾、当归、巴戟天、知母、黄柏。这个方可以使孕激素、雄激素水平升高，也可以升高雌激素水平以治疗更年期综合征。当雄激素、孕激素水平低的时候，该方可以表现为促雄激素、促孕激素的作用。方中的仙灵脾又叫淫羊藿，牧民给羊吃淫羊藿，能够导致羊发情交配，所以叫淫羊藿，仙茅长的也像生殖系统，二仙汤是促进女性雄激素升高的一个代表处方，可用于重阴的治疗。

如果男性雄激素增多用哪个方？一个方子是青娥丸。青娥丸出自《太平惠民和剂局方》，方中的胡桃肉、补骨脂、杜仲可治疗男性的雄激素水平增高。为什么前方用淫羊藿，此方用补骨脂呢？因为淫羊藿更着力于促进雄激素水平的升高，雄激素能够控制性欲，可用来促进交配，我们也常用淫羊藿的促

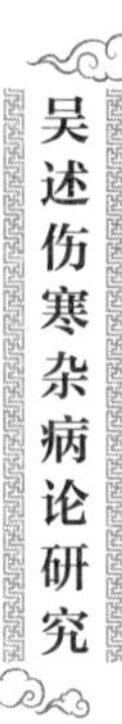

雄性激素作用来治疗乳腺癌。而补骨脂可以刺激雌激素水平增加，所以用来治疗男性前列腺增生（重阳），一个偏重于雄激素，一个偏重于雌激素，不能搞混了。

另外一个方子是封髓丹。封髓丹治疗相火妄动，它能够降低雄激素，常用封髓丹治疗慢性粒细胞白血病（重阳）。方中的砂仁可以开胃，又是固肾良药，既开胃又固肾，所以不能用蔻仁等药物代替。在此方基础上，可以加味妇科常用药来治疗男性疾病，如加香附、葛根、豆豉、益母草等，也可再加上泻相火的黄柏、丹皮、泽泻。

由此可见，中医不仅可以直接补充性激素，还可以通过下丘脑-垂体-靶线轴的作用来调整激素的分泌水平。所以，受激素影响的肿瘤，比如乳腺癌和前列腺癌等，中医都有很好的疗效。而且，不管是妇科调经，还是男科，中医都很擅长，这就是原因之一。

三、阴阳毒

阴阳毒见于《金匮要略》：“阳毒之为病，面赤斑斑如锦纹，咽喉痛，唾脓血。五日可治，七日不可治，升麻鳖甲汤主之。阴毒之为病，面目青，身痛如被杖，咽喉痛。五日可治，七日不可治，升麻鳖甲汤去雄黄、蜀椒主之。”

阳毒、阴毒均可见于血液系统的肿瘤。阳毒比如慢性粒细胞白血病，可以引起阳强，阴茎异常勃起。临床上当归芦荟丸治疗慢性粒细胞白血病有效，后来发现是里面的清肝药物——青黛在起作用，进而研发出了“靛玉红”。

阴毒是什么病？多发性骨髓瘤。阴毒的条文描述是“面目青，身痛如被杖”，多发性骨髓瘤的特点就是面目青灰色；骨髓瘤多发“身痛如被杖”。“咽喉痛”是什么原因呢？骨髓瘤来自浆细胞，是活化的B细胞的前体细胞（淋巴细胞的一种），咽喉痛是咽部淋巴细胞活化的表现，多发性骨髓瘤转出少阳，就会咽喉痛，伏在厥阴就不会咽痛。

阴毒、阳毒都属于厥阴病，容易从厥阴转出少阳。它们的特点是易发于血液系统，既可以表现为血液系统的肿瘤，也可以表现为自身免疫病。比如狼疮就表现为阳毒，“面赤斑斑如锦纹”是对狼疮斑的描述，狼疮也可以表现为咽部淋巴细胞活化而出现咽喉痛。还有“鼠疫”等一些传染病，在临床上我还没有遇到过“鼠疫”。这些疾病都表现在血液系统，而自身免疫病也是血液中的淋巴细胞活化，本质上都是血细胞的问题。它们有什么共同点？就是出血或瘀血等血证，比如阳毒的“面赤斑斑如锦纹”，“内眦红”，狐惑讲的“目赤如鸠眼”，往往一看内眦就知道这个人有没有自身免疫病；发作时候表现为咽喉痛，提示厥阴转出少阳。

多发性骨髓瘤我们怎么治疗？大家都知道肝藏血，多发性骨髓瘤是一个血分伏邪为病，要从厥阴肝和少阳胆去治疗。用升麻鳖甲汤加黄芩、丹皮、薏苡仁、大青叶、郁金，方中用升麻30g和甘草30g，将伏邪从厥阴经托出，甘草有皮质激素样作用，可以用来解毒；伏邪出厥阴经就到了少阳，用黄芩、郁金、薏苡仁、大青叶、牡丹皮诸品来清少阳，解气分之毒、凉血分之热。我们讲了少阳、厥阴截断法，还可以加细辛。薏苡仁的量要大，要用90g。阳毒加雄黄，每天0.3～1g，再加蜀椒3g配伍雄黄。切记要通便，不然雄黄容易蓄积中毒。服用时间以七日为期，吃吃停停。这就是加味升麻鳖甲汤，熟练运用此方，能治疗许多阴阳毒。所以我说一旦把中医想明白，有的癌症是可以治愈的。

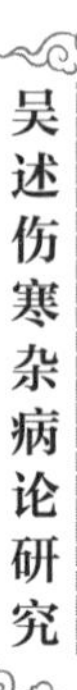

四、答疑篇

学生问：白虎汤里的粳米可以促进石膏的溶出，那么麦门冬汤里的粳米又起什么作用呢？

吴师答：我先给大家讲一个我父亲的验方——阿司匹林白糖米浆汤。他用西药阿司匹林来发汗，加米浆是取桂枝汤啜热粥的意思，再加白糖，糖分有补气的作用，汤液又补充了水分，“阳加于阴谓之汗”，诸药配伍显著增加了阿司匹林的发汗解热作用。这是我父亲从张锡纯那里化裁而来的经验方。所以要这样去理解：粳米在没有石膏的时候也很重要。在外感病的时候，帮助解热发汗，顾护胃气，补气扶正，帮助外感疾病的恢复；麦门冬汤的病位在太阴、阳明，用粳米可以补太阴，扶正气。

学生问：老师，雄黄的剂量在药典里规定得很低，您的使用经验是什么？

吴师答：用雄黄时，第一个问题是大便不通，会蓄积中毒，所以一定要注意通大便。这些经验都是看古代的处方学习来的，如七星丸里用砒霜，但里面有巴豆，要巴豆配砒霜，你也可以用大黄。再比如青黄散，里面也有雄黄，而青黛的副作用是腹泻等消化道反应，所以这里用青黛既增效又解毒。第二个问题是雄黄容易引起头痛，我们可以配伍蜀椒来治疗。蜀椒能够解雄黄的头痛，对血液系统疾病也有治疗作用。从现代医学讲，蜀椒配伍雄黄起什么作用？诱导淋巴细胞的凋亡。我们讲恶性淋巴瘤，但没提到过良性淋巴瘤，因为“良性淋巴瘤”指淋巴细胞的克隆性的良性增生，也就是自身免疫病，所以自身免疫病号称“慢性癌症”。第三个问题是雄黄入汤剂是有毒的，主要毒副作用是肾功能衰竭，因此要配一些减毒的药物。比如升麻、甘草和土茯苓，等等。雄黄可以用作煎剂，可以用作散剂，还可以用熏剂。狐惑病“蚀于肛者雄黄熏之”，熏雄黄时要小心，不然容易中毒。因为雄黄加热挥发就是三氧化二砷，即砒霜的主要成分。为什么单用砷制剂容易中毒呢？我们知道七星丸、青黄散，配伍上是非常讲究的，而做成静脉注射液之后，使用单味药失去了君臣佐使的增效、减毒的配伍，所以容易出问题。砒霜实际上化学成分也很复杂，它是以三氧化二砷为主，其实还有醌砷，其他的砷含量很低，但是对疗效也能产生影响，如果提纯了，单纯的三氧化二砷会增加肾脏毒性。

学生问：老师，能不能给我们讲讲血液疾病的治疗？比如血小板减少症和红细胞增多症的治疗？

吴师答：粒细胞增多症我们讲了，血小板增多症也很简单。治疗粒细胞增多症的中医专药是雄黄和砒霜；治疗血小板增多症的专药是水蛭；治疗红细胞增多症的特异性药物是哪个？目前还不清楚。红细胞增多症分为原发性和继发性，继发性红细胞增多症比如肝癌。原发性肝癌可以伴有红细胞增多症，骨髓最初在肝脏造血，肝癌的细胞起源，可以追溯到更早的多能干细胞（这个问题我们在国外发表了文章），这个研究对探讨继发性红细胞增多症提供了一些启迪。临床上最常见继发性红细胞增多症的疾病是慢性肺病，缺氧导致红细胞增多，多见于肺心病，中医讲火来克金，也包括肺癌。血小板减少证，我的体会更多的是在少阴经，出现少阴动血证，经典的药物如地骨皮、枸杞子，对恢复血小板的数量见效慢，对症状的影响快，可以迅速地缓解皮肤、牙龈的出血。

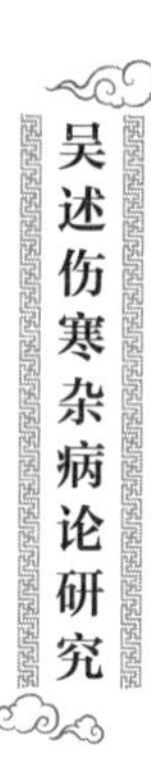

第二十二章　用药法

我们在临床诊疗上有五法：标本法、聚类法、平脉法、抓独法和截断法。五法之外，还有一个用药法。用药法并不是临床诊断和治疗疾病的方法，而是通过研究用药法去理解《伤寒论》的用药特点，更深入地理解《伤寒论》处方的源流和变化，这样有利于我们更好地运用五法。

第一节　桂枝法

一、桂枝五证

1. 中风

桂枝温卫、芍药和营，两药合用治疗太阳中风表虚证，代表处方是桂枝汤。至于桂枝汤为何同用于太阳与太阴，我们在六经在经一章中已经作了详细讲解。

2. 虚劳

桂枝走心，附子走肾；桂枝通任，附子温督；桂枝可平冲。《金匮要略·血痹虚劳病篇》主要就讲了桂枝证和附子证，后者如肾气丸。文中讲到了沉迟脉，又说“虚劳腰痛，少腹拘急，小便不利者，八味肾气丸主之”。我个人体会肾气丸的脉多是沉迟脉，但即便是沉迟脉，有人吃了仍然上火。原因是肾气丸中三泻的力量不够，所以可再加牛膝、车前子，就成了济生肾气丸，其中牛膝既补肾又引血、引热下行，车前子既补肝肾又利湿热。

3. 桂枝与任脉

桂枝走任脉，有提高心率的作用。《黄帝内经》中说："任脉为病，男子内结七疝，女子带下瘕聚"，故蓄血证多用桂枝。桂枝的作用在心入任脉，任脉自上而下交于督脉；附子的作用在肾入督脉，自下而上交任脉，一个在上、一个在下，一个走任、一个走督。桂枝走任脉，常配芍药、大枣；附子走督脉，常配麻黄（如麻黄细辛附子汤）、鹿茸（《温病条辨·下焦篇》鹿附汤）。附子走肾，腰疼为其独证，故"虚劳腰痛，少腹拘急，小便不利者，八味肾气丸主之。"肾气丸证如果服药前腰不疼，服药后可能会出现腰疼，因为药物作用于某经，服药后该经特定的几个穴位，可能会出现不舒服的症状。

任脉总任诸阴，身体前正中线，或与正中对称的疾病，多从任脉治疗，且多受激素的影响。心脏在任脉上，主血脉，所以桂枝汤可以温心阳。女性雌激素撤退后心脏病的发生率增加，补充雌激素可以降低心脏病发生的概率。奔豚气上冲胸多见于更年期，也可以用桂枝类方；如果病在少阳伴有往来寒热的，是奔豚汤证。

桂枝可平冲也与任脉有关系，因为冲任两脉的关系密切，冲脉的很多病都与任脉的激素低有关系。比如更年期综合征有潮热，心烦汗出。冲脉隶于阳明经，所以代赭石也平冲。厥阴肝寒上冲的吴茱萸汤证，风火上冲的天麻钩藤饮证，都与冲脉有关系。

4. 温阳化饮

桂枝能温阳化饮，治疗太阳蓄水的代表处方是五苓散，

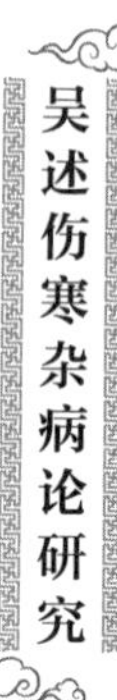

兼少阳病可用茵陈五苓散，水饮上冲的可用苓桂术甘汤。水饮为什么会上冲？因为心阳虚。乌梅丸证的气上冲胸也是这个原因，但是因为在厥阴经，所以治下面的病有川椒之属，治上面的病有桂枝。五苓散证有一个特点是咳而遗尿，就是《黄帝内经》讲的膀胱咳，如见到咳而遗尿直接就可以用五苓散。如果兼有气虚，加人参或党参，就是春泽汤。如果患者不说咳而遗尿，也可抓独：舌淡津润而尺长，就是五苓散证。

5. 瘀血

有的蓄血证可用桂枝剂，如桂枝茯苓丸、桃核承气汤。但瘀血入络者为干血，此即叶天士所说的久病入络，就不用桂枝，而要用虫类药，如下瘀血汤、大黄䗪虫丸等。

二、桂枝药理

现代医学研究认为桂枝有以下作用，可与中医学中的桂枝作用进行对比：

1. 扩血管作用

治疗血管收缩，脉细欲绝，代表方剂如当归四逆汤。

2. 强心，增强心率

如桂枝甘草汤可治疗心悸。病窦综合征可用30g桂枝或肉桂。阳虚无水湿的患者，有的用了大剂量的麻黄会心悸，而用桂枝则不会心悸。

3. 通经作用

能够促进排卵，促进女性月经提前，调整月经后期，治疗不孕，如温经汤含有桂枝可治疗不孕。

4. 活血作用

改善高凝状态。太阳蓄血证用桂枝，如桂枝茯苓丸、桃核承气汤。

5. 利水作用

与其强心和扩张血管有关，通过扩血管引起肾小球血管扩张而利小便，代表处方如苓桂术甘汤。

6. 发汗作用

桂枝的发汗作用是间接的，是通过扩张血管来帮助发汗药物发汗，如麻黄汤中，桂枝扩张血管帮助麻黄发汗。

三、桂枝脉象

《金匮要略·血痹虚劳病篇》中论及了十二个桂枝脉象。

1. 芤脉、微脉

芤脉是浮取中空，与浮大脉相似。芤脉是中医所谓的血虚，可以用当归、川芎，如四物汤；也可以用桂枝汤来治疗，因为桂枝汤中有芍药、大枣，方中大枣的量宜加大。微脉是脉没有力气，《金匮要略》中见微脉要加黄芪、人参，如黄芪桂枝五物汤治疗“血痹脉阴阳俱微，寸口关上微，外证身体不仁，如风痹状”；又如《千金要方》云：“虚劳里急，诸不足，黄芪建中汤主之”，又加人参二两。所以脉微、脉力不够的，加人参或黄芪；脉芤、血容量不足的，加当归、川芎、芍药、大枣之类的补血药。

2. 浮脉、大脉

浮脉和大脉也可以用桂枝。“男子脉大为劳，极虚亦为劳”，“脉浮者里虚也”，浮大的脉可用桂枝汤或桂枝加龙骨牡蛎汤一类的处方。为什么呢？因为浮大脉是脉管扩张，要用芍药收敛，山茱萸也可收敛，如借鉴张锡纯的办法，可用山茱萸30～60g。

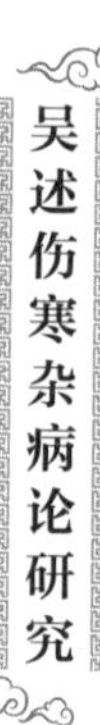

3. 沉脉、迟脉

与浮大脉相对的脉是沉迟脉，沉迟脉也是虚劳脉的一个代表。沉迟脉就是脉位下沉、脉率延后，这类脉可以用金匮肾气丸，附子、肉桂是主药，但要在补肾填精的基础上使用。

4. 细脉、涩脉

“男子脉浮弱而涩，为无子，精气清冷”，此伤及肾精，所以此类脉的主要药物是熟地、山药等补肾填精药。至于厥阴病的脉细欲绝，需用当归四逆汤。

5. 结脉、代脉

脉来缓而时一停，治疗的代表方剂是炙甘草汤，又名复脉汤。

6. 弦脉、紧脉

弦脉通常认为是肝脉，紧脉一般认为是寒，但在《金匮要略·血痹虚劳病篇》中可以见到弦紧脉。弦紧脉是血管收缩、张力增加，故可用桂枝扩血管。《金匮要略·血痹虚劳病篇》“脉得诸芤动微紧，男子失精，女子梦交，桂枝加龙骨牡蛎汤主之”，“脉弦而大，弦则为减，大则为芤；减则为寒，芤则为虚，虚寒相搏，此名为革。妇人则半产漏下，男子则亡血失精”，此处的弦紧脉是弦大无力，或微紧无力的脉。

治疗虚劳病时，有两对脉是需要特别注意的：浮大脉和沉迟脉。这两对脉的治疗思路是非常不同的，一个是以桂枝汤类方为主，一个是以金匮肾气丸类方为主；浮大脉常常兼有芤脉和微脉，分别是血不足和气不足；沉迟脉往往兼有细涩脉，这是因为阴阳互化，阴中求阳，阳中求阴。所以，芤脉是血管容量不足故中空，用当归、川芎、芍药、大枣之类的补血药；微脉是脉力不够，可用黄芪、人参补气；浮大脉用芍药、山茱萸收敛；沉迟脉用附子、肉桂温阳；细涩脉为精血不足，以熟地、山药填精补肾；结代脉用炙甘草汤；弦紧脉用桂枝扩血管通经。

第二节　麻黄法（上）

为什么要讲麻黄呢？因为我们学方剂，首先要知道桂枝汤、麻黄汤，如果把麻黄搞清楚了，再去看《伤寒论》就会清楚很多。从西医的角度讲，麻黄的有效成分主要是麻黄碱、次麻黄碱、伪麻黄碱，它们的作用很近似，都有拟肾上腺素作用，只是毒副反应稍有不同。自主神经系统有两大类，一个交感神经、一个副交感神经，又叫肾上腺能神经与胆碱能神经。麻黄碱具有拟肾上腺素活性，可活化交感神经系统。我们把这个问题搞清楚了，再学习麻黄的作用就很清晰了。

一、麻黄证

一是肤黄。肤黄不是黄疸，指的是皮肤晦暗的黄色，皮肤发黄说明湿在肌表，这是麻黄的一个适应证。二是面浮。面浮是面部浮肿，还不等于水肿，面浮是肾上腺皮质功能低下导致的一个慢性病容。由此可见，麻黄的前两条使用指征，一个是肤黄湿在表，面浮即可汗，也就是皮肤稍微显黄色和面部有浮肿感。另一个是瞳孔缩小。这类患者因为迷走神经兴奋，影响虹膜辐状肌，导致瞳孔缩小。反之，少阴热化证的患者，交感神经兴奋，目光炯炯，往往是阴虚火旺。瞳孔就是中医讲的命门，具体参见《难经》。

麻黄证的脉一般来讲多见迟脉，也有脉数的，比如西医

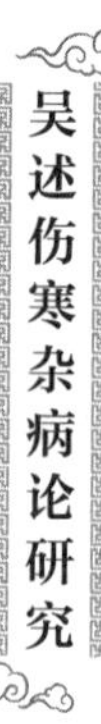

治疗休克用肾上腺素，休克早期的脉搏加快，可以见数脉，这是休克早期的一个反应。西医用肾上腺素治疗休克，所以麻黄证也可见数脉，但多见迟脉。另外，《伤寒论》讲麻黄汤证是紧脉，这是寒性收引的原因。

二、麻黄的功用

1. 解表

1.1 发表

下面我们讲麻黄汤，以后很难有机会像讲麻黄汤这样，详细地讲解《伤寒论》中的一个处方。我们以讲解麻黄汤为例，让大家去更深刻地思考和理解中医。

我们大部分人都得过感冒，中医治疗风寒感冒用麻黄汤，当然也可以用西药治疗。西医大夫会开康泰克，康泰克就是伪麻黄碱加上解热镇痛药，有的西医大夫会再加激素，加5mg的泼尼松。感冒时鼻黏膜血管舒张，最明显的症状是鼻塞，还会伴有流鼻涕、咳痰、咳嗽等，所以有的大夫会再加去咳片。康泰克（伪麻黄碱加上解热镇痛药）、加泼尼松、加去咳片，就构成了西医治疗感冒的复方配伍。

我们看一下麻黄汤是怎么构成的，第一是麻黄。主要成分是麻黄碱、次麻黄碱和伪麻黄碱，能够收缩鼻黏膜血管，缓解鼻塞、流鼻涕。第二是桂枝。桂枝的一个重要作用是解热镇痛，配麻黄能够增强麻黄的发汗作用。麻黄本身是扩张血管的（药），虽然可以扩张肌肉的血管，但发汗的力量并不强，加上桂枝的扩血管解热镇痛作用之后，麻黄的发汗作用就显著增强了。桂枝实际上相当于康泰克里的解热镇痛药。第三是甘草。甘草酸具有拟肾上腺皮质激素的作用，类似于泼尼松。第四是杏仁。主要成分是苦杏仁甙，能够化痰止咳平喘。我们可以发现西医处理感冒是这几种药，中医的麻黄汤其实还是这几种药。如果你这样去分解一下麻黄汤，就会觉得中医不是那么复杂，麻黄汤是伪麻黄碱，加解热镇痛药，再加一个激素和化痰止咳平喘药。

补充一点，桂枝的主要有效成分是挥发油，大概占桂枝重量的0.7%左右，不到1%。桂枝挥发油有一个特点，它由呼吸道排出，对呼吸道炎症有明显的抗炎、祛痰、止咳作用，所以在麻黄汤里，桂枝既增强了麻黄的发汗作用，又增强了杏仁的化痰止咳平喘作用。

1.2 疏风

可以用麻黄治疗过敏性疾病，也是用其肾上腺素样免疫抑制作用。

1.3 平喘

这是因为肾上腺素具有扩张支气管的作用。

1.4 除痹

麻黄治疗免疫性疾病，常与甘草合用，甘草有皮质激素样作用，肾上腺素有免疫抑制作用，所以麻黄和甘草合用能除痹，常用来治疗风湿免疫病。

1.5 生发

这种脱发的患者毛孔大，代表方是防风通圣散。

2. 调神

2.1 安眠

“少阴之为病，脉微细，但欲寐也”，但欲寐就是想睡觉睡不着。这种失眠的患者白天很困，精神差，晚上也睡不好，就可以用含麻黄的处方治疗，如麻黄细辛附子汤。服药时间也有讲究，早上、中午服药，晚上不服，因为晚上服了含麻黄的

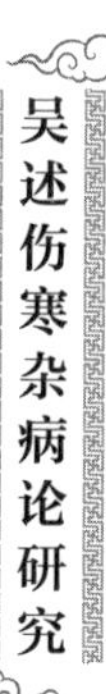

中药容易兴奋，而治疗的目的是让他白天兴奋，晚上抑制。

2.2 提神

麻黄具有提神作用，可以用来作为兴奋剂，对白天困顿、精神不好的人有效。但是运动员不可以用它，更不能用来非法制毒。

2.3 抗疲劳

因为肾上腺的神经刺激骨骼肌，能够抗疲劳，同时可以治疗肌无力。

2.4 治疗嗜睡

“少阴之为病，脉微细，但欲寐（也）”，“但欲寐”既包括睡不着，又包括嗜睡。因为麻黄能兴奋中枢神经系统，所以能够治疗嗜睡。

3. 温阳、壮阳

3.1 温阳

肾上腺素具有支持循环的作用，能够改善末梢循环。所以西医用来治疗休克，中医用麻黄治疗肢冷，如麻黄细辛附子汤。麻黄的温阳作用，也可以用来治疗冻疮。

3.2 壮阳

阳痿有两种情况：一种情况是不兴奋，可以用麻黄细辛附子汤；第二种是他虽然很兴奋，但是不能勃起。后者通常是少阳湿热下注，不能用麻辛附这类处方。即便是第一种不兴奋的人，用麻黄细辛附子汤也要注意，因为这个是壮阳药，需要和补肾填精的药配合使用，如单用壮阳药容易耗散精气，导致早衰。

3.3 缩尿

麻黄治疗遗尿的机理是兴奋肾上腺能神经，增加膀胱括约肌的张力。如配伍补肾填精的药物更好，可以减少夜间尿液的分泌。

4. 除湿

4.1 利尿

有的患者使用麻黄后不出汗，常表现为小便多。

4.2 利湿

因为脾为生湿之源，所以用麻黄利湿常配白术，如麻黄加术汤；或者配薏苡仁，如麻杏苡甘汤。

4.3 减肥

麻黄的发汗和利尿作用，可以用来减肥。主要适用于面部浮肿、肌肉脂肪松弛、毛孔扩大的虚胖，使用麻黄类方减肥有的人体重不减，但是形体塑造得很好。

5. 攻坚

5.1 除癥

《神农本草经》中讲麻黄有攻坚作用，“除癥瘕积聚”，代表处方是阳和汤。我们研究过麻黄碱和山莨菪碱，一个是拟肾上腺素能的药物，一个是胆碱能的拮抗剂。麻黄碱和山莨菪碱能够调节CAMP和CGMP，就是第二信使，调节交感、副交感平衡，能治疗一些阳虚型的肿瘤。我们的研究发现，麻黄的除癥作用不是很强，临床中需要大剂量的使用。

5.2 疗疮

这里的疮指的是疽症，即阴疽，包括很多癌性溃疡，如乳腺癌翻花溃破，可用阳和汤治疗。

6. 通督

6.1 通经

麻黄对月经后期的患者，有通经作用，代表处方是葛根汤。

6.2 疗乳

葛根汤的一个作用是丰胸，主要是因为葛根有拟雌激素作用。丰胸可用葛根汤，抑制乳腺增生则需用阳和汤。

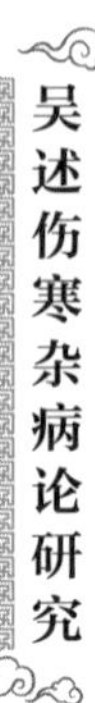

三、麻黄的药性特点

麻黄的药性特点是具有双向调节的作用：一是既治失眠，又治多睡。二是既利尿又缩尿。麻黄通过发表来发挥利尿作用，同时通过增加膀胱肌的张力来治疗遗尿。三是既发汗又止汗。发汗主要是用麻黄枝干，止汗用麻黄根。四是既壮阳又拔肾。壮阳是指麻黄可以治疗阳痿这类疾病；麻黄也能拔肾，比如小青龙汤误用后出现逆证，导致哮喘持续、心功能不全等，这些逆证有时需用真武汤来救治。五是既增强免疫又抑制免疫。麻黄细辛附子汤治疗体虚易感，能够增强免疫。麻黄配附子增强的是细胞免疫，能够治疗细胞免疫功能低下导致的经常性感冒；麻黄配附子又能抑制体液免疫，能够治疗体液免疫亢进导致的自身免疫病。

四、麻黄的禁忌证

1. 大汗亡阳

这个副作用在过去可怕，现在已经不再可怕了。现在有很多的解决办法，如输液及补充电解质。

2. 心悸

有的人用了麻黄会出现心悸，特别是流出道梗阻的患者，用了麻黄后可能引起严重的心悸。因为麻黄有一定的强心作用，配上附片以后强心的作用更加明显，能够增强心脏的收缩，但是如果心室的瓣膜畸形，出口狭窄，或者心室肥厚，当心脏强烈收缩时血液不能流出心脏，会出现逆证。同时，按照《伤寒论》的说法，麻黄熬药的时候要注意换水，去白沫。

3. 尿潴留

麻黄是拟肾上腺能的药物，单独使用时有的人会小便不利，比如部分前列腺增生的患者会产生尿潴留，但是可以通过配伍去拮抗它。

4. 失眠

麻黄有中枢兴奋作用，尤其是夜间服用时，有一部分患者容易导致失眠。

5. 拔肾

前面我们讲小青龙汤的时候讲了误用时会拨动肾根，如果用麻黄细辛附子汤来壮阳，有时也容易出现拔肾的问题，所以要加一些补肾的药物。小青龙汤出现拔肾，为什么用真武汤救逆呢？因为小青龙汤的配伍里有温药，但是没有补药，如果合上金水六君煎，小青龙汤就不容易出现拔肾的副作用。

6. 升阳

大家都知道麻黄碱能引起血压升高，这里不需要多说了。

五、麻黄的配伍

1. 麻黄配桂枝

如麻黄汤、麻黄加术汤。

2. 桂枝汤加麻黄

如葛根汤、葛根加半夏汤、桂枝麻黄各半汤、桂枝二麻黄一汤、桂枝二越婢一汤、小青龙汤、大青龙汤、小青龙加石膏汤、桂枝芍药知母汤、麻黄升麻汤，这些处方都是在桂枝汤的基础上加上麻黄，进行变化而来的。方中含有两个配伍，一个是麻黄配桂枝；一个是麻黄配桂枝、芍药。

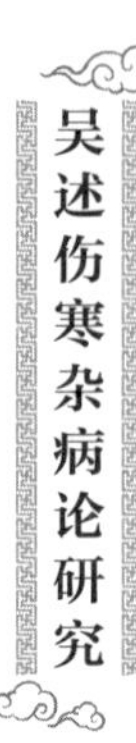

3. 麻黄配石膏/连翘

这两个配伍用来治疗热证，如麻杏石甘汤、麻黄连翘赤小豆汤、越婢汤、越婢加半夏汤、越婢加术汤，等等。

4. 麻黄配薏苡仁/白术/苍术

麻黄配薏苡仁，或者配白术、苍术，来治疗湿证，代表处方主要有麻杏苡甘汤、越婢加术汤、麻黄加术汤、桂枝芍药知母汤，等等。

5. 麻黄配附子

麻黄配附子或者配细辛，主要见于麻黄细辛附子汤、麻黄附子甘草汤、桂枝芍药知母汤、乌头汤、三黄汤、桂枝去芍药加麻黄细辛附子汤这类处方。

6. 麻黄配甘草

比如甘草麻黄汤，作用类似于肾上腺素配皮质激素，其他许多处方里都有麻黄配甘草。

由麻黄汤的配伍，我们可以总结出一个规律：用麻黄和有汗无汗没有绝对的关系。学习《伤寒论》的人都知道，脉紧无汗用麻黄汤，脉缓有汗用桂枝汤。其实不是这么刻板的，无汗的用麻黄，有汗的也可以用麻黄，关键在于如何配伍。麻黄配桂枝一定是治疗无汗的，因为麻黄收缩血管加上桂枝的解热镇痛作用，发汗的力量就得到增强。有汗的时候也可以用麻黄，但不能配桂枝，麻黄不配桂枝发汗的作用就不强，这时是在使用麻黄平喘、除湿等其他的作用，比如麻杏石甘汤证是有汗的，这类处方麻黄就不配桂枝。

六、麻黄的定位

麻黄入哪一条经？我们认为麻黄走督脉，桂枝走任脉，麻黄汤的特点是用桂枝走任脉、麻黄走督脉，任督二脉一起循行，就汗出而解。我们讲平脉辨证法要详细地讲麻黄，把麻黄定在右手的寸脉。我们讲气升水布，火降血下，水怎么能布呢？肺为水之上源，脾主治水，肾为水之根，所以用麻黄来定肺、右手寸脉，用白术来定脾、右手的关脉，用附子来定肾、右手尺脉。治水就是从人体的上中下来治，分别对应肺、脾、肾。每个药的脉定下来，方剂的脉也就很容易定下来。比如麻黄汤加白术、附子，如果右手寸脉紧，就知道病在督脉上，用麻黄；同时再摸他的尺脉，如果尺脉掉下去了，就该用麻黄配附子，因为尺脉对应的是附子。为什么尺脉沉对应附子呢？《伤寒论》中关于麻黄细辛附子汤的条文讲得很清楚，“少阴病，脉沉者，反发热，麻黄细辛附子汤主之”，脉沉就说明尺脉掉下去了。右手寸脉紧是麻黄证，尺脉掉下去就加附子，如果摸到关脉濡加白术，也就是麻黄加术汤，或者越婢加术汤等。

七、小结

理解好麻黄汤很重要，从西医的角度看，麻黄汤是一个伪麻黄碱、一个解热镇痛药、一个激素，再加一个化痰止咳的药物；从中医的角度讲，桂枝走任脉、麻黄走督脉，桂枝加麻黄打通任督二脉，汗出而解。利用麻黄的发汗作用时必须配桂枝，不发汗时可不配桂枝。我们还讲了麻黄的一些更细致的作用，一共列出了大概十八个作用，并从中西医的角度做了具体讲解。

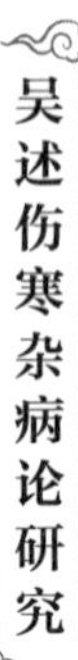

八、答疑篇

吴雪君老师问：乳腺是任脉的疾病，麻黄是走督脉的，乳腺增生、乳腺癌为什么用麻黄呢?

吴师答：乳腺增生、乳腺癌是任脉的病，但它属于重阴。我们讲阴阳易的时候讲到了重阴，重阴是雌激素水平高。雌激素在女性体内是代表阴的，女性雌激素水平高了，我们就称作重阴，即阴上加阴。这个时候需要用温阳药来温阳，督脉主阳，可以加入督脉的药，比如麻黄、附子，用附子的代表处方是小金丹，用麻黄的代表处方是阳和汤。所以，乳腺癌虽然是任脉的病，但我们仍然可以用督脉的药，可以用麻黄、附子，这是没有问题的。

学生问：吴老师是如何把握麻黄的用量?

吴师答：关于剂量的问题，麻黄的用量是3~50g。《伤寒论》里麻黄汤的剂量是不大的，大家看才三两，如果按照常规的折算方法，一般就是10g；但是越婢汤这类的处方，麻黄六两，就是20g。还有个问题，麻黄量大了容易引起心悸、心烦，《伤寒论》里讲要先煮，把上面泡沫去了，然后再煮其他药，这样麻黄的副作用会小一些。麻黄大剂量使用时，就不再取其发表的作用。比如说，治疗乳腺增生、乳腺癌，我常用的是炙麻黄，大概是30g，40g、50g也用过。我们研究过大剂量使用麻黄时，治疗肿瘤的效果会更好一些。

学生问：能不能解释一下麻黄为何归督脉?

吴师答：麻黄归督脉，桂枝归任脉，可以通过经络循行部位来理解。麻黄主治的疾病都在背部，如葛根汤证的项背强几几。哪怕是腰骶部的疼痛，也可以用麻黄。腰骶部的疼痛，通常都认为位置靠下，会用附子之类的药物，但是如果加上麻黄，效果会更好。而桂枝所主的疾病，都在胸的正前侧。

学生问：右手寸关尺对应麻术附，在脉上可否进一步详解?

吴师答：我反复强调一句话，气升水布，火降血下。右手寸关尺定了麻黄、白术和附子，是从肺脾肾去治水，肺为水之上源，脾主治水，肾为水之根，而且肺主呼吸，肾主小便，脾胃主大便，这主要讲的是升降出入。

第三节　麻黄法（下）

1. 麻黄汤和大黄附子汤

我反复对举处方，是为了方便我们更好地理解《伤寒论》的方药变化。见图22-1。

麻黄汤和大黄附子汤有关系吗？大黄附子汤的药物组成是大黄、附子和细辛，麻黄汤是麻黄、桂枝、杏仁和甘草。二者的相同点都是紧脉，麻黄汤是浮紧脉，大黄附子汤是沉紧脉。《伤寒论》原文说“脉紧弦”，紧脉是弦而有力的脉。

二者的区别在于，大黄附子汤证的病位在里，麻黄汤证的病位在表。大黄附子汤证有发热，麻黄汤证也有发热，但是因为麻黄汤证发热的病位在表，所以用的是太阳病的解热镇痛药——桂枝；大黄附子汤用的是少阴病的解热药——细辛。

总的来讲，麻黄汤的病位在表，用麻黄出表；大黄附子汤病位在里，用大黄通腑。麻黄汤是太阳病的处方，所以用麻黄、桂枝，再加杏仁、甘草治咳嗽，解决太阳证的一些兼夹证；大黄附子汤是少阴方，所以用附子和细辛。麻黄汤和大黄附子汤都因于寒，所以都是紧脉，一个是表寒，一个是里寒，治疗里寒用附子配细辛，治疗表寒用麻黄配桂枝。治疗少阴病发热用细辛，治疗太阳病发热用桂枝。

2. 麻黄附子甘草汤、麻黄细辛附子汤、芍药甘草附子汤、四逆汤

麻黄汤去掉杏仁，把桂枝换成附子，就变成了麻黄附子甘草汤。麻黄附子甘草汤的特点是脉沉，无里证。为什么没有里证？因为不见呕吐、下利等里证，所以不用干姜。两方的区别是：一个是脉浮，一个是脉沉；一个是单纯的太阳证，一个是太少两感证。

由麻黄附子甘草汤化裁出三个处方：第一个化裁是把甘草换成细辛，就是麻黄细辛附子汤。《伤寒论》上讲“反发热，脉沉者，麻黄细辛附子汤主之”，太少两感证只要见发热的，就把甘草换成细辛，因为细辛是少阴病专用的解热剂。

第二个化裁是把麻黄换成芍药，就变成了芍药甘草附子汤，治疗“发汗病不解反恶寒”。少阴恶寒要用附子，太少两感证应用麻黄附子甘草汤微发汗，如误用麻黄汤发汗，发汗后病不解反而出现了低热汗出的症状，这时用芍药甘草汤去护阴，再加附子救逆。今后如遇见汗出低热又伴有恶寒的人，就可以用芍药甘草附子汤。

第三个化裁是把麻黄变成干姜，就成了四逆汤。四逆汤证有里证，有腹满下利，所以把麻黄变成了干姜。

3. 桂枝去芍药加麻黄细辛附子汤

《金匮要略》原文讲的“气分，心下坚大如盘，边如旋杯，水饮所作”，不是桂枝去芍药加麻黄细辛附子汤证，而应是枳术丸证，《医宗金鉴》对此有很清楚的考证。

桂枝去芍药加麻黄细辛附子汤证是单纯的气分证，主要有三个特点：身痛、脉迟涩和腹满。一是身痛。具体指身体麻木不仁，身痛和痹，这是见于体表的症状。二是脉迟涩。迟涩

脉，虚故也。《金匮要略》原文讲：“迟则为寒，涩为血不足”，脉迟合麻黄细辛附子汤，脉涩合桂枝汤。三是腹满。因为有腹满，所以桂枝汤要去芍药。《伤寒论》对腹满是否用芍药是非常讲究的，虚证的腹满可以用芍药；实证的腹满，有便秘时才用芍药。如太阴病“腹满时痛者，属太阴也，桂枝加芍药汤主之，大实痛加大黄”；实证的腹满用芍药要有便秘，比如麻仁丸。《金匮要略》讲：“实则矢气，虚则遗溺”，虚则遗尿，前面我们讲了麻黄可以治遗尿；有寒脉迟，用麻黄细辛附子汤；血虚脉涩，用桂枝汤；有腹满所以去芍药。

4. 桂枝芍药知母汤

桂枝芍药知母汤是麻黄附子甘草汤合桂枝汤去大枣加防风、白术、知母。这个处方的特点是，用附子、知母、甘草，共同调节肾上腺皮质的功能，也就是治疗肾的问题。麻黄附子甘草汤是中医一个特定的免疫调节剂，或者说是体液免疫的抑制剂，细胞免疫的增强剂。在麻黄附子甘草汤的基础上增加了芍药、知母、防风、白术，这几个都是免疫调节的药物。其中，知母是肾上腺皮质的保护剂；白术、防风是免疫调节剂，能够提高细胞免疫，抑制体液免疫，玉屏风散里也用了这两味药。桂枝芍药知母汤治疗尪痹，就是现在的类风湿性关节炎。它与桂枝去芍药加麻黄细辛附子汤的区别在于，加了芍药，没有细辛、大枣。

5. 厚朴七物汤、厚朴三物汤、小承气汤

把桂枝去芍药加麻黄细辛附子汤中的麻黄、附子、细辛，换成厚朴、枳实、大黄，就是厚朴七物汤。厚朴七物汤的特点是发热、脉浮数、腹满，这是个实满证，需要去掉芍药。发热、脉浮数，是太阳和阳明合病，有阳明里实，还有太阳病未解。我们经常可以看到一个发热患者，浮数脉兼腹

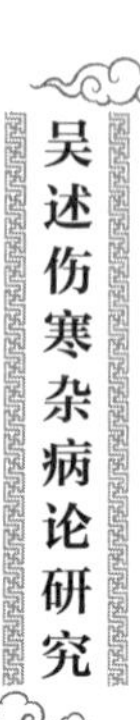

胀，一叩诊有可下之征，就可以用厚朴七物汤。《伤寒论》中实满不用芍药，比如胸满、腹满，如果是腹满必须有可下证才可用芍药；脉促或脉结也不用芍药。

厚朴七物汤是从厚朴三物汤变化来的，厚朴三物汤是从小承气汤变化来的，小承气汤则是从大承气汤变化来的。

6. 小青龙汤、桂苓五味甘草汤、苓甘五味姜辛汤、苓甘五味姜辛汤加半夏、苓甘五味姜辛夏杏汤、苓甘五味姜辛夏杏黄汤

《金匮要略》中服用小青龙汤后的各种变化，是张仲景讲的一个医案。服小青龙汤后出现眩冒，即冲气上逆，用桂苓五味甘草汤；服药后如“冲气即低”、眩冒止了，仍有咳满的用苓甘五味姜辛汤，去了桂枝加干姜、细辛，用姜、辛、味来治疗阳虚夹饮的咳嗽；如果服药后呕，就在此基础上加半夏，即成桂苓五味甘草去桂加干姜细辛半夏汤，实际上是苓甘五味姜辛汤加半夏；如果不吐了，又出现肿，则加杏仁宣肺来消肿；如果加了杏仁之后，出现腑气不通导致的面色如醉，再加大黄。

7. 麻杏石甘汤、小青龙汤、小青龙加石膏汤、越婢汤

把麻黄汤中的桂枝换成石膏，就是麻杏石甘汤，治疗汗出而喘无大热。为什么无大热？因为没有用桂枝解热。麻黄汤证心下有水气就是小青龙汤证，烦躁的加石膏；把杏仁换成生姜、大枣，再重用麻黄就是越婢汤，用来治疗风水，可以依证再加白术、半夏。越婢加半夏汤、小青龙加石膏汤，都可以依证治疗肺胀。

第四节　黄连法

1. 麻黄/大黄：从麻黄细辛附子汤到大黄附子汤

我们现在讲黄连法（见图22-2），之前我们讲过麻黄细

辛附子汤，它是太阳和少阴同病的处方，因为细辛是少阴病的解热镇痛剂，所以“反发热”用细辛。把麻黄变成大黄，这个处方就成了大黄附子汤。麻黄细辛附子汤是麻黄、附子、细辛，大黄附子汤是大黄、附子、细辛，两方的共同点一是都有发热，少阴病的解热剂是细辛，所以都有细辛；二是都有少阴病，所以都用了附子。区别在于，一个兼有太阳寒邪用麻黄，另一个兼有阳明病用大黄。大黄和附子的脉都是沉脉，大黄的脉沉而有力，附子的脉沉而无力，但是由于有疼痛，所以大黄附子汤的脉是紧脉。

我们在太阴阳明篇讲过大黄附子汤，它的病位在升结肠。人直立行走以后消化系统有了很大的变化，升结肠对食物的推动与重力作用是相反的，糟粕往下走，在横结肠却要往上走，当阳气推动无力时大便会停留在升结肠。如果叩诊发现大便停在升结肠，就可以考虑用大黄附子汤。由于是在至阴之地，所以要用一些温阳的药，相关内容我们在太阴阳明篇已作了详细讲解。

2. 细辛/芩连：从大黄附子汤到附子泻心汤

去掉大黄附子汤中的细辛，再加黄芩、黄连，就成了附子泻心汤。《伤寒论》中的几个泻心汤都治痞证，但附子泻心汤证兼有少阴病的畏寒怕冷，病位在横结肠。《伤寒论》中的痞证都是在心下，心脏是怎样影响土的运化？可以去读太阴阳明论中阴土、阳土和心脏的关系。心下为阳明阳土，心阳温煦于此，这就是用黄芩和黄连泻心来治疗阳土的原因。搞清楚了这一点，我们就会明白为什么治疗痞证的方，都取名叫作泻心汤。

从泻心汤的来源，可知黄芩和黄连是用来治疗心脏的，是治疗少阴热化证的药物。凡是少阴热化证，需要泻少阴心火的，都是黄芩和黄连配合使用。

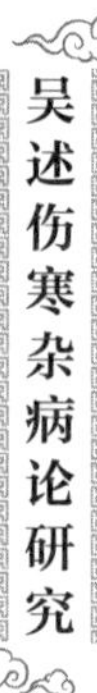

3. 黄芩配黄连：三个泻心汤、黄连阿胶汤、葛根芩连汤

《伤寒论》中泻心汤的标准处方是半夏泻心汤，治证的特点是痞、呕、利，用辛开苦降法治疗，方中用黄连3g、黄芩9g。由半夏泻心汤衍生出治疗“狐惑”的甘草泻心汤，以及治疗“噫”（嗳气）的生姜泻心汤。如把半夏泻心汤中的半夏、大枣、甘草去掉，就是干姜黄芩黄连人参汤，用来治疗寒格。化疗患者很容易见到寒格证，用半夏治疗是没有效果的，此时处方要极简。把半夏泻心汤中的黄芩去掉加桂枝，就是黄连汤，可用来治疗腹痛、干呕。方中的桂枝可治干呕，具体参见桂枝汤条文。如果患者没有腹痛，仅仅是干呕，就去掉半夏泻心汤中的黄连、甘草，加上桂枝，这就是《外台秘要》中的黄芩汤。

黄连有个很重要的特点：小剂量健胃、大剂量败胃。苦味可以刺激胃液分泌，如果用黄连健胃，汤剂用1～3g，打粉服用0.3～1.0g，半夏泻心汤中的黄连就用3g。如大剂量使用黄连，反而是败胃的，临床上要注意进行区别。中医讲，药的剂量不同，作用就不同，小剂量有时候有特殊的疗效，比如单味黄连1g打成粉，空腹服用即可开胃。由此可见，大剂量使用药物有大剂量的疗效，小剂量使用有小剂量的疗效，并不是所有的药物都要用30g、100g。

把附子泻心汤中的附子换成阿胶、芍药、鸡子黄，就成了黄连阿胶汤，也是用黄芩配黄连。再比如葛根芩连汤，还是用黄芩配黄连，所以但凡少阴热化证，清少阴心的热就要用黄芩配黄连。为什么用黄芩配黄连？因为人身的阳气分为君火（心阳）、相火、命火，命火是水、相火是木、君火是火，水生木，木生火，这条轴就构成了冲脉，所以当我们泻心火的时候，同时需要泻肝火，就要用黄芩配黄连。

黄连阿胶汤的特点是什么呢？用黄芩配黄连泻火治标，用阿胶、芍药和鸡子黄治本。鸡子黄用去滓后的热汤药冲搅，它在方中的作用非常重要，若缺了鸡子黄，效果会受到很大的影响。《伤寒论》的用药特点是：敛阴用芍药，助阳用甘草。黄连阿胶汤中的芍药就是为了敛阴。方中黄连用了12g，剂量是比较大的。

如果去掉黄连阿胶汤中的阿胶和芍药，加上葛根和甘草，就是葛根芩连汤，用来治利、汗和脉促，其中促脉就是快速性的心律失常。从下利、汗出和脉促这些症状，可以知道葛根芩连汤证，描述了一个典型“病毒性心肌炎”的症状，用来治疗病毒性心肌炎的效果非常好。

4. 黄柏配黄连：乌梅丸、白头翁汤

厥阴热化的基本方法是黄连配黄柏，而不是黄连配黄芩。这是有很大区别的，肝胆经包括少阳和厥阴，黄芩重在治外感，也就是泻少阳之火；黄柏是泻少阴的肾火，所以厥阴病的用药特点是把黄芩变成了黄柏，比如乌梅丸、白头翁汤、白头翁加甘草阿胶汤。其中，乌梅丸是治疗厥阴病寒热错杂证的主方；白头翁汤是治疗厥阴热化证；如久痢兼少阴血虚的话，加甘草、阿胶，就是白头翁加甘草阿胶汤。

5. 生地配黄芩：黄土汤、三物黄芩汤

黄土汤的特点是不用黄连和芍药，用了地黄。因为水生木，木生火，下部出血就不用清少阴心经的黄连，而用清木的黄芩和滋水的生地。我们一定要深思并理解黄土汤为什么要用黄芩和地黄。前面讲截断法时我已经讲过，用黄芩配地黄的本质是防止少阴寒化的出血患者，因使用热药而陷入厥阴，出现厥热胜复的危象。

把黄连阿胶汤中的黄连、芍药、阿胶，换成苦参和地

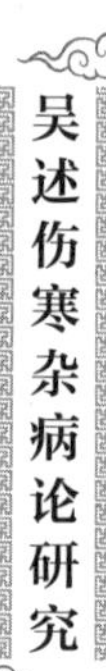

黄，就成了三物黄芩汤。三物黄芩汤证的特点是伴有四肢烦热，是一个治疗少阳、少阴同病的处方，方中的黄芩清少阳，苦参和地黄都是少阴经的药物。

根据《备急千金要方》原文的描述，三物黄芩汤治疗妇人产后感染，四肢发热，临床上患者不在产后也可以使用。三物黄芩汤再加减变化就是当归贝母苦参丸，用来治疗妊娠小便难，男性则加滑石，由此可知这是个女性病，处方也出现在《金匮要略·妇人妊娠病脉证并治第二十》中。还有苦参汤，治疗阴蚀。苦参的特点是，治疗少阴心、少阴肾，如治疗女性和男性的泌尿生殖系统，也可以治疗快速性心律失常和失眠。

三物黄芩汤和黄土汤是有联系的，两方的共同点都是亡血。黄土汤是出血导致的亡血，三物黄芩汤是产后出血导致的亡血，都是血亡于下，所以都用的是黄芩和地黄。我们讲冲脉的时候，讲到人身的阳气，气升水布、火降血下，火有君火、相火和命火，分别对应黄连、黄芩和地黄。血亡于下，用黄芩和地黄；上面的心火旺盛用黄连和黄芩，因木生火，清木可以治火。

两方的不同之处在于，黄土汤治疗阳虚出血，所以用灶心土、白术、附子温脾肾之阳。因为三阴是递进关系，治少阴寒化的时候要兼治太阴阳虚，治疗下部出血时更是如此。三物黄芩汤治的是产后宫内感染，所以用了苦参，而苦参是个清热解毒杀虫的药物。由此可见，黄土汤和三物黄芩汤都是治疗血亡于下，不同在于一个是寒化证用白术、附子和灶心土，一个是热化证用苦参。

6. 桂枝、苦参、附子：少阴君火

桂枝能增强心脏节律，增加脉搏的次数，所以除了个别人的脉细数之外，桂枝证的脉是缓脉。桂枝可以治疗病窦综合征，临床上病窦综合征的表现是脉缓或迟，需要大剂量的桂枝，用30g、50g能够提高心率。

治疗快速性心律失常的代表药物是苦参，10～30g苦参，因为药太苦，所以必须加矫味药物，如甘草。

附子能增强心脏的输出量，所以附子的脉主要是沉而无力。

7. 黄连、黄芩/附子、川椒：三阴寒化

把干姜黄芩黄连人参汤中清少阴经的黄连、黄芩去掉，加上附片就成了四逆加人参汤，这是一个治疗少阴寒化证的典型处方。如果把四逆加人参汤中的附子去掉，加白术，就是理中丸，这是太阴病的处方。如果把白术换成川椒，就是大建中汤，这是厥阴病的处方。由此可见，《伤寒论》的处方变化脉络是非常清晰的。

第五节　四逆法

1. 麻黄/干姜：四逆汤与麻黄附子甘草汤

四逆法的代表处方是四逆汤（见图22-3）。少阴病的特点有夹饮证和不夹饮证，其中治疗寒化不夹饮的处方是四逆汤，治疗寒化夹饮的处方是真武汤，治疗热化夹饮的处方是猪苓汤，治疗热化不夹饮的处方是黄连阿胶汤。《伤寒论》中讲麻黄附子甘草汤“以二三日无证，故微发汗也”，“无证”是指太少两感仅仅是表证，没有里证。四逆汤证与麻黄附子甘草汤证的区别是：四逆汤证有呕吐、下利等里证，所以一个用麻黄，一个用干姜；麻黄是解决表证的问题，干姜是解决里证的问题，而附子、甘草是两方共同的。

2. 干姜/附子：石膏/知母

“助阳用甘草，敛阴用芍药”，这从甘草干姜汤和芍药

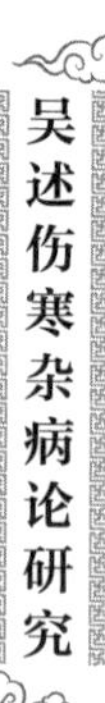

甘草汤的对比中很容易理解。我们分析四逆汤和白虎汤的关系，四逆汤证是少阴寒化证，白虎汤证是阳明经热证；一个少阴寒化用干姜，一个实热用石膏。因为三阴是递进关系，治少阴病首先要用太阴经的药，在太阴经药的基础上再加少阴的药，所以四逆汤用的是太阴经的干姜。四逆汤用干姜加附子，附子是少阴经的本药；白虎汤用石膏配少阴经的知母，两方都用了少阴经的药，只不过是一寒一热。白虎汤用知母是为了截断少阴火化。两方中都有甘草，不同的是白虎汤加了粳米，因为石膏不好溶解，所以加粳米帮助石膏溶解。

3. 人参、茯苓配四逆汤

四逆汤是少阴病的处方，如果少阴寒化证兼有亡血，就要用四逆加人参汤。《伤寒论》讲“恶寒，脉微而复利，利止亡血也，四逆加人参汤主之”，这里的亡血是指呕吐下利导致的血容量不足，脉微没有力气，芤脉也是血容量不足的典型脉象，这时就要用四逆加人参汤。四逆加人参汤治疗的亡血与黄土汤治疗的亡血是不一样的，黄土汤证的脉可以见到洪数脉，不一定是微脉。为什么呢？因为黄土汤证有活动性出血，而四逆加人参汤证是没有活动性出血的。“利止”是说霍乱吐利都已经止了，脉没有力气或脉芤，这个时候用四逆加人参汤。为什么活动性出血不用四逆加人参汤呢？四逆加人参汤对活动性出血没有截断的作用，如果活动性出血用了四逆加人参汤，可以导致病转入厥阴。而黄土汤里的黄芩配生地对活动性出血有截断作用，而且一个是脉数，一个是脉微、脉芤，两者的脉也不相同。

如果患者兼有烦躁，需要加茯苓，在四逆加人参汤的基础上再加茯苓，就成了茯苓四逆汤。如果伴有面赤，就是有格阳了，要倍加干姜，就成了通脉四逆汤。如果脉微，就要用白通汤。

4. 白通加猪胆汁汤：厥热胜复救逆方

假如脉微欲绝，或者根本摸不到脉的人，用什么药方呢？用白通加猪胆汁汤。患者的症状可以伴有呕、心烦、四肢拘急等，但是主要的辨别点是脉微欲绝，就是基本上摸不到脉了，这是一个非常典型的休克患者。白通加猪胆汁汤是一个厥阴病的处方，猪胆汁是用于厥阴病的胆汁类药物，里面含有去氧胆酸，类似的药物可治疗感染的高热，如牛黄、熊胆等。之所以把白通加猪胆汁汤放在少阴篇，是因为《伤寒论》经常把有相似症状的几个经的病写在一起，而且用一个经来命名，主要是用来相互辨别。

我们反复强调三阴是递进关系，白通加猪胆汁汤是在白通汤的基础上加猪胆汁，就变成了厥阴病的处方。这里有非常重要的一条："服汤脉暴出者死，微续者生。"这是在讲休克的厥热胜复关系，当厥去热回，脉慢慢出来的时候，患者就有生机；如果脉暴出的时候，患者就会阴阳离决而亡。脉暴出的时候，患者往往是有好转的，这种情况多见于老百姓讲的"回光返照"，有的患者甚至可以从休克中清醒过来，但持续不了多长时间。西医的解释是下丘垂体肾上腺髓质和交感肾上腺皮质系统的最后挣扎，患者在临死之前出现激素大量的分泌，这个时候如果患者不能缓解，就会很快死亡。

5. 当归四逆汤

厥阴病"手足厥寒，脉细欲绝"是当归四逆汤证，如果"内有久寒"用当归四逆加吴茱萸生姜汤。"少阴之为病，脉微细，但欲寐"，微为阳微，细为阴细，细脉是少阴阴虚热化证。还有一种情况是，阳虚时也可以看到细脉，阳虚有寒，寒性收引时可以见细脉。少阴病的细脉不同于厥阴病的细脉，厥阴病的细脉是微细欲绝，甚至摸不到脉。

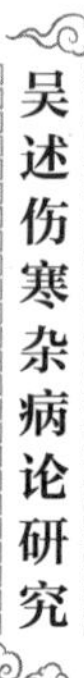

6. 阴证四逆与阳证四逆

少阳的四逆散证出现在少阴篇，可兼有咳嗽、心悸、下利、腹痛、小便不利等症状。临床辨证时，这些兼证可以不用管，只需辨别少阳经病引起的四逆证。为什么少阳经会有四逆证呢？因为水生木，木生火，如果少阳肝气不舒，木失条达生发之性，不能够滋生心火，阳气闭在里面，外面就冷，就会产生少阳病的四逆证。

辨别四逆证的归经还是很简单的，首先从症状上辨别，太阴病是四肢不冷的，手足自温是在太阴；如果太阴病兼见四肢冷，就到了少阴，要在太阴药的基础上加附子；厥阴病的四逆证更严重，甚至部位过肘膝。其次从脉象上辨别，少阴病是脉微细，厥阴病的脉是微细欲绝，甚至到后来是没有脉的。另外从阴阳上辨别，阴证的手足冷在少阴、厥阴，阳证的手足冷在少阳。少阳病的手足冷是由于阳气郁闭，可以用四逆散；如夹湿可以用龙胆泻肝汤。有的人夏天穿棉大衣，用了附片不见效，用龙胆泻肝汤就很有效，取效的关键在于辨证，而不在于症状。

7. 干姜附子汤与甘草干姜汤

干姜附子汤证“昼日烦躁，不得眠，夜而安静……脉沉微”，这是阳虚型的烦躁，表现为昼烦夜安。把附子变成甘草，就成甘草干姜汤，治疗咽干、烦躁、吐逆。甘草干姜汤证和干姜附子汤证的相同特点是烦躁，甘草干姜汤证独有的特点是咽干和吐逆。因为甘草干姜汤是太阴寒化的代表性处方，由于伴有咽干和烦躁，所以用甘草，而且甘草的剂量是四两，比一般的甘草剂量要大。甘草在桂枝汤里用了2两，在小建中汤里用了3两，在甘草干姜汤中却用到了4两。大剂量甘草作用是可以节制温阳药的副作用，避免上火和虚阳上逆，这也是四逆汤里用甘草的原因之一。所以，短期使用大剂量的炙甘草没有问题，可用到10～30g。

太阴病的主方是甘草干姜汤，加上人参、白术就是理中丸；如果兼有表证，表里双解时可加桂枝，就是桂枝人参汤。这里总结一下太阳病发汗误治的救逆法，《伤寒论》四逆法里有几个处方可治太阳病发汗太过。何谓汗？“阳加于阴谓之汗”，发汗要有阳气，就是少阴的阳气蒸腾气化；发汗还要有阴，汗是水，所以要有阴，要有津液；阳气加于津液，蒸腾就出汗。

误汗的危害一是伤阳，二是伤阴。

第一，如果误汗伤阳引起咽干、烦躁、吐逆，可用甘草干姜汤救逆。

第二，误汗以后引起恶寒，那是虚的缘故。因为少阴阳虚，本不应该大发汗，应该用麻黄附子甘草汤这类处方微发汗，误用麻黄汤以后，反而导致了患者明显的恶寒，这时可用芍药甘草附子汤救逆。方中的芍药甘草汤可以敛阴，附子可以回阳。

第三，误汗以后引起四肢拘急、屈伸不利，可用芍药甘草汤来缓解。芍药甘草汤和甘草干姜汤的区别在于将干姜换成了芍药。

第四，如果发完汗之后，患者还汗出不止，就用桂枝加附子汤救逆。

桂枝加附子汤证与芍药甘草附子汤证的区别在于：一个是桂枝汤加附子，一个是芍药甘草汤加附子。

通过方剂对比分析，可以推出桂枝加附子汤证的特点：一是见到恶风、恶寒就加附子，这是我们用附子的一个指征；二是漏汗，汗多就用桂枝汤；三是可以见到肢体屈伸不利，因为方中含有芍药甘草汤。所以，桂枝加附子汤证的三个

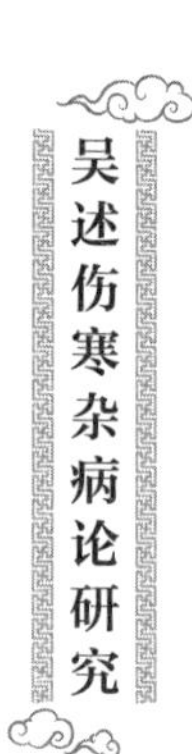

症状是出汗、拘急、恶风或者恶寒，这些症状一推就可以推出来，因此就不需要去背《伤寒论》的条文了。

第六节　附子法（上）

附子是少阴寒化证的主药，但是六经都可以配附子（见图22-4）。我们把附子定在左手的尺脉，尺沉无力就是附子证。同时，我们把附子的部位定在腰阳关穴，可以通过部位直接去定附子证。

一、三阳药配附子

1. 麻黄配附子

治疗太少两感证有两个办法：有汗配桂枝，无汗配麻黄，一个是用麻黄配附子，一个是用桂枝配附子。其中，麻黄配附子的代表处方是麻黄附子甘草汤和麻黄细辛附子汤，一个用甘草，一个用细辛，区别在于有没有发热。附子配桂枝是用于治疗有汗的患者，代表处方是桂枝加附子汤、桂枝附子汤。

2. 桂枝配附子

桂枝附子汤与桂枝加附子汤的区别是：前者重用了桂枝，把桂枝的量增加到四两，是用来治疗风湿的。两个处方的特点非常近似，前者多了一个风湿在表的症状，肢体疼痛比较明显，出汗、怕冷、脉浮虚无力等其他的症状都是一样的。

把桂枝附子汤中的姜枣草去了，加白术和龙骨，就是天雄散，是一个治疗虚劳失精的纯阳性方剂。如果是单纯的失精，不伴浮热汗出等症状，可用桂枝加龙骨牡蛎汤。如果兼有浮热汗出等症状，可用二加龙牡汤。

桂枝加附子汤证，如有脉促去芍药，就成了桂枝去芍药加附子汤。脉促是指脉数而有停顿，就是快速型心律失常。《伤寒论》中凡是出现这种情况，都是不用芍药的。

桂枝加附子汤中含有桂枝汤，治证必然见到出汗，如何确定加附子呢？患者有怕冷的症状可加附子；如患者不怕冷，但手脚冰冷也可加附子；辨尺脉如尺沉无力，就是尺脉微，也确定加附子；或者问患者是否有腰疼，附子证的穴位在腰阳关穴。由此可见，无论从哪个角度去思考，都能确定该不该加附子。上一节我们讲过，桂枝加附子汤的症状可以推出来，就没有必要背《伤寒论》条文了。

讲一个具体的例子，有一天门诊时我刚刚用过桂枝加附子汤。那个患者看得很快，具体说我怎么看的？首先是平脉，按脉时先过手，手背是凉的，手心是潮的。手心潮是自汗出，就是桂枝汤证，手背凉要加附子。唯一需要辨别的是要确定手背凉是在厥阴，还是在少阳。脉细欲绝是在厥阴，脉弦是阳气郁闭，病在少阳。还可以通过问患者腰痛不痛，来确定是否用附子。可见，这样看个患者，也就是十几秒钟的事情。

这里需要和大家说明桂枝和附子的区别：附子是强心、增加脉力，脉力不够就可以用附子。桂枝能增加心率，所以桂枝治疗脉缓。如果要增加患者脉搏的次数用桂枝，如果要增加患者脉搏的力量用附子。一定要记住一句话：脉实不用附子，脉数不用桂枝。这是指只考虑单一因素的一般情况，如果桂枝配合其他药物也可以出现脉数，比如白虎加桂枝汤证就可以见到脉数。

3. 知母/石膏配附子

桂枝加附子汤是怎么变成桂枝芍药知母汤的呢？麻黄附子甘草汤合桂枝加附子汤，去大枣，加白术、防风、知母，就

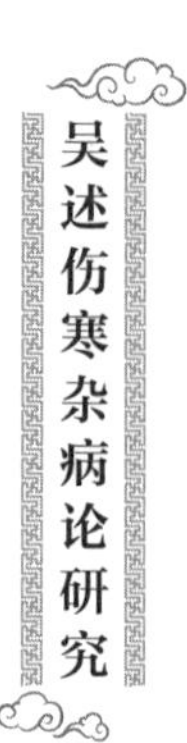

是桂枝芍药知母汤，可以治疗历节病。麻黄细辛附子汤合桂枝去芍药加附子汤，就成了桂枝去芍药加麻黄细辛附子汤。

简单地说，附子配伍的第一个原则，是太少两感证有汗的用附子配桂枝，无汗的用附子配麻黄。第二个阳明少阴合病有两个配伍原则，一个是石膏配附子。素体阳虚的患者发生感染后出现发热，持续不退的，用中西退热药效果不好，可用石膏配附子，如越婢加术附汤。越婢加术附汤治疗热痿伴恶风，就用石膏配附子解热，此方治疗阳虚发热效果很好。另一个是我们下面要讲的大黄配附子。

4. 大黄配附子

之前我们讲过了大黄附子汤与附子泻心汤的区别，一个有细辛，治证有发热疼痛；一个是泻心汤法，用黄芩配黄连清热，治证有痞证和汗出。两者的共同点是都有大黄配附子。

如果病位在升结肠，用大黄附子汤；如果病位过了结肠肝曲往上走，在横结肠，就可以用附子泻心汤；慢性阑尾炎可以用薏苡附子败酱散，这些病位就决定了要用附子，大便停在那里就加大黄。

5. 黄芩配附子

少阳少阴合病可用黄芩配附子，但这个办法很少用。黄土汤是典型的黄芩配附子，附子泻心汤也有黄芩，因为木生火，这里用黄芩清肝，是为了清心。

《伤寒论》的原方除了四逆散（参考六经在经）加减法之外，是不用柴胡配附子的，我个人常用细辛配柴胡。如用柴胡配附子，必须是治疗外感引起的发热。如果是纯粹的厥阴内伤发热，就要用乌梅来退热，而不能用柴胡配附子。内伤发热或者温病后期的发热不退，用30g乌梅就能退烧。随着现代医学的发展，这种持续温病最后伤及厥阴的疾病，已经不多见了。

二、三阴药配附子

1. 干姜配附子

需要注意一点，我讲的干姜配附子是指附子配太阴经的药，不是说干姜配附子病在太阴，大家要把这个意思理解清楚。也就是说附子可以配太阴经的药，但不是说干姜配附子是治疗太阴病。三阴是递进关系，所以干姜配附子是少阴经的药。从麻黄附子甘草汤与四逆汤的对比就能看得很清楚，四逆汤有里证腹满下利；麻黄附子甘草汤无里证，把干姜换成了麻黄。

四逆汤里的附子增强内源性激素分泌，甘草是外源性的皮质激素，干姜能促进甲状腺激素分泌、增强基础代谢，共同治疗四肢逆冷。“附子无姜不热”，就是因为有干姜之后，基础代谢增强。

2. 人参配附子

利止、亡血、见芤脉者，用四逆加参汤，即合参附汤，与附子汤同法。真武汤和附子汤有什么区别呢？附子汤就是背寒，我们讲平脉法的时候具体讲过，背寒是人参证，对应人身上的一个穴位。如果患者腰疼，腰疼是附子证，背寒是人参证，腰疼又背寒用附子时就要加人参。

3. 茯苓配附子

由四逆加参汤演变为茯苓四逆汤，可看出附子还可以配茯苓，真武汤、附子汤也是茯苓配附子。

四逆加参汤充分体现了《伤寒论》的特点是重在调气化，不重在复形质。《伤寒论》的用药特点是见效快、快速取效。加人参可以快速补充血容量，防止休克，但是要恢复亡

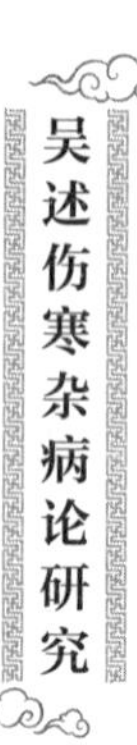

血，还需要复形质的药物。比如，对大量出血的患者用独参汤就可以抗休克，但是用了独参汤之后怎么办？不能度过急症就不管它了，还是要继续补血的。由此可见，《伤寒论》的特点是强调调气化，调气化的特点是见效快。

4. 白术配附子

治疗风寒湿，可用甘草附子汤。白术附子汤也治风湿，它有一个特点是治疗大便硬，因为方中大剂量的白术可以通便。脾主肌肉，白术配附子可补中暖肌，我们常从这个角度去治疗肌肉的肿瘤，看似处方比较平和，其实有一些效果。白术附子汤加麻黄、石膏，就是越婢加术附汤。

干姜配附子偏温，白术配附子偏燥，有饮邪的用茯苓配附子温阳化饮。如果津液不足，血容量不足，亡血的、休克的，用人参配附子，用附子强心、人参补充血容量。

5. 芍药配附子

芍药有利尿的作用，用芍药配附子既有助于敛阴和阳，又有助于利尿。敛阴和阳的代表方是芍药甘草附子汤和二加龙牡汤，利尿代表处方是真武汤和附子汤。

6. 地黄/山药配附子

地黄配附子的典型方剂是黄土汤和金匮肾气丸；山药配附子的代表方剂是金匮肾气丸和栝蒌瞿麦丸，其中栝蒌瞿麦丸是从真武汤里衍生出来的，可治小便不利。

我们知道栝蒌瞿麦丸与猪苓汤的区别吗？两者的共同点都治小便不利，都治渴；但区别也很明显：猪苓汤用于少阴热化证，能够治疗烦躁不眠，这是与栝蒌瞿麦丸的主要区别。

猪苓汤和黄连阿胶汤有什么区别吗？黄连阿胶汤用黄芩、黄连来清热，猪苓汤因治小便的问题而用滑石清热；黄连阿胶汤用芍药养阴敛阴，猪苓汤用三泻利尿。两方的共同点都是少阴热化证，都有阿胶。简单地讲，这两个方剂一个用滑石清热、治小便问题，一个用黄芩、黄连清热、清心；一个用芍药养阴敛阴，一个用茯苓、猪苓、泽泻利尿，两方里都有阿胶。

再比较附子汤和黄连阿胶汤，黄连阿胶汤用黄芩、黄连清热，附子汤用茯苓、白术化饮；黄连阿胶汤用阿胶养阴，附子汤用人参、附子温阳，两方都用一个药——芍药。

从这两条我们可以看到少阴本经病，常用芍药配附子和地黄、山药配附子。芍药配附子可以增强附子的利尿作用，所以少阴寒化夹饮证都配芍药来利尿，如真武汤、附子汤。芍药可以敛阴，比如芍药甘草附子汤和二加龙牡汤就是用芍药敛阴。火神派用附子的一个特点，就是加芍药防止上火。无论是地黄配附子还是山药配附子，都强调复形质的作用，比如金匮肾气丸、栝蒌瞿麦丸，方中的地黄配附子、山药配附子都是复形质了。有一种情况，当生地单纯用在急性出血的时候，是一个反制的用药，用来截断少阴火化。

7. 蜀椒配附子

治疗厥阴病用附子配什么呢？配蜀椒。厥阴病的代表处方乌梅丸，就用了太阴病的药——干姜、少阴病的药——附子以及厥阴经的药——蜀椒。

三、附子抓独法

使用附子的独证，一个是尺沉无力用附子，一个是附子定位在腰阳关穴，腰疼的大多可以加附子，比如《金匮要略》虚劳病篇大部分内容在讲桂枝汤法，最后一句说腰疼者，肾气丸主之。需要注意的是，少阳证也可以引起腰疼，

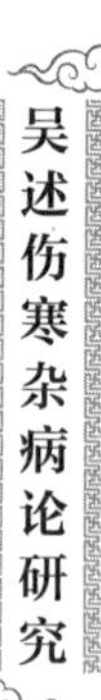

湿热下注也可以引起腰疼，阴虚的人也有腰酸。我们讲的抓独，是你把病定出来在少阴肾，然后稍微鉴别一下病因，如肾阳虚、肾阴虚、肝经湿热下注于肾、肾经瘀血等。不是说只要腰阳关穴疼痛就用附片，跌打摔伤断了骨头的腰痛，我们还会用附片吗？大方向上基本没问题，只要认定是附子证，再把导致附子证的因素在脑子里想一下，就可以把其他的腰疼原因排除掉。有人说治疗带脉证的甘姜苓术汤，为什么没有用附片呢？因为它治的是腰重，是带脉寒湿下重，与腰疼还是有区别的，这些都是很简单的判别方法。

用附子还有一个指征，摸到手足凉的就可以加附子。因为手足凉至少是到了少阴经，不然就在厥阴经，而厥阴病是在少阴的基础上加药，所以见到手足凉就可以用附子。我们讲太阴病手足自温，比如胃凉、肚子冷，在太阴经的可用甘草干姜汤，加党参、白术即理中汤；如果伴有手脚凉，就加附子，成了少阴经的附子理中汤；如果脉再弦细、摸得不清楚，就加丁香、花椒等，就是厥阴经的丁附理中汤。这反映了三阴的递进关系，我们已经讲了很多遍了。当然这里的手足冷用附子，要排除少阳四逆散证。

第七节　附子法（下）

关于附子我们已经讲过两节了，第一节是四逆法，讲四逆汤的各种变化；第二节是附子的用药法，今天我们讲第三节：从现代药理学的角度，看附子有什么作用。从现代药理学的角度来讲，附子主要有十六个作用。这十六个药理作用也对应着临床上附子常见的十六种基本配伍。其中一些药理作用大家应该很熟悉，有些不一定熟悉，我先从熟悉的讲起。

一、强心

附子能够增强心肌收缩力，增加心输出量，加快心率，增加心肌耗氧量。附子强心的主要成分是去甲乌药碱，此外氯化甲基多巴胺、去甲猪毛菜碱也有强心的作用。我们都知道多巴胺经常用来维持休克患者的血压。去甲乌药碱是β受体的部分激动剂，它的强心作用是兴奋β受体，类似于西医的异丙肾上腺素，跟心得安相对抗，相当于心得安的拮抗剂。

了解了附子的强心作用，《伤寒论》里的很多内容就会变得简单明了。比如“少阴之为病，脉微细，但欲寐也”，微为阳微，指的是心阳虚。西医认为心肌收缩力降低，心输出量降低，脉搏会变微，摸起来没有力气。这种微脉可以用四逆汤治疗。如果心阳虚导致心肌收缩力降低，心输出量降低，并引起了心衰，那就是少阴寒化夹饮证，可以用真武汤治疗。

要注意，流出道梗阻的心脏病要慎用附子。肥厚型梗阻性心肌病的流出道梗阻，如果用附子强心，加强心肌的收缩，患者会非常难受，还会加重心衰。为什么呢？因为附子虽然促进了心脏的收缩，但是由于流出道梗阻，患者的症状反而是加重的。这种流出道梗阻的心衰，用强心药是解决不了心衰问题的，西医也不能使用洋地黄类的强心药，甚至要用心得安。西医对这类疾病的处理非常困难，我们可以用加味鸡鸣散，治疗效果非常明显。

二、扩血管

因为比较接近，我们把附子对血管和心肌的活性合起来讲。附子具有扩张血管，增加血流量，改善血液循环的作用，能明显增加心的排出量、冠状动脉的血流量、脑的血流量和股动脉的血流量，使血管阻力降低。我们前面讲了附子兴奋β受体，而心得安是β受体阻滞剂，所以上述附子的作用可以被心得安阻滞。《伤寒论》讲“少阴之为病，脉微细，但欲寐也”，微为阳微，细为阴细，阴虚的人可以有细脉，有寒的人也可以有细脉。附子能够扩张血管，增加血流量，阳虚、有寒的细脉，可以用附子。

附子的扩血管作用，能增加冠状动脉的血流量，同时具有心肌保护作用，可治疗冠状动脉性粥样硬化性心脏病。ST段抬高是冠心病心电图的一个临床表现，附子能改善ST段，可以使ST段下降。《金匮要略》讲胸痹，给了三个含有附子的方：薏苡附子散、乌头赤石脂丸和九痛丸。薏苡附子散治胸痹缓急，薏苡仁可以降低肌紧张，附子可以扩张血管，对寒凝收缩的冠心病，有胸痹缓急的作用。

另外有一种冠心病，受环境温度的变化，导致心脏负荷增加而发作心绞痛。比如当气温变化，尤其冬天从房间里出来到室外，温度降低，心脏负荷增加。这就是由于寒邪导致的血管收缩，可以用薏苡附子散。《金匮要略》中治疗冠心病的处方，还有乌头赤石脂丸和九痛丸，其中九痛丸治疗真心痛，类似于心肌梗死。

三、调节血压

附子对血压的影响比较复杂，既升压又降压。比如去甲乌药碱有降压的作用，既兴奋β受体，同时又阻断α受体；而氯化甲基多巴胺是α受体激动剂；甲猪毛菜碱对β受体和α受体都有兴奋作用。

简单地说，附子里既有升压的成分，又有降压的成分，去甲乌药碱有降压的作用，氯化甲基多巴胺有升压的作用。我们知道抢救休克患者时，常用多巴胺维持血压。

中医发挥附子升压作用的代表方是参附汤，可以用来抢救休克。独参汤也可以升高血压，如在独参汤基础上加附子，作用会显著增强。附子也可以降压，可以治高血压，代表方剂是济生肾气丸。济生肾气丸是在金匮肾气丸的基础上，加牛膝、车前子引血下行，气升水布，火降血下，可以治疗上热下寒、心肾不交导致的高血压。高血压需要利尿，车前子可引上焦的浮游之火下行，既利尿又补肝肾，所以阳虚型高血压、上热下寒心肾不交型高血压，用济生肾气丸治疗有效。

再讲附子对心肌的作用，附子强心能增加心肌的耗氧量，可以治心衰，同时还可扩张血管，增加心肌的血氧供应，能够治疗冠心病。看似矛盾，实为双向调节。前者增加心肌耗氧量，看似对冠心病不利（因为冠心病需要降低心肌的耗氧量），而后者又能拮抗前者的作用，使附子能够在冠心病中灵活应用。有的冠心病患者会告诉我们，冬天发作，受凉发作，这样患者用附子有效。

四、抗休克

休克通常伴有心肾阳虚、四肢逆冷、脉微欲绝。为什么会出现脉微欲绝呢？因为休克的时候，血压降低导致脉微。如果脉微欲绝，是病到了厥阴经。附子回阳的功效主要有两个作用，一是强心，二是抗休克。休克最基本的改变是血压下降，附子中的去甲乌药碱、去甲猪毛菜碱兴奋β受体、α受

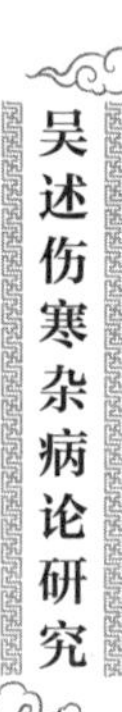

体，能强心、收缩血管、升高血压。所以参附汤、四逆汤都能够提升血压，都可以抗休克。

休克可在少阴，也可在厥阴。休克早期是脉微，甚至还有点数，因为休克早期通过脉搏次数增加、血管收缩，来维持血容量。如果休克没有得到治疗，随后血管扩张，脉微欲绝，甚至是无脉，这就到了厥阴。休克患者用药以后，“脉暴出者死，微续者生”。厥阴的休克用什么方进行治疗呢？白通加猪胆汁汤。方中有童便引入少阴，猪胆汁使厥阴转出少阳。休克患者用这个处方很安全，因为如果单用四逆汤，有的人阳气来复，病情会加重，甚至脉暴出者死。童便能引血下行。曾经有一例食道癌患者，消化道大出血。这人是个医生，当时农村有尿桶，他就直接跳到尿桶里，把自己泡起来，出血很快就停止了。

五、抗心律失常

附子具有抗缓慢性心律失常的作用。它的强心作用与洋地黄有区别，洋地黄是正性肌力、负性频率；附子是正性肌力、正性频率，还能治疗缓慢性心律失常。附子中的去甲乌药碱，第一能增加心率，第二能恢复窦性心律。因为心律失常，很多是在异位起搏点，而附子具有恢复窦性心律的作用。但是如附子剂量过大，可以导致心律失常。治疗心律失常的药物，不管中药、西药，如使用不恰当，都可以导致或者加重心律失常。

缓慢性心律失常，在中医来看是迟脉。脉迟、阳虚，代表处方是麻黄细辛附子汤。方中的附子恢复窦房结的自律性，改善窦房结的传导，加快心率；麻黄主要含麻黄碱、伪麻黄碱、次麻黄碱，具有拟肾上腺素作用。而肾上腺素的作用就是增强心肌的收缩力，增加心输出量，兴奋中枢神经系统，增快心率，可以用来治疗缓慢性心律失常。比如，当你知道别人要打你的时候会怎么办？握紧拳头，睁大眼睛，心跳加速，发热出汗，这就是肾上腺素的作用。我们知道麻黄兴奋心脏、加快心率，附子也兴奋心脏。还有一个药细辛也兴奋心脏，细辛使心肌收缩力增强，心率加快，正性肌力，正性频率，所以可用来治疗缓慢性心律失常，病窦综合征。

麻黄细辛附子汤证，我们叫太少两感证。太少两感证，不见得就是感冒。很多病都表现为太少两感证，肾科也有，皮肤科也有。不是说一定有感冒，才叫太少两感证。太少两感证在《伤寒杂病论》中还有没有其他处方？有，比如桂枝去芍药加麻黄细辛附子汤，治疗身痛，脉迟涩，腹满。因为腹满，去芍药；脉迟，用麻黄细辛附子汤；脉涩是血不足，用生姜、大枣；身痛用桂枝。在这里，桂枝不只治身痛，桂枝证的特点是脉缓，所以还可以治疗脉缓。治疗病窦综合征时，桂枝可用30～60g，还可再加3～15g肉桂。很多人知道治疗病窦综合征用麻黄细辛附子汤，很少有人用桂枝去芍药加麻黄细辛附子汤。临床上用桂枝去芍药加麻黄细辛附子汤的效果，比麻黄细辛附子汤好。

六、抗寒冷、提高耐缺氧能力

附子温阳，具有抗寒冷，升高体温，提高耐缺氧的能力，可治疗手脚冰凉。附子通过强心、扩血管、增加血容量，提高人体对缺氧状态的耐受力。阳虚的人冬天容易生冻疮，怎么治疗呢？可以用麻黄细辛附子汤。自身免疫病经常合并雷诺氏综合征，手脚凉，也可用麻黄细辛附子汤。如果患者有雷诺氏综合征，有冻疮，但汗多怎么办？还能用麻黄细辛附

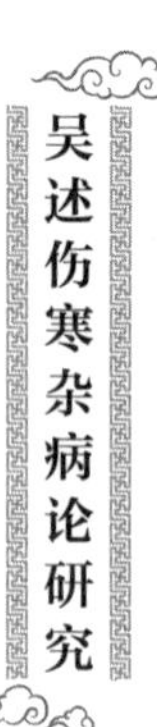

子汤吗？这种情况可用桂枝加附子汤，因为桂枝加附子汤治疗漏汗而畏寒的人。

麻黄附子甘草汤也治疗太少两感证，患者感冒后恶寒，但是不发热，体温不升高，使用附子后，患者可能会发热，热退身凉，汗出而解。这种患者的感冒迁延持续，反复发作。麻黄细辛附子汤治疗“反发热脉沉者”，方中有细辛解热，所以治发热；因为很多太少两感证是不发热的，所以叫“反”发热。

七、抗疲劳

实验证明，附子能使老鼠负重游泳的能力增加。“少阴之为病，脉微细，但欲寐也”，“但欲寐”指的就是疲劳，这种人必须睡足了觉，否则很难受，治疗代表方是麻黄附子甘草汤。方中的麻黄，有麻黄碱，有人把麻黄违法制成冰毒，吸了之后手舞足蹈，很兴奋。为什么用甘草？甘草有类皮质激素作用。这个方就是肾上腺素加皮质激素，再加一个强心药，是一个典型的兴奋剂。所以，比赛期间运动员不能服用麻黄附子甘草汤。如果还要控制体重，再加利尿药。还能加雄激素，发挥蛋白同化作用。了解了蛋白同化的作用，如果治疗中需要复形质可在麻黄附子甘草汤的基础上，加仙灵脾提高雄激素，这样方中就有了皮质激素、雄激素和肾上腺素。

八、抗炎

附子有抗炎的作用，能够刺激下丘脑，通过下丘脑-垂体-肾上腺皮质轴发挥抗炎作用。下丘脑的室旁核释放促肾上腺皮质激素释放激素，也就是说附子刺激下丘脑，下丘脑刺激垂体，垂体引起肾上腺皮质分泌激素增加。我们知道肾上腺皮质激素是抗炎药，发炎后如果发烧，赶快用点激素可以缓解症状。西医这样做对控制感染不一定有益，但是能够很快地缓解症状。我们说这是皮质依赖性的抗炎作用，是附子最主要的作用之一。

有的研究说，附子在切除皮质以后，还有抗炎作用。这就是肾上腺以外的抗炎作用，可能具有非皮质激素样的抗炎作用，或者自身就有拟皮质激素样作用。这方面实验结果很少，我们不评论它。

很多炎症到了后期是阳虚型炎症，需要用附子才能够得到彻底地缓解，比如薏苡附子败酱散，可以治疗慢性阑尾炎。再比如麻黄细辛附子汤加味也可以治疗炎症，此方擅长的是治疗非感染性炎症，或者由感染引起的变态反应。变态反应是一种炎症，释放大量的炎性递质，用麻黄细辛附子汤治疗就有效。如果麻黄细辛附子汤证有持续高热怎么办？可以加黄芩。

我们知道皮质激素有抑制白细胞的数量的作用。炎症的一个典型表现就是增加白细胞的数量，中性粒细胞和嗜酸性粒细胞都会增加，其中嗜酸性粒细胞增加的人是过敏体质。所以看化验单也能开中药，根据他的体质偏寒、偏热，就可以开处方。如果患者是小孩的话再看看有没有厥阴蛔厥证，如乌梅丸吐蛔等。阳虚的人，尿17－羟类固醇是降低的，看到这样的化验单，马上知道下丘脑-垂体-肾上腺轴功能低下，就可以考虑是否用点附子了。

九、镇痛

附子能镇痛，主要是乌头碱的作用。乌头碱比较特殊，既

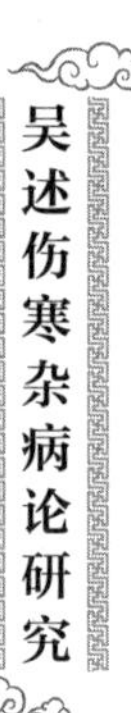

是毒性成分，又是有效成分，非常值得我们研究。当把乌头碱破坏变成次生物碱以后，镇痛作用就减轻了，所以生附子比炮制过的附子镇痛作用强。也可以用生川乌，可以保有乌头碱的含量。如生用要保证安全，这方面火神派有独特的煎煮方法，比如加蜜、加甘草、久煎、只能加开水不能加冷水，等等。

附子镇痛的代表处方很多，比如九痛丸、桂枝芍药知母汤和桂枝去芍药加麻黄细辛附子汤。附子与其他药物配伍，可以更好地发挥镇痛作用，如《伤寒论》中讲“附子、术，并走皮内”，附子可以配苍术或白术。附子还可以配芍药，如真武汤。方中的芍药也是个镇痛药，也有抗炎作用。虽然真武汤的药味少，但是配伍很复杂。此外，火神派对附子的配伍，有很多诀窍。

扶阳派是一个很优秀的中医流派，我们多少是了解扶阳派的。为什么目前我不系统讲呢？不是扶阳派不好，而是如果我们中医学得不是很深入的话，难以深入理解扶阳派。初学者往往会一知半解，临床使用起来容易出问题，所以我没有详细地讲解。如果听过我之前讲的医学一统，可能会对扶阳派有一些初步的了解。

十、对阴虚、阳虚的影响

肾虚患者主要表现为两个特点：一是阴虚的人表现为交感神经系统兴奋，β受体-CAMP系统功能亢进；二是阳虚的人表现为副交感神经系统兴奋，M受体-CGMP系统亢进。简单地说，如果有人要打你，你眼睛睁大，发热冒汗，心率增加，这是实证；阴虚的手足心热、潮热汗出、脉细数等症状，是交感神经兴奋；阳虚的但欲寐，没有精神，基础代谢低等症状，是副交感神经兴奋。

阴虚、阳虚的患者也会出现下丘脑-垂体-肾上腺皮质轴的改变，其中阳虚的人下丘脑-垂体-肾上腺皮质轴功能低下；阴虚的人下丘脑-垂体-肾上腺皮质轴节律紊乱。为什么会出现这些改变？与脑中去甲肾上腺素（NA）和多巴胺（DA）有关系。比如阳虚的人，外周出现交感神经功能低下，下丘脑-垂体-肾上腺皮质功能低下，脑中去甲肾上腺素和多巴胺也是低下的。多巴胺低下有什么改变？多巴胺引起我们的愉悦感，比如恋爱的感觉。而多巴胺低下，这个人的兴奋性就低。阳虚的人但欲寐、萎靡，脑中去甲肾上腺素、多巴胺水平低下，五羟色胺水平升高，总感觉生活没有乐趣。

总的来说，阴虚和阳虚的区别：第一是下丘脑-垂体-肾上腺皮质功能轴的改变；第二是交感、副交感神经的改变；第三是脑里的去甲肾上腺素、多巴胺和五羟色胺的改变。附子可纠正阳虚型的改变，增加脑中去甲肾上腺素和多巴胺的水平，降低五羟色胺含量，兴奋交感神经系统，恢复下丘脑-垂体-肾上腺皮质的正常功能。这就是附子治疗肾阳虚的机理。如果是肾阴虚的人吃了附子，症状就会加重。举一个代表方肾气丸，涉及肾精和形质的问题，后世从中化裁出很多处方，之前我们讲医学一统的时候，曾经讲过张景岳、叶天士等人化裁的一些处方。

十一、对消化系统的作用的影响

附子可抑制胃排空，却也能兴奋肠的收缩。其中对肠的收缩作用可以被阿托品阻断，由此可见附子能兴奋胆碱能神经。附子抑制胃排空，兴奋肠收缩，说明了阴土所生在相火。这里的相火指的是命火（有的中医古籍没有把相火和命火分开），所以治疗阴土病要用附子。附子为什么能抑制胃排空，兴奋肠道收缩？因为胃实而肠虚，肠实而胃虚。

阳土所生在君火，治疗阳土病要用桂枝。因为单用附子是抑制胃排空的，而桂枝的挥发油是促进胃排空的。如果用附子治疗胃病，要配伍其他的药来促进胃排空，否则胃排空是减慢的。所以，温胃要用桂枝温心，温脾要用附子温肾。附子兴奋肠排空，能够治疗腹满。四逆汤证就有腹满，大黄附子汤、附子泻心汤也都与兴奋肠道有关系。

十二、镇静

附子有镇静作用，也许有人会有疑问，怎么一会说兴奋，一会说镇静？这是因为附子对阳虚萎靡不振的人有兴奋作用，对阳虚导致的失眠有镇静作用。比如附子能够抑制老鼠的自发活动，能够延长戊巴比妥的睡眠时间。《伤寒论》说“昼日烦躁不得眠，夜而安静……，脉沉微”，脉微是心阳虚；昼烦，就是白天烦躁不能睡觉。怎么治疗呢？用干姜附子汤，有镇静作用，能够治疗阳虚烦躁。如果是阳虚性的萎靡不振，可以加甘草，就是四逆汤。因为甘草有皮质激素样作用，有兴奋功能，如果有医生在肿瘤科工作就会知道化疗时加激素，有的人反而能吃又兴奋、不睡觉。

十三、麻醉

附子有麻醉作用，这方面中医外科用得较多，如贴药中用附子。刚开始是刺激皮肤，局部皮肤的末梢神经兴奋，产生瘙痒与灼热感，兴奋后继而麻醉，丧失知觉。乌头的麻醉作用更强，还可以配蟾酥等其他中药，中医外科在这方面的经验很多。

十四、调节免疫

附子能够抑制体液免疫，活化细胞免疫。附子抑制体液免疫，所以能够治疗多种过敏性疾病、变态反应性疾病。附子活化细胞免疫，所以能治疗反复感冒、肿瘤等疾病，代表方是麻黄细辛附子汤。皮质激素低的人体液免疫活化，外周性淋巴细胞增加，而附子就有抑制体液免疫，活化细胞免疫的作用。如果不懂麻黄细辛附子汤，有人会说这方治过敏又治体虚易感，体虚易感是免疫力低下，过敏是免疫力亢进，一个处方怎么能治两种病呢？其实体虚易感是细胞免疫力低下，过敏变态反应包括其中的一型变态反应、二型变态反应、三型变态反应，都是体液免疫亢进。

附子的免疫调节作用与剂量有关，小剂量的附子是免疫活化剂，大剂量的附子是免疫抑制剂。前者常常用到3～30g，后者常常用到30g以上，有人用到300g，还有人用700g。附子还可以使免疫系统先活化、后抑制。像曾升平老师把附子用到了极致，让免疫系统先活化、后抑制，然后敲除表达特异性BCR与TCR的淋巴细胞克隆，从而能够治愈自身免疫病。他在这方面做了很多研究，有很好的效果。

十五、抗肿瘤作用

附子具有抗肿瘤作用。举个食管癌的例子，《神农本

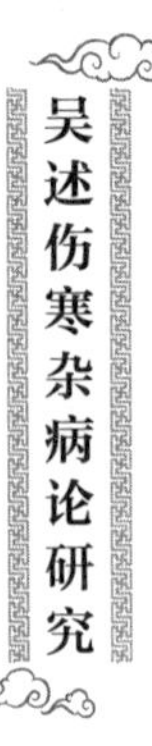

草本经》上说附子治噎膈，《伤寒论》小青龙汤加减法内容中，“若噎者，去麻黄，加附子一枚”。附子还具有诱导肿瘤细胞分化的作用（这也是我读硕士时做的课题）。《黄帝内经》中说“阳化气，阴成形”，就是说“阳”参与了人体的气化过程。气化微观上，指的是人体的组织细胞的功能活动。细胞要完成功能活动，就必须组织特异性基因表达，即成熟的细胞才有相应的特异性功能，不成熟的细胞功能低下或者没有相应功能。肿瘤就是一种不成熟的细胞，所以温阳药物可以促进肿瘤细胞分化成熟，从而使一些肿瘤细胞向正常细胞逆转，具有正常细胞的功能或者部分功能。我的研究是温阳药物对早幼粒白血病确实有效果，但是它的作用强度不是很高，在30%左右。也就是说，不能够治愈肿瘤，只能说有一些效果。

当然，附子治疗肿瘤的机理很复杂。“痞坚之下，必有伏阳”，“阳化气，阴成形”，促进气化，就有可能促进肿瘤细胞的生长。“阴静而阳躁”，阳躁就可以促进肿瘤细胞转移。所以我们专门研究了附子的配伍，用附子配土贝、附子配栝蒌，等等。临床上我们对附子配南星做了好多研究，对配伍的剂量、比例都有一些心得。

有人说附子不能治肿瘤，因为附子促进肿瘤生长与转移，也有人说附子可以治肿瘤，还可举出例子来。实际上两种说法都对、也都有错，附子能不能治疗肿瘤，一方面取决于瘤种与证型，另一方面也取决于配伍。比如火神派的复方三生饮，要配半夏、南星。将来在讲中西汇通的时候，我再给大家讲具体配伍的剂量、比例。为什么我们要做中西汇通？因为我们研究发现附子确实有促进肿瘤生长转移的作用，但在中医理论的指导下配伍使用，反而具有抑制肿瘤生长转移的作用。“病痰饮者，当以温药和之”，用半夏、南星等药物配上附子，会增强治疗肿瘤的疗效。

十六、抑制脂质过氧化反应、延缓衰老等作用

附子还有抑制脂质过氧化反应、延缓衰老的作用，这是附子的常见作用之一。例如金匮肾气丸可以抗衰老。实际上人参也抗衰老，抑制脂质过氧化反应也很明显。但是使用人参有个问题，如果过量使用人参、完全靠人参来提气的话，会导致早衰。长期服用人参皂苷会导致早衰，为什么呢？油尽灯枯。吃了人参很兴奋，体力精力改善，但是过量使用，是会导致早衰的。我给大家讲的兴奋性药物是要合理使用的。

人参和黄芪的区别很大，人参主要是适应原样作用，可以促进代谢；黄芪走肌表、利水湿，主要是免疫活化作用。已故国医大师郭子光教授曾经提出一个观点，炎症不恰当地使用人参，有可能促使炎症慢性化。我治疗慢性炎症，一般用黄芪、附子，很少用人参。除非这个患者合成代谢不足，导致伤口不愈合，脓液清稀，才会用人参。人参本身促进炎性反应，可以配一些清热解毒的药物。但并不是所有清热解毒的药物都是免疫抑制的，比如白花蛇舌草就是免疫增强的，小剂量使用可增强免疫，大剂量使用反而抑制免疫。所以，学习中医要落实到药上，每种药都有它的特性，我们要把每种药物的特性完全搞清楚、弄明白。

关于附子我们讲了三个内容：第一个是讲四逆法，第二个是讲附子用药法，第三个讲了附子的十六个作用，从现代药理学来理解它。其中还有一些问题我没说清楚，比如附子的免疫调节作用、附子对肿瘤的影响，我们今后讲中西医汇通的时候，再详细去讲解。我们也没有讲火神派对附子的几十种配伍

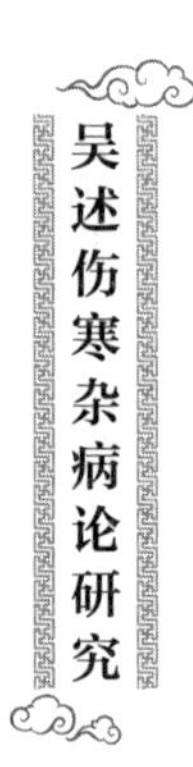

方法，因为讲过《伤寒杂病论》之后，大家会对扶阳的思想有个整体的认识，对附子的配伍基本原则也有所了解。比如肾气丸里用丹皮配附子，泽泻配附子，这些都能够避免附子上火的副作用。还有用山茱萸配附子、地黄配附子，山茱萸有收敛的作用，干地黄也可以拮抗附子上火的副作用。济生肾气丸在肾气丸的基础上再加牛膝、车前子，气升水布，火降血下，也可以不上火。还有大黄配附子，如大黄附子汤；芍药配附子，如真武汤，等等。这里我就不详细一一列举了。

第八节　半夏法

一、阳明寒湿法

1. 干姜人参半夏丸、大半夏汤、半夏干姜散

干姜人参半夏丸可治妊娠呕吐（见图22-5）。这里要注意一点，妊娠呕吐可以使用半夏，但是半夏是一个引产药，含有的半夏蛋白能与宫内膜腺管上皮和外胚胎椎体上的一部分细胞结合，从而抑制着床。虽然口服半夏时半夏蛋白的吸收量很低，但是仍然可以抗早孕。一般认为半夏具有抗生殖的作用，能够终止早期妊娠以及终止着床，能够导致流产。妊娠反应出现的时间和半夏抑制着床的时间是有区别的，孕吐一般是出现在妊娠的6到12周，这个时期使用正常剂量的半夏是安全的。

由干姜人参半夏丸衍生出来两个处方，一个是大半夏汤，一个是半夏干姜散，半夏配人参是大半夏汤，半夏配干姜是半夏干姜散。《金匮要略》中讲“胃反呕吐，大半夏汤主之”，《外台秘要》有云：“治呕心下痞硬者。”何为痞？进食后，食物没有通过幽门，停留在胃里，会觉得上腹胀，继而

出现朝食暮吐、暮食朝吐，这就是中医认为的胃阳虚不能腐熟水谷。由此可见，大半夏汤对应的主证是胃反呕吐，即朝食暮吐、暮食朝吐。

半夏干姜散主治干呕、吐涎沫。干姜吃多了会导致上火、口干舌燥，半夏和干姜配合起来，更能够抑制唾液的分泌。

如果把半夏干姜人参丸中的半夏换成川椒就是大建中汤；如果把半夏换成吴茱萸，就成了吴茱萸汤。吴茱萸汤中生姜用的量要大，而且加了大枣。吴茱萸汤在厥阴经，半夏干姜人参丸在太阴阳明经。我们要注意，半夏和吴茱萸都有一个特点：抑制分泌。因为半夏可以抑制唾液分泌，所以半夏干姜散可以治干呕吐涎沫；《伤寒论》在小柴胡汤的加减法中讲若渴去半夏，也是这个原因。

治疗口干的方法，第一个是养阴，生地、麦冬、天花粉之类，张仲景习惯使用的是天花粉。为什么会口干呢？中医讲的阴虚口干，对应到西医上是血容量不足，导致唾液分泌少，就觉得口干，这时候要养阴。

血容量不足能引起口干，但是血容量多、浮肿的患者，为什么也口干呢？这是因为患者有湿热或寒湿。有湿的人为什么口干呢？从中医的角度讲是因为湿邪阻滞，津液不能正常输布，客水泛滥、主水不布。从西医的角度来解释，这种液体潴留的人，血液里的渗透压增高，在渗透压高的时候就会觉得口干。我们吃了盐之后为什么就会口干？因为吃了盐之后渗透压高了，而且盐吃多了人还肿，虽然肿但还是会口干，这就是中医讲的湿，这个时候可以用半夏治疗，其实用佩兰更好。《黄帝内经》上讲佩兰治疗的消渴，就是因湿邪而致的口渴。两个口干产生的机理不同，小柴胡汤若渴去半夏不是指有湿的口干，而是指血容量不足的口干，是阴虚的口干，要用花

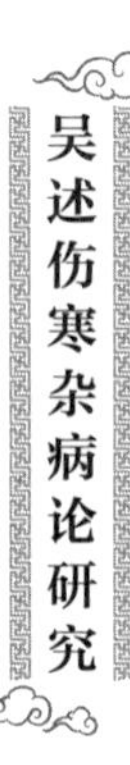

粉之类的中药。

由此可见，把西医学通了也有助于理解中医。那有人可能要问了，瘀血可导致口渴，这用西医怎么解释？瘀血的本质可概括为四个字：浓、黏、凝、聚——血液浓缩、血液黏稠、血液高凝、红细胞血小板积聚性增加。其中，血液浓缩黏稠就会导致渗透压的增高，导致夜间渴，所以瘀血致渴用西医也能很好理解。

2. 小半夏汤

把大半夏汤里的人参换成生姜就成了小半夏汤。小半夏汤能止呕吐，但与胃反的呕吐不一样，它治疗的是不渴的呕吐。不渴是因为病在阳明太阴，所以用半夏、生姜。呕吐而渴的人用小半夏汤就有问题了，如果渴是湿引起的，就加茯苓。小半夏加茯苓汤治呕吐的患者，伴有眩晕、心悸。为什么呢？因为这是我们讲的动饮，动饮时加茯苓，类似的处方有很多，如苓桂术甘汤等。所以，如果大家遇见一个呕吐而渴的人，要用小半夏加茯苓汤；呕吐兼头晕，要加茯苓；呕吐伴有心悸，也要加茯苓。

3. 生姜半夏汤

如果小半夏汤重用生姜，就不是小半夏汤了，而是生姜半夏汤。重用的生姜可以用姜汁代替。生姜半夏汤的一个特点是：治疗烦躁、心中烦闷异常、舌苔厚腻等七情为病的患者，有特殊的疗效。为什么用生姜半夏汤治疗有效呢？一方面因为胃络通于心，精神疾病多与心相关；另一方面是因为半夏入少阴经。半夏在方中有镇静作用，能够加强睡眠，《黄帝内经》里的半夏秫米汤，就是利用半夏的镇静作用。半夏也能够治疗快速性心律失常，我们今后再详细地讲。半夏既入阳明，又入少阴。为什么它既入阳明又入少阴呢？因为我们

"太阴阳明论"讲了阴土阳土学说，少火生土，阴阳有别，君火生阳土，相火生阴土，胃络通于心，所以半夏既入阳明又入少阴。

4. 厚朴生姜半夏甘草人参汤

厚朴生姜半夏甘草人参汤这个处方很有特点，它是阳明胃和太阴脾一起治的，其中甘草、人参是入太阴经的。我们知道很多人是阳明胃和太阴脾都有疾病的，以我们讲课时一位朋友的问题为例，我刚开始给他开的就是厚朴生姜半夏甘草人参汤，因为他上腹胀，原方是治腹胀的，于是就开了七剂厚朴生姜半夏甘草人参汤，先除胀。刚开始吃有效，肚子很舒服，过几天就没有效了。为什么呢？因为他脾虚，还有十二指肠球炎，所以当他的腹胀缓解后，就改用了小建中汤。其实，温经汤也治腹胀，里面也有厚朴生姜半夏甘草人参汤，只是没有用厚朴而已，当然还有其他的药，因为温经汤不单纯是腹胀的问题。

二、阳明泻心法

阳明泻心法的基本方剂是半夏泻心汤，其中黄连、黄芩是少阴心的药。前面讲半夏干姜散时说过，半夏、干姜能够抑制分泌，所以半夏泻心汤治痞、呕、利，上为呕吐，下为软便、稀便或下利。半夏泻心汤用半夏和黄连，基本配伍为辛开苦降。半夏泻心汤方中有黄连、半夏，如果再加一个栝蒌，就是小陷胸汤。前面我们讲了小陷胸汤的病位比半夏泻心汤的病位高，一个在心下——在贲门和胃底，一个在胃体。如果病位在胃窦用什么方呢？用旋覆代赭石汤。我们又讲了小陷胸汤和栝蒌薤白半夏汤的关系：如果把小陷胸汤的黄连换成薤白，

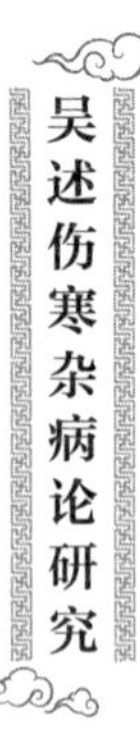

就成了栝蒌薤白半夏汤，一寒一热，一个治寒证，一个治热证。其中，栝蒌薤白半夏汤的一个特点是可以治疗伴有消化道症状的冠心病，有的人心绞痛发作时有很明显的肚子胀，这是由胃不舒服导致的心绞痛发作。

半夏泻心汤的结构非常像小柴胡汤，主要区别在于是否有柴胡，一个用柴胡，一个用黄连；一个和肝胆，一个和胃气。小柴胡汤是治疗少阳经腑同病的处方，如果是少阳腑病的话，应该用黄芩汤，如有呕吐加半夏、生姜，就成了黄芩加半夏生姜汤。再如说葛根汤有呕吐的，仍然是加半夏。阳明呕吐加半夏，这是《伤寒论》的常规做法。

半夏泻心汤中黄连用的是一两，而黄连阿胶汤中黄连用的是四两。治疗少阴热化证的黄连剂量要大，还可以顿服，能起到安眠的作用。如果少阴热化证明显的时候，黄连的用量可以更大，可以超过20g。但是当我们要发挥黄连的健胃作用，使用的剂量要小，半夏泻心汤中一般只用3g。

由半夏泻心汤还衍化出来了其他几个泻心汤：黄连汤、《外台秘要》黄芩汤、生姜泻心汤、甘草泻心汤。黄连汤和外台黄芩汤都有桂枝，二者的区别在于黄连汤里没有黄芩，黄芩汤里没有黄连。都有桂枝是因为桂枝治干呕，桂枝汤条文里就有讲治“鼻鸣干呕”。腹痛不在少阳经的时候，《伤寒论》上是不用黄芩的，所以有腹痛的去黄芩。这两个方剂一个是去黄芩加桂枝，一个是去黄连加桂枝。甘草泻心汤治疗口腔溃疡、狐惑之类的疾病，生姜泻心汤证伴有“噫”。

把半夏泻心汤里的黄芩、黄连、干姜换成旋覆花、代赭石，就是旋覆代赭石汤，也治疗“噫”，因胃气不降产生的痞、硬、噫，幽门疾病多有这种典型症状。总之，小陷胸汤、半夏泻心汤、旋覆代赭石汤，治证的病位不一样，如果善于腹诊的话，能够触诊出区别来。

三、少阴法

1. 半夏散及汤

少阴病的一个特殊症状是咽痛。治疗少阴咽痛的代表方剂是半夏散及汤。少阴寒化证不夹饮时，病在少阴心用半夏散及汤，病在少阴肾用四逆汤。两者的区别是什么呢？病在少阴心用半夏，病在少阴肾用干姜，半夏、干姜都走阳明经；病在少阴心用桂枝，病在少阴肾用附子，桂枝、附子都走少阴经。两个方子的配伍很有规律，都用到甘草。还有半夏厚朴汤可以治疗梅核气，苦酒汤也可以治疗少阴咽痛。

2. 半夏麻黄丸

半夏麻黄丸能够治心下悸，这是很难理解的。我的观点是，因为半夏不但入阳明，还入少阴。为什么入少阴呢？从西医的角度讲，半夏能够治疗快速性心律失常、室性心动过速和室性早搏，等等。而麻黄可以治疗缓慢性心律失常，所以这两个药配伍起来，更多地适合于病窦综合征、快慢综合征等类似的疾病。如果不结合现代医学，就很难理解半夏麻黄丸为什么能够治心悸。

3. 麦门冬汤

麦门冬汤能够促进腺体的分泌，尤其是唾液腺的分泌，但是方中的半夏却是抑制腺体分泌的。由此可见如果有阴虚咽喉不利或胃气上逆的患者，可以用半夏配伍养阴的麦冬，配伍的剂量和比例很关键。《伤寒论》中提到，如果疾病处于温病后期，伤阴之后，余热未清，温温欲吐，少气呕吐的患者，用竹叶石膏汤。它是在麦门冬汤的基础上加了竹叶、石膏，这些

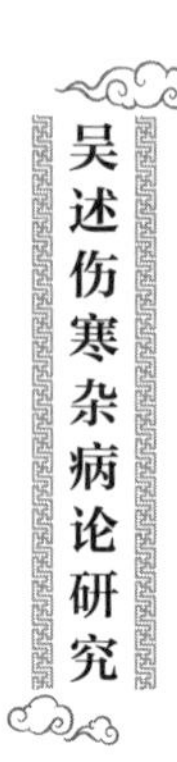

症状在热病后期非常多见。

还有个处方是附子粳米汤，方中用了大枣。麦门冬汤也用大枣、甘草、粳米。我们看一下麦门冬汤和附子粳米汤的配伍特点：一个是麦冬配半夏，一个是附子配半夏。麦冬配半夏治疗咽喉不利，病位高；附子配半夏治疗腹中雷鸣切痛，病位低，一寒一热，辨证不一样。如果是伴有饮邪的下利，虽然拉肚子，但是很舒服，而心下坚满的，要用甘遂半夏汤。

四、太阴法

半夏的第四个用法是治疗兼有饮邪的呼吸系统疾病，代表方剂是小青龙汤。如果症状表现为哮喘的，代表方剂是射干麻黄汤，脉浮的可以用厚朴麻黄汤，脉沉的可以用泽漆汤。由小青龙汤可以变化出小青龙加石膏汤和越婢加半夏汤。小青龙汤证若误治，可以按照《金匮要略》苓桂五味甘草汤的加减法，依证加减到苓甘五味加生姜半夏杏仁汤。

五、小结

《伤寒论》里半夏主要有四个使用方法：一个是半夏汤法，一个是泻心汤法，其中半夏汤完全是温药的配伍，泻心汤是寒热错杂的配伍。第三个是少阴经的半夏用法，半夏麻黄丸治心下悸，生姜半夏汤治烦躁，半夏秫米汤治失眠，栝蒌薤白半夏汤治胸痹，半夏散及汤治咽疼，这都是少阴经的半夏配伍方法。由此可见，少阴经和阳明经都可以使用半夏。第四个是太阴经的半夏用法，主要用来治疗呼吸系统疾病。太阴的特点本湿而标阴，中见阳明燥化，阳明燥化不足，就表现痰饮水湿泛滥。而半夏是一个阳明燥化的药物，能抑制腺体分泌，所以能用来治疗太阴病。

第九节　大黄法

一、阳明（三承气汤）

1. 大承气汤

讲大黄法（见图22-6），就离不开大承气汤。大承气汤治什么病呢？痞、满、燥、实、坚。痞、满是指大便不通，实是指阳明胃家实，坚是指大便坚硬、干燥。大承气汤证的特点是日晡潮热，即下午发烧、手心潮热或自觉发热。大承气汤的独证是大便燥屎已成。我们要注意手足汗出需辨阳明和太阴，桂枝证也手足汗出，一虚一实，通过腹部叩诊就可以辨别出来。

大承气汤的第一个药是大黄，大黄含有的蒽醌类物质，能够刺激肠道神经丛，促进肠道蠕动，进而导致排便。大黄还可以通过抑制Na-K-ATP酶，使肠内渗透压升高、水分增加，导致排便。这也是用大黄后大便变稀的原因，当然这个作用不如芒硝强。芒硝是电解质，可以直接提升渗透压，导致渗透性腹泻。知道了这一点，也就明白了大承气汤和小承气汤的区别。

大黄中的蒽醌可导致腹泻，但它含有的鞣质，却能够导致便秘。如果经常用大承气汤通便，就容易引起习惯性便秘，越服药大便越不好解。临床中我见过一个习惯性便秘的老太太，肛门刺激征很严重，整天离不开卫生间，就是因为之前用了大黄先泻后秘，导致习惯性便秘。实际上治疗便秘有许多

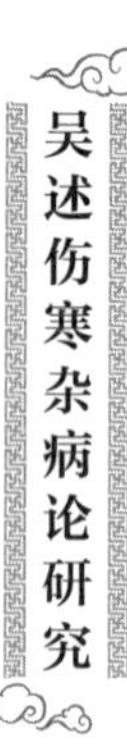

方法，很多的便秘患者不是承气汤证，如都用大黄去通、用番泻叶去通，就不符合《伤寒论》大承气汤的使用要求。

2. 小承气汤

小承气汤证是痞、满、燥、实、不坚。坚是大便在乙状结肠停留时间过久，水分被充分吸收了，需要用芒硝软坚。芒硝咸寒软坚，软什么坚？软大便。所以，腹部叩诊如果乙状结肠没有大便的话，就不能用大承气汤，最多是小承气汤证。

3. 调胃承气汤

如果把大承气汤的厚朴、枳实换成甘草，就是调胃承气汤。为什么要去厚朴、枳实？什么又叫调胃呢？这是指服了大承气汤以后，导致肠痉挛疼痛，就不能再用厚朴、枳实促进肠道运动了，就要加一个缓和剂——甘草，这样泻下的作用就很缓和了，所以叫作调胃承气汤。

二、阳明兼少阴

用大承气汤时需作听诊，如肠道完全麻痹，服大承气汤后会增加腹压。肠道麻痹该用什么药呢？肠麻痹多兼阳虚，要用促进肠道运动的药，如附子泻心汤或大黄附子汤，也可针刺足三里等穴位。

三、阳明兼少阳

“本经而兼腑，就是大柴胡。”如果是单纯的肠道急腹症，可用大承气汤；如兼有肝、胆、胰疾病，也就是少阳兼阳明腑实证，则用大柴胡汤；阳黄伴便秘则用茵陈蒿汤。须注意大柴胡汤为何去人参，为何用芍药？将来再讲中医研究的时候，我将详细讲它的机理。大柴胡汤去枳实、芍药加人参、龙骨、牡蛎、铅丹、桂枝、茯苓，就成了柴胡加龙骨牡蛎汤。本方主治“烦、惊、重”等少阳证，其中龙骨、牡蛎、铅丹是镇逆药；桂枝和茯苓是化饮药；大黄是通便的药。因为铅丹不好找，可用磁石代替；也可用礞石代替，此即法礞石滚痰丸；如仍不好找，可加赭石替代。

四、阳明兼太阳

调胃承气汤加葶苈子、杏仁、甘遂就是大陷胸丸，治疗心下按痛、项强、寸浮关沉的结胸证。方中的甘遂、芒硝是泻下剂，类似于肠道透析，可使水液排出；葶苈子是水通道蛋白抑制剂，可关闭水通道，减少液体分泌，可治疗胸水、腹水、心包积液等，代表性处方是葶苈大枣泻肺汤。葶苈大枣泻肺汤、大陷胸丸、己椒苈黄汤治病的机理都是一样的。己椒苈黄汤治疗腹水的机理是什么？肠道梗阻以后，大量肠液分泌，导致“水走肠间，沥沥有声”，所以用葶苈子关闭水通道，减少分泌液。顺便说下，鳖甲煎丸为何用葶苈子？因为肝硬化的患者容易导致腹水。

厚朴三物汤与小承气汤的药物组成一样，但剂量不同，大黄的量不变，厚朴、枳实的量加大，更偏重于理气，所以叫厚朴三物汤。由厚朴三物汤衍化出来厚朴七物汤，是厚朴三物汤合桂枝去芍药汤。为什么要合桂枝去芍药汤呢？因为患者有发热。我们反复讲“什么时候能用芍药，什么时候不能用芍药”，患者有发热，要用桂枝去芍药汤，与之相反的是桂枝加大黄汤。太阴病篇讲，太阴病如果大便不好解的要重用芍药；如果“大、实、痛”，已经形成燥屎，要加大黄；如果胃

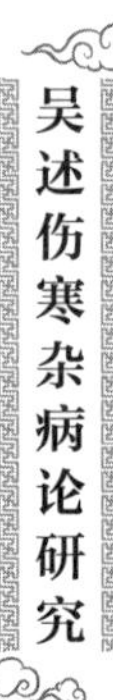

气弱，就要去芍药，以其“易动故也”，容易致腹泻。

还有一些与厚朴三物汤相关的处方，比如麻仁丸。怎样由厚朴三物汤化裁为大黄甘草汤和大黄牡丹皮汤？我们看完图，基本都能明白。

五、蓄血

我们常说水血互结血室，血室是什么？中医认为血室就是子宫。《伤寒论》讲血积，这是局部有形之物；至于水，“血不利而为水、当先治血，水不利而为血、当先治水”。“血不利而为水”是什么？是指生殖系统肿瘤导致的腹水，即腹腔加肿瘤的种植、转移导致腹水，这在子宫和卵巢的肿瘤中都可以看到。这种腹水应该以治血为主，因为属于血分，可用阿胶。

治疗蓄血的三个处方：桃核承气汤、抵当汤、抵挡丸，一个治“如狂”、一个治“发狂”、一个治伴“发热”。太阳腑证用抵当汤，如有发热用抵挡丸。

下瘀血汤证的配伍特点是把水蛭、虻虫换䗪虫，治妇科干血腹痛。更复杂的是大黄䗪虫丸证，其特点是腹满、纳少、肌肤甲错、两目黯黑，具体的内容我们今后会做专门的讨论。这里主要讨论一下“痞坚之下，必有伏阳”，大黄䗪虫丸用黄芩和地黄，即是将伏邪转出少阳。我们要知道大黄䗪虫丸可治伏邪，如肝硬化、肝癌，因为有乙肝病毒潜伏在里面。邪气之所以潜伏，要么是因为有湿邪停留，要么是有瘀血阻滞，这是最常见的两个原因。生地在方中的量很大，因为大剂量的生地具有活血作用，可用酒炒等炮制的方法。

大黄䗪虫丸由下瘀血汤加味而成，两方都可治干血。但大黄䗪虫丸证的病程长，主要表现有两个特征：其一，肌肤甲错，看脚最简单，腰和腹也可以，有的人手上也有肌肤甲错；其二，两目黯黑，色素沉着，如两眼黑不明显，就看脚的肌肤甲错。

《伤寒论》中有四个承气汤：大承气汤、小承气汤、调胃承气汤和桃核承气汤。其中，桃核承气汤治“其人如狂……少腹急结”，这是蓄血证，此方的配伍特点是有桃仁和桂枝，把抵当汤中的水蛭、虻虫换成桂枝、芒硝。

六、肠梗阻

肠梗阻不是大黄的绝对禁忌证，反而常用于治疗肠梗阻。肠梗阻可简单地分为机械性肠梗阻、动力性肠梗阻、绞榨性肠梗阻。机械性肠梗阻通常可找到具体原因，主要是肠套叠、肠粘连，还有蛔虫型（比较少见），肿瘤科常见的多为手术引发。对机械性肠梗阻要用活血益气药，也有特殊处方，如验方加味五通汤。动力型肠梗阻有两种：一种是肠麻痹，一种是肠痉挛，治疗肠麻痹主要选用大黄附子汤；治疗肠痉挛可用五磨饮。为什么叫五磨饮？主要是因为方中的枳实磨粉服用，比煎煮服用的通便效果更好。治疗麻痹型肠梗阻用大黄附子汤，因病在少阴；痉挛性肠梗阻用五磨饮，因病在厥阴。最后一个是绞榨型肠梗阻，如服用大承气汤会增加腹压，比如肿瘤压迫引起的完全性肠梗阻，就不能用大承气汤。《伤寒论》讲“转矢气”，如不转矢气，不可用大承气汤。

七、小结

大黄属阳明法，是治疗阳明腑实证的药。大承气汤证的特点是“痞、满、燥、实、坚”。如何知道燥屎是否形成

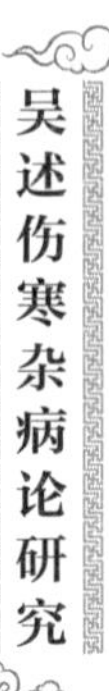

了？日晡潮热，或者手足汗出。如手心有汗出而非桂枝证，即属阳明；如果没有燥屎，则用小承气汤。渗透性泻下剂用芒硝，可刺激肠道肠液的分泌；大黄刺激胃肠道的运动，也有一点促进渗透的作用。厚朴、枳实也促进胃肠道的运动，但两者作用的机理不同：大黄作用于壁内神经丛，厚朴、枳实作用于肠道的外周神经，二者共同推动肠道的蠕动，既可使大便软化，又可促进肠道排便。如果是消化道容易受刺激导致肠道痉挛、疼痛，则用调胃承气汤。

然后是少阴经病的方药用法，一直过渡到大黄附子汤。少阳经证的方药用法，以大柴胡汤和茵陈蒿汤为代表。太阳经讲了结胸证和蓄血证。太阴经我们讲了什么情况能用大黄，什么情况不能用大黄。即《伤寒论》所讲的“太阴为病，脉弱，其人续自便利，设当行大黄芍药者，宜减之，以其人胃气弱，易动故也”。

大黄发挥的作用和剂量有关系，剂量大的时候可以泻下，但是也可致便秘。导致便秘有三种情况：一种情况是长时间的使用，里面的鞣质引起便秘；第二种情况是小剂量使用；第三种情况是把大黄用酒炒或久煎。小剂量的酒大黄久煎以后，是可以用来治疗腹泻的，是可以导致便秘的。小到多少？0.3g就可以了。

大黄可以止血，尤其对消化道出血的患者，效果更好。大黄为何能止血？因为“火降血下”。出血即少阴动血，消化道出血也属典型的少阴经病，可用黄土汤。

大黄配厚朴、枳实的特点是大黄作用于壁内神经丛，厚朴、枳实作用于外周神经，共同促进肠道的蠕动。加芒硝，可刺激肠道肠液的分泌。蠕动加分泌功能的增加，一者可使大便软化，一者可促进肠道排便。

第十节　白术法

白术的基本配伍方法有七个：一是白术配附子，二是白术配桂枝，也就是术附法和术桂法。三是白术配干姜，四是白术配枳实，就是枳术法和姜术法。五是白术配麻黄，六是白术配茯苓，七是白术配川芎。（见图22-7）

一、术附法

1. 甘草附子汤

《伤寒杂病论》用白术配附子的一个经典的处方是甘草附子汤，有甘草、附子、白术和桂枝，治“风湿相抟，骨节疼烦，掣痛不得屈伸，近之则痛剧，汗出短气，小便不利，恶风不欲去衣，或身微肿者”，或者“风虚头重悬，不知食味”。主要的治症总结起来，一是疼痛：关节疼痛，屈伸不利，用白术配附子。二是汗出短气，小便不利。汗出、短气、恶风是桂枝证，如果兼小便不利，那是桂术证，用桂枝配白术。按照《伤寒杂病论》的说法，术附并走皮中，使风湿自内而化。

《伤寒杂病论》治风湿主要有三个办法：第一是从上焦去治，用麻黄发表；第二是从中焦去治，用白术；第三是从下焦去治，用附子。我们说气升水布，火降血下，气升水布是讲右手的寸、关、尺，分别代表肺、脾、肾，如从中焦和下焦去治，就是白术配附子，如甘草附子汤。由于兼有汗出、短气，所以加了桂枝，桂枝是个上焦药，甘草是个调和药。风湿关节疼痛大部分属于自身免疫病，甘草的甘草酸有拟皮质激素作用，是个外源性的皮质激素；附子是一个内源性的肾上腺皮质激素促进剂，两药配合可以治疗很多的自身免疫疾病。

2. 真武汤与附子汤

附子配白术，加茯苓、生姜、芍药，就成了真武汤。在这里芍药的作用很复杂：第一，芍药有利尿的作用；第二，芍药能够佐制附子，这是扶阳派经常使用的一种配伍方法；第三，芍药能够帮助茯苓，使茯苓的有效成分溶出。真武汤证其背（至阳穴）恶寒的，把生姜去了，换人参，就变成了附子汤。

3. 白术附子汤与黄土汤

甘草附子汤去桂枝加姜、枣，就成了白术附子汤，治疗“脉浮虚而涩，大便坚，小便自利”。桂枝配白术是《伤寒论》里典型的利水剂，风湿在表往往兼有膀胱气化不利，小便不利的用桂枝，小便自利的去桂枝。小便自利，是白术附子汤与甘草附子汤重要的辨别点。因为“脉浮虚而涩”，所以用姜、枣养气血；大便坚，所以用大剂量的白术通大便。

黄土汤是在白术附子汤的基础上去姜、枣，加黄土温中，加阿胶止血，加黄芩和地黄分别截断传少阳、少阴。因为治疗的是消化道出血，所以不需要使用姜、枣。

二、麻术法

1. 麻黄加术汤与越婢加术汤

甘草附子汤中附子治下焦，白术治中焦，桂枝治上焦，这个处方是治有汗的——“汗出、短气、恶风”。无汗的怎么治疗？第一个办法是用麻黄加术汤。治疗上焦无汗，其中的麻黄汤治上焦，加白术是治中焦。第二个办法是用越婢加术汤。越婢加术汤与麻黄加术汤的区别在于：越婢加术汤没有桂枝，重用了麻黄，以发表行水；加姜、枣增强发表的力量；加石膏清热、除烦，《伤寒论》中有多处烦躁的加石膏，用石膏泻火除烦。一个简单的区别方法是越婢加术汤兼有化热，如果麻黄加术汤证兼有化热的就可以用越婢加术汤，兼有烦躁的也可以用越婢加术汤。大家还要知道，越婢加术汤不只是化热，因为重用了麻黄，发表行水的作用强于麻黄加术汤，所以更适用于风湿性疾病，或者非风湿性疾病伴有肿的，可以是水肿，也可以是浮肿。这类患者的皮肤是软绵绵的，带有一点黄，又软又黄，这种情况就可以用越婢加术汤。

2. 越婢加术附汤与桂枝芍药知母汤

甘草附子汤用附子、白术、桂枝、甘草，这是治疗表虚证的。如果是表实证怎么办呢？用越婢加术附汤，就是在越婢汤的基础上加白术、附子，因为“恶风加附子”。或者可以用桂枝芍药知母汤，与甘草附子汤一样是从上、中、下三焦去治的。桂枝芍药知母汤的病机比越婢加术汤要复杂，可治疗历节病，就是类风湿性关节炎伴有关节变形，也就是形质已受损。越婢加术汤从气化上治疗，对缓解炎症效果比较好，但是如果关节畸形了，就要用桂枝芍药知母汤复其形质。

总的来说，甘草附子汤用附子、白术、桂枝治疗表虚证，从上、中、下三焦分消。越婢加术附汤用附子、白术、麻黄治疗表实证，也是从上、中、下三焦分消，脉象都对应在右手的寸、关、尺。麻黄加术汤、越婢加术汤、越婢加术附汤，都是调气化的，形质受损时则用桂枝芍药知母汤。

三、术桂法

1. 桂枝人参汤与苓桂术甘汤

与甘草附子汤最相近的一个方剂是桂枝人参汤，它是

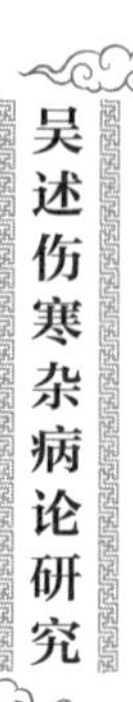

理中丸加桂枝，也有桂枝配白术。桂枝人参汤如果再加上附子，就有了甘草附子汤的基本结构。桂枝人参汤中的桂枝配白术可以表里两解，用理中汤（人参、白术、干姜、甘草）温中，桂枝发表。术桂法最具代表的一个方剂是苓桂术甘汤，基本病机为太阳阳虚，饮邪泛滥。太阳为寒水之经，中见少阴热化，少阴热化不足，心阳亏虚就见饮邪泛滥、心悸怔忡、凌心射肺等，这些症状都可以使用苓桂术甘汤。

2. 五苓散与茵陈五苓散

五苓散治疗膀胱蓄水证，茵陈五苓散治疗湿重的黄疸。茵陈五苓散的特点是脉缓，为什么脉缓？因为茵陈五苓散中有桂枝，桂枝证通常是脉缓。从西医的角度来看，茵陈五苓散治疗湿重的黄疸，也就是胆汁淤积性黄疸，由于直接胆红素升高兴奋迷走神经，导致脉搏变缓。因为直接胆红素是暗黄色，所以患者皮肤就呈现暗黄色。大家如果在肝脏科就会发现，肝脏引流出来的直接胆红素，是暗黄色的。暗黄色的黄疸主要是直接胆红素升高，兴奋迷走神经，导致脉搏变缓，所以茵陈五苓散是缓脉。如果脉变快了，要考虑合并感染，也就是中医讲的湿郁化热，临床上可以加石膏、滑石、寒水石，或者甘露饮之类的处方。

白术配桂枝通常用来利尿，所以白术附子汤证如果小便自利就不用桂枝，而桂枝人参汤是一种例外，因为它是用来表里双解的。

四、姜术法与枳术法

理中丸的一个基本配伍是干姜配白术，用来温太阴脾，而甘草干姜汤则温太阴肺。肺阳虚有寒饮，咳痰清稀（白色泡沫痰）、患者感冒以后流清鼻涕，都可以用甘草干姜汤温肺。干姜加白术能够温脾，是理中丸和肾着汤的结构。为什么肾着汤温脾？因为奇经八脉中的带脉通太阴经，肾着汤治疗带脉病，处方是干姜配白术，加甘草、茯苓。还有一个处方叫枳术丸，枳实配白术，一攻一补，一个补气、一个行气，可以与干姜配白术互相比较。

五、苓术法

还有一个配伍是苓术法，就是茯苓配白术，比如泽泻汤，用泽泻、白术治疗眩晕。泽泻汤用的不是茯苓，是泽泻配白术。实际上茯苓、猪苓、泽泻，这三泻都可以配白术，而泽泻降血脂、治疗痰湿上泛导致的头晕，效果要优于茯苓。猪苓散是一个健脾利水的处方，用茯苓、猪苓、白术各等分，治疗呕吐，《金匮要略》原文说“呕吐而病在膈上，后思水者，解，急与之。思水者，猪苓散主之”。猪苓散用来治疗呕吐、唾液多，类似于理中丸治疗“大病瘥后喜唾，久不了了”，有的人一天到晚吐口水，就可以用理中丸合上猪苓散。

与猪苓散相类似的处方是茯苓戎盐汤，用茯苓、白术配伍，然后加盐。为什么加盐？加盐可改变离子强度，帮助茯苓、白术溶出有效成分。有湿的人本应慎用盐，但有时候中医认为需要加盐，比如说治疗下焦病时，咸可入肾。从西医的角度来讲，加盐其实是改变了溶液的离子强度，可影响药物有效成分的溶出。

最后一个处方是桂枝去桂加茯苓白术汤，这也是一个典型的茯苓配白术。

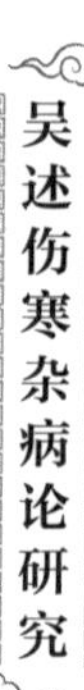

六、芎术法

白术养气、川芎养血，川芎配白术的特点就是气血双补，比如白术散治疗妇人妊娠。妇人妊娠安胎，脉微细无力，或者弦而无力的可从厥阴经去安胎，用川芎配白术、加川椒和牡蛎；弦而有力的可从少阳经去安胎，就是当归散，用川芎配白术，加当归、黄芩，因为少阳相火妄动，容易引起下身出血、小产，所以用黄芩清少阳相火。

还有一个处方是当归芍药散，可治疗妇人腹痛，配伍是当归、芍药、茯苓、泽泻、白术、川芎。其中采取了两个配伍办法：一个是白术配茯苓、泽泻；另一个是当归、芍药配川芎，很多的女性腹痛都可以使用。

七、小结

白术配附子是从中焦和下焦去治，白术配麻黄是从上焦和中焦去治，白术配桂枝、附子和白术配麻黄、附子是从上、中、下三焦去治水湿。白术配桂枝，一方面能够温阳化饮（病痰饮者，当以温药和之），一方面能够表里两解。而茯苓配白术，能够健脾利水。干姜配白术温脾，川芎配白术气血双补。

第十一节　石膏法

一、石膏配知母

见图22-8。石膏配知母解热，石膏本身有解热镇痛的作用，配知母能够增强石膏的疗效。白虎汤里还配甘草，甘草是个类皮质激素，再配粳米有利于帮助石膏有效成分的溶出。白虎汤中的知母还可养肾阴，既补肾水又能清热，防阳明热化伤阴，这就是截断法。

二、石膏配竹叶

石膏配竹叶也能解热，如竹叶石膏汤，与石膏配知母的区别是石膏配竹叶可以清心。具体地讲：石膏配知母是清热又滋肾，石膏配竹叶是清热又清心。竹叶引心火下行，从小便而去，适合热病余热未清的患者，这在温病中多见，在肿瘤科也多见，尤其是多见于放疗以后的患者。

三、石膏配桂枝

石膏配桂枝起镇痛通经的作用，如白虎加桂枝汤治疗热痹。热痹不见寒象，为什么要用桂枝？痹者闭也，利用桂枝的宣通，而它的温性被石膏、知母所拮抗了。

另一个方剂是竹皮大丸，治“妇人乳中虚”。为什么竹皮大丸要配桂枝呢？我们讲平脉法时把桂枝定在了膻中穴，所以“妇人乳中虚”等乳腺疾病要用桂枝。桂枝定到膻中穴，再看有热象就用石膏，如是治疗哺乳期妇女，就可确定用竹皮大丸。

四、石膏配麻黄

石膏配麻黄的作用一是平喘，二是利水。比如麻杏石甘汤

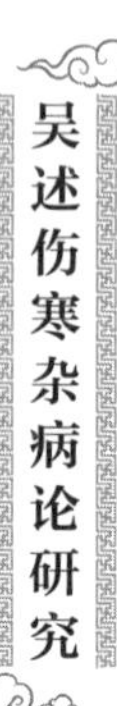

治疗“汗出而喘，无大热者”；小青龙汤治疗咳嗽或者咳喘，烦躁者加石膏；大青龙汤、文蛤汤和越婢汤都是在利水。

麻杏石甘汤与小青龙加石膏汤有什么区别？二者都治发热，但小青龙加石膏汤夹有饮邪，所以小青龙汤证见到烦躁就可以加石膏。小青龙加石膏汤与大青龙汤又有什么区别？大青龙汤的适应证也是化热，但是麻黄汤证未解；而小青龙汤证是偏向饮邪出现烦躁或者化热的。越婢加石膏汤重用麻黄，发表行水的作用更强。

五、石膏配人参

石膏配人参具有补脾的作用，比如白虎加人参汤，白虎汤见“其背恶寒”就要加人参。我们说桂枝汤是治疗脾虚外感的，得太阴病的人若有外感，用桂枝汤。《伤寒论》中讲如果服桂枝汤以后，出现了白虎汤证——“大热、大渴、大汗、脉洪大”，要用白虎加人参汤。如果服麻黄汤后转阳明，用的是白虎汤。石膏配人参还有个处方是木防己汤，可以用来治疗心衰和上腔静脉综合征。

六、石膏配白术

补脾时不仅可以用石膏配人参，还可以用石膏配白术，发挥健脾除湿的作用，比如越婢加术汤，用越婢汤发表，白术健脾除湿。湿证上、中、下三消，上焦用麻黄或桂枝，中焦用白术，下焦用附子，所以越婢加术汤还可以加附子。但是越婢加术汤是治疗表实证的风湿，如果治疗表虚证的风湿就用甘草附子汤，把麻黄换成桂枝。

七、石膏配粳米

石膏配粳米是一个最基本的配伍。石膏在水中溶解度低，粳米把水变成混悬液以后，可增加石膏有效成分的溶出，所以白虎汤、白虎加参汤、竹叶石膏汤都用粳米，这是其一。其二，粳米有健脾的作用，可增加能量，有助于退热。我父亲爱用阿司匹林白糖米浆汤，吃了阿司匹林之后，喝一碗加糖热米汤，可以扶助胃气，有助于退热，这相当于白虎汤用粳米，也相当于桂枝汤啜热粥。

八、石膏配甘草

石膏配甘草和石膏配粳米，有很相似的地方。石膏配甘草，首先是养胃，因为白虎汤较凉，甘草能够和解养胃。甘草有类皮质激素样作用，小剂量的甘草可以健胃，大剂量的甘草反而抑制消化道，抑制胃肠道的分泌，容易导致消化性溃疡和腹胀。这就是中医讲的甘令中满，大剂量的甘草是能够令人中满的。所以要利用甘草的健胃作用时，就要用小剂量的甘草，来拮抗石膏的寒凉。另外，甘草也有类皮质样激素作用，具有解热作用，代表方有白虎汤、白虎加人参汤、竹叶石膏汤。

九、小结

石膏配知母解热、走少阴肾经，配竹叶解热、走少阴心经，一个是清上滋下、滋少阴肾水，一个是引火下行，所以竹叶、石膏、知母，可以上、中、下三焦分消。石膏配桂枝镇

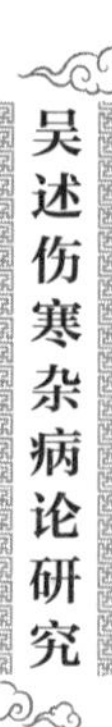

痛通经，石膏配麻黄平喘利水，所以桂枝和麻黄都可以配石膏。石膏配人参补脾，石膏配白术除湿，如白虎加人参汤、越婢加术汤。石膏配粳米益胃，石膏配甘草养胃，粳米能够帮助石膏溶出，甘草能够帮助石膏解热。

第十二节　芍药法

一、芍药的使用禁忌

桂枝汤有一个加减法是去芍药，在什么情况下去芍药呢？首先，胸满去芍药。比如：桂枝去芍药汤治“脉促胸满者”；桂枝去芍药加附子汤治脉促、胸满、恶寒，还是伴有胸满；桂枝去芍药加皂荚汤治肺痿，皂荚能够化痰，而肺痿的特点是胸满不能平卧；炙甘草汤也是在桂枝去芍药汤的基础上加减而来的，可以治疗汗出胸闷，脉结代，由此可看出胸满、胸闷都不用芍药。

其次，太阳病误汗亡阳，心阳虚的不用芍药，如桂枝去芍药加蜀漆龙骨牡蛎救逆汤治“伤寒脉浮，医以火迫劫之，亡阳必惊狂，卧起不安者”；桂枝甘草龙骨牡蛎汤、桂枝甘草汤，也都不用芍药。

最后，腹满也不用芍药，这里“满”是指实满。《金匮要略》讲在气分的饮证特点是：腹满，伴有身痛、遗尿，脉迟涩，治疗用桂枝去芍药加麻黄细辛附子汤。方中用附子、细辛治疗脉迟、身痛，我们都能理解；我前面已经讲过，麻黄兴奋交感神经，能够治疗遗尿。为什么去芍药呢？因为腹满，所以去芍药。这就是桂枝去芍药加麻黄细辛附子汤，附子治脉迟，麻黄治遗尿，细辛治身痛，腹满去芍药。再比如：厚朴七物汤也是由桂枝去芍药汤变化而来的，与桂枝去芍药加麻黄细辛附子汤的区别：一个是桂枝去芍药汤加麻黄、附子、细辛，一个是桂枝去芍药汤加枳实、厚朴、大黄。厚朴七物汤的临床表现是什么？是“腹满能食，发热脉浮数”，还是有腹满，方中的桂枝汤治疗发热，但是见腹满，所以去芍药；本是脉浮缓，但由于化热，兼有阳明腑实，所以脉数，要加枳实、厚朴、大黄。能食是因为什么？因为阳明热证能食，对此《伤寒论》中有原文。

总的来说，第一，亡阳不用芍药。因为芍药是敛阴的药，由于亡阳发生的惊、狂、心悸，都不用芍药，代表方是桂枝去芍药加蜀漆牡蛎龙骨救逆汤、桂枝甘草龙骨牡蛎汤、桂枝甘草汤。第二，胸满、腹满不用芍药。脉促、胸满的用桂枝去芍药汤；伴恶寒的再加附子；如果肺痿，咳喘不能平卧，用桂枝去芍药加皂荚汤；如果心律失常，汗出胸闷，用炙甘草汤。腹满、发热、脉浮数的用厚朴七物汤，腹满、身痛、遗尿、脉迟的用桂枝去芍药加麻黄细辛附子汤。厚朴七物汤和桂枝去芍药加麻黄细辛附子汤的区别是：一个脉数，一个脉迟；一个有表寒，一个有里热，伴有阳明腑实证。

二、芍药的配伍

1. 桂枝配芍药

1.1 桂枝汤与芍药甘草附子汤

见图22-9。桂枝配芍药和营卫，代表方是桂枝汤，有一个化裁方是芍药甘草附子汤。芍药甘草附子汤治“发汗，病不解，反恶寒者”，即发汗后表证还在，但是发汗伤阳，不可再发汗，用芍药甘草附子汤温阳和营。

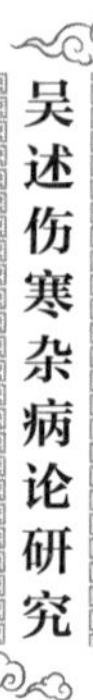

芍药甘草附子汤和麻黄附子甘草汤的区别是：一个用麻黄，一个用芍药。麻黄附子甘草汤可微发汗，为什么要微发汗？因为是太少两感证，有表证，所以可微发汗。此时如果误用麻黄汤发汗伤阳，就要用芍药附子甘草汤去救逆，去麻黄加芍药。非麻黄汤证误用麻黄发汗后，通常会出现两个问题：一是发汗后漏汗的，用桂枝加附子汤；二是发汗以后表证不解，而且患者有畏寒的，用芍药甘草附子汤。芍药甘草附子汤为什么能够解表呢？这是因为“阳加于阴谓之汗”。桂枝汤解表是桂枝配芍药、甘草，再加姜、枣健脾；如是肾虚表不解的，就不用桂枝和姜、枣，而用附子。由此可见：芍药甘草附子汤和桂枝汤很相似，脾虚外感用桂枝，肾虚外感用附子，分别配芍药、甘草，区别不外乎脾虚外感加姜枣和脾胃而已。

1.2 桂枝加芍药汤与小建中汤

桂枝加芍药汤与小建中汤重用芍药有几个作用：一是通腑。《伤寒论·辨太阴病脉证并治第十》讲腑气不通，大便难解，“腹满时痛者”用桂枝加芍药汤，“大实痛者”加大黄，就是在桂枝加芍药汤的基础上加大黄通腑。麻仁丸中通腑也是重用芍药。二是和脾胃。小建中汤是在桂枝加芍药汤的基础上，加饴糖，重用甘草。由小建中汤可化裁出黄芪建中汤、当归建中汤、归芪建中汤，等等。三是敛阴。小建中汤证有脉大、手足烦热等阳气外浮的症状，所以重用芍药来敛阴。当归建中汤、黄连阿胶汤中的芍药也是起敛阴的作用。其中，黄连阿胶汤用芍药敛阴、用阿胶养血，治疗少阴热化的心阴虚证。

1.3 小青龙汤

桂枝配芍药还有化饮的作用，如小青龙汤、桂枝去桂加苓术汤，都能够化饮。《伤寒论》中化饮的处方有两个基本的配伍：一是桂枝配芍药，如《伤寒论·辨太阳病脉证并治中》讲的麻黄证夹饮，代表方是小青龙汤。二是附子配芍药，治疗伴有少阴肾阳虚的饮证，如真武汤和附子汤。

2. 当归配芍药

当归配芍药具有止痛的作用，所以当归建中汤、当归芍药散和当归散都含有当归配芍药。其中，当归建中汤能够治疗妇人腹痛，或者十二指肠球部溃疡导致的空腹痛、夜间痛，这都是在发挥芍药止痛的作用。当归散治疗妇人腹痛，与当归芍药散用药的共同点是都有当归、川芎、芍药、白术，不同的是当归芍药散用茯苓、泽泻，当归散用黄芩。为什么两方的用药有区别？因为当归散的腹痛是先兆流产，所以用黄芩来清少阳；而当归芍药散治疗的是产后腹痛，所以一个用茯苓、泽泻，一个用黄芩。

当归配芍药有两个特点：一个是养血，如芎归胶艾汤、温经汤，都是当归配芍药以养血；另一个是止痛，代表方是当归芍药散。

3. 芍药配枳实

枳实配芍药的一个处方是枳实芍药散，治疗妇科疼痛。另一个处方是排脓散，方中的桔梗有排脓的作用。

4. 芍药配甘草

芍药还有个基本的作用是缓急，一个处方是芍药甘草汤，治疗发汗以后手脚拘急；另一个缓急的处方是当归四逆汤，治疗脉细欲绝，脉细是因为血管受寒收缩，所以用芍药缓急。血管之所以受寒会脉细欲绝，因为有血虚，所以方中重用大枣养血。

5. 芍药配黄芩/柴胡

芍药配黄芩或者芍药配柴胡，可以泻肝胆。芍药配黄

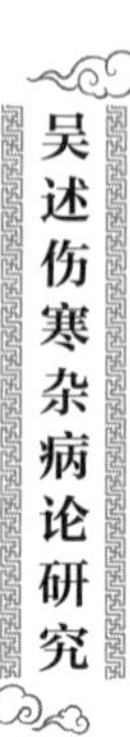

芩，如黄芩汤，是少阳在腑的处方；芍药配柴胡，如四逆散，是少阳在经的处方，这两个配伍都可以泻肝。大柴胡汤里的芍药既配柴胡又配黄芩，则是少阳在经在腑的处方。

三、芍药的现代药理

1. 解热

芍药具有解热作用，以桂枝汤为代表。桂枝汤治疗太阳病脉浮发热，也治“时发热、自汗出”。其中桂枝汤治疗自汗证，就有芍药的敛阴作用。

2. 镇痛

芍药的有效成分是芍药苷，西医提取出来外用能缓解关节疼痛。桂枝芍药知母汤是中医治疼痛的代表方，桂枝汤也能治身疼痛，用芍药镇痛。

3. 镇静

芍药有镇静作用，所以黄连阿胶汤用芍药，治心烦不眠，也就是治“少阴之为病，脉微细，但欲寐也”。中医讲芍药敛阴，入跷脉，能够影响眼睛的开合。

4. 抗惊厥

芍药可抗惊厥，典型的处方是用来治疗柔痉的栝蒌桂枝汤。

5. 抗炎

芍药有抗炎作用，代表方如桂枝汤、排脓散。

6. 抗过敏

芍药有抗过敏的作用，如桂枝汤有抗过敏作用，后世的过敏煎是抗过敏的专方。

7. 抗菌

芍药有抗菌的作用，一是用来治疗肠道菌感染，如黄芩汤。二是可抗真菌。中医抗真菌既可以从少阳去治，用芍药，如黄芩汤；也可以从厥阴去治，如乌梅丸，具体要根据患者的情况来选择。

8. 抗溃疡

芍药具有抗消化道溃疡的作用，这是小建中汤能够治疗十二指肠溃疡的重要原因。

9. 解痉

芍药有强烈的解痉作用，第一，能够缓解平滑肌肌肉的痉挛，入跷脉，如治疗腿抽筋。第二，能够缓解脏器平滑肌的痉挛，如治疗胆道和胰腺疾病，具有疏肝利胆的作用。芍药的解痉作用，可以促进胆汁、胰液的排泄，治疗慢性胆囊炎、胆结石、急性胰腺炎。用芍药治疗这些疾病，需要使用大剂量，我的经验是用50～60g，才可更好地疏肝利胆，促进胆结石的排泄，对于治疗小于1cm的胆结石，效果还是比较明显的。

10. 保肝

芍药的保肝作用主要体现在四逆散、化肝煎等方剂中。中医的肝还包含情绪调节，芍药保肝体现在它具有镇静作用，能够缓解情绪，比如说老鼠电刺激导致的烦躁、易怒等，用芍药就能够缓解。化肝煎用芍药，能够治疗肝阳暴张的人。

11. 扩血管

芍药具有扩血管的作用，所以当归四逆汤中有芍药，可治疗脉细欲绝。

12. 利尿

芍药具有利尿的作用，如真武汤、附子汤都含有芍药。

13. 降血糖

芍药具有降血糖的作用。胆囊炎、胆结石是糖尿病常见

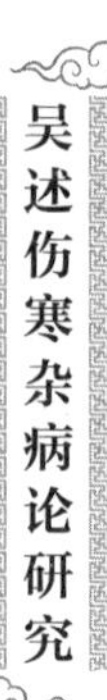

的并发症，糖尿病合并胆囊炎、胆结石之后，用普通的降糖药不见效，有的用四逆散就有效。四逆散证里有个或然证是“渴”，方中有芍药可降血糖，所以四逆散也能降血糖。

14. 抗血栓

芍药可作用在止血、凝血系统，能够抑制血小板的聚集。很多活血的药是作用在凝血、抗凝与纤溶系统，不是作用在血小板，而芍药的一个特点是抑制血小板的功能。如果要抑制血小板的数量怎么办？用水蛭。所以，抑制血小板的功能可用芍药，抑制血小板数量最强的是水蛭。

15. 抗肿瘤

芍药的抗肿瘤作用，第一个是针对肝癌。这方面的研究工作我们做了很多，我们对四物汤进行了拆方研究，发现它抗肿瘤的有效成分就是芍药，用来治疗子宫癌和卵巢癌都有效，这出乎我们的意料。我们甚至还发现了大柴胡汤中用芍药抗胰腺癌的机理，主要是阻断了HER3通路。因为正常生长信号是HER2通路在开放，如果用特罗凯阻断HER2以后，HER3通路就开放。耐药是特罗凯治疗失败最重要的一个原因，而芍药恰恰是阻断HER3通路的一个药物，所以能够拮抗特罗凯的耐药，这就把中医和西医的治疗完美地结合了起来。

16. 免疫调节

芍药具有免疫调节作用，主要体现在可以诱导免疫耐受。这是陈老师做的863的子课题，诱导免疫耐受，用的就是芍药的免疫调节作用。

17. 敛阴

关于芍药的敛阴作用，我们在前面已经讲了，不再重复。

18. 通腑

此外，芍药还有通腑的作用。如果加上芍药的敛阴作用和通腑作用，一共是十八个作用。

四、答疑篇

莫艳芳问：芍药指的是白芍，还是白芍和赤芍？白芍和赤芍有何区别？抑制血小板的功能指的是赤芍，还是白芍也有？胸闷不用芍药，是两种都不行，还是指的白芍不能用？白芍和赤芍哪一个止痛效果更强？

吴师答：《伤寒杂病论》中对赤芍和白芍是不分的。从化学有效成分而言，两种药物的有效成分都是芍药总皂苷。中医传统的说法是白芍走气、赤芍走血，因为色红入血。究竟这个区别有没有？我的体会不深。因为我在肿瘤科，白芍用得多，赤芍用得少，而且活血的时候我也爱用白芍。有时候也用一些赤芍，比如我家传的治疗肝胆胰疾病的习惯用药特点是：白芍30g、赤芍30g，或者白芍45g、赤芍45g，一共90g，两个一起用。还有一个治疗心血管病用的验方：丹皮、川芎、赤芍、降香、紫丹参，用的是赤芍。对赤芍和白芍的区分都是来自于后世，我没有看过芍药总皂苷在赤芍和白芍展开的图谱，不知道两者有没有区别。我也没有看到任何药理学的基础，或者有人有更肯定的结论，说赤芍和白芍在药理上具有显著的不同。所以，我对这个问题缺少研究，大家可以各抒己见。

高锋问：芍药这么多作用都是西医为主，中医的应用标准与抓独是什么？

吴师答：我们需要搞清楚一件事情，我们用西医来解中医，用药理来解中药，我们讲了附子的十六种用法、芍药的

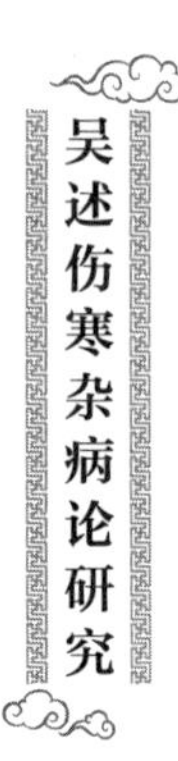

十八种用法，大家一定要清楚这么做的出发点是什么。我们希望可以中学为体，西学为用，希望大家用中医把西医给吃进去，把西医的理论融通到中医理论中去，更简单直观、更好地去理解中医的理论，更好地去指导临床，而不是要把中医西化。或者换一个不是很恰当的词，我们是要把西医中化，把西医的理论融通到中医中去，目的是以中学为体，消化吸收西医，不是要把中医变成西医。

比如讲完解热法以后，我们就会对三阳和三阴的处方配伍规律有更深刻的认识，但是并不是让我们用西医解热镇痛药的理论去指导中医。我们还讲了中医解热法与西医相比有什么优点，指出了西医在这方面研究不深刻不细致，或者说缺少更完善的方法。我们对中药做过很多研究，甚至可以知道一些中药的分子靶点，知道这个中药开下去作用在哪个基因，影响哪条信号通路。但是这些研究并不是要用基因、用信号通路来指导中医临床。比如芍药，通过研究它的作用基因、信号通路，是为了来说明中医一些更深刻的问题。

再比如，讲白术法时我们讲过为什么茵陈五苓散一定要脉缓，对此我们做过研究。做研究的目的是来佐证、梳理中医的理论。首先是佐证；其次是梳理；第三是解释说明有分歧的中医理论，寻找分歧产生的原因及解决办法；第四是去发展中医的理论，总的原则是中学为体，西学为用。以后讲中西汇通的时候，要讲我们过去二十年的研究。当听完我们完整的中医研究，再来看中医理论，会有新的体会。

我们说桂枝证通常是缓脉，因为桂枝能增加心率，所以桂枝汤证就是脉浮缓。但是，桂枝也可以治疗数脉，比如桂枝甘草汤既能够治心动过缓，又能治心动过速，这只是特殊情况。茵陈五苓散证就不该见到数脉，如果见了数脉，中医讲是化热，西医说是合并细菌与真菌感染。对此，我们做了很多研究，可以很清楚地给大家讲具体依据：做了多少例患者，怎么做的研究，怎么得出科学的结论，等等。

说了这么多，其实就是一条：中学为体，西学为用，用中医去消化吸收西医。中医做了很多研究，最后都被西医的体系拿进去了，研究到后来都不是中药，都成西药了，如三氧化二砷。植物类化疗药过去好多都是中药，最后研究成了西医的化疗药。既然西医能吸收中医的东西，为什么中医不能吸收西医呢？试想，我们能不能用中医吸收西医的知识，纳入我们的学术体系。虽然我们做得不完善，但是我们在努力，在努力搭建这样一个学术体系。

既然我们是开拓者，那就可能是不完善的，但是我们要走出一条路来。有一天一个之前学西医的研究生半夜给我发短信，说："老师，我们都很迷茫，不知道路在何方。"我就回答她一条："没有路，走出来，就是路。"哪里有什么路？很多研究都是开拓性的，走出来，就是路。我们今后要讲中西医汇通，就是想走出一条路来，真正做到中学为体，西学为用，把西医的知识消化、吸收到中医的理论体系之中。

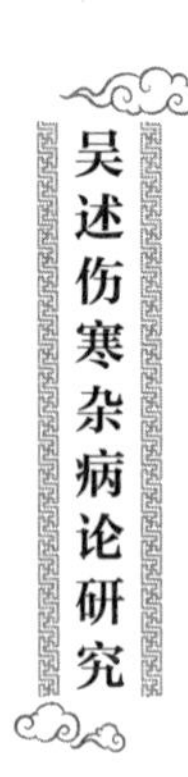

第二十三章　阴阳大论

纵览本书我们首先从认识生命开始讲阴阳，然后在标本法中讲了阴阳与气化的关系，之后讲了三阴三阳，以及阴阳交、阴阳易和阴阳毒。现在我们讲阴阳大论，从“道”的层面上把之前所讲的知识梳理一遍。

中医理论往上追究根源，可以追溯到阴阳学说。张仲景在《伤寒论》原序里说“撰用《素问》《九卷》《八十一难》《阴阳大论》《胎胪要录》”。然后讲“夫天布五行，以运万类，人禀五常，以有五脏。经络府俞，阴阳会通，玄冥幽微，变化难极。自非才高识妙，岂能探其理致哉”！这里讲到了运气学说、阴阳五行以及它们之间的关系。由此可见，中医的理论体系，从基础理论上主要由两部分构成，一部分是哲学思想，以阴阳五行为代表。《黄帝内经》第二卷就专门讲到了阴阳，比如《阴阳应象大论》《阴阳离合论》《阴阳别论》。另一部分是人体的生理基础，核心是藏象、经络、气血精津液学说。中医的生理、病理基础，就是以五脏六腑为器，以气血精津液为料，以经络为通道，发生物质与能量的变化，我们称这个过程为气化；这个过程跟自然界之间有一个交相呼应的关系，我们叫天人相应，也就是生物节律的问题。由人的生理病理，引入古代哲学思想、阴阳五行学说，这是中医的一个特点。

一、阴阳理论

1. 认识生命

我们首先去认识阴阳学说、认识生命，看阴阳学说是怎样指导中医认识生命的。关于这个问题，我们是从六经气化学说去阐释的。我们的六经气化学说，主要有两部分，一是六经气化标本模型，二是六经气化生命观。通过六经气化标本模型与六经气化生命观，构建起了人体生理模型。

《素问·生气通天论》上说："生之本，本于阴阳"；《素问·阴阳应象大论》上说："阴阳者，生杀之本始"，或者说"阴阳者，万物之能始也"，这些话是什么意思呢？我们有一句口诀："阴阳化生五行，五行运化六气。"由阴阳化生五行，就开始有了形质，细胞增殖形成个体，这是生命最基本的组成，所以说"阴阳者，万物之能始也"。我们讲形气一体，如果没有阴阳化生五行的过程，连形质都没有，谈什么气化呢？

1.1 阴阳化生五行

阴阳化生五行，是指通过阴阳的运动变化，化生出金、木、水、火、土。简单地说，男女龙雷一战，精卵相受，阴阳气交。精卵的阴阳本来是分开的，一个来自父方，一个来自母方。"精卵结合，阴阳气交"之后，推动五行化生，细胞分裂增殖形成三胚层，进一步构成八大系统（功能系统加上调节系统就是西医讲的八大系统），这个过程归结在中医五行之中就是阴阳化生五行。

1.2 五行运化六气

人体以脏腑为器，以气血津精液为料，通过经络的传输，来实现物质和能量的转化，这个过程叫气化。五行运化指

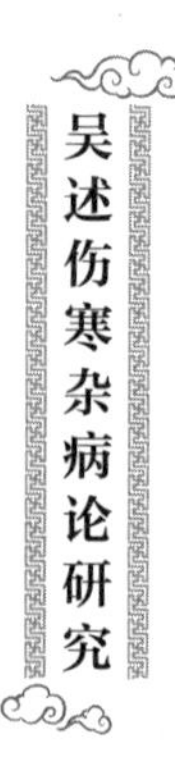

的是五行的生克制化。五行运化产生六气：风寒火热燥湿，金燥、木风、水寒、火热、土湿。火有热与火两端，分为君、相二火，所以五行归一，唯火有二，故曰六气。

生命的诞生首先是两精相搏，“两精相搏谓之神”，就确立了神机，神机的特点是出入，与外界相沟通；发生阴阳交媾，就产生了气立，气立的特点是升降。其次，阴阳交媾，化生五行，就有了形质，就有了标本法的标（标本法以形质为标，气化为本）。再次，五行运化六气，产生风寒火热燥湿，就有了标本法的本。然后发生生化，也就是生长化收藏，即《素问·上古天真论》中讲的“材力”，这是生命的物质基础。在此过程中生长壮老已，就是《素问·上古天真论》中讲的“天数”。最后，阴阳离决，精气乃绝。在这个过程中的天人感应，就是中医讲的天人互参。

从西医的角度来看：首先，男女交合，精卵相受，细胞分裂、分化、增殖，发育形成器官、系统，这就是中医讲的阴阳化生五行。然后，器官、系统发生新陈代谢，即物质、能量与信息的转化，这是中医讲的五行运化六气。最后，形成生物节律与生物周期。生物节律有年节律、月节律、日节律，这是由地球的公转、自转和月球围绕地球旋转所形成的；而生物周期包括生命周期（生长壮老已）与生殖周期。其中生殖周期就是《素问·上古天真论》上讲的从天癸至到天癸竭，女子二七到七七，男子二八到八八，生殖周期先终止，最后生命周期终止，这是生命的一个基本过程。

1.3 六经颠倒即阴阳

阴阳化生五行，五行运化六气。在运化六气之后，如果把六气还原，还是阴阳，所以六经颠倒即是阴阳。标本法模型把三阳向上、三阴向下，旋转45度，就是一个太极图。太极图上的黑、白两点，就是投影到球上的圆心。我们如果领会了标本法模型，就可以把中医的理论串通起来，很多知识不再平面化，会变成立体的知识结构。

2. 阴阳离合论

阴阳是二分法，从阴阳到四象、八卦、六十四卦、大衍之数，都是二分法，就像现代科技的二进制。但是六经却是三阴三阳，这是为什么？《素问·阴阳离合论》上说："今三阴三阳，不应阴阳，其故何也？"为什么不是二阴二阳而是三阴三阳？《素问·阴阳离合论》提出了开、阖、枢的理论，阳病不只有太阳和阳明，还有少阳，阴病不只有太阴、厥阴，还有少阴，少阳和少阴分别是太阳、阳明和太阴、厥阴的离合所产生的，有开、阖、枢的关系，所以是三阴三阳。

中医讲天、地、人三才。人是怎么来的？人是天与地、阴与阳气交形成的，所以三才实际上还是两分法，因为有离合，所以形成了三才。离合的表现形式是什么呢？就是阴阳气交。生命首先要有气交，就是我们讲的两精相搏、精卵相受，DNA合二为一，化生五行，有了形质；阴阳气交成为人，就有了气立，开始进行气化活动，生长化收藏，最后气绝，阴阳离决，这就是从气交、气立到气绝的生命过程。

3. 阴阳气交

《素问·六微旨大论》中提出气交的概念，"岐伯曰：言天者求之本，言地者求之位，言人者求之气交。帝曰：何谓气交？岐伯曰：上下之位，气交之中，人之居也"。"言天者求之本，言地者求之位"，我们的标本法就是在讲本于气化，标于形质。气交是什么？气交是"上下之位，气交之中，人之居也"，天气和地气交在一起，就形成了人。人体的气交在天枢穴，肚脐两旁，天枢穴之上天气主之，天枢穴之下地气主之。

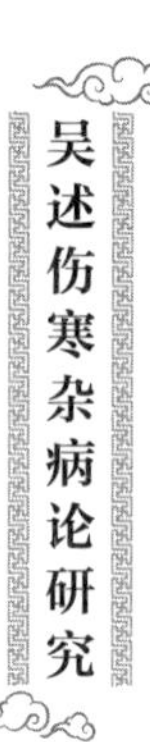

"太阳之为病，脉浮，头项强痛而恶寒"，"少阳之为病，口苦、咽干、目眩也"，"阳明之为病，胃家实是也"。由此可见：太阳在头，头项强痛；少阳在喉，故咽干；阳明在胃，胃家实是也，病位都在天枢穴以上。厥阴在少腹，生殖器周围；少阴在脐下，真武汤证的病位；围绕肚脐是太阴。三阴都在肚脐以下，三阳都在肚脐以上，这是我们讲的六经气位。所以治疗冲逆，从下腹冲上去的是厥阴病用吴茱萸汤；从肚脐以下往上冲的，是少阴病用真武汤；从心下往上冲的用苓桂枣甘汤。

关于六经气位需要一个变化：少阴要升，所以心在天枢穴以上；阳明要降，所以大肠在天枢穴以下。这个变化仍然是气交的结果，如太极图一样。

4. 神明之府

《素问·阴阳应象大论》上说"阴阳者，神明之府也"。神的本质是什么呢？神是阴阳所化生。《素问·生气通天论》上说："阴平阳秘，精神乃治"，《素问·天元纪大论》有言："物之生谓之化，物之极谓之变，阴阳不测谓之神。"《灵枢经·本神》中讲"故生之来谓之精，两精相搏谓之神"。"生之来谓之精"，指男子之精和女子之精，男女一战，两精相搏，精卵相受，这个时候阴阳交媾；"两精相搏谓之神"，指在精卵相受的时候就有了神。然而"精"也分阴阳——阴精和阳精，分别是指卵子和精子。两精相搏的本质是阴阳气交，所以阴阳还是根本。

精卵相受时中枢神经元还没发育，此时就有"神"了吗？这个"神"指的是什么呢？"神"的含义很复杂，有先天的元神，还有后天的识神。比如呼吸可以控制，如果让大家屏气一分钟，大家都能屏住，这就是元神的作用而不是识神，我们实际上一直在控制呼吸，只是自己未觉察而已。

5. 天癸阴阳

前面我们已经讲了生殖周期大概的过程，这与天癸密切相关。中医妇科经常用天癸理论，但是天癸本质上是分阴阳的，不只是女人有，男人也有。《素问·上古天真论》中讲女性“二七而天癸至，任脉通，太冲脉盛，月事以时下”；男子“二八，肾气盛，天癸至，精气溢泻，阴阳和，故能有子”，由此可见天癸分男女。

男性天癸的作用是“精气溢泻，阴阳和，故能有子”，这主要是雄激素的作用；女子的天癸主要是雌激素、孕激素，实际上三个激素男、女都有，所以男女都是阴阳的合体。女性的雌激素、孕激素、雄激素分别起什么作用？雌激素主要是维持女性的第二性征，促进性器官的发育；孕激素主要是维持女性生殖功能，如果孕激素水平低，则不容易受孕，受孕以后容易流产；女性的雄激素主要是维持性欲，如果雄激素水平低，女性的性欲就比较低。我们之前讲的阴阳易、阴阳交、阴阳毒，就涉及男女性征改变的问题。这在临床上非常多见，比如男性小细胞肺癌分泌雌激素、男性乳腺癌，等等。

6. 阴阳和

阴阳和的概念出自《素问·上古天真论》。首先，阳加于阴谓之汗。明白了这一点就会很好地理解桂枝汤。大汗为什么亡阳，而不是亡阴？我们也都讲过了。其次，阴阳和“故能有子”。男女能有子都需要“天癸至”，男子“二八，肾气盛，天癸至”，女子“二七而天癸至”。男子二八之后就和女子有了质的区别，男子是“精气溢泻，阴阳和”，没有提女子的“太冲脉盛”，太冲脉的具体讲述参见平脉法。男性有子的前提是射精，这取决于两个条件：一是天癸至，精气溢泻，即要有足量的雄激素分泌，不断产生精子；二是阴阳和，阳加于

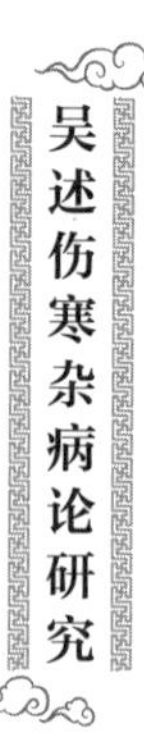

阴，这是男性勃起的基本条件。其中阳指阳气发动，阴指阴器（生殖器）。阴茎勃起的原理是通过非胆碱能非肾上腺系统使阴茎海绵体充血，简单地说是阴茎充血导致阴茎勃起。但是阴茎为什么能充血呢？这就需要阳加于阴，需要性刺激，然后相火冲动，通过NANC系统使阴茎血勃而后就能射精。总之，男性的勃起与女性的月经是有异同的。

7. 阴阳异性

7.1 阳化气，阴成形

什么叫阴阳异性？《素问·阴阳应象大论》有讲："阴静阳躁，阳生阴长，阳杀阴藏。阳化气，阴成形。"关于"阳化气，阴成形"，我们讲藏象的时候讲过了耗散结构的基本特征，解释了五行为什么要这样构成。五行构成耗散结构，最终发生阳化气和阴成形，这就是气化与形质的关系。人体是结构和功能的统一，阴成形支持躯体生长，阳化气维持日常功能活动。

7.2 阴静阳躁

阳性躁，所以温阳的药物可以促进肿瘤转移，这与我们实验研究的结果相吻合。使用温阳药物治疗肿瘤时，必须深入思考这个问题。

7.3 阳生阴长，阳杀阴藏

阳生阴长，比如如果肿瘤细胞多，肿瘤基因的拷贝就多。阳杀阴藏，比如通过寒凉药物能够把肿瘤细胞阻滞在G0/G1期，让肿瘤不再快速生长，但是有个问题是肿瘤容易潜伏在那里。所以寒凉药物可以抑制肿瘤生长，但是很难根治肿瘤，而温阳药物容易促进肿瘤的生长与转移。

治疗肿瘤的困难在哪里？在于它是一个正虚邪实的疾病。明明有正虚，如果单纯用人参扶正，中医说可以促进阳化气，西医认为人参能推动细胞进入 s 期，能够促进人体正常细胞的生长（比如手上有伤口，人参可以促进伤口愈合），但是也能促进肿瘤细胞的生长。如果单纯用攻邪的药，又容易导致肿瘤潜伏。所以我治疗肿瘤时经常用人参配五灵脂，大家去体会为什么要这样配伍？再比如治疗寒热错杂的患者也是很复杂的，如果温阳肿瘤则容易转移；不温阳，就无法纠正阳虚。这时我们就去配伍，用乌头、附子配贝母、南星等。总之，治疗肿瘤时不管用温阳药物还是用清热药物，都要考虑到肿瘤自身阴阳的问题。

8. 阴阳应象

《素问·阴阳应象大论》上说："天地者，万物之上下也；阴阳者，血气之男女也；左右者，阴阳之道路也；水火者，阴阳之征兆也；阴阳者，万物之能始也"，这是在讲阴阳的象。阴阳应象比如左右不同，左升右降。我曾经治疗过一个半身塌陷的患者，他的左半侧从额头开始塌陷，当时从阴阳上去辨证，取得了较好效果。

9. 阴阳之中有阴阳

太阴阳明病篇中的三才图讲了：天地阴阳相交有了人；人也有阴阳，又分心肺脾胃和肝肾，其中脾胃是阴阳气交；脾胃又分了口、咽、食管应上焦，胃和小肠应中焦，大肠应下焦；胃又分上脘、中脘、下脘，可见阴阳之中有阴阳，可以层层分阴阳。为什么阴阳之中有阴阳？举个例子来说明，肿瘤可以表现为全身寒、局部热，比如乳腺癌患者全身如冰，局部火热，这是因为肿瘤是一个生命，是寄生在人身上的生命，是一个嵌合体。肿瘤基因有突变，一部分基因和患者一样，一部分基因和患者不一样，这就是西医讲的嵌合体。

嵌合体通常有三个原因：一是器官移植。除非是自体移

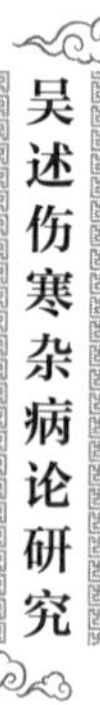

植，或者是同卵双生，其他器官移植的基因配型总是不完全匹配，所以是嵌合体。二是妊娠。因为胎儿的基因一半来自妈妈、一半来自爸爸，与妈妈的基因不完全相同，有的会发生免疫排斥导致流产。三是肿瘤。肿瘤基因有突变，是一个寄生在人身上的生命，它有它的阴阳，人有人的阴阳，阴阳之中有阴阳。比如说阳虚性肿瘤是有热毒的，因为肿瘤有它的阴阳，阳化气，没有热毒肿瘤是不能生长的。患者全身阳虚、局部有热毒，就是中医讲的“痞坚之下，必有伏阳”，这类患者很难治疗，温阳会促进肿瘤生长，清热则全身状况更差。我们看《外科证治全生集》，既用小金丹又用西黄丸，是很有道理的。

二、阴阳论治

1. 本于阴阳

《素问·阴阳应象大论》上说：“阴阳者，天地之道也，万物之纲纪，变化之父母，生杀之本始，神明之府也。治病必求于本。”本于什么？本于阴阳。

2. 先别阴阳

《素问·阴阳应象大论》上说：“善诊者，察色按脉，先别阴阳。”为什么要先别阴阳？因为“审其阴阳，以别柔刚，阳病治阴，阴病治阳”，所以治病要首别阴阳。别的是什么阴阳呢？别的是不是阴虚、阳虚？很多人认为诊病首先需判别阴虚、阳虚，但是我们认为应该“先别阴阳”，别的是“病发于阴，病发于阳”。我们的聚类法就是首先辨别病发于阳，病发于阴，然后再辨何经，最后辨何证。由《伤寒论》的标题“辨×××病脉证并治”可知，看病应以辨病为主，先辨病再辨证。

怎么辨阴阳呢？《伤寒论》上说："病有发热恶寒者，发于阳也；无热恶寒者，发于阴也"，"病人身大热，反欲得衣者，热在皮肤，寒在骨髓也。身大寒反不欲近衣者，寒在皮肤，热在骨髓也"。这两条都是在讲"病发于阴，病发于阳"，第一条是讲它的主证，这是辨阴阳的总纲。有时有一些特殊情况，但总的原则是"发热恶寒者，发于阳也；无热恶寒者，发于阴也"。第二条讲它的假象。"病有发热恶寒者，发于阳也"，是讲三阳病出现恶寒时必伴发热，太阳病是发热恶寒，少阳病寒热往来，阳明病但热不寒。其中阳明病的其背恶寒，是白虎加人参汤证，还是伴有发热。"无热恶寒者，发于阴也"，这是讲三阴病。当然有假象："身大热，反欲得衣者，热在皮肤，寒在骨髓也。身大寒反不欲近衣者，寒在皮肤，热在骨髓也。"聚类法先辨什么？先辨阴阳，再辨病，次辨证。也就是"善诊者，察色按脉，先别阴阳"，在先辨阴阳的基础上，辨六经为病，然后再辨证。

还有更简单的办法：三阳为腑、三阴为脏，腑多实证、脏多虚证，所以三阳病以实证为主，虚证是兼夹证，三阴病以虚证为主，实证是兼夹证。辨出了病的阴阳之后，就只需要再辨三条经，阳病辨在太阳、少阳、阳明，阴病辨在太阴、少阴、厥阴。

如果三条经都辨不了，就用抓独法：三阳直取少阳，三阴直取少阴。六经辨证有一个很大的好处，可以使思维变得非常简捷，辨了阴阳以后只剩三条经。三条经有个开、枢、阖的关系，如实在不清楚具体在哪条经，就去看枢机是什么状态，这就是抓独法——抓少阳或少阴。这个思路非常简单，然后可以把气化、脏腑、八纲、卫气营血与三焦辨证，都融入六经辨证之中。

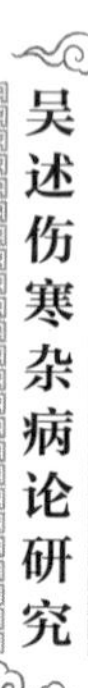

3. 阴阳更胜

《素问·阴阳应象大论》上说："审其阴阳，以别柔刚，阳病治阴，阴病治阳，定其血气，各守其乡，血实宜决之，气虚宜掣引之。"其中"审其阴阳，以别柔刚"，讲的就是阴阳更胜。如何做到"以别柔刚"呢？第一，以柔克刚。阴虚火旺之人，养阴可以泻火，这就是我们讲的以柔克刚。阴虚火旺的人表现为潮热、盗汗、烦躁、两颧潮红、兴奋等，可以用六味地黄丸、知柏地黄丸养阴泻火、以柔克刚。第二，运柔成刚。治疗阳虚的人要运柔成刚，比如金匮肾气丸是在养阴的基础上温阳，这就是我们讲的运柔成刚。《素问·阴阳应象大论》中讲"阴在内，阳之守也"，所以可以以柔克刚；"阳在外，阴之使也"，所以需要运柔成刚。如明白了这个道理，就知道了温和补的区别、扶阳学派和温补学派的区别。

"阳病治阴，阴病治阳"，阳病治阴怎么治？阴病治阳怎么治？我们前面讲了要以柔克刚和运柔成刚。

何为"定其血气，各守其乡"？"乡"就是气血所处的位置、所守的地方。气血为什么要定？为什么要守乡？这就涉及我们认识生理、病理的一个重要观点："气升水布，火降血下。"人体的气血运行就是气机的升降，气机的升降集中体现在气血上，所以要"定其血气，各守其乡"。气机易升，升之不及就下陷；如果升之太过，就会出现上实下虚。血易降，血不降，则阴不降；如果血降太过，就发为崩漏，发为崩中下血。"气升水布"，气机病下陷的多，升之太过的也有；"火降血下"，血病以不下的多，下至太过的也有。如果血不下则火不降，就会造成心肾不交。我给大家举个例子：我们有一个处方叫"通经汤"，方中有一味关键性药物是牛膝，可用60g怀牛膝，还可以加30g川牛膝。为什么要用牛膝？就是要用牛膝引血下行，引血下行以后患者伴有的失眠、口疮、心烦往往就会缓解。比如月经后期、量少不畅、痛经的人，用大剂量的牛膝引血下行，月经一通，失眠、烦躁等症状就可以缓解。我再用中西汇通的知识，给大家讲一下为什么用牛膝。因为牛膝含有蜕皮甾酮、牛膝甾酮，其中牛膝甾酮能够导致子宫内膜的剥脱。所以对子宫内膜已经增生，月经来不了的患者，用牛膝医治，月经很快就会来。但是有人吃了通经汤很不见效，为什么不见效呢？因为患者的子宫内膜没有增生，子宫内膜没有为月经做好准备。通常排卵期以后子宫受黄体激素的影响，开始发生了变化，要准备受孕。如果此时子宫做了充分的准备，但是月经不能来，用60g牛膝，吃上药月经很快就会来。吃了药不见效的，要排开先天的原发性闭经，如是石女，她子宫发育不全，从来没来过月经。我们排开极端的情况，最常见的是黄体激素不足，没有形成排卵，或者由于排卵后黄体激素低下，子宫内膜没有充分地增生，没有为受孕做好准备。

通经汤中有菟丝子，为什么要用菟丝子这味药？就是要调节内分泌，菟丝子治本、怀牛膝治标，这个处方关键的药就是菟丝子和怀牛膝，两药配合标本相济。方中还有一个很重要的药物——麦芽。麦芽用来做什么？用来抑制躯体的促乳素，抑制垂体分泌促乳素。为什么要抑制垂体分泌促乳素？因为有乳无经，有经无乳。有的人闭经伴泌乳，因为经和乳要么上行，要么下去，所以关键就是这三个药——菟丝子、牛膝和麦芽。

“定其血气，各守其乡”后面有一句话，叫“血实宜决之，气虚宜掣引之”，这是讲怎样才能“定其血气，各守其乡”。什么叫“血实宜决之”，可以用水蛭、土鳖虫等药，大剂量的牛膝就可以导致“血实宜决之”。那血虚的怎么办？

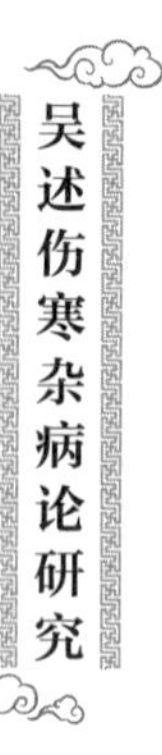

没关系，方中有菟丝子、枸杞子。这里的枸杞子发挥三个作用，一是帮助菟丝子补肾，二是枸杞子能养血，帮助当归、川芎养血，三是帮助麦芽养肝。枸杞子，既补肾又养血还养肝，一贯煎中选用枸杞子，是有深层原因的。我们治病的特点是“直取其病，随证加减”，痛经、月经后期、月经量少等，不论是血实还是血虚，先用大剂量的牛膝，直接去“血实宜决之”；然后再辨证加减，再用菟丝子、枸杞子补肾，麦芽疏肝；当然方中还有当归、川芎，因为月经属于经血下行，血虚的人月经量少、也后期，所以用一点养血的药。

我们没有去强调患者是血虚、肝郁、肾虚、血瘀，实际上血虚的、血瘀的、肝郁的、肾虚的，用通经汤治疗都有效。当然如能随证加减效果会更好，有瘀血的可以加鸡内金30g，瘀血厉害的可以加水蛭、土鳖虫，还可以加益母草、泽兰，等等。通经汤这个处方你不辨证就可以用，这集中体现了我们的治病思想——“直取其病，随证加减”。

“气虚宜掣引之”是什么意思呢？这是补中益气汤的机理。人体直立以后气机容易下陷，为什么气机容易下陷呢？我们的祖先本在地上爬行，直立行走以后，身体的冲脉就立起来了，导致人体的气机容易下陷，容易出现脏器下垂、下肢循环障碍、下肢血栓，等等。“气虚宜掣引之”，就是要升举阳气，以补中益气汤为代表。我们的补中封髓丹，也是这个机理。我们共有五个封髓丹的变方，第一个是补中封髓丹，可升阳封髓；第二是滋阴封髓丹，治疗阴虚相火妄动；第三个是养血封髓丹，治疗血虚出现的相火妄动；第四个是潜阳封髓丹，这是郑钦安的处方，治疗阳虚相火妄动，这就构成了四封髓丹；还有一个是柴妙饮，治疗湿热导致的相火妄动。这就是我们的五个封髓丹变方，分别针对气、血、阴、阳和湿热。

4. 阴阳脉法

《伤寒论》中的脉法是：阴阳定病性，五行定病位，气运定病机。第一，脉位定阴阳。《平脉法》中讲“当复寸口，虚实见焉，变化相乘，阴阳相干”，是用脉位的寸尺来定阴阳，寸定阳脉、尺定阴脉，以此来辨阴阳虚、阴阳绝和阴阳搏。第二，脉性辨阴阳。《辨脉法》中讲“问曰：脉有阴阳者，何谓也？答曰：凡脉大、浮、数、动、滑，此名阳也。脉沉、涩、弱、弦、微，此名阴也。凡阴病见阳脉者生，阳病见阴脉者死。”浮、大、数、动、滑是阳脉，沉、涩、弱、弦、微是阴脉。其中弦脉是《平脉法》中讲的弦而无力，是厥阴肝病脉。

5. 跳出阴阳，不离阴阳

中医治疗疾病有时候取味去性，有时候去味存性。临床上是很复杂的，比如白虎加桂枝汤，用石膏配桂枝不见得有寒象，这就涉及取性还是取味的问题。所以，只有做到跳出阴阳、不离阴阳，跳出伤寒、不离伤寒，跳出辨证、不离辨证，中医看病才能够达到化境。

举个例子，四妙勇安汤是一个治疗脱疽的方子，我用来治疗血栓时，很多患者没有阴虚的症状，仍然可以使用玄参，加上大剂量的当归、银花。前面我们讲过玄参是一个溶栓的药物，用玄参不见得有阴虚，以此类推用银花不见得有热毒，用附子不见得有寒邪。我们可以借这个例子去思考如何跳出阴阳、不离阴阳。

再举个例子，治疗复发性口疮，一个最简单的办法就是用导赤散。有人可能会说：“这样用方有问题，因为口疮很多是阳虚的。”其实没有关系，阳虚的可以在导赤散的基础上加温阳药，加细辛、附子或者肉桂、牛膝等。用导赤散是直取其

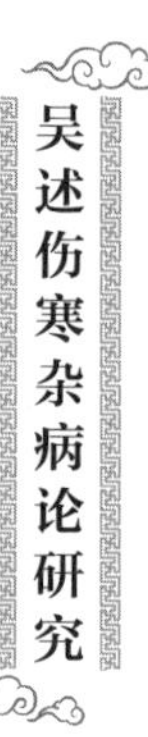

病，根据阴阳再随证化裁。

我们的处方往往都是直取其病，随证化裁。比如我们用小柴胡汤时要加细辛，细辛是少阴经的解热剂，明明是少阳病却用少阴经的药。我们用麻黄细辛附子汤时要加黄芩，明明是个少阴病却加少阳的药。之所以这么做，之前我们已经讲过了，大家要多加思考。

6. 温补派、滋阴派与扶阳派

第一个讲温补学派。温阳和升阳是两个概念，进一步拓展来讲“温”和“补”是两个概念，“温”和“升”也不一样。郑钦安是强调温的，张景岳是强调补的。在补的问题上，补肾气是基本的，然后补肾阴、补肾阳，甚者填肾精，进一步需要打通奇经八脉，这是温补学派的一个基础的知识。

为什么要强调温补学派？《伤寒论》上讲四逆汤“急温之”，但急温之后怎么办呢？《金匮要略》中有肾气丸，就是告诉你温后要补，否则收不了功。如果单纯用温药扶阳、用附子去温，有时候治了七八分就治不动了。

再举个例子，太少两感证用麻黄附子甘草汤或麻黄细辛附子汤，感冒解了以后怎么办？这种人阳气虚，容易发生太少两感，过两三个月又感冒，反复地感冒。《金匮要略》中讲“风气百疾，薯蓣丸主之”，还是告诉我们要补，太少两感解了之后要用薯蓣丸去补。

所以看待问题要客观，如果能把《伤寒论》和《金匮要略》打通，就能看到各个学派的优点和局限。比如说张景岳从肾气丸化裁出左归、右归，叶天士通补奇经八脉又有所发展。通补奇经用血肉有情之品的源头从哪来？还是从《伤寒论》中来，黄连阿胶汤就有血肉有情之品。

第二个讲滋阴学派。为什么要讲滋阴学派？因为阴中求阳，是为求本。中医提倡滋阴降火，有没有道理呢？肾为水脏，首先是肾气虚，然后是肾阴、肾阳虚，最后是肾精亏虚，累及奇经八脉。不管是肾阴虚、肾阳虚，背后都是肾精亏虚。因为阴阳是肾精的变化，从两精相搏然后才有阴阳，肾精化生出肾阴和肾阳。肾阴虚和肾阳虚指的是气化，肾精虚已经损伤其形质。肾阴、肾阳都为肾精所化，但是肾精属阴，属于我们讲的阴精，所以肾阴虚、肾阳虚的本质都是“阴虚”，这就是滋阴学派讲“阳常有余，阴常不足”的原因。如果认识到肾阴虚和肾阳虚的本质都是肾精亏虚，大家就会清楚金匮肾气丸的基础方是六味地黄丸（指方剂的基础，不是指成方年代），是熟地、山药，是六味地黄丸加上附子、肉桂。

阴中求阳和阳中求阴有本质的不同。养肾阴不会以四逆汤为基础去养肾阴，温肾阳才会以六味地黄丸基础加味。为什么要阳中求阴？因为滋阴的药太滋腻，需要阳气来运化，因此需要反佐温阳，这与阴中求阳是完全不同的。

我们有一个心法叫“气升水布，火降血下”，可以用来指导治疗糖尿病，用地黄补水，黄芪提气，气升则水布，就像太阳把地面上的水蒸腾上去。之后怎么办？加一点点黄连降温，就如水汽遇冷则倾盆大雨，这样血糖就降下来了。这只是一个基本的思路，具体治疗很复杂，我只是取类比象地告诉大家一些基础知识。这里的黄连是用于反佐，与阳中求阴、在补阴药中反佐一点温药的道理是相似的，但与阴中求阳、在滋阴药的基础上予以温阳药是完全不同的。由我们的分析可知，滋阴学派说“阳常有余，阴常不足”是有道理的，来自于金匮肾气丸。

第三个讲扶阳学派。理解了温补学派和滋阴学派，就能更好地理解扶阳学派。扶阳学派的理论主要来自《伤寒

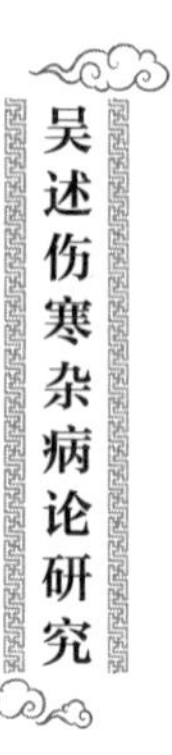

论》，比如四逆汤的理法，这应该是一个共识。但是我们讲《伤寒论》是气化与形质并重的，不只有四逆汤，还有《金匮要略》的肾气丸。《伤寒论》治疗外感疾病，要先复气化，就像我们的口诀所讲“形气同病，先调其气”。为什么呢？因为调气的效果很快，比如少阴病的下利、呕吐，用四逆汤急温之，可以很快地恢复。但是复其形质的时间较长，用金匮肾气丸复形质要服用100天，往往内伤病大多需要调形质，所以金匮肾气丸也出现在《金匮要略·血痹虚劳病篇》。

《素问·生气通天论》上说：“阳气者，若天与日，失其所，则折寿而不彰。故天运当以日光明。”白天人的阳气从瞳孔（命门）出来，在人体内循环；晚上阳气潜降下去，所以白天气门开，也就是天门开，晚上气门闭，也就是天门闭、地道开。这个过程就是《素问·生气通天论》中讲的“日中而阳气隆，日西而阳气已虚，气门乃闭”。《素问·上古天真论》上讲“天癸竭，地道不通，故形坏而无子也”。阳气通于天气、通乎天门，阴气通于地气、通乎地户，天门是百会穴，地户是会阴穴，天地之间的联系很密切，包括天癸与天门也有密切联系。“天一生水”的“天”就是指天癸，“地六成之”的“地”就是指地道。天癸在脑垂体的位置，往下作用于生殖系统，地道通则月事以时下。

扶阳派重阳气是有原因的：《素问·宝命全形论》上说“人生于地，悬命于天”，阴阳气交乃化成人；《素问·生气通天论》又说“阳气者，若天与日，失其所，则折寿而不彰”，说明阳气对人的生命有重要作用；还说“阳化气”，如果只有形质、没有气化就是个死人。《伤寒论》也重阳气，三阳为实、三阴为虚，三阴虽然也有寒化、热化，但三阴是重症，首举阳气。比如少阴病篇讲呕吐、下利、亡血，用四逆加人参汤，为什么《伤寒论》没有采取养阴的办法，而用四逆加人参汤急温之？因为“有形之质难以速复，无形之气法当急固”，人参可以快速扩充血容量，防止出现厥阴病的休克。

我们讲生命周期时讲过调定点，复形质是比较慢的：一般用填精药以十四日为知，一百天为期。如果纯用扶阳药虽然见效快，但是有一个问题：如不复形质，治到最后可能就治不动了。有人附片用到100g、700g（我见过有人一剂药用到700g附片），为什么到最后效果也不明显？因为除了温还有补，除了无形之气，还有有形之质，它们是相互影响的。

温法有讲究，太阴病、少阴病和厥阴病的温法都不同。太阴病手足自温，如怕饮冷水病在太阴，可用理中丸；若手足不温至少在少阴，理中丸要加附子。但是好多人明明阳虚，为什么用了附子却不见效？因为病在厥阴，很多人会辨少阴病，但是不认识厥阴病。 还有一个是少阳阳气郁闭也可以出现四逆，比如说四逆散证。曾经有个老中医治疗一个患者，非常怕冷，夏天也要穿大棉袄，前面多位大夫用了附片不效，他却用龙胆泻肝汤，这个患者服药后怕冷的症状就没有了，因为他的怕冷是少阳夹湿证。

三、水火大论

1. 水火大论基础知识

1.1 阴阳应象

《素问·阴阳应象大论》上说：“阴阳者，血气之男女也；左右者，阴阳之道路也；水火者，阴阳之征兆也；阴阳者，万物之能始也。故曰：阴在内，阳之守也；阳在外，阴之使也。”前面讲阴阳理论时，只是简单地提了阴阳应象学

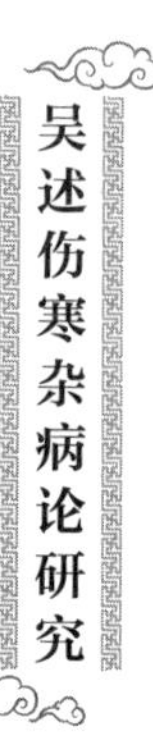

说。现在给大家讲解一部分阴阳的象，以帮助大家更好地理解水火大论。

第一种阴阳的象是天、地。“阴阳者，天地之道也”，所以天地为阴阳之象。前面我们讲过气交的问题，天地气交化生出三阴三阳，以天为阳，以地为阴，“积阳为天，积阴为地”。后世用八卦里的乾坤来解释天地。

第二种阴阳的象是清、浊。“清阳为天，浊阴为地”。古人认为清的属于阳，浊的属于阴。

第三种阴阳的象是寒、热。“寒极生热，热极生寒。寒气生浊，热气生清。”为什么浊为阴、而热为阳呢？因为寒气生浊，热气生清。所以寒热和清浊，都与阴阳有关系。

第四种阴阳的象是水、火。水为阴，火为阳。这里我们要详细探讨水火的问题。后世以郑钦安为代表的扶阳派或者说医易汇通派，用坎离这两个卦象来讲水火。我们都知道八卦里面的坎卦、离卦，分别代表着世间的水和火。水火是一种阴阳之象，坎离也是一种阴阳之象，用坎离来解释水火是以象解象。

第五种阴阳的象是形、气。“阳化气，阴成形。”气是阳的象之一，形是阴的象之一。《素问·阴阳应象大论》上讲：“水为阴，火为阳。阳为气，阴为味。味归形，形归气；气归精，精归化。”“阴为味”，“味归形”，所以形属于阴；“阳为气”，“形归气”，所以气属于阳。我们看水火大论图，一边是肾气，另一边是营血；一边是气，另一边是形。

第六种阴阳的象是气和味。阳为气，阴为味，气是阳的一个代表，味是阴的一个代表。这里讲的气味和药性里的四气五味是不一样的。药性的四气指寒热温凉，这里的气和味是指我们直接的感觉。比如，我们拿到一种药材或食材，味是指用口尝，气是指用鼻闻。阳为气，味为阴，阴的东西味重，阳的东西气重。举个例子，我们都知道厨房的香料，肉桂、丁香、八角等这些香料，都是气很重，人一闻感觉都刺鼻。当然也不是所有气重的都代表阳，但是气重的属阳的多。

第七种阴阳的象是血、气。“阴阳者，血气之男女也。”血和气代表着阴和阳，女和男也代表着阴和阳。因为男子重气，女子重血，所以认为“阴阳者，血气之男女也”。

第八种阴阳的象是左、右。经文怎么说的呢？“左右者，阴阳之道路也”，说明人身体的左侧和右侧有不同。我们以前讨论过这个问题，今后还要讨论。

第九种阴阳的象是内、外。“阴在内，阳之守也；阳在外，阴之使也”，所以阴在内，阳在外。我们讲阴维、阳维的时候就讲了，阳维脉在身体的外面，使肌体一到两毫米的范围都可以感受到人体的热场；阴维脉在里面，所以阴在内，阳在外。

第十种阴阳的象是上、下。为什么上下也是阴阳的一种呢？“阴味出下窍，阳气出上窍”，所以中医认为人的上半身由阳所主，下半身由阴所主。大家可以看到左右、内外、上下，都是阴阳的象。

1.2 阴阳更胜、阴阳反作

前面我们列举了阴阳的十种象，再列举两种阴阳的象，以便大家更深刻地理解。《素问·阴阳应象大论》中提出“阴阳反作”和“阴阳更胜”，阴阳更胜就是阴阳的偏胜，比如阴胜则寒，阳胜则热；阴阳反作是指清阳不能上升，浊阴不能下降。《黄帝内经》认为阴阳更胜是“病之形能也”，形指形体，阴胜的人冷得打哆嗦，抖成一团，这就是“形”；能指状态，比如阴胜的人冬天很难受，阳胜的人夏天很难受。阴胜阳胜，阴阳更胜，即“病之形能”。前面阴阳论治中，我已详

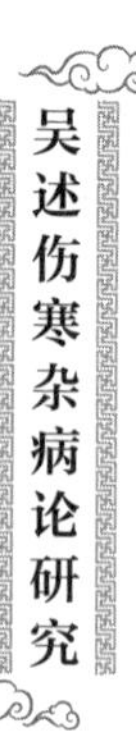

细讲解了阴阳更胜，这里不再重复。

《素问·阴阳应象大论》中讲“清气在下，则生飧泄，浊气在上，则生䐜胀，此阴阳反作，病之逆从也”。“阴阳反作”具体是指清气本应要上升，却降到下腹，人就拉肚子；浊气本应下降，却在肚子上面胀着，不往下排，这就叫“阴阳反作”，即病之逆从。我们叫太阴阳明“更虚更实，更逆更从”，如果阴阳反作、清气在下、浊气在上，“此曰乱气”。《素问·阴阳应象大论》主要提出了两大疾病，一是阴阳反作，一是阴阳更胜。阴阳反作就导致“乱气”，比如胃食管反流病等。

我们这里讲的阴阳应象的基本知识。象有助于我们理解和思考，灵感思维和形象思维都属于象的范畴。但是象的背后是什么？是规律，即我们所说的科学思维。我们用灵感思维和形象思维来启发我们的思维；用科学思维来提炼我们的思维，所以我始终强调要把科学思维与灵感思维、形象思维结合起来，不能总局限于象，不要迷惑于象。我们可以去思考这些问题，传统中医不一定能够接受中西汇通的思想，但是可以去思考，想一想我说的这个问题。

1.3 中西汇通解阴阳

我们一定要先把阴阳搞清楚，这是一个大的方向。我们讲过阴阳学说的一个基本的观点：阴阳代表了人体的兴奋与抑制的两种基本功能状态，也代表了人体的耗散与自组织的两种状态。我们说一个耗散结构，一定要发生自组织和耗散这两个过程。第一，关于耗散结构。所谓的耗散就是指我们的气化活动，因为一个生命体，必须要进行气化活动，才会有生命，没有气化是没有生命的，只会是一具尸体。而气化活动是消耗物质与能量的过程，比如我们要吃饭，要饮水，要消耗食物，把食物发生物质、能量与信息的转化。我们讲的“阳化气”，就是指的这个耗散过程，中医称之为气化，西医称之为新陈代谢。第二，关于自组织。我们的生命不仅在发生耗散，还要发生自组织。因为不发生自组织，就不能由一个受精卵发育成一个完整的胎儿。即便是一个胎儿，如不发生自组织也不能长大。胎儿不断地成长，成为一个成熟的个体，生长壮老已，这就是一个自组织的过程，这就是一个躯体不断成长的过程，我们叫作“阴成形”。所以阴阳就代表了我们的耗散和自组织的过程，这就构成了一个耗散结构。人体就是一个耗散结构，每天要吃喝拉撒，消耗物质与能量；但是我们还有自组织，身体不断地生长，一直长大之后，衰老死亡。这个过程就是我们讲的阳化气，阴成形，也就是形与气的问题。

2. 真水真火

前面我们讲解了水火大论的基础知识，现在正式进入水火大论的核心内容（见图23-1）。

我们以前讲过，肾虚分成三个由浅入深的阶段：首先是肾气虚，肾气虚的患者表现为腰酸、腿软等症状，此时阴虚、阳虚的症状不明显；第二阶段是肾阴虚和肾阳虚；最后是肾精亏虚，累及奇经八脉。从肾气虚到肾阴虚、肾阳虚，最后到肾精虚，这是我们生病的过程。而我们生命的过程又是怎样的呢？我们在认识生命一章中讲过，生命的产生首先是两精相搏，精卵相受，这是我们的先天之精，即肾精。然后肾精化生阴阳，阴阳运化五行，有了肾精化生阴阳，此时就有了肾阴、肾阳；阴阳运化五行，就诞生了新的生命。生命产生的过程与疾病影响人体的过程是相反的。

请注意看一下认识生命图（图2-1）：两精相搏，精卵相受，新生命从此发端，之后化生出肾阴、肾阳，这个过程我

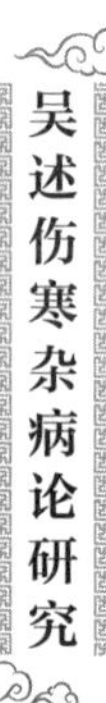

们已经知道了。但是肾阴、肾阳化生之后的关系就不好理解了，今天我们用水火学说来详细讲解。

中医习惯用真火来形容肾阳，用真水来形容肾阴。为什么用真火形容肾阳、用真水形容肾阴？因为人身上除了真火还有客火，除了真水还有客水。真火是指我们身上的阳气，真水是指我们身上的津液；而客火是邪火，客水是邪水（痰饮水湿）。这涉及了主客学说，真火是主、真水是主，客火是客、客水也是客。将来在肿瘤六经辨证法里，我们再详细讲主客学说。

真火和真水之间的关系是什么？我们叫作“阳加于阴谓之化”。什么叫“阳加于阴”？举几个例子来说明：第一个，夏天天气非常热，太阳的温度作用于地上的山川、湖泊、海洋，通过太阳温度的“阳加于阴”，导致水液被蒸腾变化为气，上升为云，这就是“阳加于阴谓之化”。一开始明明是水，后来就化成了气，这就是阳化气。第二个简单的例子——煮饭。锅内是水，锅外是火，水火一交济，阳加于阴，最后饭就熟了。这个过程没有火，饭不会熟；没有水，饭也不熟。下面火烧着，锅里面的水就化为气，咕咚咕咚不停地冒白气，这就是“阳加于阴谓之化”。化是什么？变化！把水化为气，这就是阳化气。第三个例子——出汗。标本法讲，人体正常出汗的过程，是少阴的阳气作用于太阳的寒水，阳加于阴，汗就出来了。第四个“阳加于阴”的例子——男性的勃起。男性勃起的过程是“阳加于阴”，相火发动，作用于阴器，导致阴茎海绵体充血，男性勃起，从而发生性交。通过以上几个例子，可以帮助大家明白什么叫“阳加于阴谓之化”。

3. 阴阳制化

我们常讲“阳化气”，那么肾气是怎么来的，肾气是由肾阳来的，没有肾阳，就不会化生出肾气。可是，只有肾阳就能有肾气吗？显然不是。阳化气是怎么实现的？“阳加于阴谓之化”、“阴得阳化而为气”，我们称这个过程叫“以阳化阴”。正常状态下，肾的生命活动是由肾气来执行的，不是肾阴、肾阳。肾气的作用是在前面，后面是肾阴、肾阳，最后面是肾精。肾气从何而来？通过肾阳化气而来。阳怎么化气？“阳加于阴谓之化”，“阴得阳化而为气”，这是以阳化阴。大家知道金匮肾气丸为什么在三补（熟地、山药、山茱萸）的基础上加肉桂和附子吗？就是因为“阳加于阴谓之化”，“阴得阳化而为气”，这就是金匮肾气丸中肉桂、附子与三补之间的关系。

阳与阴的关系是“阳加于阴”，那么阴与阳关系是什么呢？“水火既济谓之制”，水来制火才能够水火既济。我们讲阴阳制化，很多人只知道五行制化，没听过阴阳制化。其实阴阳也有一个制化关系：“阳加于阴谓之化”，“水火既济谓之制”，这就是阴阳制化。前面讲了阴阳与男女的关系，“阴阳者，血气之男女也”，男子重气，我们重点讲了男性的勃起。下面我们通过讲女子的月经，来揭示“水火既济谓之制”。月经是真火之象，雌激素在女性身上偏阴，孕激素和雄激素偏阳，女子在排卵期以后相火发动，孕激素水平升高，导致了女性的体温升高。同时，孕激素又导致子宫内膜的增生、发育、大量的充血，当孕激素水平撤退的时候，就会出现月经。这是女子月经的生成过程，我们叫“火降血下”，通经时要看舌尖，月经不下舌尖红的，用牛膝60g，很快月经就能下来。

那么水火既济谓之制，这个“制”的过程发生了什么？水火既济——“水来制火，化生营血”，就成了“形”。我们

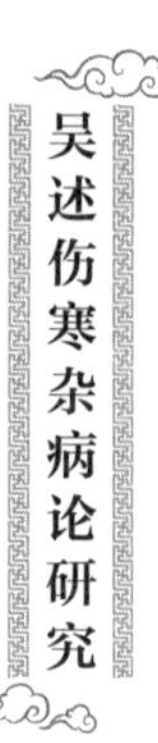

前面讲肾气是讲气，“水来制火，化生营血”是讲“形”。阴成形是怎么成形的？阳得阴制而成形，这就叫阴成形。如果阳不得阴制，就会成为浮游之火、虚妄之火，只会消烁形体，成为阴虚火旺、形体消瘦的人。所以，阴成形是阳得阴制而成形，也就是说水火既济，水来制火，化生营血，滋养躯体，此谓阴成形。

通过上面的讲解，我们可以很好地理解“阴阳者，血气之男女也”。阴得阳化而为气的过程，我们叫以阳化阴；阳得阴制而成形的过程我们叫以阴恋阳。简单而言就是阳化气，阴成形，再简单地说是形与气，或者血与气。

4. 火降血下，气升水布；降已而升，升已而降

我们沿着水火大论图中的营血这条线往左走——火降血下，降已而升。火降血下反映在左手的寸关尺，对应心肝肾。首先，如果阴不制阳会发生客火上炎，出现心肝肾三脏之火、浮游之火，我们用黄芩、黄连、黄柏治疗。其中，心火有余用黄连，肝火有余用黄芩，肾火有余用黄柏，用这三个药来泻心肝肾的客火，也就是邪火。还有一种情况，心血不足用阿胶，肝血不足用白芍，肾的精血不足用地黄。即三个泻火药，三个补血药。我们把脉定在左手的寸关尺，口诀是“火降血下”。火降血下之后，要“降已而升”。

我们再看图23-1，沿着肾气往右走，我们来讲气升水布，升已而降。反映在右手的寸关尺，分别对应肺脾肾。按照我们的平脉法，这里右手的寸关尺分别对应麻黄、白术、附子和黄芪、人参、山药。其中，肺为水之上源故用麻黄，脾主治水而用白术，肾为水之根故用附子。所以，临床上但凡遇到客水泛滥的有余之病，就可以考虑用麻黄、白术和附子，甚至可以把这三个药合在一起用，见效非常迅速。比如肾小球肾

炎、肾病综合征和类风湿关节炎等，表现为水湿泛滥之证，我们从寸关尺的脉象来定麻黄、白术、附子，去治它的有余之水。水液不足的疾病，用黄芪、人参、山药也能够解决问题，比如治疗糖尿病的消渴，我们就可以用黄芪、人参、山药，这是常见的配伍。

糖尿病患者为什么会口干、口渴？运用取类比象的方法来理解，比如烈日炎炎，温度高了就会干。太阳把地表的水蒸腾上去，水化为气，遇到一点冷空气就化为倾盆大雨降下来，这就是升已而降。黄芪、人参、山药蒸腾水液，冷空气就好比处方中的一点黄连。所以我们可以用山药、黄芪、人参、黄连这些药配在一起，治疗消渴。如果热象不重的，用一点黄连就可以；如果热象重，大剂量地使用黄连也没有关系。

图上最右边的水，是什么呢？是客水。《伤寒杂病论》上关于治疗客水时，常用的药是“三泻”，即茯苓、猪苓、泽泻，来泻客水。客水是指体内的痰饮水湿。

5. 水火大论小结

我们首先讲了阴阳常见的十二种象。“阴阳者，血气之男女也”，如水火大论图所示，血在左边，气在右边，就是肾阴和肾阳的关系；关于男和女我们讲了男子的勃起，女子的月经。“左右者，阴阳之道路也”，我们讲了左右手的脉。《素问·阴阳应象大论》中专门阐释了“左右”的问题，“天不足西北，故西北方阴也，而人右耳目不如左明也。地不满东南，故东南方阳也，而人左手足不如右强也”。书中说“西北方阴”，“东南方阳”，所以人的右耳目不如左耳目聪明，聪就是听得见、明就是看得见；人的左手足不如右手足强健，这是用阴阳来解释人体。

“水火者，阴阳之征兆也”，我们讲了真水与真火的关

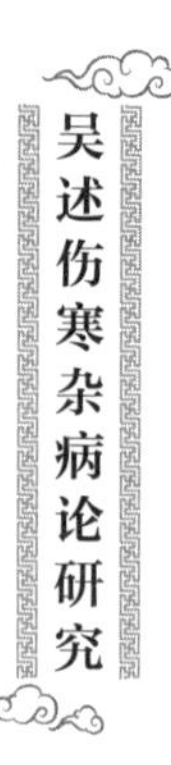

系。郑钦安或者易医学派用坎卦和离卦来讲水火，离中虚，坎中满等，因为他们师承道家，四川的道家对医学的影响很深刻。比如，可以去看郑钦安的书，还有黄元御的《四圣心源》，等等。我们还进行了关于阴阳的其他论述，比如“阴在内，阳之守也，阳在外，阴之使也”，等等。至于火，一般说人身上有二火，君火和命火，还有的说有第三种火——相火，关于水生木、木生火，我们已经反反复复地强调过。

我们在脾胃病中也讲过水火学说，大家可以去看我以前发表的《水火学说在脾胃病的运用》和《再论水火学说在脾胃病的运用》两篇论文。关于水火学说在脾胃病的运用，我是以土立极，这就涉及五行立极的问题。肿瘤六经辨证法还要讲以土立极来看水火，有兴趣的人可以先去看这两篇文章，以加深对水火学说的认识。

形与气也是阴阳的一个象。阴成形、阳化气。阳怎么化气？阴得阳化而为气，这是以阳化阴；阴怎么成形？阳得阴制而成形，以阴恋阳。这就是阴阳制化，阳加于阴谓之化，水火既济谓之制。

有关水火学说的内容，我讲得并不完善，我不想讲得很复杂，因为那样大家容易迷惑，我只是把最核心、最精华的东西告诉大家。通过对水火大论的讲解，我希望我们能够明白几个道理：第一是明白我们人体的阴阳、气血、水火、男女的关系。第二是明白平脉法的道理。平脉法的原理主要有两个，一个是九九制会，我们已经在平脉法中讲过；另一个是水火大论，就是我们讲的“阴阳者，血气之男女也”和 “水火者，阴阳之征兆也”。左右手的脉对应的是：“气升水布，火降血下，升已而降，降已而升。”这是我们的口诀，出自《黄帝内经·阴阳应象大论》。第三是明白医学一统的实质。只有明白了水火大论，才能知道扶阳派、滋阴派、温补派、攻邪学派之间的关系，才会明白这些学派是怎样利用水火理论，来指导临床实践的。

四、阴阳研究

中医教科书解释的阴阳五行，停留在哲学层面，但是哲学与科学是有区别的。我们怎么去回答阴阳的问题呢？如果简单地描述阴阳学说，从功能上来讲，阴阳是生理学上讲的兴奋与抑制。什么原因导致人体的兴奋与抑制？主要是在蛋白质与核酸层面的活化与失活，导致细胞、器官发生兴奋与抑制，从而使人整体表现出兴奋与抑制，即阴与阳的两种状态。

中医认为人体是以气血精津液为基本原料，以经络为通道，通过相互协同、相互制约的五脏，发生气血精津液的运动与变化，这就是中医讲的气化。气化活动最终表现为生理功能的兴奋与抑制，也就是阴阳，从而完成生命活动与生殖活动。西医认为人体是以氧、糖、脂、蛋白质、维生素、微量元素为基本原料，通过八大系统（运动、生殖、神经、呼吸、消化、循环、泌尿、内分泌）的协同作用，发生物质与能量的转化，最终使细胞与器官功能出现兴奋与抑制状态，从而完成生命活动。

所以中医说的原料是气血精津液，西医是氧和营养物质；中医是以经络为通道，通过五脏发挥作用，西医是八大系统；中医最终发生的是气血精津液的运动与转化，即气化；西医最终是物质能量与信息的转化，即新陈代谢；中医最终所呈现的是阴与阳的两种功能状态，西医是生理功能的兴奋与抑制。

西医认识人体主要有三个学派：第一是结构学派，主要通过解剖、光学显微镜与电子显微镜，去研究人体的结构；第二是功能学派，从系统、器官、细胞和蛋白质水平上，去了解

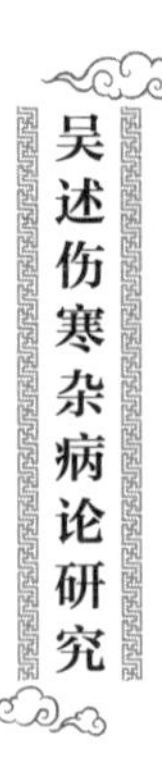

人体的功能；第三是信息学派，主要研究生物大分子（如核酸、蛋白质、多糖等）是怎样传递生物信息的。例如核酸是三联子编码，是信息的一个主要分子；蛋白质通过量的变化和磷酸化来传递生物信息；多糖也传递生物信息。

我们可以从三个方面去研究阴阳：第一，阴阳的物质基础。基因、蛋白，包括神经内分泌等方面都可以表现出阴阳的某些特性，所以阴阳是有物质基础的。阴阳的物质基础不是某一个物质，而是多个物质都影响机体的生理功能，协同表现为阴与阳的特性。第二，阴阳的功能。比如要研究导致机体的兴奋与抑制的原因，可以从蛋白质、细胞和整体水平上去研究。第三，阴阳的信息。可以从物理学的层面去探讨，比如可以把阴阳理解为人体内物质、能量与信息的两种状态：阴成形是物质、能量和信息的自组织过程，从而形成细胞与器官，构成了“人”这个自组织的生物；我们活着的人需要消耗物质与能量，而阳化气是物质和能量的耗散过程；阴平阳秘是机体的一种自然有序状态，这些是以耗散结构理论为指导的阴阳研究方法。综上所述，研究阴阳一方面可以去寻找阴阳的物质基础，另一方面可以从功能上去寻找阴阳的功能特征。只有把结构与功能有机地结合起来，才能更好地说明阴阳的本质。

1. 阳化气研究

恶性肿瘤的特点是细胞分化低下，细胞的功能缺失。一个分化不成熟的细胞不具备细胞的完整功能，比如肝癌细胞合成白蛋白的功能低下。功能活动指的是气化，阳化气代表人体的功能活动。温阳药物有助于化气，能够促进细胞分化，提高细胞的功能活动，从而逆转肿瘤细胞，使其具有正常细胞的功能。我的硕士课题是附子多糖诱导早幼粒白血病细胞的分化，通过研究发现有些效果，但不是很明显。临床上使用的剂量要大，需用到患者发热、阳气来复为止，才能见到比较好的疗效。

2. 阴成形研究

痰饮水湿属于阴的范畴，与肿瘤的形成有关系。阳虚阴胜就会导致寒痰凝结，所以我们研究用温化寒痰法治疗肿瘤。我们发现，单用化痰药物治疗痰饮凝结，效果不一定好。因为“病痰饮者，当以温药和之”，当临床中用附子配土贝、半夏、栝蒌、天南星等化痰药时，疗效会显著增加。我们还发现，单用附子时能够促进肿瘤细胞迁移，单用土贝母、栝蒌等化痰药物能够抑制肿瘤细胞迁移，但是当附子配栝蒌或土贝母时，不仅附子促进肿瘤细胞迁移的作用没有了，而且能够增强土贝母等药物的化痰作用。“病痰饮者，当以温药和之”，这句话是很有道理的，即治疗肿瘤不能够单纯化痰，也不能单纯温化，我们做过许多类似的研究。

3. 和阴阳研究

莨菪温里，麻黄温表，麻黄含麻黄碱兴奋交感神经，莨菪含莨菪碱阻断迷走神经兴奋。交感神经和迷走神经在体内是相互拮抗的，在人体表现出类似阴与阳的功能活动，所以我们就用麻黄碱来兴奋交感神经，用莨菪碱来阻断迷走神经，可以导致第二信号分子CAMP、CGMP表达的变化，从而把乳腺癌细胞阻滞在G1期，最终抑制肿瘤的生长。

用麻黄治疗肿瘤来自阳和汤，《神农本草经》记载了麻黄能抗肿瘤，可治疗症瘕积聚。用莨菪治疗肿瘤来自《圣济总录》，书中用莨菪配大枣，治疗“冷痃癖气”，这属于阳虚型肿瘤。

《伤寒论》用麻黄附子甘草汤治疗少阴病“但欲寐”，即白天瞌睡、困顿，也就是西医讲的迷走神经兴奋；黄连阿胶汤治晚上失眠，也就是西医讲的交感神经兴奋。为什么麻黄可以治遗尿？因为迷走神经兴奋导致遗尿，而麻黄碱可以拮抗迷

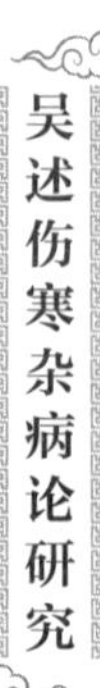

走神经。麻黄可治过敏，如划痕症，皮肤一划一条白线，这是用麻黄的独证。如何判别阳虚？一个最简单的方法是划痕实验，西医的机理是迷走神经兴奋；中医说这是麻黄的适应证，也是因为麻黄碱能够拮抗迷走神经。交感神经兴奋使机体消耗，迷走神经兴奋则使机体储备，所以交感与迷走神经，也和阴阳有关系。我们通过研究麻黄的抗肿瘤作用，已经非常明确地知道它的机理是什么，适用于什么类型的肿瘤。

4. 阴阳应象研究

我们做过季节与卵巢癌的关系研究，发现12月到3月复发的患者中位生存期只有19个月；而4月到11月复发的患者中位生存期是47个月，差了两倍多。卵巢癌12月到3月复发的无疾病进展时间只有8个月；4月到11月复发的是20个月，也差两倍多。

这是为什么呢？因为卵巢癌是阳虚型肿瘤。“阳气者，若天与日，失其所，则折寿而不彰”，中医把阳气比喻为太阳，认为人体的寒与外界寒气相通，自然界日照最弱的时候是冬季，维生素D_3水平低，容易导致肿瘤复发，这就是天人相应观落实到卵巢癌上的机理。

5. 温阳治疗肿瘤的临床研究

“生之本，本于阴阳”，“少阳相火不可妄动”，“痞坚之下，必有伏阳”，“病痰饮者，当以温药和之”，我们要认真思考这几句话的道理。我们研究发现，用温法治疗的胰腺癌患者生存期最短，没有活过25个月的。临床上有很多胰腺癌患者表现为阳虚，比如说乌梅丸证。用乌梅丸可以显著改善患者的症状，但是很多患者的肿瘤却在进展，由此可见，辨证论治的优缺点值得进一步深思。

我们通过对胃癌的研究也发现：温法治疗的晚期胃癌患者生存期最短，很多都小于12个月。事实上，这些患者临床上使用温阳药物后，怕冷、乏力、消瘦、纳差、腹胀的症状改善很快，但是生存期大多较短。

用温法治疗肿瘤，里面有很多诀窍。我们对患者进行了多年随访，并经过现代科学研究之后，对温法治疗肿瘤的认识有了很大改观。我们研究了温法的机理，虽然也用温法治疗肿瘤，但是处方用药与传统的温法相比有了明显变化，配伍上也有很多讲究。我们从临床到动物，再到细胞，找到方法以后又回到临床。

比如温法可以促进细胞生长，但是我们把温法和化疗药物同时使用，先用人参把细胞阻滞在S期，然后用卡培他滨这类化疗药治疗。一个促进细胞生长，另一个杀灭细胞，这就是寒温并用、中西医汇通的思想。举一个病例，一位卵巢癌患者，肿瘤大概四五厘米，我们用大黄䗪虫丸这类处方，稳定了病情，控制住了肿瘤生长。她同时在做介入治疗，所以不能说完全是中药的效果。由于挂不上号，她找了另一个中医大夫治疗，用了十全大补汤，不到3个月，肿瘤长到了14～15厘米，腹大如鼓，全身衰竭，很快就死了。有人会质疑：患者全身状况很差，为什么还要用大黄䗪虫丸?这个问题，我们可以思考。

五、答疑篇

1. 学生问：“左为阳，右为阴”的概念是从哪里来的?有依据吗?

吴师答：有依据。《素问·阴阳应象大论》中就提出了“左为阳，右为阴”，“左右者，阴阳之道路也”。还说了：“天不足西北，故西北方阴也，而人右耳目不如左明也。地不满东南，故东南方阳也，而人左手足不如右强也。帝曰：何以

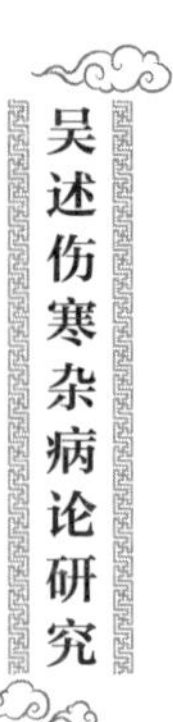

然？岐伯曰：东方阳也，阳者其精并于上，并于上则上明而下虚，故使耳目聪明而手足不便也。西方阴也，阴者其精并于下，并于下则下盛而上虚，故其耳目不聪明而手足便也。故俱感于邪，其在上则右甚，在下则左甚，此天地阴阳所不能全也，故邪居之。”这些内容与我们民间的好多说法很相似，比如男左女右等。读了这段话，我们就能明白“左为阳，右为阴”，《黄帝内经》中已经说得很清楚。

2. 谭文光问：吴老师，请问形与气的关系能不能再给我们讲一下？

吴师答：有关形与气是出自于《素问·阴阳应象大论》。原文说的是“味归形，形归气；气归精，精归化。精食气，形食味；化生精，气生形”，讲的是精、气、形、化的关系。之前我们讲过形气神，也讲过精气神。这段文字就是讲形气与精的问题，应该是从“形归气，气归精，精归化”这里把它断开。“味归形”是说味重的东西，能够补形，所以叫作“形食味”。倒着来推，由于“气归精”，所以说“精食气”。“精食气，形食味”与“味归形，气归精”是对举的。“精归化”、“化生精”与“形归气”、“气生形”也是对举的。我们要搞清楚，“味归形，形归气，气归精，精归化”，这是前面四句，后面相对称的是“精食气，形食味，味生精，气生形”，把顺序颠倒一下，意思就出来了。

3. 芦义鹏提问：老师，您说这个痰饮作为客水和阴邪，它到底是伤气还是伤形呢？

吴师答：义鹏这个提问非常好，痰饮水湿是病理产物，它应该是伤气还是伤形？我们说，这个是初在气，日久损形质。刚刚前一个问题提到《黄帝内经》的那一段话，就讲了形与气的关系，气和形之间的关系，不是完全孤立的。

第二十四章　伤寒传心

我们的学术特色主要有七个方面：六经气化、五法六经、医学一统、病证症结合与形气神同调、用药法、诊法和专科体系（肿瘤六经辨证法与脾胃病三焦两仪辨证法）。

六经气化：主要包括六经气化标本模型与六经气化生命观。通过六经气化生命观与六经气化标本模型，来构建人体的生命模型。

五法六经：包括标本法、聚类法、平脉法、抓独法、截断法，此五法融理、法、方、药于一炉。其中，平脉法通过构建“脉-穴-药”系统，打通内外。所谓的打通内外，是指通过平脉定穴、定药，把中医的内治法与外治法（如针灸、推拿与外用药物）打通。五法的特点是：先病后证，先证后诊，先药后方。

医学一统：在六经气化理论的基础上，实现寒温一统、内外一统、古今一统与中西一统。首先是中医一统，以伤寒为核心的寒温一统、内外一统和古今一统。通过内经解伤寒、伤寒讲内经，把《黄帝内经》和《伤寒论》打通；进一步把《伤寒论》和《金匮要略》打通，然后把伤寒学说和温病学说打通，把伤寒学说和各家学说打通，在此基础上中西一统。

病证症结合与形气神同调：病证症有机结合，形气神一体同调，要求直取其病，随证化裁，跳出辨证，不离辨证。我

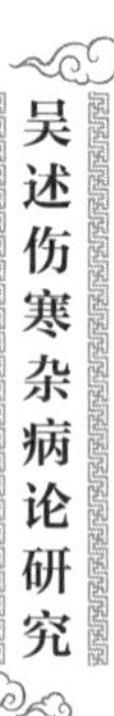

们提出了病证定位学说，举几个例子：一是三焦两仪辨证法治疗脾胃病；二是阳明病叩诊法，升结肠、横结肠、降结肠的病，通过叩诊都能叩出来；三是膀胱蓄水的膀胱咳，咳而遗尿；四是水浸入胃，用苓桂姜甘汤治疗胃潴留。

用药法：汇通中药与方剂，建立“中药-方剂-经典”的内生联系。知道方剂的用药特点就知道方剂的演变，知道方剂的演变就知道条文意义，知道条文的意义就可以忘记条文。

诊法：第一是望诊，明堂阙庭诊法以及舌诊研究；第二是问诊，比如抓独法，有很多问诊的内容；第三是叩诊，比如阳明病叩诊法；第四是切诊，有平脉法、切手法。

专科体系：包括肿瘤的六经辨证法和脾胃病的三焦两仪辨证法。

一、六经气化

1. 六经气化标本模型

六经气化标本模型有两个基本观点：第一，阴阳化生五行。通过阴阳的运动变化化生出金木水火土五行；五行又内藏阴阳，比如土有阴土、阳土，阳明即阳土，太阴即阴土。阴阳如何化生五行？男女龙雷一战，精卵相受，受精以后，阴阳气交，形成三胚层，进一步形成五行，即五脏六腑。第二，五行运化六气。五行以脏腑为器，以气血精津液为料，以经络为通道，实现物质与能量的转化，即气化。五行运化即五运，产生风寒火热燥湿六气，因火与热为两端，分君、相二火，五行归一，唯火有二，故曰六气。（见图3-9）

根据《黄帝内经》七篇大论关于标本中气的原理，我们构建了六经标本的空间模型。首先是六经气交。阴阳气交化生五行，乃成为人。气交于天枢，天枢以上属天，为阳所主；天枢以下属地，为阴所主。其次是气立。气交成人以后，气立就确定了，所谓气化即生长化收藏。第三是气绝。阴阳离决，生命乃息。阴阳气交后开始化生有形，人产生以后气立确定，发生气化活动，最后气绝人亡。

气交于天枢穴，即肚脐两旁，肚脐又将人分成上下两端。三阳，太阳在头，少阳在喉，阳明在胃，皆在天枢以上，故“太阳之为病，脉浮，头项强痛而恶寒”，“少阳之为病，口苦、咽干、目眩也”，“阳明之为病，胃家实是也”。三阴，厥阴在少腹（生殖器周围），少阴在脐下，太阴在脐周。少阴心要上升，升到天枢以上，阳明大肠下降，降到天枢以下。

2. 六经气化生命观

人的生命，怎么样由太阳到少阳到阳明，由太阴到少阴到厥阴？女性和男性分别是二七、二八天癸至，天癸至之前是太阳。天癸至之后，四七、四八之前是少阳，这个时候是青春期。再到六七、六八是阳明，盛极的时候。再到七七、八八是太阴、少阴、厥阴。七七、八八以后是厥阴所主。最后阴阳离决，生命乃绝，这是六经与一生的关系。（见图2-2）

六经与一天的关系主要体现在六经为病欲解时：白天是三阳，少阳、太阳、阳明；晚上是三阴，太阴、少阴、厥阴。三阳是传变的关系，而三阴是递进的关系。（见图4-2）

生命的基本过程首先是男女交合，两精相搏，精卵相受，神机确立，阴阳交媾，气机确立。受精卵开始分裂成不同的细胞，并不断地分化迁移，化生五行，就是形质。五行运化六气，气化就产生了。六气产生生化，体现为生长化收藏，也就是材力——生命的物质基础。生化推动了生命，《黄帝内

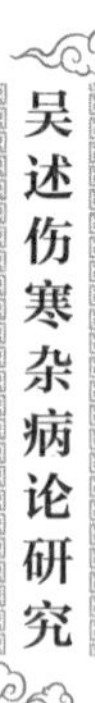

经》称天数，指的是生长壮老已，由出生到强壮到衰老到死亡，阴阳离决，精气乃绝。因为人生在地球上，要适应环境的改变，所以天人相应。这就是生命的基本过程。（见图2-1）

二、五法六经

五法包括标本法、聚类法、抓独法、平脉法和截断法。标本法讲理，聚类法讲法，平脉法、抓独法和截断法讲方和药，所以五法是理、法、方、药一气贯通。理，不厌其烦；法，大道至简；方和药，直取其病，独处藏奸。标本法，不厌其烦；聚类法，大道至简；平脉法、截断法，直取其病；抓独法，独处藏奸。

1. 标本法

标本法讲的是理，优点是当疾病症状很复杂的时候，可以用标本法去推其核心病机；当疾病症状不明显的时候，用标本法也可推出其病机，找到药物治疗。我们建立了标本法的立体空间模型，如果大家领会了标本法模型，就能够立体地看待“人”，很多知识变得立体、不再平面化，中医的很多理论也都能串通起来。（见图3-8、图3-9）

2. 聚类法

聚类法首辨阴阳，次辨病，再辨证。首先辨病发于阴，病发于阳；其次辨六经为病，病在哪条经；然后再辨证，三阳在经在腑，三阴寒化热化。如果体质异常，就存在兼夹证。如果还不清楚，结合抓独法，三阳独取少阳，三阴独取少阴。（见图4-1）

3. 平脉法

平脉法以脉定药，以药定方。我们提出了《伤寒论》的遍诊法、阴阳脉法、五行脉法和气运脉法，这是《伤寒论》的基本脉法（见图5-2）。以阴阳定病性，五行定病位，气运定病机，从而构建起脉证学说。我们的脉证学说是由脉定药，由药定方，由方定证，就构成了“脉-药-方-证”体系。同时，平脉法也构建了“穴-药-脉”系统，打通内治与外治。

平脉法如何能把穴位定到脉，定到寸、关、尺，再定到具体药呢？这里涉及“九九制会”学说。《黄帝内经》上讲“天以六六之节”，天数六；“地以五行运化”，地数五；“人以九九制会”，人数九。天数六，即风寒火热燥湿六气。地数五，指五行运化即五运——金木水火土，故天重气，地重形。“人以九九制会”，即人分为三段，每段分三节。习武的人都知道，躯体是三段：头、胸、腹；上肢分三节：手、肘、肩；下肢也有三节：脚、腿、股。三三而九，即九节，九节反映到人身的九个穴位，背上三个穴位，前面三个穴位，中间三个穴位，即《易经》的九宫八卦，此处不作深讲。“前三三，后三三，两个三，一串穿”，这九个穴位就是我们所讲的九九制会。（见图5-1）

4. 抓独法

抓独法和方证学派的抓主证有何区别？方证是一系列症状和舌苔、脉象的组合，而抓独法抓的是特异的症状，可以抛开舌、脉。比如：咳而遗尿就可以用五苓散，抛开舌脉，单凭一个症状就可以确定五苓散。《黄帝内经》中膀胱咳、咳而遗尿，就是《伤寒论》讲的膀胱蓄水，所以可用五苓散。

5. 截断法

截断法（见图8-1）的原则是病不传经，经尽而愈。六经传变的方式有循经传、越经传、枢机传、表里传和开阖传五种，总的规律是三阳传变，三阴递进。三阳自少阳截断，三阴

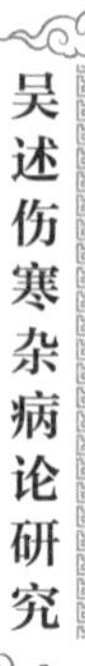

自少阴截断。通过截断法可贯通六经、卫气营血与三焦辨证的关系。我们提出了“治温之要，贵在自咽截断”，以三部法辨治外感咳嗽：太阳在表，少阳咽喉半表半里，少阳以后在里，阳明是里实证，太阴、厥阴、少阴是里虚证。

五法的特点是先病后证，先证后诊，先药后方。这和传统中医，在某种程度上是相反的，比如：第一，先病后证，聚类法讲六经为病脉证并治，先辨病，再辨证；在治疗方法上，直取其病，随证化裁。例如只要是复发性口疮就用导赤散，有阴虚加牛膝、生地；阳虚加附子、细辛等。第二，先证后诊，通过“抓独”把证确定下来，然后用四诊去验证抓独的结果。比如：手心潮、桂枝证，手背凉附子或吴茱萸证，病在少阴或厥阴，就是桂枝加附子汤或者温经汤证。然后再用四诊去核实，此即先证后诊。第三，先药后方，通过脉定穴、定药，然后再确定方。比如：左寸数，少阴黄连证，尺脉无力而浮，就可定黄连阿胶汤，这种人往往伴心烦、失眠，这就是平脉法讲的由药定方。

三、医学一统

以六经气化为基础，融入各家学说，这是我们研究《伤寒杂病论》的特点。第一，中医一统：把《黄帝内经》《伤寒论》《金匮要略》、温病学说、各家学说打通；平脉法还构建了“穴-药-脉”系统，以贯通内治与外治。寒温一统，即统一伤寒与温病；内外一统，即统一外感与内伤，也就是统一《伤寒论》与《金匮要略》；古今一统，把经方与时方有机统一；这样就做到了中医一统。第二，医学一统：在中医一统的基础上，汇通中医与西医，即医学一统。中西汇通，例如我们讲的解热法（见图11-1），借助西医理论，深化了对三阳、三阴的处方配伍规律的认识。医学一统的理论基础是六经气化标本模型与六经气化生命观，其核心是伤寒学说，用伤寒学说来统百家。（见图9-1）

四、病、证、症结合与形、气、神同调

第一个特点是病、证、症有机结合，首先就要直取其病，随证化裁，跳出辨证，不离辨证。如何直取其病，随证化裁？如导赤散例。为什么要跳出辨证，不离辨证？因为辨证论治是中医的灵魂，而它本身也是有瑕疵的，所以我们既要跳出辨证论治，又不离辨证论治，这是一个矛盾的统一体。病、证、症有机结合就是要把辨证论治、辨病论治和对症治疗有机结合。需要强调的是有机结合，因为现在的辨病和辨证结合，往往是扭曲的。我们要求做到化境，什么叫化境？一个处方，从辨证论治上看，它是传统的辨证论治；从辨病上看，有很强的针对性；从对症上看，能够直接针对主症。这样把病、证、症融合到一起，看不到辨证、辨病和对症的痕迹。

例如栝蒌瞿麦丸治疗肾癌：从辨证论治看，肾阳虚用附片没有问题，附子、茯苓、山药辨证调气化；从辨病论治看，天花粉、瞿麦都是治疗肾癌的药物；从对症来看，小便不利故用利尿药，有茯苓、瞿麦。所以从这个处方看，是辨病、辨证、对症有机融合在一起，此即化境。对症、辨证、辨病均有，但都化于无形，看不到辨病、辨证、对症的痕迹，这才叫病、证、症有机结合。

第二个特点是形气神一体同调，比如栝蒌瞿麦丸既有调气化的药物附子，也有复形质的药物瞿麦、天花粉，气形同治，

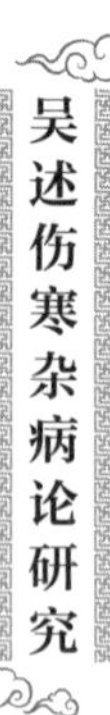

所以效果很好。形气神同调取决于正确的形气观和形神观。

第三个特点是病证定位，比如三焦两仪辨证法、阳明病叩诊法、膀胱蓄血、膀胱蓄水、水浸入胃等。我们把病和证都定到人体的部位上，如咳而遗尿就是西医讲的膀胱不稳定，也是《伤寒论》讲的膀胱蓄水，就可用五苓散。

五、用药法

通过用药法构建“药物-方剂-经典”的内生联系。知道用药特点就知道方剂演变，知道方剂演变就能知道条文意义，知道条文意义就可以忘记条文，临证便可不再拘泥于条文、主症。

六、诊法

我们独特的诊法包括平脉法、切手法、抓独法、阳明病叩诊法、明堂阙庭诊法以及舌诊研究，包含了望、问、叩、切各个方面，其中很多方法我们尚未详细讲，今后将有专门诊法研究课，来详细讲述。

七、专科体系

1. 脾胃病三焦两仪辨证法

三焦两仪辨证法的特点是以中气为核心，把阴阳辨证与三焦辨证熔为一炉，用阴阳定性、三焦定位（即阴阳定病性，三焦定病位）；用寒热温凉调其阴阳润燥，升降浮沉恢复三焦气化，此即三焦两仪辨证法。它使阴阳辨证更为具体明晰，使三焦辨证更为完善可法，使气化学说更为切实可用。

根据《黄帝内经》和《难经》的相关学说，飞门到贲门（口、咽、食管）属上焦，太阴肺所主，主受纳，水谷由此入；贲门到阑门（胃和小肠）属中焦阳明胃与太阴脾，主腐熟运化与升清降浊，其中贲门到幽门（胃）阳明胃所主，主腐熟通降，幽门到阑门（小肠）太阴脾所主，主运化升清；阑门到魄门（大肠）属下焦，阳明大肠所主，主传导，糟粕由此出。此即《温病条辨》所说“上焦如羽”，“非轻不举”，如上焦宣痹汤；“中焦如衡”，“非平不安”，如半夏泻心汤；“下焦如权”，“非重不沉”，如承气汤。（见图14-1）

三脘辨证法以上脘为上焦，上焦出胃上口，即贲门，主受纳，用宣痹汤；中脘为中焦，主腐熟通降，也就是胃体，用半夏泻心汤；下脘为下焦，主通降，用旋覆代赭石汤。

阳明病的叩诊法从升结肠（亦即回盲部）沿着腹部往前叩，从升结肠、横结肠、降结肠到乙状结肠。移动性浊音是水，因水在腹腔可以移动，所以叫移动性浊音。如果是固定性浊音，说明局部有东西。这个东西可以是肿瘤，也可以是停留在升结肠、横结肠、降结肠以及乙状结肠的大便。病位在升结肠用大黄附子汤；在横结肠用附子泻心汤；在降结肠用小承气汤；在乙状结肠用大承气汤。

2. 肿瘤六经辨证法

肿瘤六经辨证法是比较特殊的一套系统。以《伤寒论》六经辨证的思想指导肿瘤治疗，这是一个特殊的复形质的理论体系。

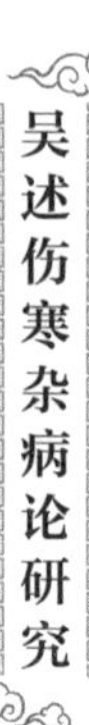

第二十五章　《伤寒杂病论研究》歌诀

认识生命

阴阳化生五行，五行运化六气

生生之气

生生之气，少阴为本，厥阴为用

生生之气，以肾为体，以肝为用

疾病传变

三阳腑实，三阴脏虚；

三阳传变，三阴递进；

宁失其方，勿失其经。

标本从化

标本同气，从本。

标本异气，从本从标。

阳明厥阴，从乎中气。

少阳太阴一证论治

少阳无寒证，少阳见寒证，必是厥阴；

太阴无阳证，太阴见阳证，都是阴火。

六经气化

少阳厥阴，调其升降；

太阴阳明，调其润燥；

太阳少阴，调其寒热。

清热截断法

清热需解毒，清热需通腑。

清热需养阴，清热需凉血。

凉血兼止血，止血并活血。

平脉法

阴阳定病性，五行定病位，气运定病机。

十二脉诀

浮沉定表里（脉位），大细定虚实（脉形）；

长短定升降（脉体），弦软定阴阳（脉力）；

滑涩定气血（脉流），迟数定寒热（脉率）。

以脉定穴

“前三三，后三三，两个三，一串穿”

抓独歌诀之直取其病

先经后病调其经，先病后经治其病。

先血后水治其血，先水后血治其水。

因实致虚治其实，因虚致实治其虚。

痼病卒疾，先治卒疾，从痼病化。

表里同病，先表后里，急则救里。

形气同病，调气为先；神气同病，调神为先。

直取其病，随证化裁。

抓独歌诀之枢机抓经

三阳自少阳截断，三阴防少阴恶变

抓独歌诀之独证藏奸

（一）六经辨别

1. 无热恶寒发于阴，发热恶寒发于阳，太阳恶寒并发热，少阳寒热来复往，阳明但热不见寒，背寒即合太阴脏。

2. 太阳脉浮少阳弦，阳明在经大脉现，沉而有力是腑实，无力而沉附子见。

3. 太阴浮大缓无力，少阴沉迟并微细，微细欲绝是厥阴，弦而无力是肝虚。

4. 太阴手足自温之，少阴厥阴四逆始，若有少阳阳气闭，疏肝泻火皆可治。

5. 自利不渴属太阴，渴是少阴不化津，厥阴消渴兼久利，龙雷火升夜半饮。

6. 腹满而吐是太阴，欲吐不吐少阴经，吐而冲逆属厥阴，痛烦胸满吐涎清。

7. 劳宫汗出为桂枝，反此阳明腑气实，手心为桂手背附，表里沉浮虚实知。

8. 三阳抓独取少阳，三阴独取少阴经，前者为开后为阖，咽喉便是截断形。

（二）六经为病

1. 浮为太阳多恶寒，缓风紧寒无力虚，咳而遗尿是蓄水，色黑反易为血蓄。时热时汗皆桂枝，时腹自痛是里虚。

2. 脉弦少阳半表里，口苦咽干一证备，弦而有力属少阳，无力而弦厥阴具。

3. 大脉即是阳明病，日晡潮热是在经，大而无力是虚劳，细涩夜热与失精，手心汗出燥屎成，噫气胸痹是阳明。

4. 少阴阳微与阴细，咽痛干呕但欲寐，附子但从腰间取，人参还是背中虚，浮缓即是桂枝证，沉迟附子温阳气。

5. 表脉反沉麻附甘，阳气虚弱多两感，反热即向细辛求，但寒不热病缠绵。

6. 阳不入阴是少阴，早醒渴痒入厥阴，错杂冲逆与胜复，宁失其方勿失经。

血证歌诀

脉：平脉辨证，以决生死，吐血之脉，数大阳亢，弦数肝旺，细数阴伤，芤为失血，涩多血瘀，微细气虚。左脉弦数，肝胆火实，右脉洪数，阳明火炽，平缓为应，浮大堪忧。上实下虚，出血不止，左寸脉盛，吐血频仍，吐血之脉，上循鱼际，左关脉弦紧，吐血频不止，沉小缓为应，浮洪数堪忧，弦细数防其失音，沉细弱防其泄泻。

舌：黄苔速转光净，水亏先行截断，脉弦苔净，风动人眩。

证：气促心烦，离死不远，面赤如妆，魂飞魄扬。

五法归一

病证症有机结合，形气神一体同调；

直取其病，随证加减；

先药后方，先证后诊；

五法六经，五法归一。

形质与气化

有形之质难以速复，无形之气法当急固

水火大论

火降血下，气升水布
降已而升，升已而降

阴阳制化

阳加于阴谓之化
水火既济谓之制
阴得阳化而为气
阳得阴制而成形

三阴死证歌诀

神机化灭者死，
气立孤危者死，
亡阴亡阳者死，
阴阳离决者死。
须知太阴无死证，
吐利身亡传二阴。
少阴神机与气立，
阴阳不接是厥阴。

三阴未解时

阳不入阴在少阴，
龙雷火奔属厥阴，
由阳入阴是太阴。
十一点前是太阴，
子时辗转是少阴，
早醒烦渴是厥阴。

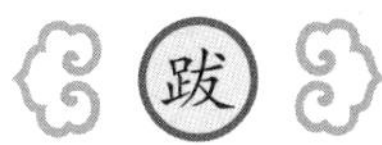

跋

试论“道”语境下模型理性的可能性
——关于《吴述伤寒杂病论研究》的哲学思考

一

吴雄志教授于今年春天开坛“吴门医述”，系统讲授《吴述伤寒杂病论研究》。余有幸自始聆听，数月不过，“吴门医述”微信群已开十几个，学生数千，现仍如滚雪球一般，其势不减……，这必然会成为中医界的一个事件，甚至会影响着中医学的走向！

何以如此呢？

其实，自他开讲以来争议不断，批评不断。有质疑者，用大量西医知识来诠释中医，这还是中医吗？有怀疑者，中医是老人的学问，一个刚刚过了四十岁生日的年轻人讲中医，可信吗？有轻慢者，《伤寒杂病论》是千八百年前的学问，一个没有深厚国学功力的西医博士，读懂文言文就不错了，能讲伤寒？有批判者，见其医学大一统理论的建构，就直接视为异端了！

开始，其实我也一样，满心疑惑，不断地否定……他讲着讲着，我听着听着，一会儿觉得处处见机，刀刀见锋，真是一个痛快！可是一会儿又感觉这不对、那欠妥。

再后来我忽然有了一个反转，我质问自己，在西医盛行的今天，能形成如此一场中医学术风潮，不管有多少问题，可

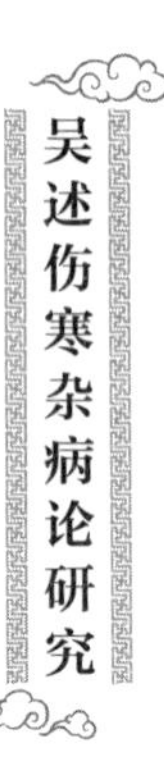

以肯定的是，他一定做对了什么？

自西学东渐一百多年来，中国人始终处于认知失调的状态之中不能自救。中医人，面对强大的西医，已非认知不协调问题，说惨一点儿，是几无还手之力。

当下中医人在中西医之间的困局，其实也是每个中国人内心困局的写照！又何尝不是中西文化大困局的典型体现呢？其问题的核心特征都是认知不协调，只是中医人表现得更突出罢了！

认知不协调理论，1957年由美国心理学家费斯廷格提出。假设每个人都努力使自己的内心世界没有矛盾，然而所有的人都无法使自己达到无矛盾状态。他把“矛盾”、“无矛盾”转换成“不协调”、“协调”，据此对认知现象进行分析。并把认知要素之间的关系分为无关系、协调一致的关系、不协调的关系三种。认知不协调的程度取决于不协调要素对于主体的重要性及其强度。

在单一文化中的西方人况且如此，对生活在互为他者、不同认知范式文化之间的当下中国人，其“矛盾”状态可想而知。

再往细里看，西方文化以时间、逻辑、语音为本位，中国文化以空间、直观几何、象形为本位。想把这两种不同起源、不同演化的极端文化放在一起并协调起来，考验着几代的国人与国医！

在我们的历史上有一次相似的文化撞击，就是东汉时期佛教的传入。虽然没有这次强烈，但业已构成对本土文化的冲击，历代都有想超越消化者，如刘勰、柳宗元、惠能、邵康节……难道我们当今的华夏子孙，面对西学就俯首称臣了，就不想超越了？

二

吴雄志教授自幼学习中医，从大学到博士，历经西医、中西医结合、西医反复学习。他做过西医大夫， 没过几年他那颗原始的中医心灵，又驱策他回到了中医。这近乎悖论式的修学经历，无疑很早就给他的心灵带来了无尽的困顿。必然，他摆脱心灵困境与认知失调的动力，也一定比普通人强大得多。

他走了出来。

他倾心神秘，又崇尚科学；做科研演绎无不精密，把脉开方又无不直观……

如今中西医于他，不再是不可逾越，努力地曲径通幽、互为相应、互为开显。

爱因斯坦说："如果你不能简单说清楚，就是你还没有完全明白。"诠释地透亮，来自内在的贯通与独特的论证。

他认为，我们不能被眼睛牵着走，因而造成短视。我们需要倾心于意象，也要超越取类比象，更要格物致知……他"无所不用其极"地进入视象背后的真。其实眼睛并不是心灵的窗户，心灵才是眼睛的向导。重要的不是眼睛看见了什么，眼睛看不见却被心灵觉知了，才是重要的。只有心灵意向才可能为现象带出方向，为思想、为论证带出证伪的靶子，为自然、为格物带出科学的维度。

本书为内经、伤寒诸理论，创制了无数个精致模型；把方剂制化系统重新解构、重新确定君臣佐使的互制关系；于动态过程中倡导截断，于辨证状态中凸显抓独；于由外而内的观象论相对，提出了从内而外的抓机。抓机其实就是《易经》中

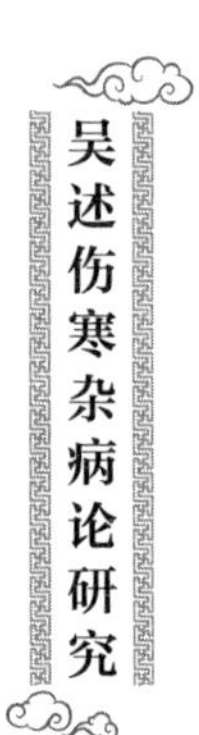

的“时中”，就是不离当下的直觉与领悟。

他的如此精微的直观理性方式，却并不是依赖于数术。探索生命的秘密，并不放弃边界的约束，在医学范围内不能依赖数术，过分地推衍是伪理性，会伤害到当下的生命经验与心灵直观。他也讲五运六气，但只是理论的继承，并不依推衍之术。他坚持认为，数术涉及命理与运程，不属医学的范畴！

那么，他于中医到底还坚守着什么呢？

三

《系辞》有言：“圣人之所以极深而研几也。惟深也，故能通天下之志。惟几也，故能成天下之务。惟神也，故不疾而速，不行而至。”这里的“几”与“神”不是玄虚，是指操作之务的精准与神奇。不论惟几还是惟神，都离不开惟深，只有惟深才能通天下之志，惟天下之志才能达天下之道。《灵枢经·本神》也讲：“所以任物者谓之心；心有所忆谓之意，意之所存谓之志，因志而存变谓之思。”用现代的话讲，精确的直觉判断力，既离不开直观的心灵结构，也离不开自然法则，更离不开深层的文化遗存。“神”与“几”是当下感悟，“深”与“志”属无意识继承。前者是直觉之得，后者属于哲学与信仰。

马王堆帛书《要》篇：“幽赞而达乎数，明数而达于德，又仁〔守〕者而义行之耳。赞而不达乎数，则其为之巫，数而不达于德，则其为之史。”

巫、史、君子、圣人是追求圣人之道的四重境界，若不由数入德，不由德入道，也就是没有信念与信仰层面的坚守，便不能进入更高境界。这样的坚守在科学哲学家托马斯·库恩来说，属于“归宗”问题。他认为是否“改宗”（即改变信仰与信念），是判断科学范式是否已经转换的标志之一。

纵览全书，他最坚守的信念及其理论有三个：一是阴阳及其首辨阴阳的聚类；二是六经及其辨六经为病；三是标本中气及其气化理论。对于中医核心理论五行，有坚守，有拆分，有改进。所谓的坚守不改宗，就是一切西医的知识、理论、方法都放在归宗层面以下，为这些中医核心理念服务，最多也只是矫正，而不是跃迁。

西医学，在《伤寒杂病论》讲授过程中只具诠释学地位，目的是更好地理解中医，并没有影响到中医的本体地位。

客观地说，他的体系确与传统中医有别，也确实改造或建构了一些新的理论与模型，也让中医的理性能力提升了一步，但他也确实没有颠覆中医本体，只是让中医看起来更通透了、更洗炼了、更理性了。

承于道者，依道修身择术。有道无术者，只是理念，不能成为大医；有术无道者，则又会散于术而止于术。只是以道驭术者，即使术有百变，也会对术永远抱持开放态度。

在道与术或理论与实践的探索中，相信他在中西交互认知层面，一定是打通了什么，一定是在认知失调的核心问题上解决了什么，不然我们咋会有如此豁然之感？！

在这既有分际又有融通的中西医体系之间，他做了什么？又是如何做到的呢？真是令人不禁心驰神往。

四

或许有些中医朋友会说，我们认知挺协调的，是你多虑了吧？用纯粹的中国文化及其思维方式看病，不就没有认知失

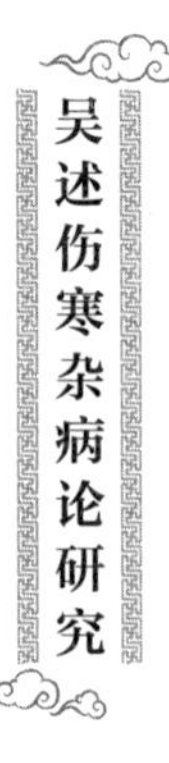

调了吗？不用西医知识的“古中医”或“纯中医”难道看不了病吗？

首先必须承认原来的大医国手一定是可以的，他们的修教极其优秀与完整，即使西学闯入中国，他们也可以不在话下。

但是当下呢？中国原本的文化还有传承吗？中医的本土修教还完整存在吗？连我们的语言都西化了，何况思维？如今中医被西医冲击得目不忍睹，中医学院培养出来的孩子都不能信任自己的所学，在西方医学技术如此进步的今天，中医还能视而不见吗？

如果真的如此没有危机意识，不想开放胸怀让中医共时于时代，用西医诠释中医、矫正中医的探索，也就没有意义了。

其实，我们每个人即使没有中西撞击，认知失调在本土文化之中一样存在，如同西方社会。

真理首先是和判断相联系的，判断力是知性与感性的中介。判断力既有先天的性质，又有感性直观，判断力就是知性对感性材料进行综合统一的直观，这也就是理性了。

这样不就没问题了吗？

不是，因为我们的理性是有限理性，信息有限而且多元，理解力也有限，况且还涉及不同的信仰与信念……

根据“海纳模型”，当环境复杂充满着不确定性，越是理性能力低下，其选择在旁观者看来就越可预期。反之，理性能力越高，在旁观者看来越是不可预期。

前者，不离规矩，循规蹈矩，不要犯错误；后者全凭心灵，永远的探索。前者如蚂蚁，后者似“上帝”。凡夫俗子行为多依无意识的本能，依靠已有的规则；“上帝”的行为对于芸芸众生而言，几乎完全随机。

每个人的本性里，既想成为线性蚂蚁，也想成为全能

“上帝”，然而却又不可能！这样内在的双重欲望，是本体性的悖论，将永远伴随着你和我。

此等悖论，可视为本体性的认知不协调，也可以视为阴阳太极模式的玄密所在。这是文化的根性之别。我们的圣人，就把这本源性悖论，看成了性命、生机、创始的根本力量。前者关注线性、过程、理性，后者关注起始与终极。

我们没有“上帝”聪明，也不想当凡夫俗子，永远的中间态。判断与选择也就永远地在道与线性之间徘徊。

现在，大多数中医人是依规则进行可预期的“选择”，还是纯理性的高阶“判断”？

看看我们那些千篇一律的文章与书，再看看那些千人一方的惯性行为就清楚了。

想成为一个低能理性者，看起来很理性？还是想成为一个高能理性者，面对无知与神秘永远地探寻？这是每个中医人都应该面对的问题！

“科学的尽头是哲学，哲学的尽头是宗教。”如果想成为后者，只有学院传承或科学思维就不行了，还要有大格局，需要有信念与信仰的参与！

面对不确定性，面对复杂和无序，理性有太多不及。无论是宇宙，还是心灵，还是我们的生命，都比理性比科学复杂得多，面对复杂中医有优势，因为中医人有自己的本原文化与信仰。

道，是我们信仰的真实；

线，是科学逻辑的必须。

五

刘勰《文心雕龙》有云：“时运交移，质文代变。”

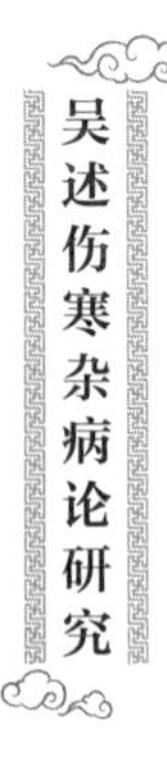

面对一个新世界，诞生于旧世界的《黄帝内经》与《伤寒杂病论》，剩下了什么价值？

面对科学还原论，我们也要知道在还原过程中丢失了什么。

从心灵还原到大脑，从思想还原到语言，从心理还原到生理，从生理还原到物理，都是有“漏”的。西医是还原论的，只通过科学理性不能诠释整体的生命。

目前看，西医从具体走向整体，分开了却难以合上。中医是整体论的，从整体走向具体精微，遇到了困难。

吴雄志教授一定深刻地体悟了这一困境。面对中西纷繁复杂的知识与信仰，他坚决地进行了一次“十字打开”。

如何理解呢？

中医有自己的道与线，西医也有自己的道与线，合在一起构成了四个象限。他移花接木，把信仰归宗于“道”，把事实的确定性、线性追求归于了科学。

这就是他的最核心手段，坚守着“道”影射下的阴阳与六经，开放着一切科学的新确定、新知识。

他把所有病都归为“六经为病”，不可质疑。把所有的症与证，都视为证据。证据的确定性就是知识，是知识就必须接受检验。中医面对万物与人体获得的是经验事实。经验知识可靠性差，需要重新梳理。需要重新建立中医学的微观基础，以利于中医知识的持续增长。

观察者、判断者，离不开物与物之间的因果关系，离不开基础知识系统。他把西医通过各种检查手段所获得的结果，视为微观的症与证。这只是让中医多了一些外挂，让望闻问切，让判断更为精微。

他对中医“道”的诠释，也参照了西方的自组织与耗散理论。这些理论虽出自西方，但从根本上说，还是受道家思想影响而创生的，这只会更坚定他的“道”信仰的真实性。

终极的“道”，在混沌与秩序之间，二级的道，循环往复。六经就是这二级的道。

混沌生出秩序，秩序生成结构；自组形成结构，耗散又消解结构……又重新回到混沌……如此即为大道。

《庄子·应帝王》有言：“南海之帝为儵，北海之帝为忽，中央之帝为混沌。儵与忽时相与遇于混沌之地，混沌待之甚善。儵与忽谋报混沌之德，曰：人皆有七窍以视听食息此独无有，尝试凿之。日凿一窍，七日而混沌死。”

人的生命本质，即是混沌！熵，是从有序到无序的衍化，道，乃熵的境象性共生共存，二者的纠缠不清就是混沌。

老子说“太上不知有之”，这混沌，这道就类似于亚当·斯密那只“看不见的手”。是无计划、无设计演化出来的，充满了偶然，因果不可及，理性不可及，科学技术不可及。

以道为本的思想，意味着秩序既重要于规则，也重要于精确。在规律、规则之外还有别的存在。这些终极存在，太上不知而有之也，只能信仰！

会有质疑，这不就是张之洞的“中体西用论”吗？如此还只能是两层皮吧！

请不要着急。我接下来的分析，就要看看吴教授在这两层皮之间，又用了什么策略？

六

在道与线性之间，混沌与技巧之间，中西医之间，确实属于不同范式，范式之间也确实存在着一定的不可通约性。

“中体西用论”提出已过百年，简单粗暴地解决两层皮现象，也确实不太可能。

两层皮现象的发生也非止于这些，在心脑之间，心灵与世界之间，语言与世界之间，情感与理性之间，人文与科学之间，理论与事物之间……如此种种，都有难以还原、难以通约的存在。

如何把这等异质性存在找到共同性呢？各个学科其实已经有了一个趋同策略，那就是从因果理性走向结构理性，在异质中寻找同构，在不同的性类中寻找统一的范畴。

结构理性落实到经验领域，那就是模型理性，这与中医原本的理性方式也十分切合。

模型或源于理论，或源于原型。萨皮士认为，模型是元组；范弗拉森认为，模型是状态空间的可能性；吉尔认为，模型是理想化的系统……

模型的存在，基于表征。既可表征语言，也可表征世界；既表征了理论，也表征了事物；既可表征道与秩序，也可表征线性理性及其知识系统……

模型，既有变换中的不变，也有不变中的变化。模型，既有合成性，也有离散性。作为模型的内核原型是不易的，原型是模型的内在机制。但作为模型的外在结构，一定是可认知的、可拆解的、可条件化的、可调解的。

吴教授把中医的阴阳、六经、五行、四时、三焦……都视为理性的深层结构，把西医知识处于外在表层。表层结构与深层结构之间，是可以通约的、转化的。如此便可以使中西医集合于模型，集结于模型。

他把内经、伤寒中的原型或理论，标准化、模型化。在重新建构模型、重新诠释模型的同时，其实也重新修正模型，如把宋本《伤寒论》中六经次序模型重新安排，把标本中气修订并建构为“乒乓球模型”，把五行模型化约为多个三才模型……

尤其值得称道的是，通过何慧茹老师的精妙制作，把众多模型形象化、图式化、可视化。让这些古老的理论与模型不再艰涩，易于消化理解，真是功莫大焉！

总起来看，吴雄志教授在模型交集中西医的过程中，是把模型的历史向度、内在向度、内在特征，依靠中医。把模型的未来向度、外在向度、外在特征，依靠西医方式。

再就是《伤寒论》中的一个个经方，每个经方都是一个模型；每个经方，都由几个基本药建基了模型的内在结构；经方中的每个药，也同时是模型中的制化条件或约束条件。

吴教授用西医讲药解方最多，以药统方也最精，其实这都是方便法。其实他对方子的坚守是远远超过了药。从其公布的病案及处方来看，无不如是。

可能有人会问，没有这些方便法门行吗？

不行！这是通达操作之务神与机的关键，不然他的抓独与抓机，就失去了接口。也会让模型失去了灵魂，模型理性也就缺失了对线性可能性的探求。

七

然而模型理性，终属于结构性契合，不是线性逻辑理性。模型的双向性集合与表征，对于认知不协调问题的解决，无疑是重要的。

传统科学理性毕竟还是线性的，还是因果的，而且其因果关系的核心在客观与客观之间。这种因果关系，又恰巧是古

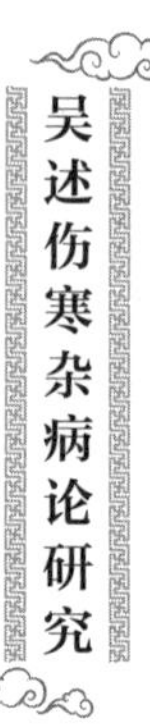

中医不甚关注的。面对新世界，这一点就必须得到加强。

先秦也讲“因之术”，但其关注点，首先是上因的，即道因的；其次是关注心因的。所谓上因因果，就是关注信仰与客观事实的关系；所谓心因因果，就是关注心灵或主观与客观事实的关系。更准确地说，只有第一种属科学意义上的因果关系，后面两种属意向关系。当然了，三者也都是线性的。

吴雄志教授在以模型集合道与线的同时，自然不会放弃对线性理性的追求。表现最为突出的就是寻找独绝联系方式的抓独法。抓独法的核心理念出自《伤寒论·平脉法》：“邪不空见，终必有奸，审察表里，三焦别焉。知其所舍，消息诊看，料度腑脏，独见若神。”“独见若神”，即直觉即理性的神奇。“终必有奸”，即后来张景岳的“独处藏奸”。

抓独之源其实是源自《素问·三部九候论》——“帝曰：何以知病之所在？岐伯曰：察九候独小者病，独大者病，独疾者病，独迟者病，独热者病，独寒者病，独陷下者病。”

这独与病，与幂律分布的思维极其相近，寻找病机中的决定性少数，治病开方也不是只通过多元组方去解决问题，而是要对少数药物下注，其关键是要找到神奇的对应。

幂律法则，既是宇宙法则，也是社会法则，更是生命法则。在任何领域，其最终形成决定性强大势能的，一定属于极少数。

专注于少数事物，向少数事物下注，少数事物拥有极其重要的意义，这些都与内经、伤寒中的抓“独”思维相契合。

所抓之独，首先是独证与独机，每个未知的证与机，都对应一个待发现的秘密，每个正确治疗方案的选择，也必定是个秘密。

我们要相信秘密，生命中有很多秘密等待人们去探索。

不去探索，恪守常规，没有出路。只有那些相信并探索秘密的人，才能发现新的证与机。

吴教授也曾让我给抓独下个定义。我说抓独就是寻找独特的连接方式，就是为意向关系寻求确定性。

我认为，独，不单是点，更是线！就是把心灵的意向线性关系，变为科学的因果线性关系。这一变字，自然不易。须在经验积累或科学研究及证伪中，一点一点地获得。

吴教授的抓独可以是脉与药，穴与药，证与药，机与药……但这些药又不是孤立的，是一定回到经方之中、模型之中。这独中之药，赋予了经方以方向，反过来经方又给予药以结构与制化机制。

我们现在的中医体制及教育，只是在常识层面做多数无意义的规定与描述。如此环境下，人们不敢冒险去探索秘密。

其实中医人的成功，本应建立在生命如何运转的秘密之上。只有不停地探索秘密，才能在常规之外乃至科学之外，发现那些看不见的"独"。

八

有点忐忑地说，给吴雄志的著作写评论，是我的狂妄。

好在，科学哲学已经发展到了可以为《吴述伤寒杂病论》做哲学分析的阶段。当今的科学哲学已经由外向探索，转入内向寻觅，所以才有这篇围绕着认知失调与模型理性为主轴的认知性解读。

通篇的认知论解读，其实是科学语境论与科学实在论交集的结果。

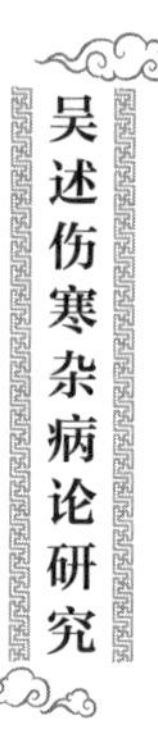

科学语境论是从根隐喻及中心理念开始的。每个民族、每个时代其实都有自己的根本隐喻。科学语境论认为，语境可以决定文本，语境可以决定实在，语境也可以决定事物的意义。

杜威曾经说："哲学思维最普遍的错误是忽视了语境。"

解读本书，一定要让中医更古，让科学更新，才能找得到高层面的融通。

也只能是在道的语境下，解读本书才能通透。离开道语境，就不能有真正的阅读与理解。此语境更多地属于心语语境而非语言语境。心语语境也并非属于思想，而是古中医时代所有思想的共同基底。心语语境不同于理论的明晰语境，而是深层文化的隐含语境。

简单地说，即使知识、事实一样，在不同的语境（中心理论或范式）下，其意义也会不一样。在中医语境下的科学证据与事实，其意义也不同于在西医语境下。

当然了，如果这样下去不就无法则、无标准了吗？

科学哲学如今盛行的还有一个理论，就是有科学实在论与之相应。科学实在论者，有一个共同的信念，即在我们的心灵之外，存在着一个可以经验的自然界，即可以共同经验的世界万物及其生命现象。

如果按科学哲学为这篇解读定一个调儿的话，那就是"整体语境论下的实在论"或"实在论基础上的整体语境论"。

能力不及，啰啰唆唆地写了这么多，也不知道是能否切中一二？诚请吴雄志教授与诸位同道批评指正。

吴雪君

2015年7月22日

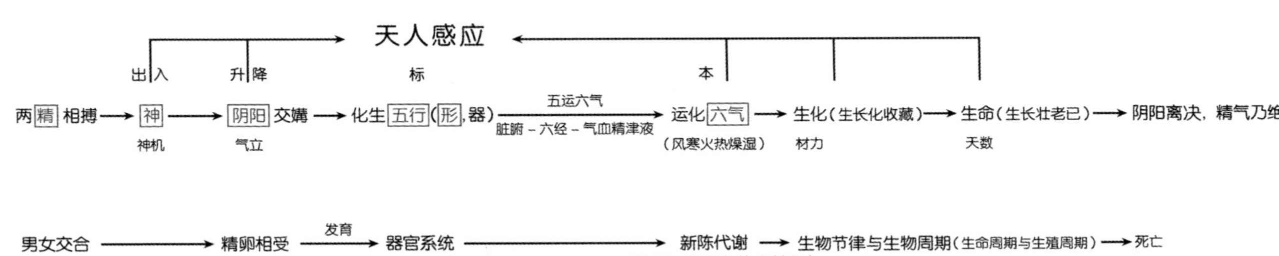
天人感应
出 入
升 降
标
本
两精相搏 → 神 → 阴阳交媾 → 化生五行(形，器) → 运化六气 → 生化（生长化收藏）→ 生命（生长壮老已）→ 阴阳离决，精气乃绝
神机
气立
五运六气
脏腑－六经－气血精津液
（风寒火热燥湿）
材力
天数
男女交合 → 精卵相受 → 器官系统 → 新陈代谢 → 生物节律与生物周期（生命周期与生殖周期）→ 死亡
发育
（物质，能量与信息转化）

图2-1　认识生命

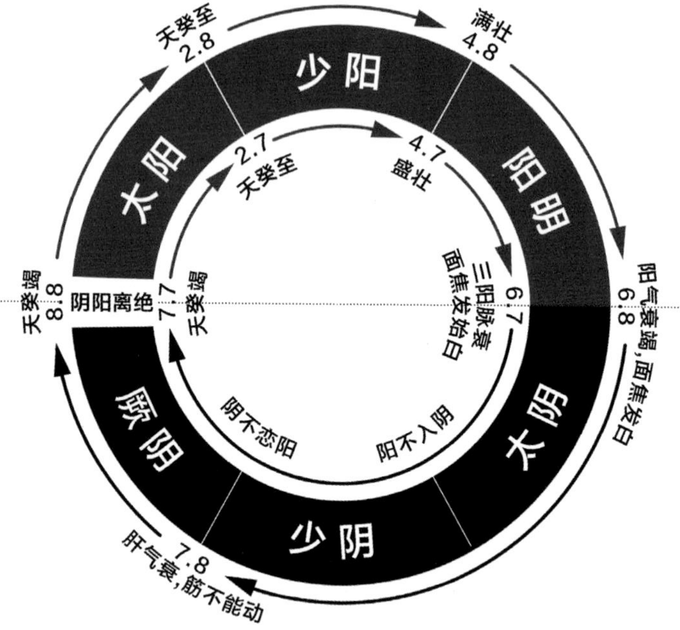

天癸至
2.8
满壮
4.8
少阳
太阳
阳明
2.7
天癸至
4.7
盛壮
三阳脉衰
面焦发始白
6.7
阳气衰竭,面焦发白
6.8
天癸竭
8.8
阴阳离绝
7.7
天癸竭
厥阴
阴不恋阳
阳不入阴
太阴
少阴
7.8
肝气衰,筋不能动

图2-2　六经化生图

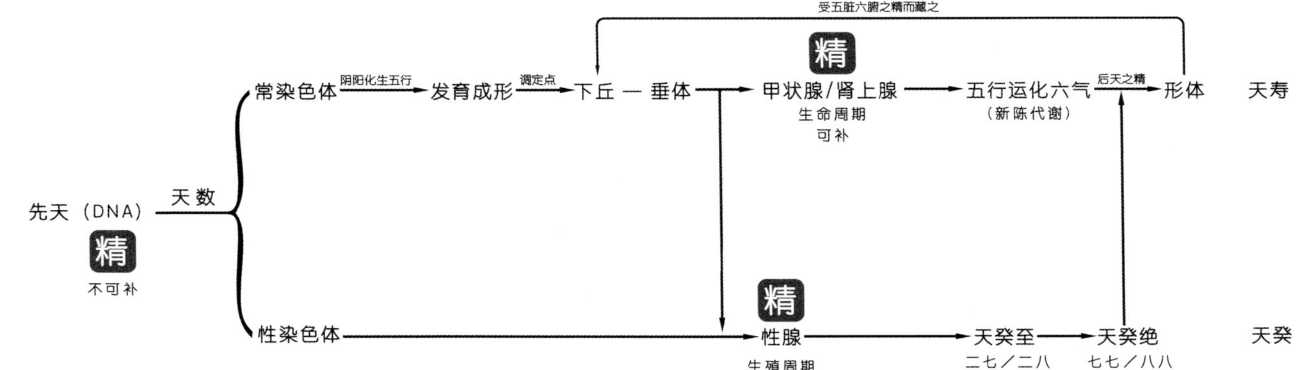

图2-3　上古天真论（先天、天数、天寿与天癸）

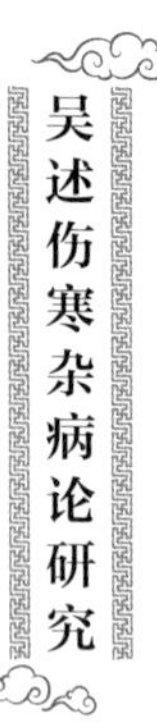

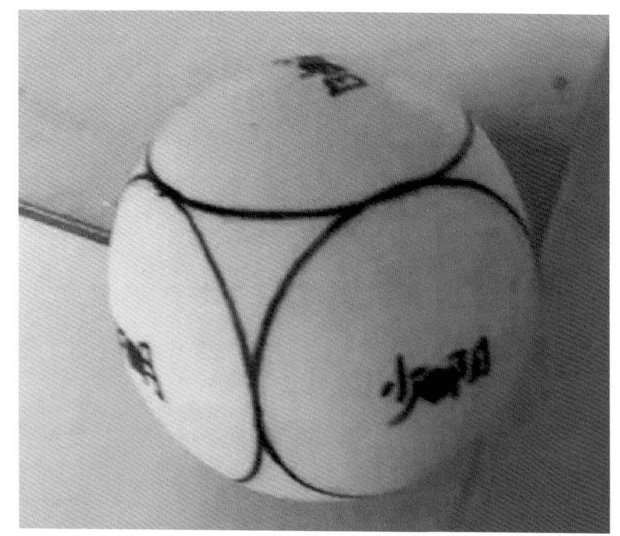

图3-1　三阳次序

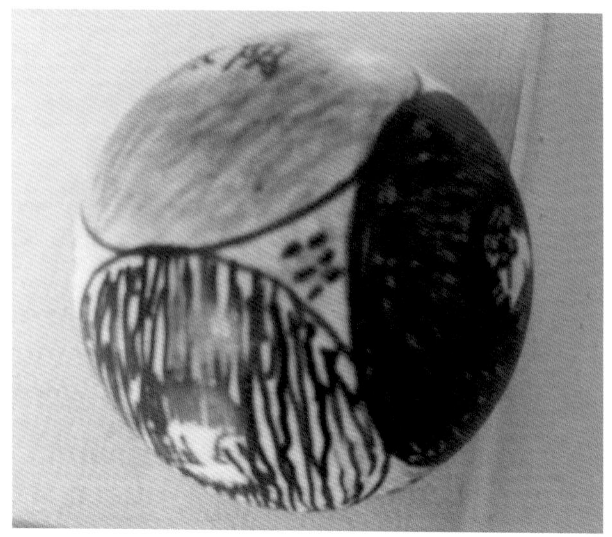

图3-2　三阴次序

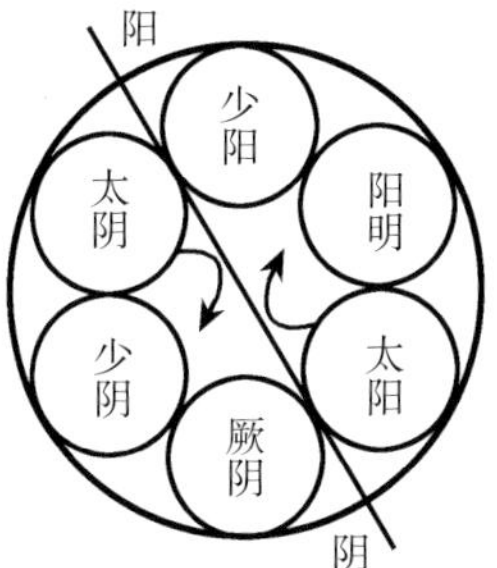

阳
少阳
太阴
阳明
少阴
太阳
厥阴
阴

图3-3　六经次序

太阳
震☳
离☲
兑☱
厥·阴
太·阴
乾☰
阳·明
少·阳
坤☷
艮☶
坎☵
巽☴
少·阴
太阳之右
阳明之右
太阴之右
少阳之右
少阳之右
厥阴之右

图3-4　阴阳六经八卦图一

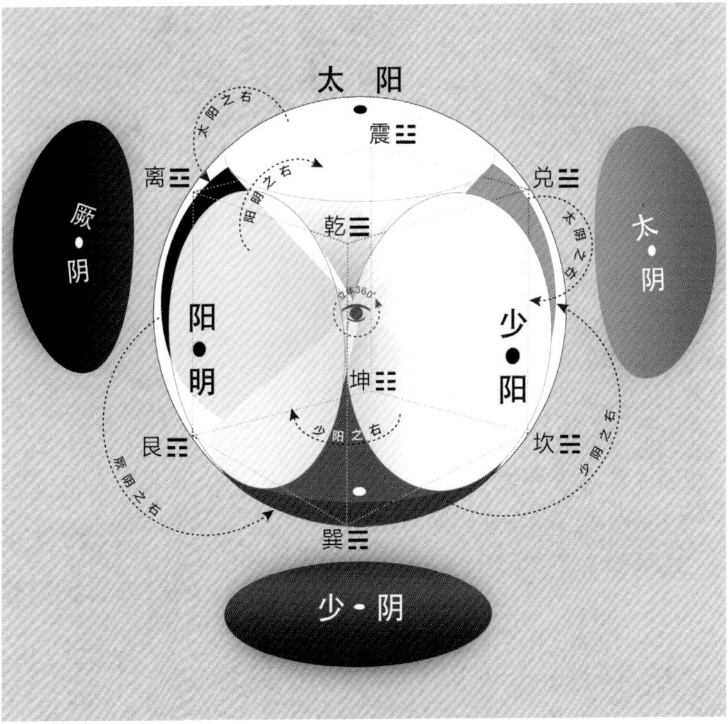

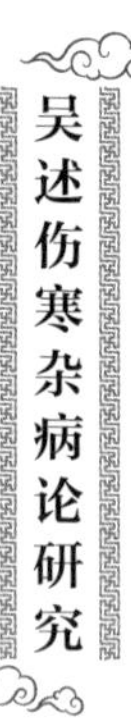

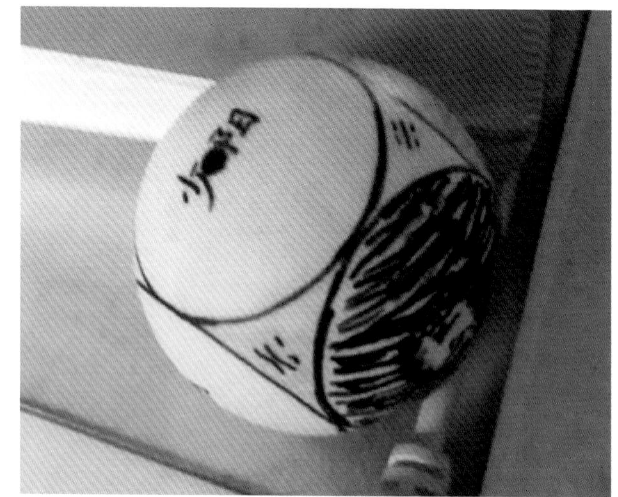
图3-5　太极

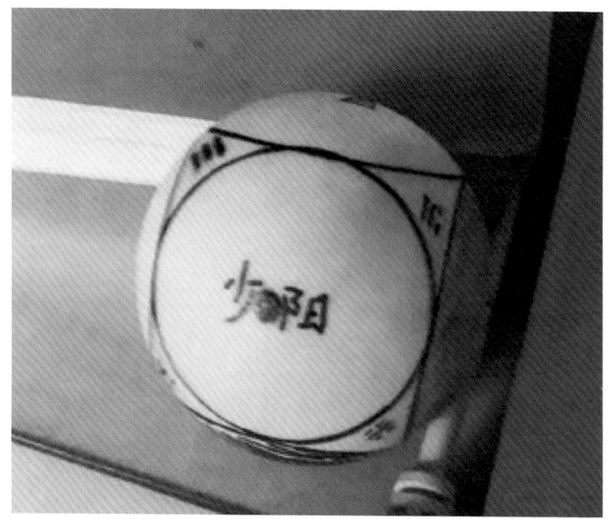
图3-6　四卦

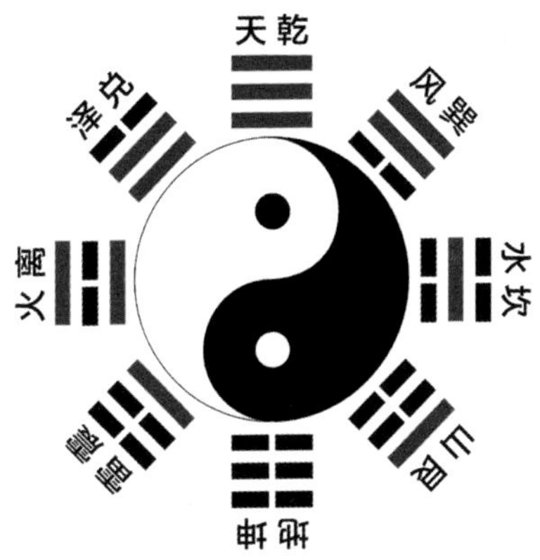

图3-7　先天八卦图

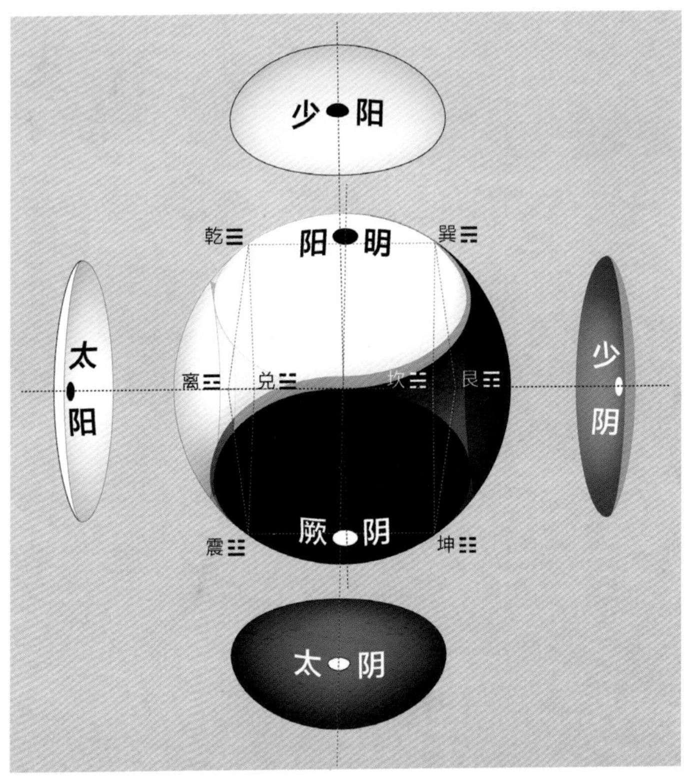

图3-8　阴阳六经八卦图二

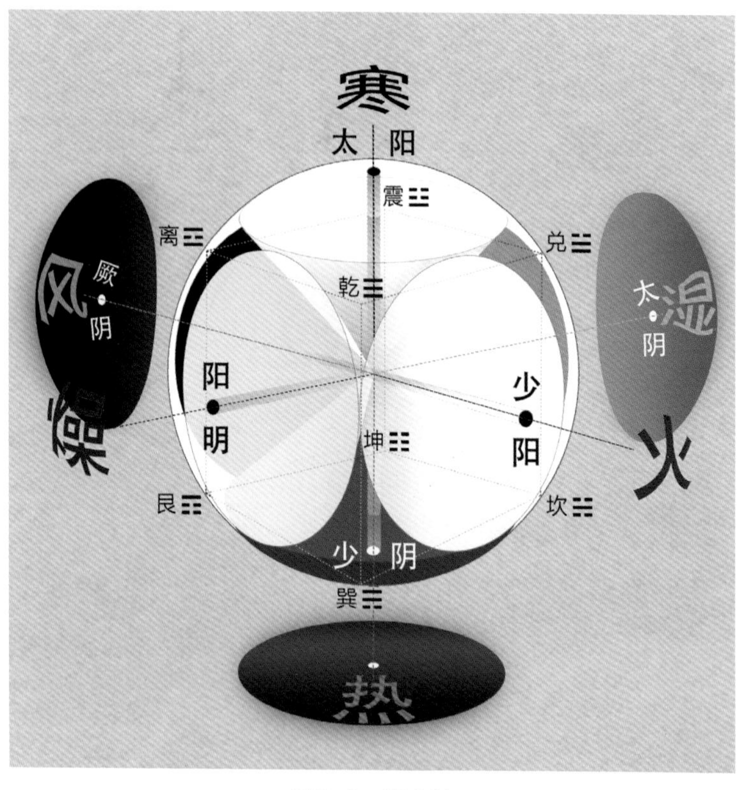

图3-9　标本法

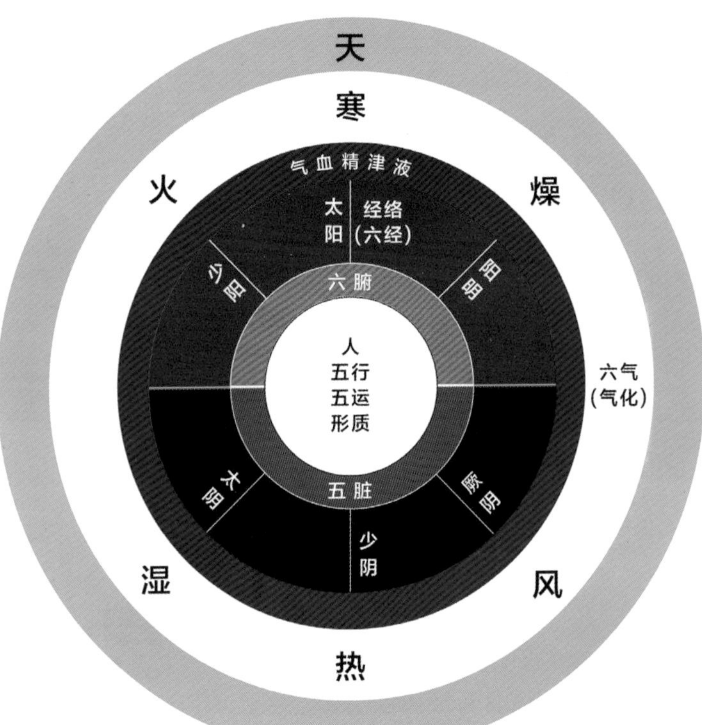

阴阳化生五行，五行运化六气。
脏腑为器，经络为道，气血精津液为料。

图3-10　标本法·形气一体

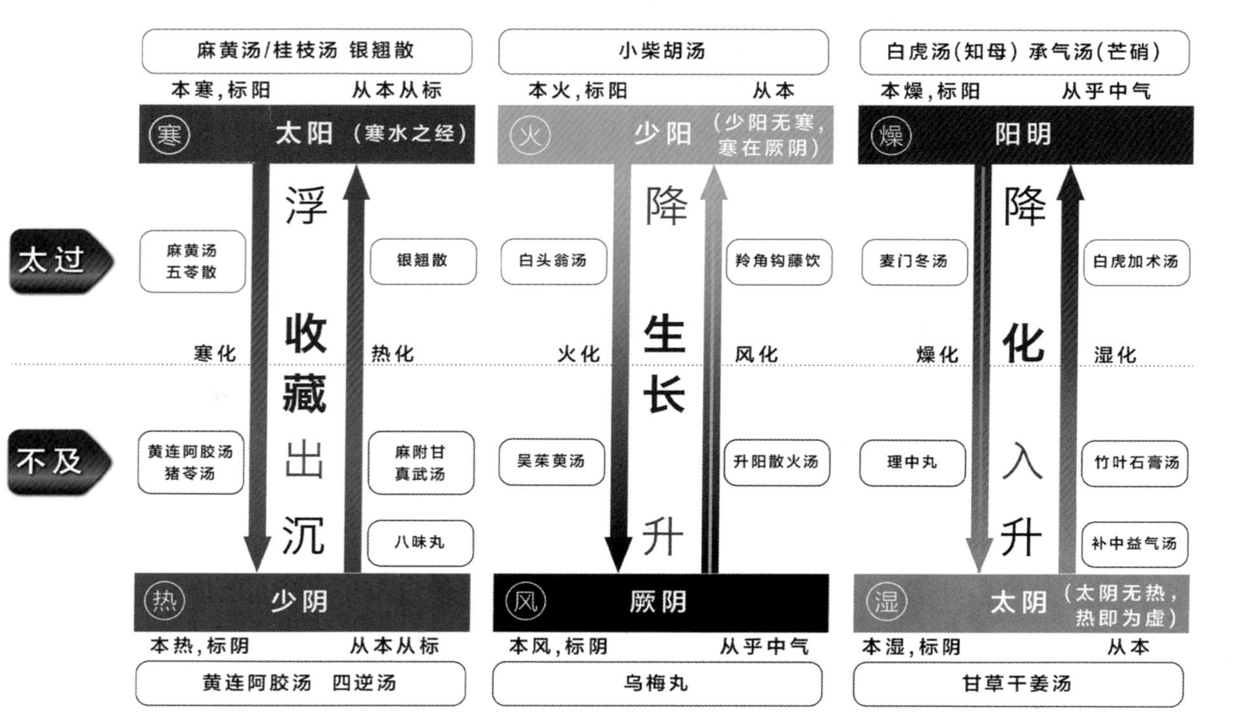

图3-11 标本法·六经气化一

	太阳（寒）	少阴（热）
脉	浮（紧则为寒，缓则为风）	沉（微为阳微，细为阴细）
证	恶寒发热，寒化热化	寒化热化
	蓄水	夹饮
	蓄血	动血

	阳明（燥）	太阴（湿）
脉	大而有力（经）	脉大而无力（脉大为劳，建中）
	沉而有力（腑证）	脉浮缓无力（建中）
开合	合:秘	开:利；腹满而吐，食不下
气化	燥：渴，秘	湿:自利，不渴（自利而渴属少阴）

	少阳（降）	厥阴（升）
证	咽干（若渴，去半夏，加人参花粉）	消渴
	心烦	心中疼热
	嘿嘿不欲饮食	饥不欲食
	喜呕	吐蛔
特征	经腑同病	寒热错杂
病机	正邪相争	厥热胜复
气化	上焦得通，津液得下	气上冲胸（冲逆）

图3-12　标本法·六经气化二

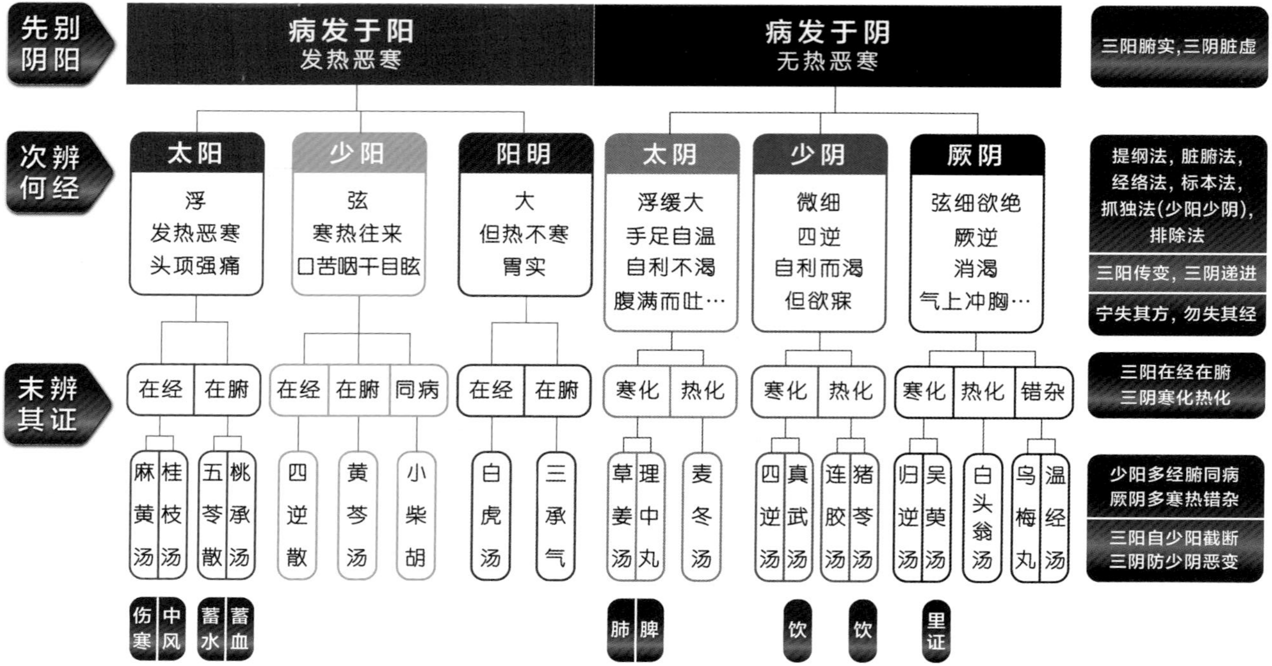

先别阴阳

- 病发于阳　发热恶寒
- 病发于阴　无热恶寒

三阳腑实，三阴脏虚

次辨何经

太阳	少阳	阳明	太阴	少阴	厥阴
浮 发热恶寒 头项强痛	弦 寒热往来 口苦咽干目眩	大 但热不寒 胃实	浮缓大 手足自温 自利不渴 腹满而吐…	微细 四逆 自利而渴 但欲寐	弦细欲绝 厥逆 消渴 气上冲胸…

提纲法，脏腑法，经络法，标本法，抓独法(少阳少阴)，排除法

三阳传变，三阴递进

宁失其方，勿失其经

末辨其证

经	证	方
太阳	在经	麻黄汤（伤寒）、桂枝汤（中风）
太阳	在腑	五苓散（蓄水）、桃承汤（蓄血）
少阳	在经	四逆散
少阳	在腑	黄芩汤
少阳	同病	小柴胡
阳明	在经	白虎汤
阳明	在腑	三承气
太阴	寒化	草姜汤（肺）、理中丸（脾）
太阴	热化	麦冬汤
少阴	寒化	四逆汤、真武汤（饮）
少阴	热化	连胶汤、猪苓汤（饮）
厥阴	寒化	归逆汤、吴萸汤（里证）
厥阴	热化	白头翁汤
厥阴	错杂	乌梅丸、温经汤

三阳在经在腑，三阴寒化热化

少阳多经腑同病，厥阴多寒热错杂

三阳自少阳截断，三阴防少阴恶变

图4-1　聚类法

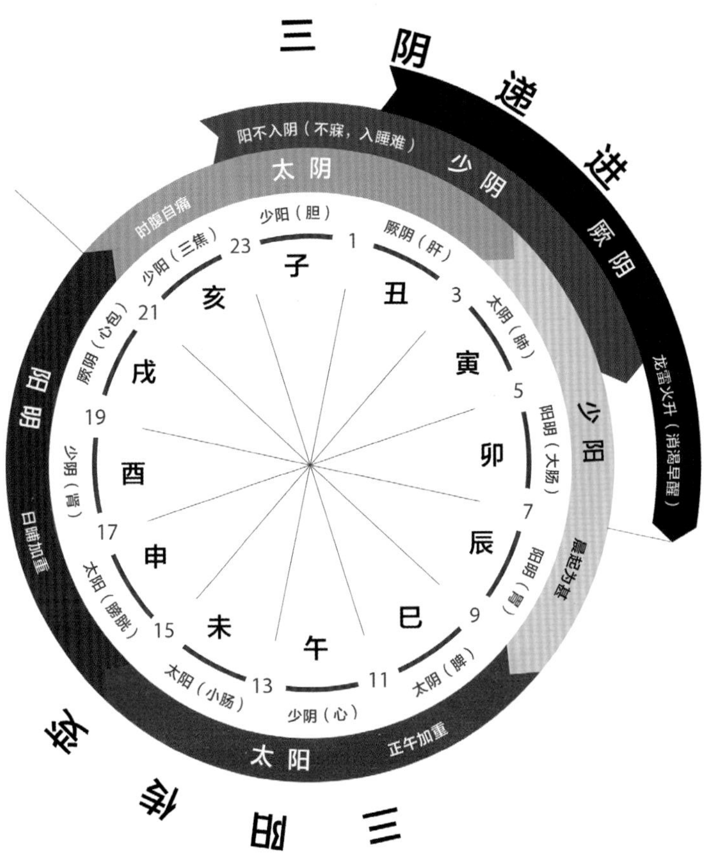
三阴递进
阳不入阴（不寐，入睡难）
太阴
少阴
厥阴
龙雷火升（消渴早醒）
少阳
晨起为甚
时腹自痛
阳明
日晡加重
太阳
正午加重
三阳传经
少阳（胆）
厥阴（肝）
太阴（肺）
阳明（大肠）
阳明（胃）
太阴（脾）
少阴（心）
太阳（小肠）
太阳（膀胱）
少阴（肾）
厥阴（心包）
少阳（三焦）
子
丑
寅
卯
辰
巳
午
未
申
酉
戌
亥
1
3
5
7
9
11
13
15
17
19
21
23

图4-2　六经欲解时图

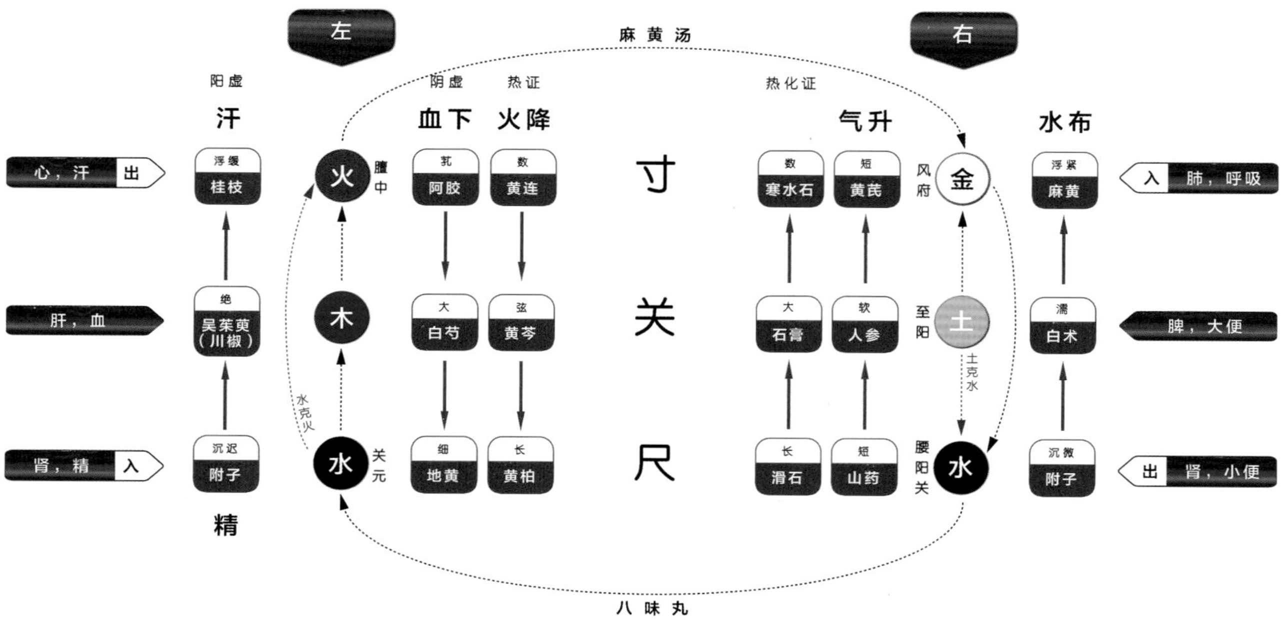

左
右
麻黄汤
阳虚
汗
阴虚
血下
热证
火降
热化证
气升
水布
心，汗 出
浮缓 桂枝
火 膻中
芤 阿胶
数 黄连
寸
数 寒水石
短 黄芪
风府 金
浮紧 麻黄
入 肺，呼吸
肝，血
绝 吴茱萸（川椒）
木
大 白芍
弦 黄芩
关
大 石膏
软 人参
至阳 土
土克水
濡 白术
脾，大便
水克火
肾，精 入
沉迟 附子
水 关元
细 地黄
长 黄柏
尺
长 滑石
短 山药
腰阳关 水
沉微 附子
出 肾，小便
精
八味丸

图5-1　平脉法

寸	•人迎•浮 来•出 升 表•阳•	心君肺	火 金	上焦……太阳……少阴……卫
关	•寸口•中 至• •平•	肝相脾	木 土	中焦…阳明/少阳…太阴/厥阴……气
尺	•少阴•沉 去•入 降 里•阴•	肾命肾	水 水	下焦……阳明……少阴……营/血

图5-2 平脉法二

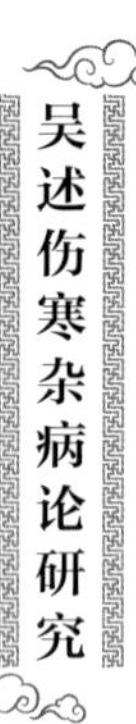

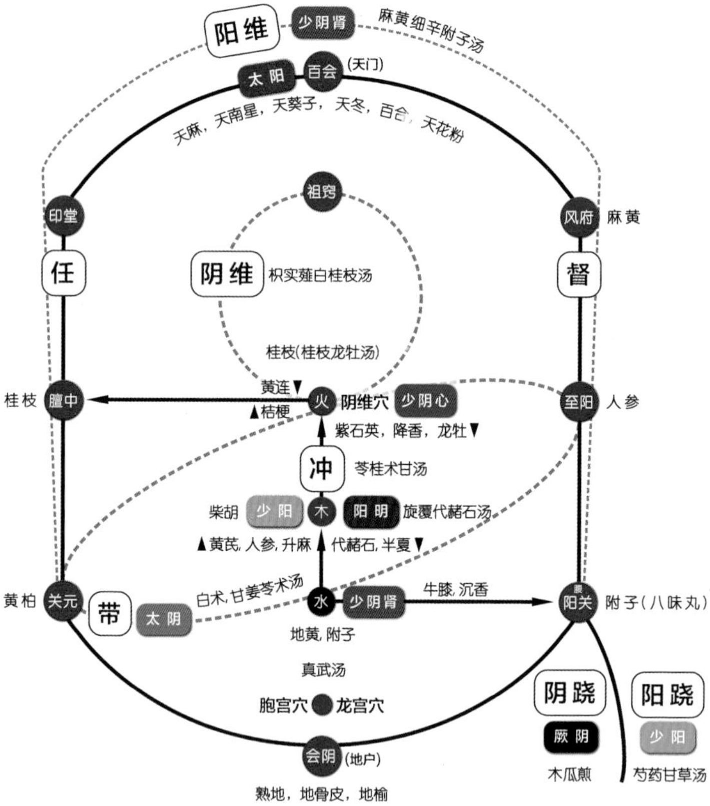

阳维 少阴肾 麻黄细辛附子汤

太阳 百会 (天门)

天麻，天南星，天葵子，天冬，百合，天花粉

祖窍

印堂 风府 麻黄

任 阴维 枳实薤白桂枝汤 督

桂枝(桂枝龙牡汤)

黄连▼

桂枝 膻中 ▲桔梗 火 阴维穴 少阴心 至阳 人参

紫石英，降香，龙牡▼

冲 苓桂术甘汤

柴胡 少阳 木 阳明 旋覆代赭石汤

▲黄芪，人参，升麻 代赭石，半夏▼

白术，甘姜苓术汤 牛膝，沉香

黄柏 关元 带 太阴 水 少阴肾 腰阳关 附子(八味丸)

地黄，附子

真武汤

胞宫穴 龙宫穴

阴跷 阳跷

厥阴 少阳

会阴 (地户)

木瓜煎 芍药甘草汤

熟地，地骨皮，地榆

图6-1 奇经八脉法

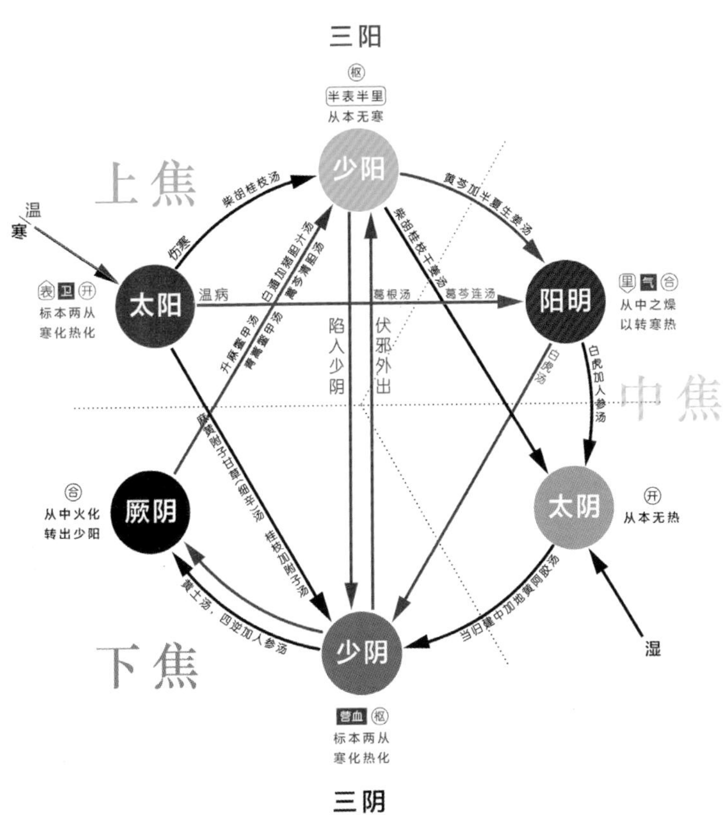
三阳
枢
半表半里
从本无寒
少阳
上焦
温
寒
伤寒
柴胡桂枝汤
黄芩加半夏生姜汤
柴胡桂枝干姜汤
白通加猪胆汁汤
葛芩清胆汤
表 卫 开
标本两从
寒化热化
太阳
温病
葛根汤
葛芩连汤
阳明
里 气 合
从中之燥
以转寒热
升麻鳖甲汤
青蒿鳖甲汤
陷入少阴
伏邪外出
白虎汤
白虎加人参汤
中焦
麻黄附子甘草(细辛)汤
合
从中火化
转出少阳
厥阴
太阴
开
从本无热
桂枝加附子汤
黄土汤，四逆加人参汤
当归建中加地黄阿胶汤
湿
下焦
少阴
营血 枢
标本两从
寒化热化
三阴

图8-1　六经传变次第图

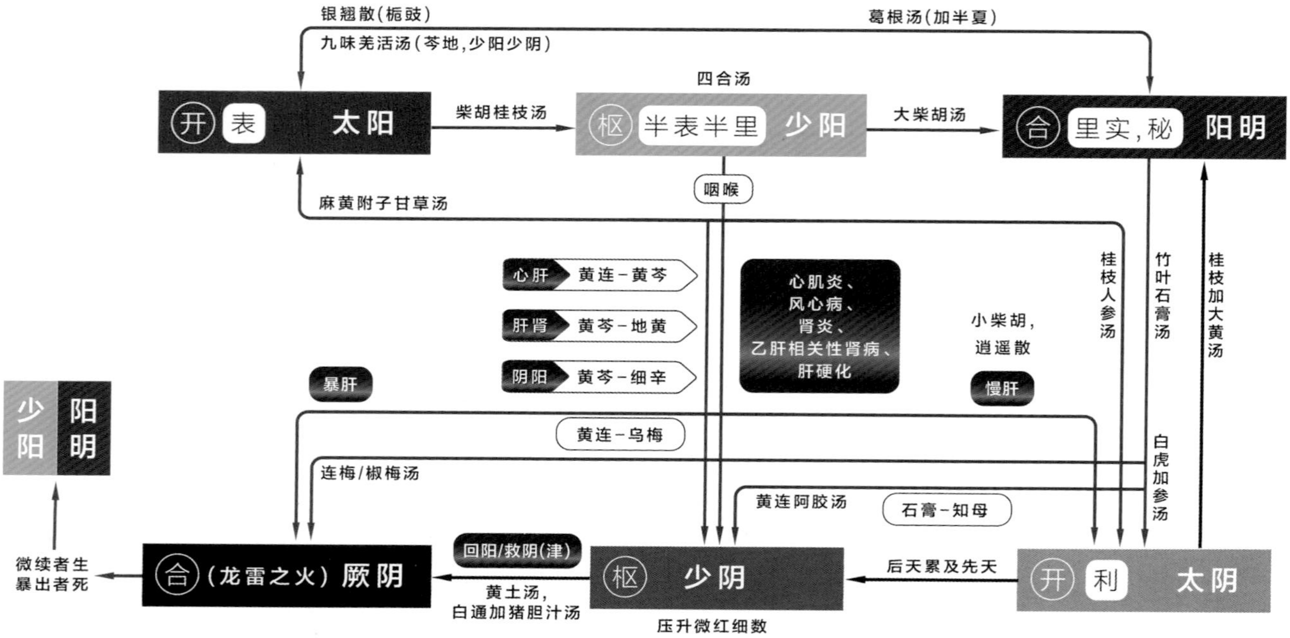

银翘散（栀豉）
九味羌活汤（芩地，少阳少阴）
葛根汤（加半夏）
四合汤
开 表 太阳
柴胡桂枝汤
枢 半表半里 少阳
大柴胡汤
合 里实，秘 阳明
咽喉
麻黄附子甘草汤
心肝 黄连-黄芩
肝肾 黄芩-地黄
阴阳 黄芩-细辛
心肌炎、风心病、肾炎、乙肝相关性肾病、肝硬化
小柴胡，逍遥散
慢肝
桂枝人参汤
竹叶石膏汤
桂枝加大黄汤
暴肝
黄连-乌梅
连梅/椒梅汤
白虎加参汤
黄连阿胶汤
石膏-知母
少阳 阳明
微续者生
暴出者死
合（龙雷之火）厥阴
回阳/救阴（津）
黄土汤，白通加猪胆汁汤
枢 少阴
压升微红细数
后天累及先天
开 利 太阴

图8-2　截断法

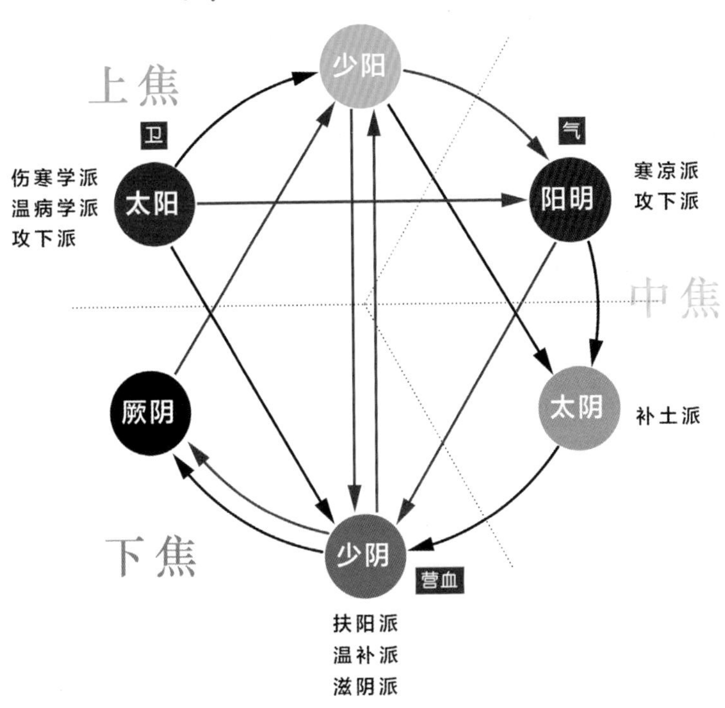
汗吐下和消
少阳
上焦
卫
气
伤寒学派
温病学派
攻下派
太阳
阳明
寒凉派
攻下派
中焦
厥阴
太阴
补土派
下焦
少阴
营血
扶阳派
温补派
滋阴派
温清补

图9-1 医门一统

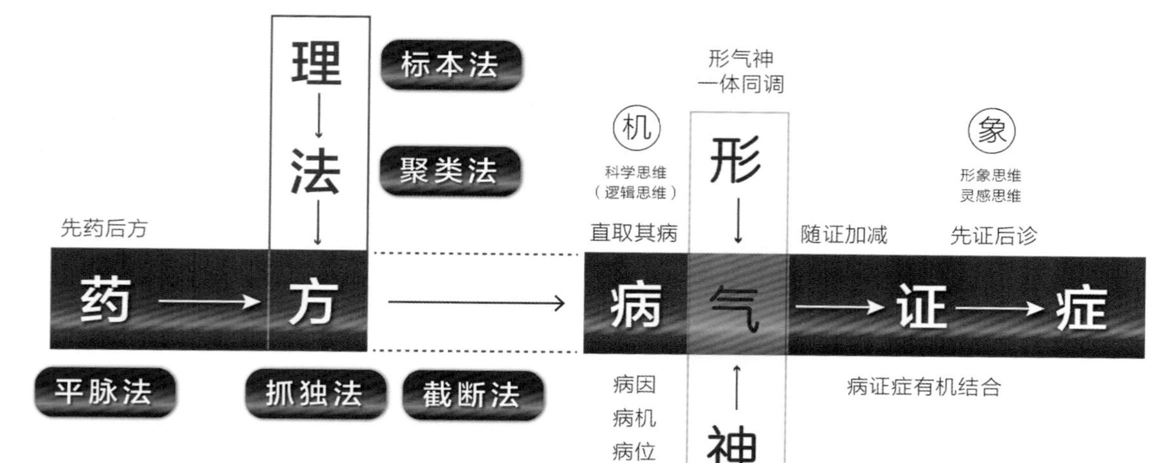

病证症有机结合，形气神一体同调

直取其病，随证加减

先药后方，先证后诊

图10-1　五法合一

三阳外感

	协同增效	解热镇痛	皮质激素			
太阳	麻黄 →	桂枝	← 甘草	➤ 麻黄汤	恶寒发热	粘膜病毒，IFN
少阳	黄芩 →	柴胡	← 甘草	➤ 小柴胡汤	寒热往来	细菌毒血症，LPS
阳明	知母 →	石膏	← 甘草	➤ 白虎汤	但热不寒	持续炎症，IL-2

三阴内热

太阴	黄芪 →	甘草	➤ 黄芪建中汤/补中益气汤	甘温除热	（炙，10-15）
少阴	附子 →	细辛	➤ 麻附辛汤/大黄附子汤	太少两感	细辛解热镇痛
厥阴	黄连、川椒 →	乌梅	➤ 乌梅丸（连梅汤/椒梅汤）	消渴	

图11-1　解热法

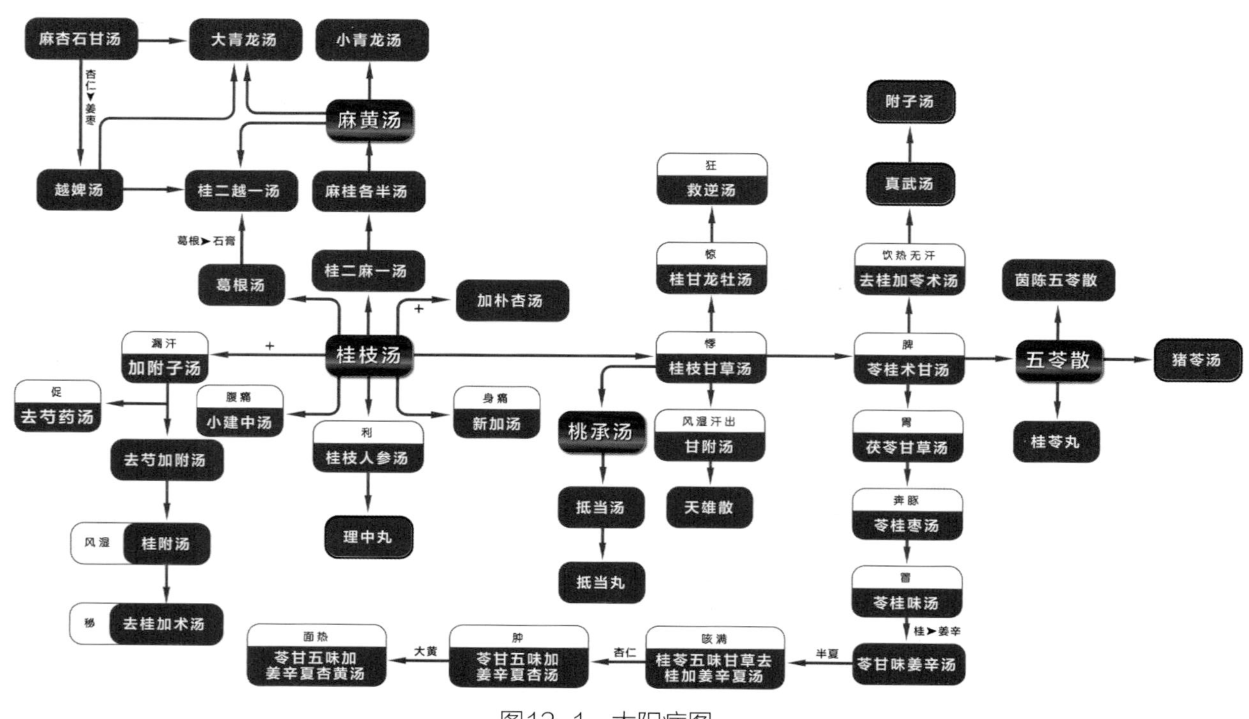

麻杏石甘汤
大青龙汤
小青龙汤
杏仁▶姜枣
麻黄汤
越婢汤
桂二越一汤
麻桂各半汤
葛根▶石膏
葛根汤
桂二麻一汤
加朴杏汤
+
漏汗
加附子汤
桂枝汤
促
去芍药汤
腹痛
小建中汤
利
桂枝人参汤
身痛
新加汤
去芍加附汤
理中丸
风湿
桂附汤
秘
去桂加术汤
狂
救逆汤
惊
桂甘龙牡汤
悸
桂枝甘草汤
桃承汤
风湿汗出
甘附汤
抵当汤
天雄散
抵当丸
附子汤
真武汤
饮热无汗
去桂加苓术汤
脾
苓桂术甘汤
胃
茯苓甘草汤
奔豚
苓桂枣汤
冒
苓桂味汤
桂▶姜辛
苓甘味姜辛汤
半夏
咳满
桂苓五味甘草去桂加姜辛夏汤
杏仁
肿
苓甘五味加姜辛夏杏汤
大黄
面热
苓甘五味加姜辛夏杏黄汤
茵陈五苓散
五苓散
猪苓汤
桂苓丸

图12-1 太阳病图

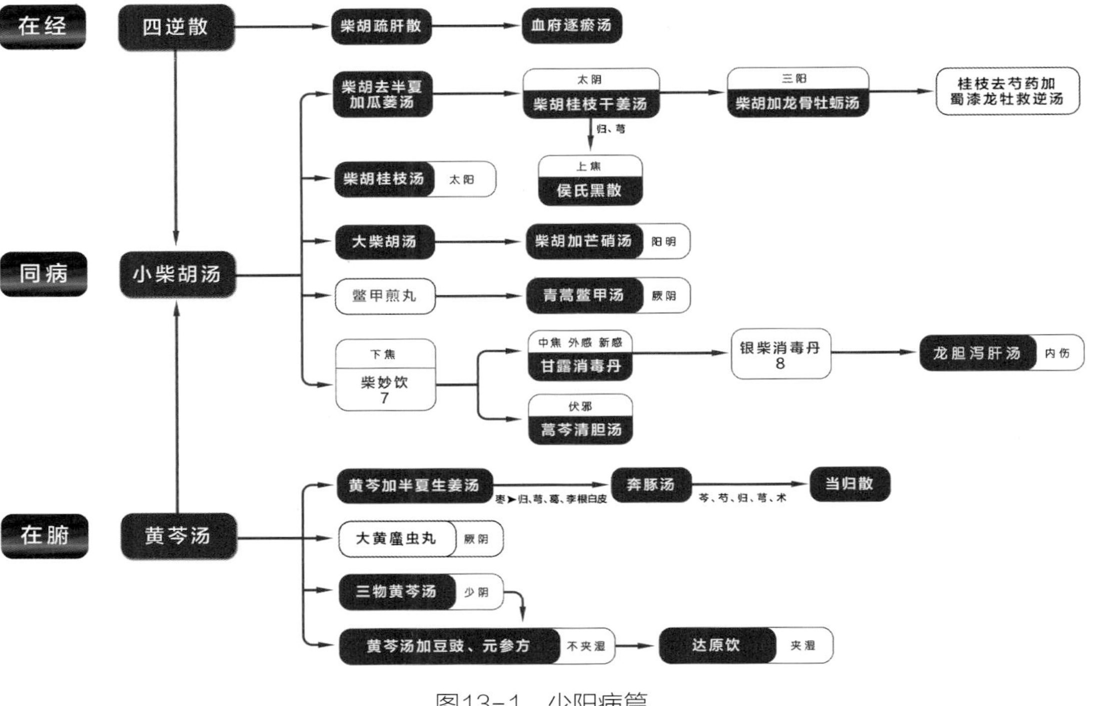
在经
四逆散
柴胡疏肝散
血府逐瘀汤
同病
小柴胡汤
柴胡去半夏加瓜蒌汤
太阳
柴胡桂枝干姜汤
三阳
柴胡加龙骨牡蛎汤
桂枝去芍药加蜀漆龙牡救逆汤
归、芎
上焦
侯氏黑散
柴胡桂枝汤
太阳
大柴胡汤
柴胡加芒硝汤
阳明
鳖甲煎丸
青蒿鳖甲汤
厥阴
下焦
柴妙饮
7
中焦 外感 新感
甘露消毒丹
银柴消毒丹
8
龙胆泻肝汤
内伤
伏邪
蒿芩清胆汤
在腑
黄芩汤
黄芩加半夏生姜汤
枣➤归、芎、葛、李根白皮
奔豚汤
芩、芍、归、芎、术
当归散
大黄䗪虫丸
厥阴
三物黄芩汤
少阳
黄芩汤加豆豉、元参方
不夹湿
达原饮
夹湿

图13-1　少阳病篇

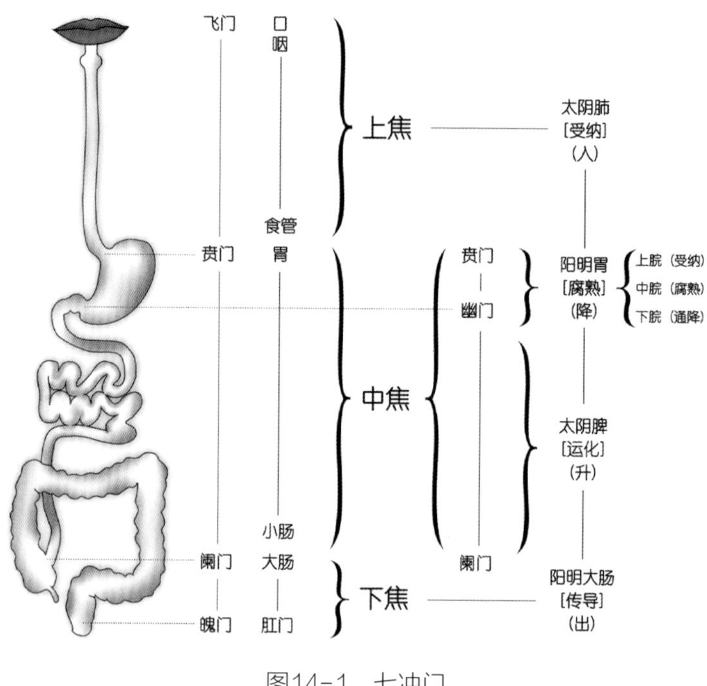

飞门
口
咽
食管
上焦
太阴肺
[受纳]
(入)
贲门
胃
贲门
幽门
阳明胃
[腐熟]
(降)
上脘（受纳）
中脘（腐熟）
下脘（通降）
中焦
太阴脾
[运化]
(升)
小肠
阑门
大肠
阑门
阳明大肠
[传导]
(出)
下焦
魄门
肛门

图14-1　七冲门

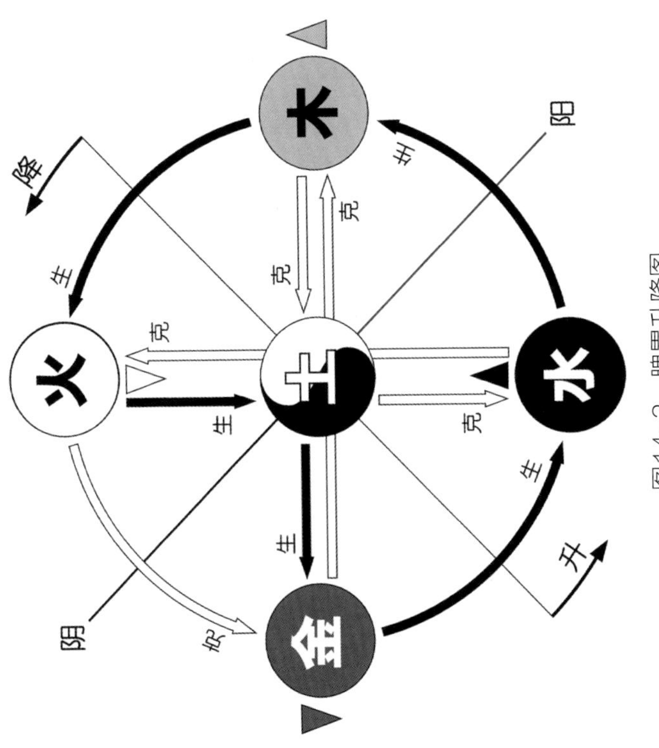

图14-2 脾胃升降图

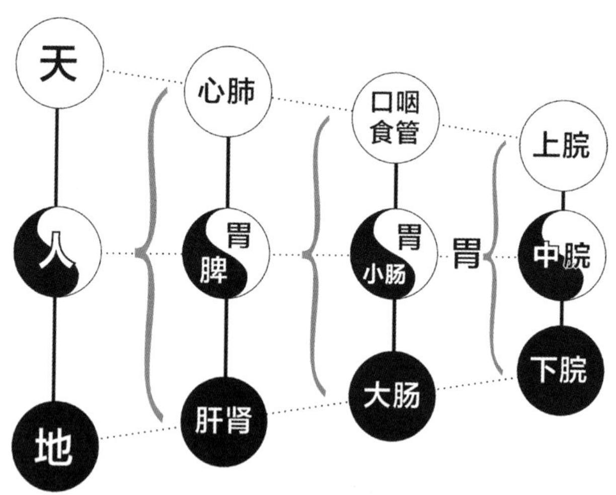

图14-3　三纲总图

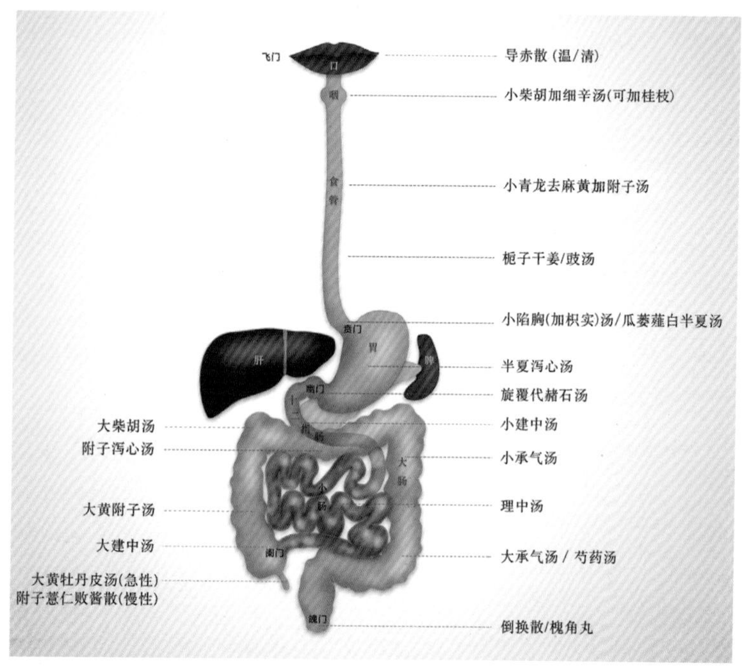

图14-4　脾胃病用药法

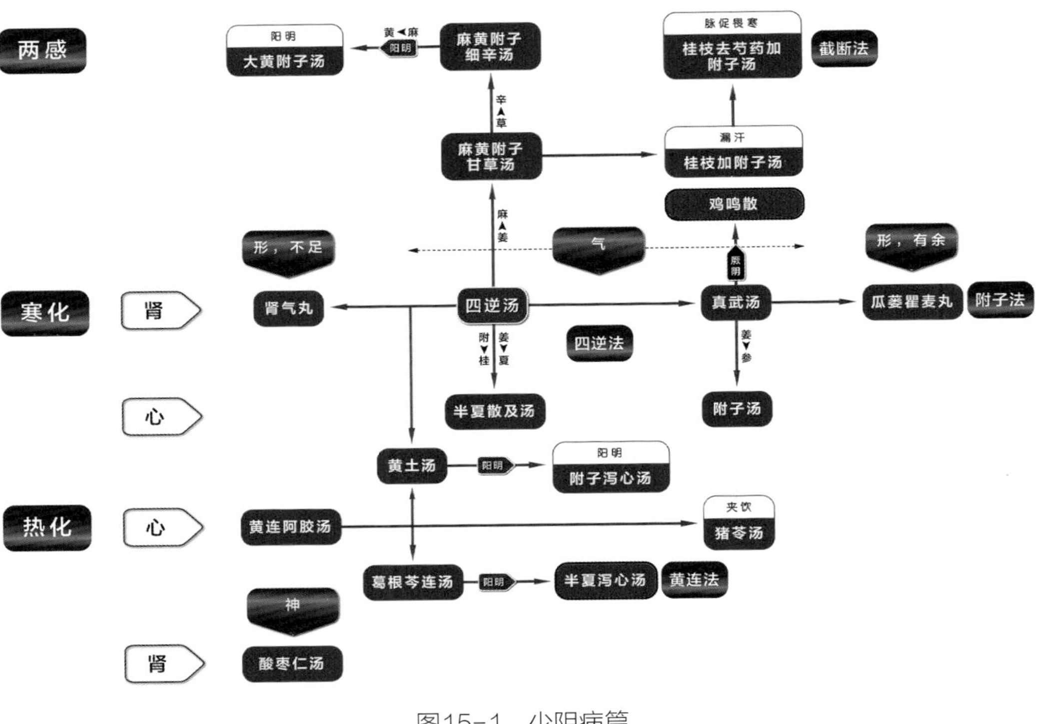

两感
寒化
热化
肾
心
心
肾
阳明
大黄附子汤
黄◀麻
阳明
麻黄附子
细辛汤
辛▲草
麻黄附子
甘草汤
麻▲姜
脉促畏寒
桂枝去芍药加
附子汤
截断法
漏汗
桂枝加附子汤
鸡鸣散
形，不足
气
形，有余
厥阴
肾气丸
四逆汤
真武汤
瓜蒌瞿麦丸
附子法
附▼桂
姜▼夏
四逆法
姜▼参
半夏散及汤
附子汤
黄土汤
阳明
阳明
附子泻心汤
夹饮
猪苓汤
黄连阿胶汤
葛根芩连汤
阳明
半夏泻心汤
黄连法
神
酸枣仁汤

图15-1　少阴病篇

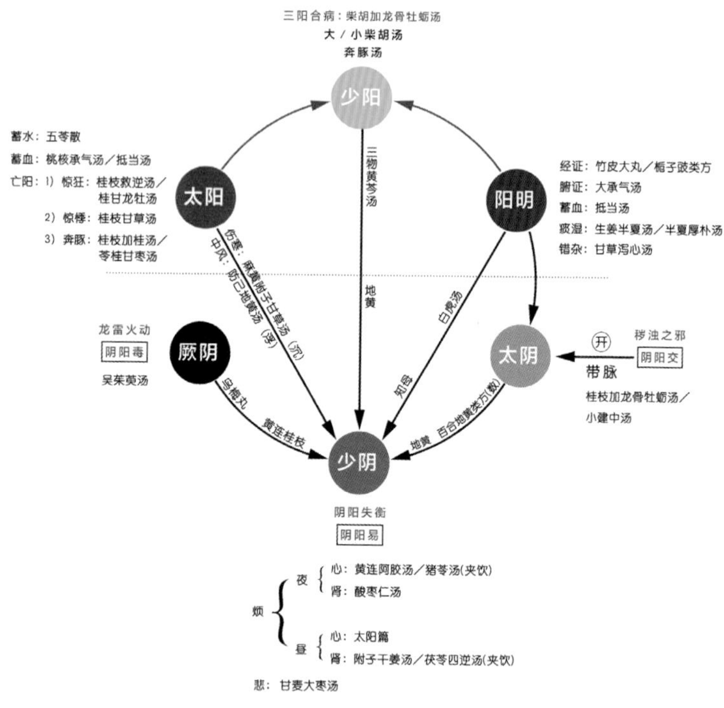
三阳合病：柴胡加龙骨牡蛎汤
大／小柴胡汤
奔豚汤
少阳
蓄水：五苓散
蓄血：桃核承气汤／抵当汤
亡阳：1）惊狂：桂枝救逆汤／桂甘龙牡汤
2）惊悸：桂枝甘草汤
3）奔豚：桂枝加桂汤／苓桂甘枣汤
太阳
三物黄芩汤
阳明
经证：竹皮大丸／栀子豉类方
腑证：大承气汤
蓄血：抵当汤
痰湿：生姜半夏汤／半夏厚朴汤
错杂：甘草泻心汤
伤寒：麻黄附子甘草汤（沉）
中风：防己地黄汤（浮）
地黄
白虎汤
知母
龙雷火动
阴阳毒
吴茱萸汤
厥阴
乌梅丸
黄连桂枝
太阴
开
秽浊之邪
阴阳交
带脉
桂枝加龙骨牡蛎汤／
小建中汤
百合地黄类方（数）
地黄
少阴
阴阳失衡
阴阳易
烦
夜
心：黄连阿胶汤／猪苓汤(夹饮)
肾：酸枣仁汤
昼
心：太阳篇
肾：附子干姜汤／茯苓四逆汤(夹饮)
悲：甘麦大枣汤

图20-1　七情为病图

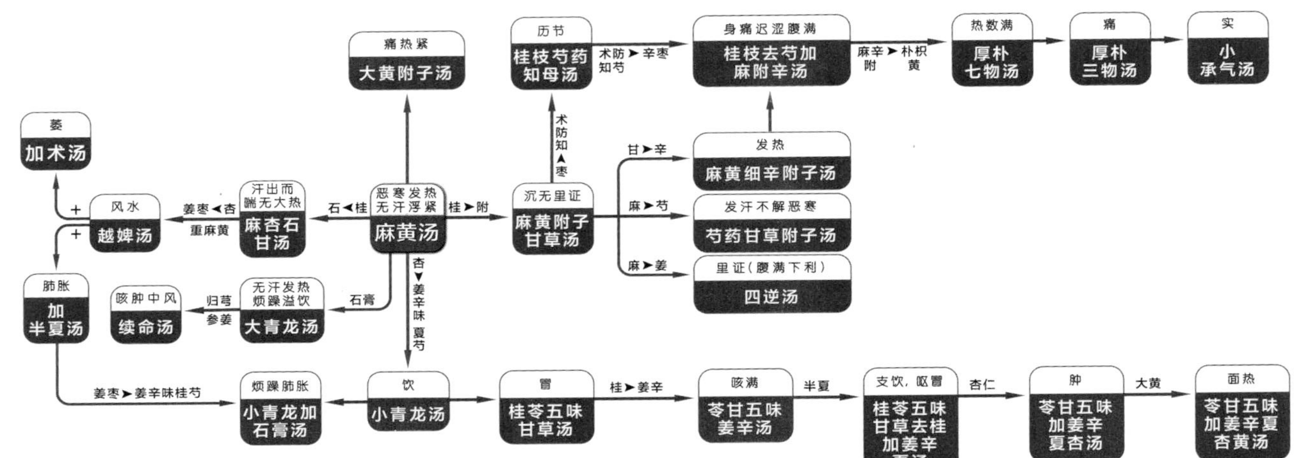

痛热紧
大黄附子汤
历节
桂枝芍药知母汤
术防知芍➤辛枣
身痛迟涩腹满
桂枝去芍加麻附辛汤
麻辛附➤朴枳黄
热数满
厚朴七物汤
痛
厚朴三物汤
实
小承气汤
萎
加术汤
+
风水
越婢汤
+
姜枣◀杏
重麻黄
汗出而喘无大热
麻杏石甘汤
石◀桂
恶寒发热无汗浮紧
麻黄汤
桂➤附
沉无里证
麻黄附子甘草汤
术防知▲枣
甘➤辛
发热
麻黄细辛附子汤
麻➤芍
发汗不解恶寒
芍药甘草附子汤
麻➤姜
里证（腹满下利）
四逆汤
肺胀
加半夏汤
咳肿中风
续命汤
归芎参姜
无汗发热烦躁溢饮
大青龙汤
石膏
杏▼姜辛味夏芍
姜枣➤姜辛味桂芍
烦躁肺胀
小青龙加石膏汤
饮
小青龙汤
冒
桂苓五味甘草汤
桂➤姜辛
咳满
苓甘五味姜辛汤
半夏
支饮，呕冒
桂苓五味甘草去桂加姜辛夏汤
杏仁
肿
苓甘五味加姜辛夏杏汤
大黄
面热
苓甘五味加姜辛夏杏黄汤

图22-1　麻黄法

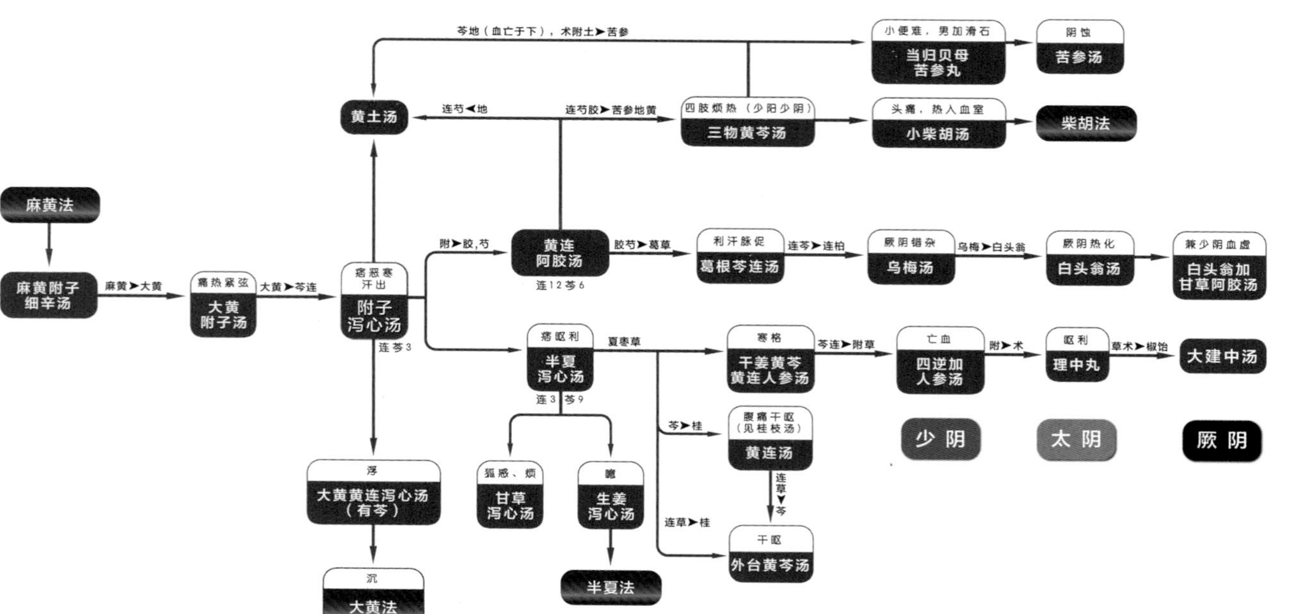
麻黄法
麻黄附子细辛汤
麻黄➤大黄
痛热紧弦
大黄附子汤
大黄➤芩连
痞恶寒汗出
附子泻心汤
连芩3
苓地（血亡于下），术附土➤苦参
黄土汤
连芍◀地
连芍胶➤苦参地黄
附➤胶,芍
黄连阿胶汤
连12芩6
胶芍➤葛草
利汗脉促
葛根芩连汤
连芩➤连柏
厥阴错杂
乌梅汤
乌梅➤白头翁
厥阴热化
白头翁汤
兼少阴血虚
白头翁加甘草阿胶汤
四肢烦热（少阳少阴）
三物黄芩汤
头痛，热入血室
小柴胡汤
柴胡法
小便难，男加滑石
当归贝母苦参丸
阴蚀
苦参汤
痞呕利
半夏泻心汤
连3 芩9
夏枣草
寒格
干姜黄芩黄连人参汤
芩连➤附草
亡血
四逆加人参汤
附➤术
呕利
理中丸
草术➤椒饴
大建中汤
芩➤桂
腹痛干呕（见桂枝汤）
黄连汤
连草➤芩
连草➤桂
干呕
外台黄芩汤
狐惑、烦
甘草泻心汤
噫
生姜泻心汤
半夏法
浮
大黄黄连泻心汤（有芩）
沉
大黄法
少阴
太阴
厥阴

图22-2　黄连法

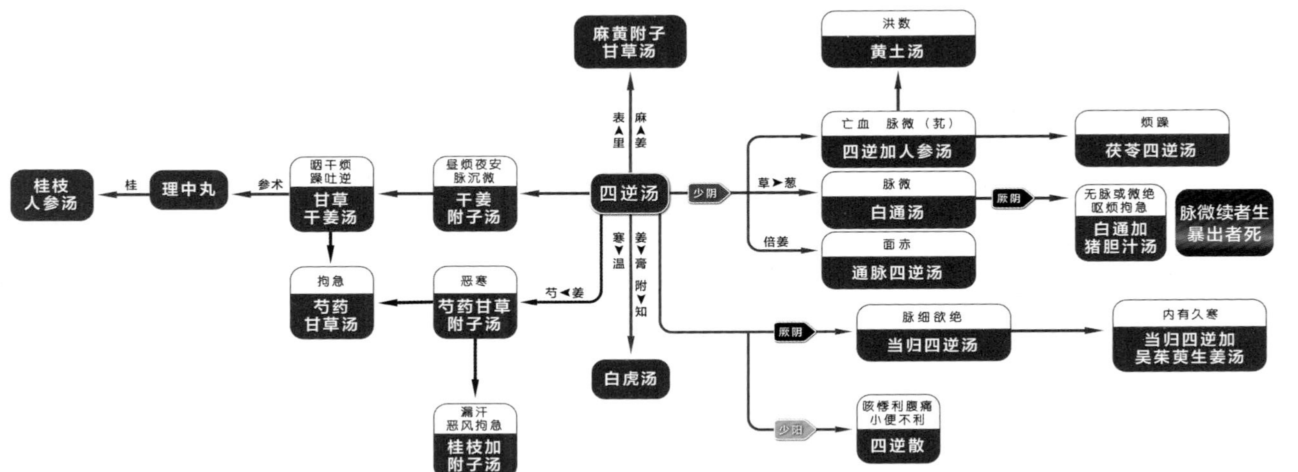

四逆汤
表▲里
麻▲姜
麻黄附子甘草汤
寒▼温
姜▼膏
附▼知
白虎汤
干姜附子汤
昼烦夜安
脉沉微
甘草干姜汤
咽干烦
躁吐逆
参术
理中丸
桂
桂枝人参汤
芍◀姜
芍药甘草附子汤
恶寒
芍药甘草汤
拘急
桂枝加附子汤
漏汗
恶风拘急
少阴
草➤葱
倍姜
四逆加人参汤
亡血　脉微（芤）
黄土汤
洪数
茯苓四逆汤
烦躁
白通汤
脉微
厥阴
白通加猪胆汁汤
无脉或微绝
呕烦拘急
脉微续者生
暴出者死
通脉四逆汤
面赤
厥阴
当归四逆汤
脉细欲绝
当归四逆加吴茱萸生姜汤
内有久寒
少阳
四逆散
咳悸利腹痛
小便不利

图22-3　四逆法

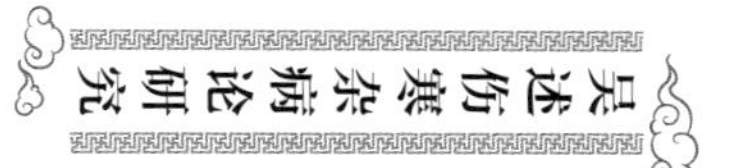

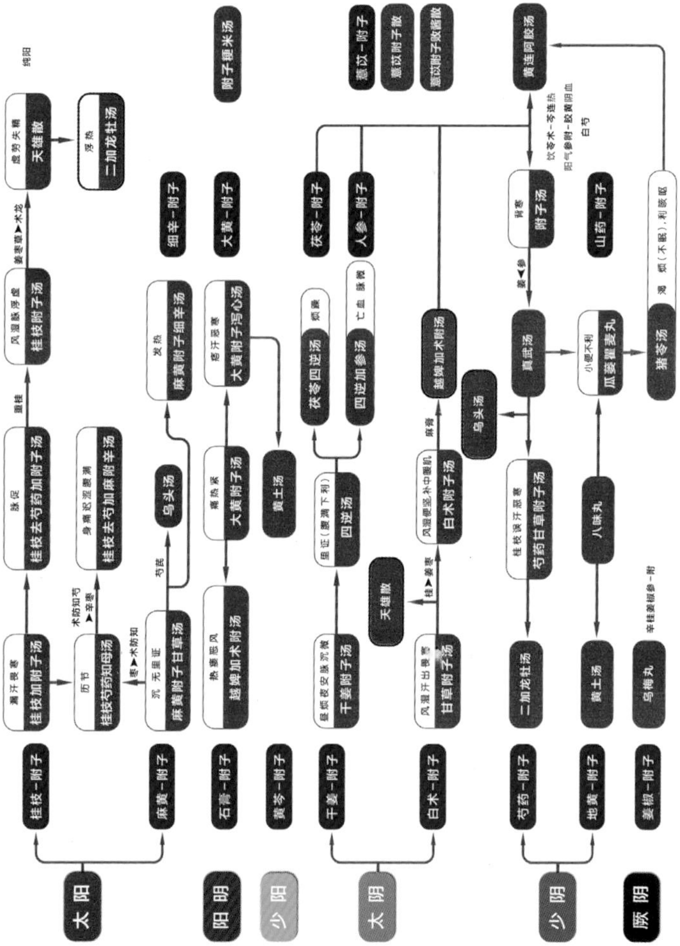

太阳
桂枝-附子
漏汗畏寒 桂枝加附子汤
脉促 桂枝去芍药加附子汤
重桂
风湿脉浮虚 桂枝附子汤
姜枣草➤术龙
虚劳失精 天雄散
纯阳
浮热 二加龙牡汤
历节 桂枝芍药知母汤
术防知芍➤辛枣
身痛迟涩腹满 桂枝去芍加麻附辛汤
枣➤术防知
麻黄-附子
沉 无里证 麻黄附子甘草汤
芍芪
乌头汤
发热 麻黄附子细辛汤
细辛-附子

阳明
石膏-附子
热痹恶风 越婢加术附汤
痛热紧 大黄附子汤
痞汗恶寒 大黄附子泻心汤
大黄-附子
附子粳米汤

少阳
黄芩-附子
黄土汤

太阴
干姜-附子
昼烦夜安脉沉微 干姜附子汤
里证（腹满下利） 四逆汤
茯苓四逆汤 烦躁
四逆加参汤 亡血 脉微
茯苓-附子
人参-附子
薏苡-附子
薏苡附子散
薏苡附子败酱散
天雄散
白术-附子
风湿汗出畏寒 甘草附子汤
桂➤姜枣
风湿便坚、补中腹肌 白术附子汤
麻膏
越婢加术附汤
乌头汤

少阴
芍药-附子
二加龙牡汤
桂枝误汗恶寒 芍药甘草附子汤
真武汤
姜◄参
背寒 附子汤
黄连阿胶汤
饮苓术-芩连热
阳气参附-胶黄阴血
白芍
地黄-附子
黄土汤
八味丸
小便不利 瓜蒌瞿麦丸
山药-附子
猪苓汤 渴 烦（不眠），利咳呕

厥阴
姜椒-附子
乌梅丸
辛桂姜椒参-附

图22-4 附子法

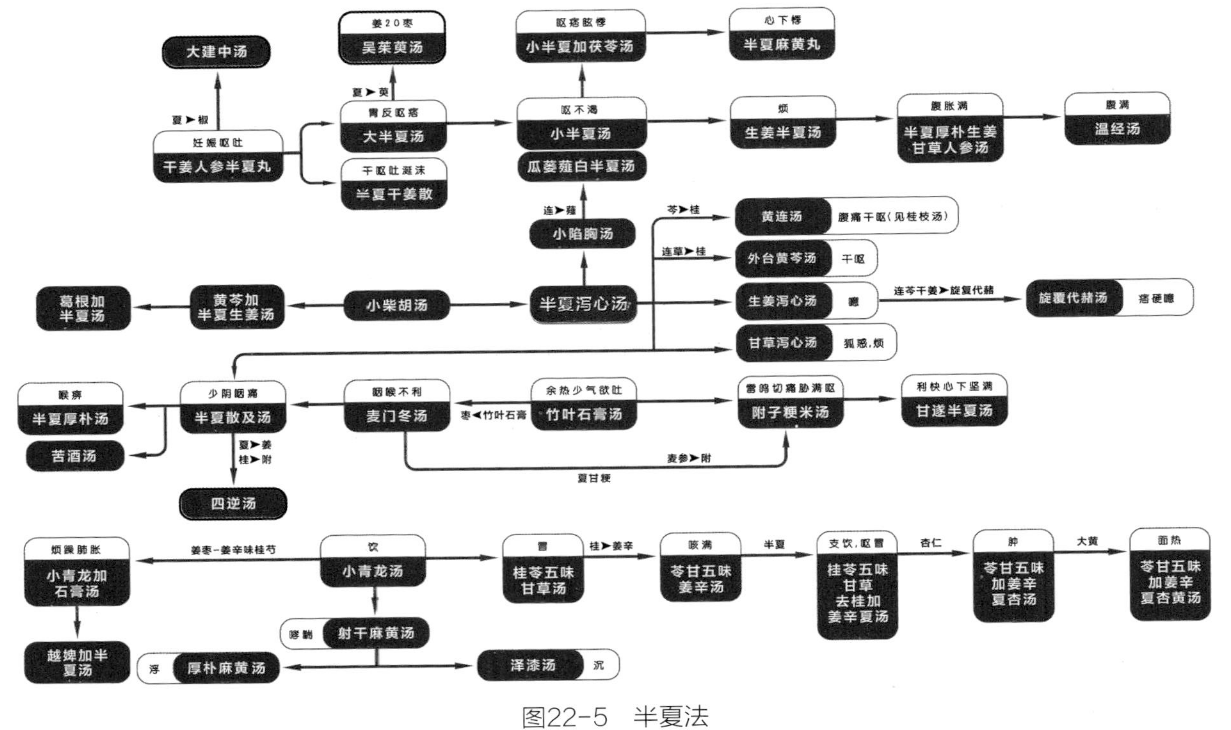

妊娠呕吐
干姜人参半夏丸
夏➤椒
大建中汤
胃反呕痞
大半夏汤
夏➤萸
姜20枣
吴茱萸汤
干呕吐涎沫
半夏干姜散
呕不渴
小半夏汤
瓜蒌薤白半夏汤
呕痞眩悸
小半夏加茯苓汤
心下悸
半夏麻黄丸
烦
生姜半夏汤
腹胀满
半夏厚朴生姜甘草人参汤
腹满
温经汤
连➤薤
小陷胸汤
半夏泻心汤
芩➤桂
黄连汤
腹痛干呕(见桂枝汤)
连草➤桂
外台黄芩汤
干呕
生姜泻心汤
连芩干姜➤旋复代赭
旋覆代赭汤
甘草泻心汤
狐惑，烦
小柴胡汤
黄芩加半夏生姜汤
葛根加半夏汤
少阴咽痛
半夏散及汤
喉痹
半夏厚朴汤
苦酒汤
夏➤姜
桂➤附
四逆汤
咽喉不利
麦门冬汤
枣◄竹叶石膏
余热少气欲吐
竹叶石膏汤
雷鸣切痛胁满呕
附子粳米汤
甘遂半夏汤
麦参➤附
夏甘粳
烦躁肺胀
小青龙加石膏汤
越婢加半夏汤
姜枣-姜辛味桂芍
饮
小青龙汤
射干麻黄汤
浮
厚朴麻黄汤
泽漆汤
沉
冒
桂苓五味甘草汤
桂➤姜辛
咳满
苓甘五味姜辛汤
半夏
支饮，呕冒
桂苓五味甘草去桂加姜辛夏汤
杏仁
肿
苓甘五味加姜辛夏杏汤
大黄
面热
苓甘五味加姜辛夏杏黄汤

图22-5　半夏法

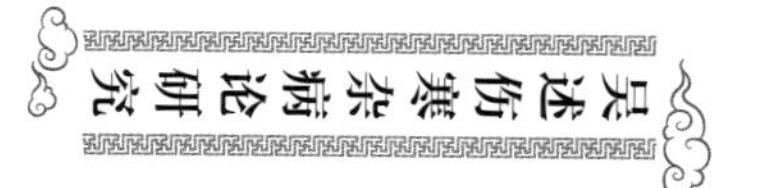

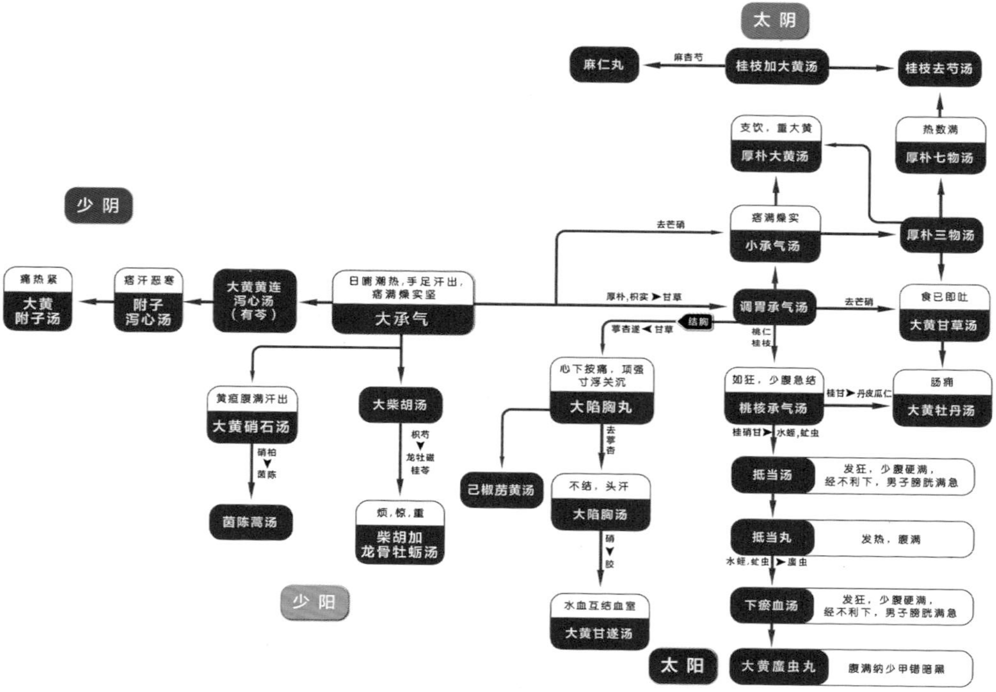

太阴

麻仁丸 ← 麻杏芍 ← 桂枝加大黄汤 → 桂枝去芍汤

热数满 厚朴七物汤

支饮，重大黄 厚朴大黄汤

痞满燥实 小承气汤

厚朴三物汤

少阴

痛热紧 大黄附子汤

痞汗恶寒 附子泻心汤

大黄黄连泻心汤（有芩）

日晡潮热，手足汗出，痞满燥实坚 大承气

去芒硝

厚朴，枳实 ➤ 甘草

调胃承气汤

去芒硝

食已即吐 大黄甘草汤

结胸

葶杏遂 ◀ 甘草

桃仁 桂枝

心下按痛，项强寸浮关沉 大陷胸丸

如狂，少腹急结 桃核承气汤

桂甘 ➤ 丹皮瓜仁

肠痈 大黄牡丹汤

黄疸腹满汗出 大黄硝石汤

硝柏 ▼ 茵陈

茵陈蒿汤

大柴胡汤

枳芍 ▼ 龙牡磁 桂苓

烦，惊，重 柴胡加龙骨牡蛎汤

己椒苈黄汤

去葶杏

不结，头汗 大陷胸汤

硝 ▼ 胶

水血互结血室 大黄甘遂汤

桂硝甘 ➤ 水蛭，虻虫

抵当汤 发狂，少腹硬满，经不利下，男子膀胱满急

抵当丸 发热，腹满

水蛭，虻虫 ➤ 䗪虫

下瘀血汤 发狂，少腹硬满，经不利下，男子膀胱满急

大黄䗪虫丸 腹满纳少甲错暗黑

少阳

太阳

图22-6　大黄法

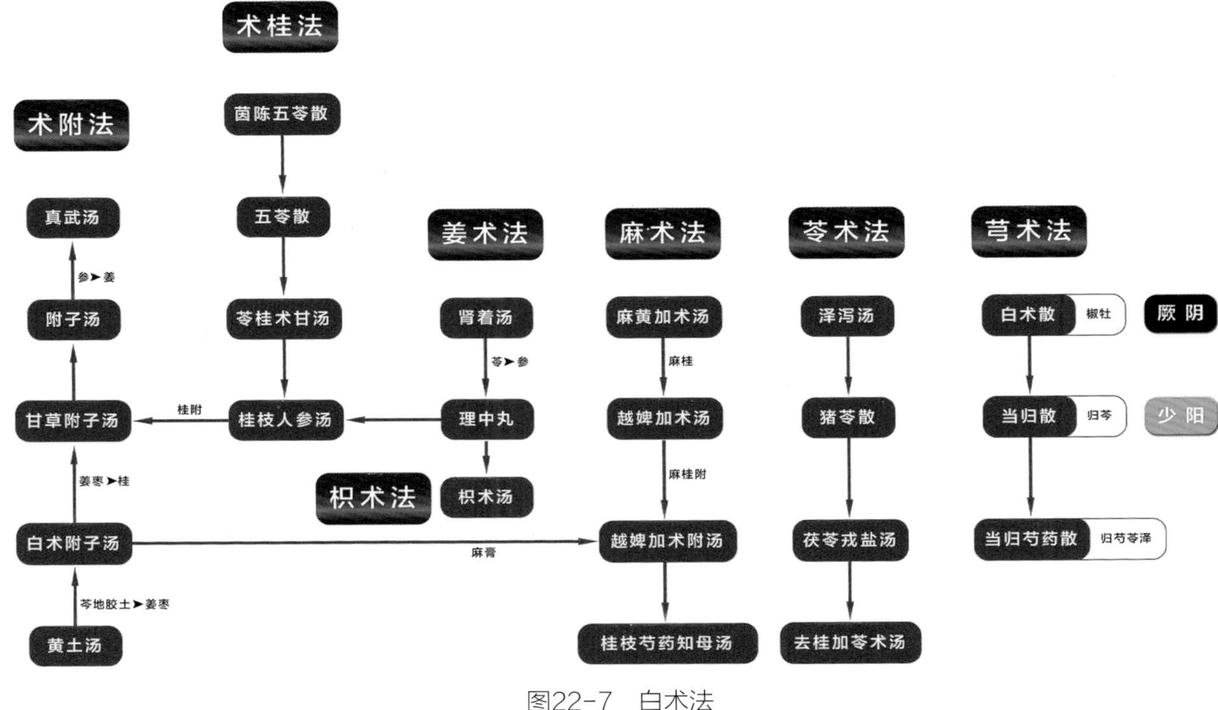
术桂法
茵陈五苓散
五苓散
苓桂术甘汤
桂枝人参汤
术附法
真武汤
参➤姜
附子汤
甘草附子汤
桂附
姜枣➤桂
白术附子汤
苓地胶土➤姜枣
黄土汤
姜术法
肾着汤
苓➤参
理中丸
枳术汤
枳术法
麻术法
麻黄加术汤
麻桂
越婢加术汤
麻桂附
越婢加术附汤
麻膏
桂枝芍药知母汤
苓术法
泽泻汤
猪苓散
茯苓戎盐汤
去桂加苓术汤
芎术法
白术散
椒牡
厥阴
当归散
归芩
少阳
当归芍药散
归芍苓泽

图22-7　白术法

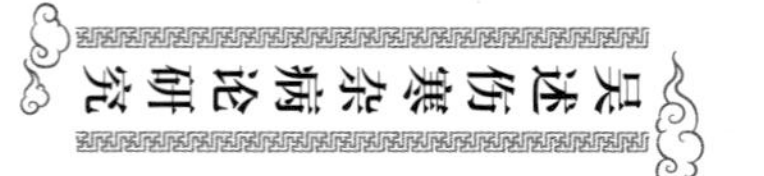

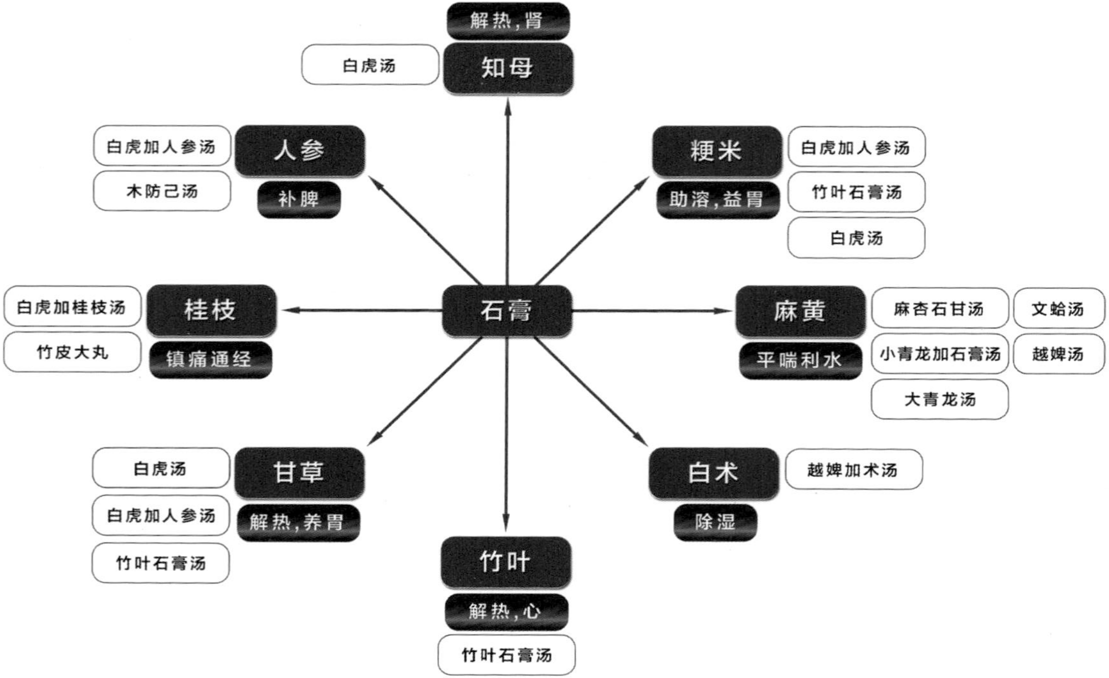

石膏

- 知母（解热，肾）：白虎汤
- 粳米（助溶，益胃）：白虎加人参汤；竹叶石膏汤；白虎汤
- 麻黄（平喘利水）：麻杏石甘汤；文蛤汤；小青龙加石膏汤；越婢汤；大青龙汤
- 白术（除湿）：越婢加术汤
- 竹叶（解热，心）：竹叶石膏汤
- 甘草（解热，养胃）：白虎汤；白虎加人参汤；竹叶石膏汤
- 桂枝（镇痛通经）：白虎加桂枝汤；竹皮大丸
- 人参（补脾）：白虎加人参汤；木防己汤

图22-8　石膏法

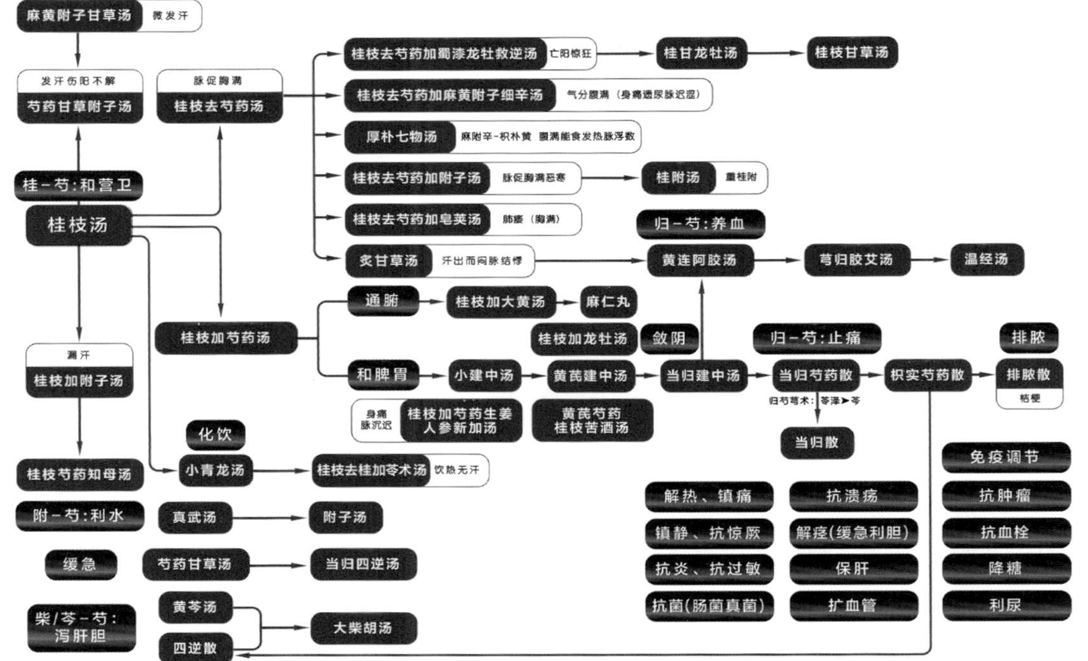

麻黄附子甘草汤
微发汗
发汗伤阳不解
芍药甘草附子汤
脉促胸满
桂枝去芍药汤
桂-芍:和营卫
桂枝汤
桂枝去芍药加蜀漆龙牡救逆汤
亡阳惊狂
桂甘龙牡汤
桂枝甘草汤
桂枝去芍药加麻黄附子细辛汤
气分腹满（身痛遗尿脉迟涩）
厚朴七物汤
麻附辛-枳朴黄 腹满能食发热脉浮数
桂枝去芍药加附子汤
脉促胸满恶寒
桂附汤
重桂附
桂枝去芍药加皂荚汤
肺痿（胸满）
归-芍:养血
炙甘草汤
汗出而闷脉结悸
黄连阿胶汤
芎归胶艾汤
温经汤
通腑
桂枝加大黄汤
麻仁丸
桂枝加芍药汤
桂枝加龙牡汤
敛阴
归-芍:止痛
排脓
和脾胃
小建中汤
黄芪建中汤
当归建中汤
当归芍药散
枳实芍药散
排脓散
桔梗
归芍芎术：苓泽▶苓
身痛
脉沉迟
桂枝加芍药生姜人参新加汤
黄芪芍药桂枝苦酒汤
当归散
漏汗
桂枝加附子汤
化饮
小青龙汤
桂枝去桂加苓术汤
饮热无汗
桂枝芍药知母汤
附-芍:利水
真武汤
附子汤
缓急
芍药甘草汤
当归四逆汤
柴/芩-芍:泻肝胆
黄芩汤
四逆散
大柴胡汤
解热、镇痛
镇静、抗惊厥
抗炎、抗过敏
抗菌(肠菌真菌)
抗溃疡
解痉(缓急利胆)
保肝
扩血管
免疫调节
抗肿瘤
抗血栓
降糖
利尿

图22-9　芍药法

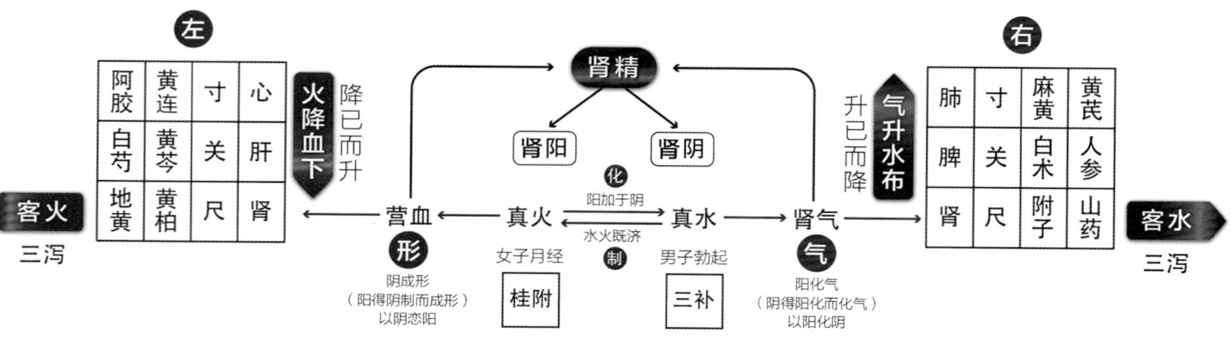

素问·阴阳应象大论：阴阳者，血气之男女也；左右者，阴阳之道路也；水火者，阴阳之征兆也；阴阳者，万物之能始也。故曰：阴在内，阳之守也；阳在外，阴之使也。

图23-1　水火大论图

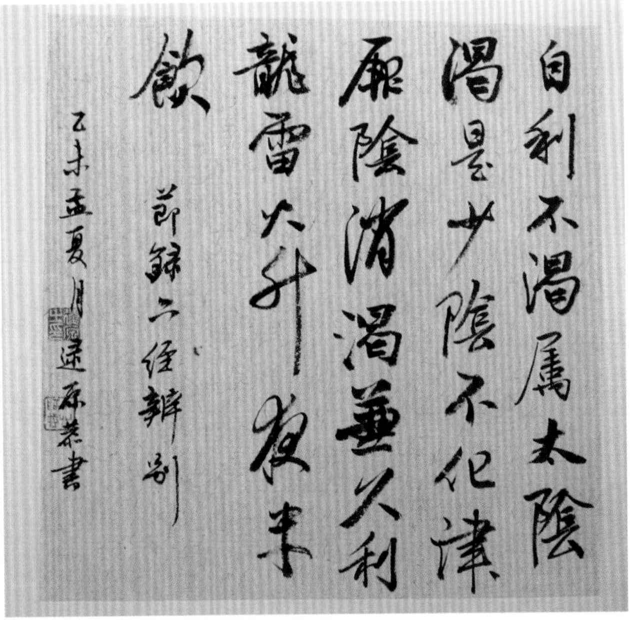

自利不渴屬太陰
渴是少陰不化津
厥陰消渴兼久利
龍雷大升夜來
飲

節錄六經辨別

乙未孟夏月 逯原恭書

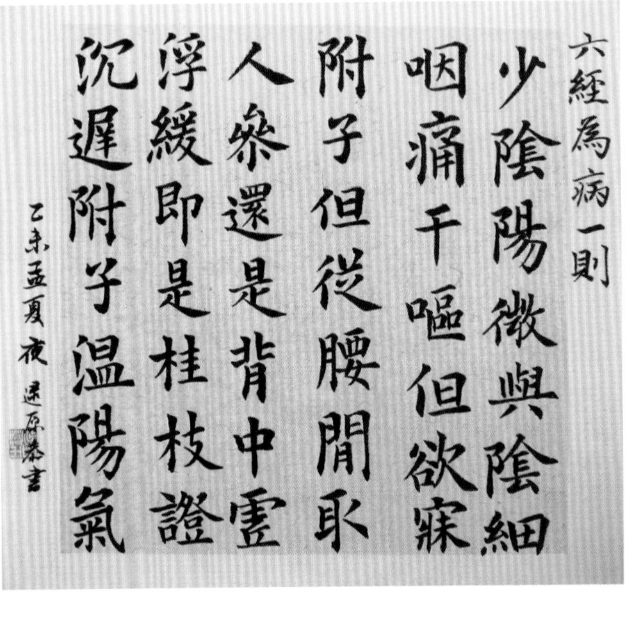

六經為病一則

少陰陽微與陰細
咽痛干嘔但欲寐
附子但從腰間取
人參還是背中靈
浮緩即是桂枝證
沉遲附子溫陽氣

乙未孟夏夜 逯原恭書

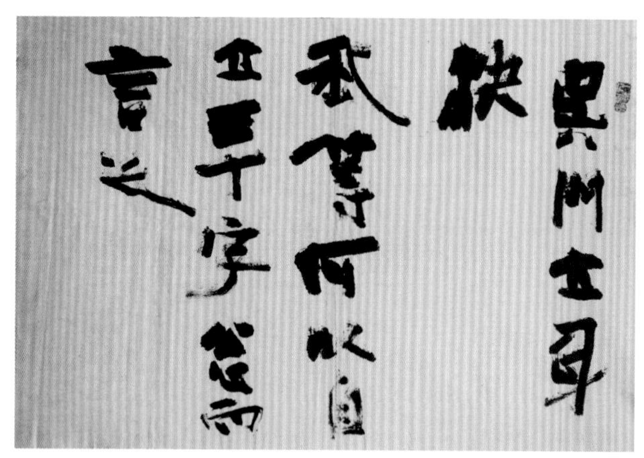

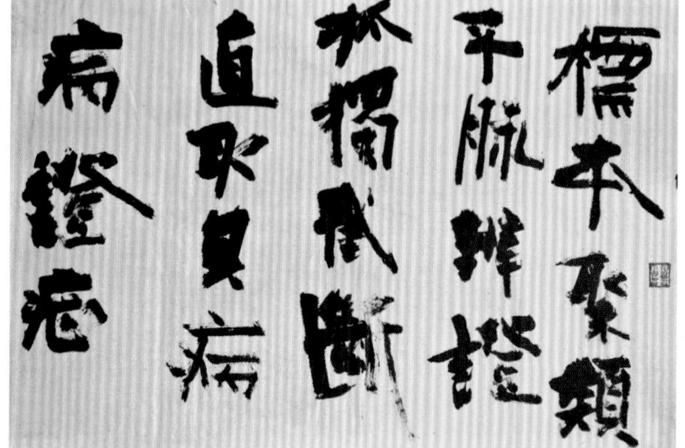

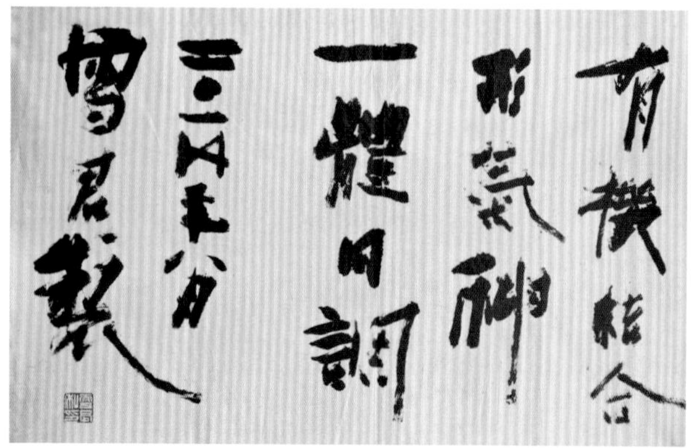

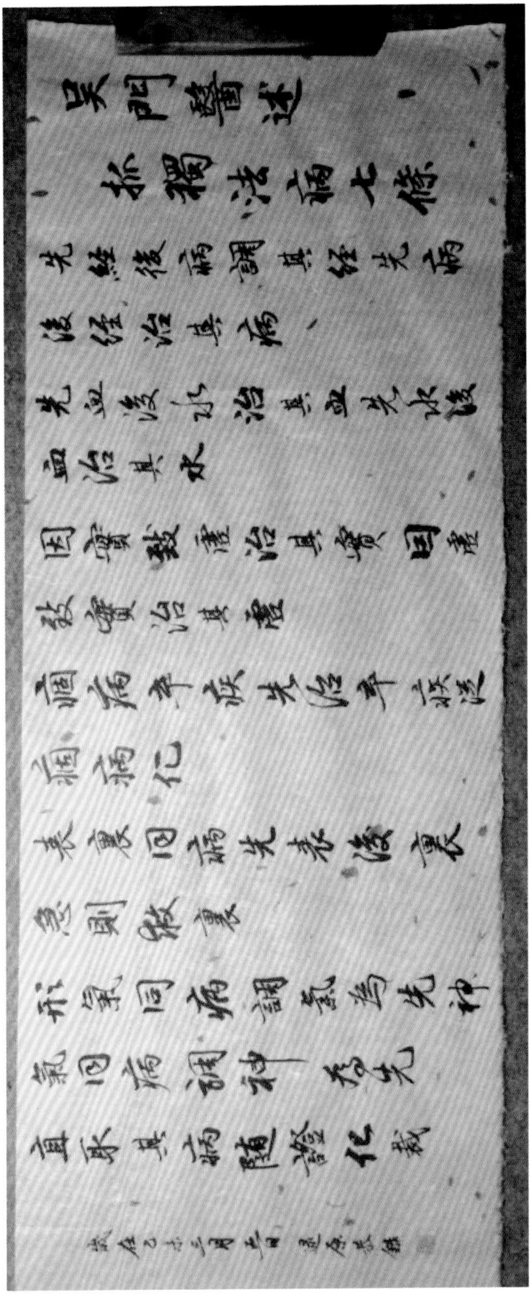

吴門醫述

孙獨活論大綱

先經後病調其經，先病後經治其病。

先血後水治其血，先水後血治其水。

因實致虛治其實，因虛致實治其虛。

之痼病卒病先治卒病，痼病後治。

表裏同病先表後裏，急則救裏。

形氣同病調氣為先，神氣同病調神為先。

重求其病隨證化裁。

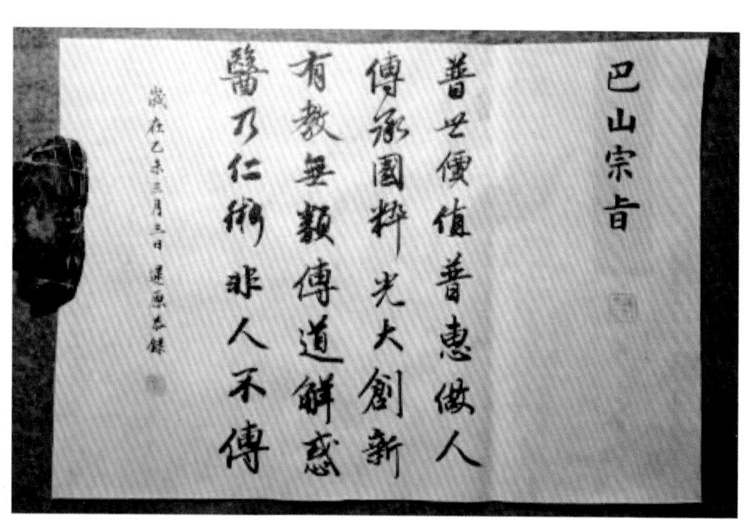

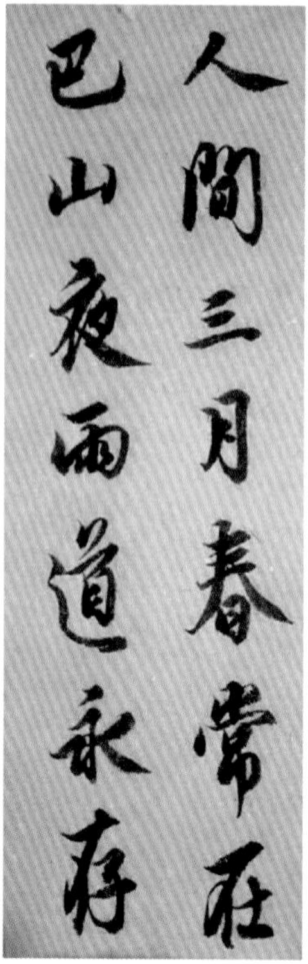

人間三月春常在
巴山夜雨道永存

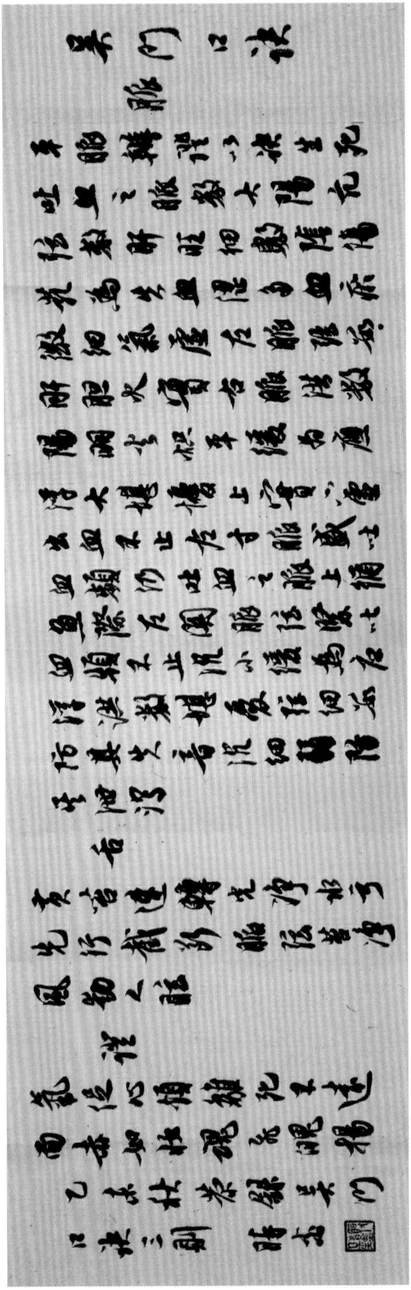

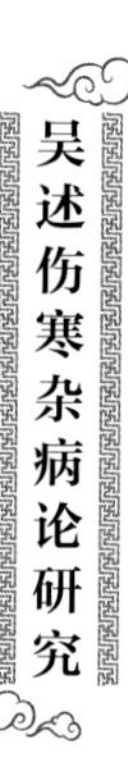

《吴述伤寒杂病论》一期学员名单

2014年岁末，吴雄志教授组建了吴门医述微信群，系统讲述《伤寒杂病论》，采取师带徒的方式，无偿把平生所学倾囊相授。一期群里共有成员213人，其中师友团21人、观察团8人，完成系统学习并授予证书的学员119人。具体学员名单如下：

王凤玮，张琳，李万林，夏时炎，罗梅宏，谭文光，王实，钟剑，吴沛宇，陈叶青，芦义鹏，高林林，杨阳，许经纶，钟逸斐，尚颖，王稳，崇敏，张小芳，李宛平，张炜，陈磊，杨俊，杨子玉，谢菁，王耘，孙耀，张晓宇，张可睿，彭圆，马蔭璐，杜茜蕾，曹蕊，满亚楠，刘维丽，郝剑，朱翠红，刘晓慧，杨雪，毛宇，丁秀丽，刘唱，王小东，张皓然，牛阳阳，叶静深，杜俊芳，刘卫红，李家兴，万通，蓝羿晖，李毓秋，田雨，刘彦东，赵秀明，朱培一，朱琳瑄，许玫，何慧茹，杨亦奇，薛燕，王欢，白海峰，范怨武，曲永彬，由凤鸣，陈建州，张亚静，陈学习，马红明，郝向春，杜麟，阮劲平，邹纯朴，崔叶敏，杨皓翔，梁文宏，郭新年，丁杰，王佩，王建，陈梅，李杰，王佳，刘晓谷，巩守辽，陈颖，赵海滨，莫艳芳，张驰，丁玎，杨文博，赵竞，王剑锋，徐艳秋，赵文景，王英超，张军伟，王磊，尤圣杰，辛喜艳，孙佳琦，安海英，陈钰，田文熙，郭玲，廖章慧，牛永

宁，周毅德，毕华，逯原，黄淑珍，翟志光，谭继鸿，王海英，陈宗林，王刚，方雪，徐晓峰

（注：排名以加入微信群学习的时间先后顺序为准）

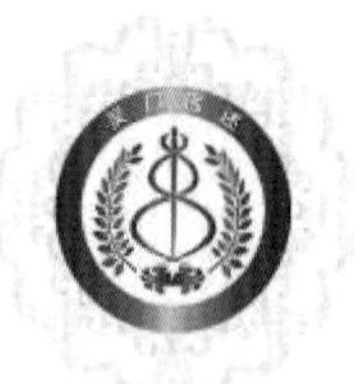

证书

Certificate of Achievement

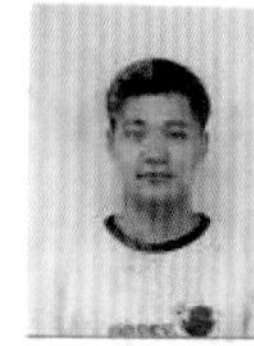

孙耀

学号 Student ID: 27

上述学员于2015年2月11日至2015年6月6日，完成

- [x] 吴述伤寒杂病论研究
- [ ] 吴述中西汇通研究
- [ ] 吴述方药研究
- [ ] 吴门诊法研究
- [ ] 吴述黄帝内经研究
- [ ] 肿瘤六经辨证法研究（选修）

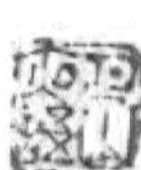

The above mentioned has successfully completed the following course from 11 (day) 2 (month) 2015 (year) to 6 (day) 6 (month) 2015 (year)

WMzhongyi Study and Science of Chinese Medicine

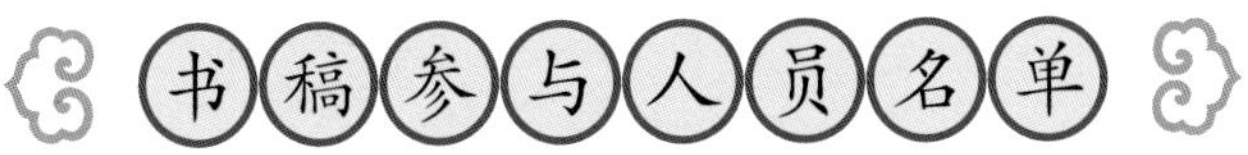

书稿参与人员名单

吴雄志　著

李宛平　孙　耀　王　稳　牛永宁　谭继鸿　吴沛宇　芦义鹏
张小芳　陈　磊　王　建　张　炜　李鹏利　郭新年等整理

《吴述伤寒杂病论研究》整理人员名单

由讲课到形成书稿，经历了四个过程：录音组语音整合，文字组文字录入，图片组、校对组初校，出版组校对。参与人员名单如下：

一、录音整合：陈磊，谭文光，李万林（谭文光、李万林前期曾参与录音，后来退出后勤组）。

二、文字整理：

孙耀，芦义鹏，王稳，陈磊，丁秀丽，许经纶，牛阳阳，杨雪，李家兴，杨子玉，杨俊，叶静深，张炜，张小芳，钟剑，王欢，张亚静，李毓秋，巩守辽，刘海慧，王玲，王建，赵欣，熊博文。

（1. 芦义鹏、陈磊、杨雪后来调离文字组。2. 刘维丽、宋和平、白海峰曾参与数次，后来退出后勤组）

三、图片组：何慧茹

四、校对组：刘唱，吴沛宇，杨雪，郭新年（李宛平调

离校对组，田雨、陈梅前期曾参与，后来退出后勤组）

五、出版组：

一校：李家兴，杨雪，牛阳阳，叶静深，张亚静，李鹏利，庞益富，郭新年（梁文宏、徐颖博参与一次，后来退出）

二校、三校：

李宛平，孙耀，吴沛宇，芦义鹏，张小芳，王稳，陈磊，王建，牛永宁，张炜，李鹏利，郭新年，谭继鸿（巩守辽、杨子玉参与一次，后来退出）

全书统稿：王稳

审稿：牛永宁

以上人员均为志愿者，诚挚感谢大家付出的辛勤劳动。为维护微信教学平台的顺利运行，仍有其他志愿者始终在默默奉献，一并表示谢意。